Bones

SPORTS TRAUMATOLOGY

运动骨创伤学

主　编　黎万友
副主编　王　煜　何本祥

U0255058

四川科学技术出版社

图书在版编目（CIP）数据

运动骨创伤学 / 黎万友主编. 一成都：四川科学技术出版社，
2010.5（2023.7重印）

ISBN 978-7-5364-7030-9

Ⅰ.①动… Ⅱ.①黎… Ⅲ.①运动性疾病－骨损伤 Ⅳ.①R873

中国版本图书馆CIP数据核字（2010）第089134号

运动骨创伤学
YUNDONG GU CHUANGSHANGXUE

主　　编	黎万友
副主编	王　煜　何本祥
出 品 人	程佳月
选题策划	陈敦和
责任编辑	郑　尧　肖　伊
封面设计	韩建勇
版面设计	杨璐璐
责任校对	尧汝英
责任出版	欧晓春
出版发行	四川科学技术出版社

成都市锦江区三色路238号　邮政编码 610023

官方微博 http://weibo.com/sckjcbs

官方微信公众号 sckjcbs

传真 028-86361756

成品尺寸	185mm×260mm
印　　张	30.25　字数 826 千
印　　刷	成都一千印务有限公司
版　　次	2010年5月第 1 版
印　　次	2023年7月第 4 次印刷
定　　价	65.00元

ISBN 978-7-5364-7030-9

邮　　购：成都市锦江区三色路238号新华之星A座25层　邮政编码：610023

电　　话：028-86361770

《运动骨创伤学》编委会

主　编　黎万友
副主编　王　煜　何本祥

参加编写人员（按姓氏笔画为序）

王　煜　毕　玲　李渝苏　步　斌　何本祥
何春江　罗安民　侯乐荣　胡毓诗　凌蜀琪
程　杰　解　勇　黎万友　檀亚军

前　言

　　运动骨创伤学是以传统医学的理论和方法,结合现代医学的科学知识,研究人体骨与关节损伤的一门应用性学科,是运动创伤学的重要组成部分。

　　郑怀贤教授是我国著名的武术家、骨伤科专家、运动医学的创始人之一。在贺龙元帅"把体育医院办起来"的指示和亲切关怀下,他在生前与同事、弟子创办了我国第一个运动医学系,五十余年来培养了一大批优秀的从事运动医学临床、教学、科研的专业人才,为我国体育教育、群众体育和运动创伤防治工作作出了极大的贡献。他在医疗实践中独特的经穴按摩、正骨手法、夹板配合托板固定和伤科三期药物辨证施治的学术思想,形成了中国创伤骨科界独树一帜的郑氏骨伤医疗体系。他还将中医骨伤诊疗方法创造性地运用于运动创伤,开创了中医治疗运动创伤的先河。

　　《运动骨创伤学》一书内容包括总论、上编(骨折)、中编(关节脱位)和下编(关节软骨与骨骺损伤)四部分。在编写过程中,我们在继承、总结和发掘我院已故的著名武术家、骨伤科专家、运动医学专家郑怀贤教授伤科诊治经验的基础上,吸取当前创伤骨科的新理论、新技术,并融入我院在中医骨伤科学教研室和在体育医院工作过的老师们近五十年临床、教学和科研工作的研究成果,突出郑氏正骨经验,重视运动骨创伤学的基础理论与临床应用相结合,具有较强的实用性。书中内容简明扼要,图文并茂,重点突出,让读者一阅而悟。

　　本书是一本较全面总结郑怀贤教授学术思想的专著之一,既可作为临床骨科医师及运动创伤医师的工具书,又可作为中医学专业(骨伤科方向五年制本科)的参考书。

　　本书在编写过程中受到成都体育学院各级领导的大力支持,以及运动医学系、附属体育医院的各位教师和创伤骨科医师的帮助,在此一并表示致谢。

　　鉴于我们知识水平有限,加之时间仓促,故在书中可能存在难以避免的问题,敬请同道批评指正,不胜感激。

编者

2010 年 3 月于成都

目 录

总 论

上编 骨折

中编　关节脱位

下编 关节软骨与骨骺损伤

总 论

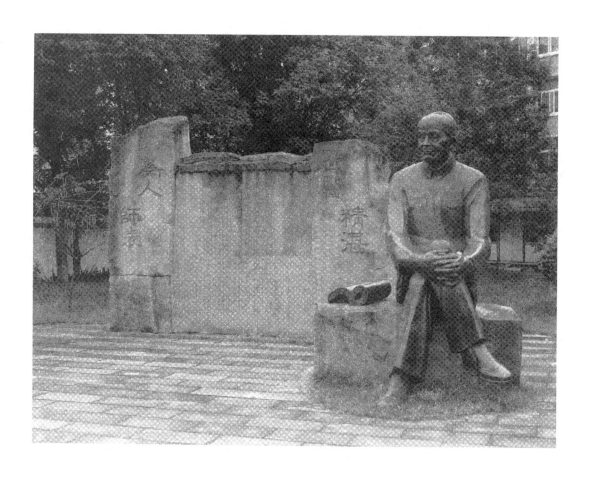

第一章　运动骨创伤学发展史

第一节　中西医结合治疗运动骨创伤的发展简史

一、中医治疗骨折、关节脱位的发展简史

中医治疗骨与关节损伤历史悠久,源远流长。几千年来,经过我国劳动人民和历代医家的实践与总结,中医治疗骨与关节损伤逐渐形成了一门独立的中医骨伤科学,具有独特的理论体系和卓著的医疗成就,是祖国医学宝库中的重要组成部分,对中华民族的繁衍昌盛和世界医学的发展产生了深远的影响。

上古及远古时代,我们的祖先为求得生存,在与大自然恶劣的环境条件或自然灾害作斗争和与猛兽的搏斗过程中,难免经常造成机体创伤。出于人的本能,用手在伤处抚摸、按压以减轻症状,经过长期实践,渐渐产生了按摩法;在烤火取暖及用烧过的砂石热熨伤处局部时发现可缓解伤痛,于是发明了热熨法;用树叶或草茎等敷裹伤处时发现其可止血、止痛、消肿、排脓、生肌,久而久之就发现了一些外用草药。这些不经意的偶然发现,日积月累,逐渐产生了原始的医药知识。

根据考古学研究,中医治疗骨与关节损伤早在公元前16世纪就已经有了文字记载。殷商时期的甲骨文中就记载了"疾手、疾肘、疾胫、疾骨"等伤科的病名,充分反映了当时对骨伤疾患的认识。

西周时期,我国的农业社会已较繁荣,医学也有了较大进步。《周礼》记载:"医师掌医之政令,聚毒药以共医事",并把医生分为:"食医""疾医""疡医"和"兽医"。其中疡医"掌肿疡、溃疡、金疡、折疡之祝药,劀杀之齐。凡疗疡以五毒攻之,以五气养之,以五药疗之,以五味节之"。这里的"疡医"就是外科医生;"祝药"就是外敷药类,现在的箍围药(又称敷贴药)即是这一类;"劀杀之齐"是指刮除坏死组织、蚀去脓血腐肉的治疗方法和制剂,这也是我国最早应用手术方法和腐蚀性药物治疗外科疾病的记载。

春秋战国至秦汉时期,伤科基础理论已初步形成。长沙马王堆汉墓出土的医学帛书记载了春秋战国时代包括手术、练功及方药等诊治骨折、创伤及骨病的丰富经验,其中对破伤风(痉)的描述为全世界最早的记录。成书于这一时期的《黄帝内经》是我国医学文献中最早的一部巨著,书中比较系统地、全面地阐述了人体解剖、生理、病理、诊断和治疗等基本理论,其中阐述的"肾主骨""肝主筋""脾主肌肉"以及"气伤痛、行伤肿"等学说和论述奠定了中医骨伤科的理论基础,至今一直还指导着临床实践。外科始祖东汉末年杰出的医学家华佗精通内、外、妇、儿、针灸各科,尤以外科著称,特别是采用麻沸散麻醉进行死骨剔除术、剖腹术等手术,在世界麻醉学和外科手术史上写下了光辉的一页;此外,他所创造的"五禽戏",强调了体育疗法和功能锻炼在治疗疾病中的作用和重要性,开创了我国医疗体育的先河。

三国至隋唐五代时期,随着社会的进步和医学实践的发展,伤科诊疗技术有了长足的进步。晋代葛洪著《肘后救卒方》,首先记载了颞下颌关节脱位的口内整复方法:"令人两手牵

其颐也,暂推之,急出大指,或咋伤也。"这是世界上最早记载的颞下颌关节脱位的手法整复方法并沿用至今。同时,还记载了竹片夹板固定骨折、烧灼止血、桑白皮线缝合创伤肠断裂等开放创口的处理原则,为中医骨伤科学的发展作出了卓越的贡献。隋代巢元方著《诸病源侯论》是我国第一部病理证候学专著,在伤科专章中详细论述了复杂骨折的处理,书中记载了对破碎的关节和折断的骨骼在受伤后可立即用线缝合的方法治疗,这是世界上关于骨折内固定的最早记载。唐代王焘著《外台秘要》指出,损伤"有两种,一者外损,一者内伤",最早将伤科疾病分为外损与内伤两大类。唐代蔺道人著《仙授理伤续断秘方》是我国现存最早的一部伤科专著。它阐述了"整复、夹板固定、功能锻炼和药物治疗"等治疗骨折的基本原则和处理开放性骨折需要注意的原则,书中记载的用椅背复位法整复肩关节脱位、手牵足蹬法治疗髋关节脱位的方法至今仍在沿用。

宋、辽、金、元时期,中医伤科有了显著的发展,在理论与实践的结合上更加完善,更加成熟,治疗方法有了较大进步和提高。这一时期,医学类书籍中有关外科、骨科的记载和论述较之以前更加丰富。尤以元代危亦林著《世医得效方》为代表,危亦林系统地整理了元代以前的骨伤科成就,在继承前人经验的基础上并加以创新和发展。该书详细记载了肩关节、肘关节等关节部位骨折、脱位的复位方法和髋、膝、踝关节脱位的复位方法;并在麻醉法、整复技术、固定与功能锻炼等方面作了较全面的介绍。他认为:"骨节损折,肘臂腰膝出臼蹉跌,须用法整顿归元,先用麻药与服,使不知痛,然后可用手。"在脊柱骨折的整复方面,危亦林还率先提出了采用两踝悬吊复位法,为世界创举,比 1927 年英国 Davis 提出这种方法早 600多年。他指出:"凡锉脊骨不可用手整顿,须用软绳从脚吊起,坠下身直,其骨使自归窠。未直则未归窠,须要坠下,待其骨直归窠。"

明清时代是骨伤科的兴盛时期,不但继承了前人的经验,而且在理论上有所发展,骨伤科专著甚多。其中有代表性的有:明代朱橚等编著《普济方》,书中辑录治疗伤科方药1 256首,记载了人体 15 个部位的骨折、脱位的复位、固定方法等丰富内容,是 15 世纪以前治伤方法与方药的总汇编。明代薛己撰写的《正体类要》,重视整体疗法,该书序文中提出"肢体损于外,则气血伤于内,营卫有所不贯,脏腑由之不和"的观点,强调突出了伤科疾患局部与整体的辩证关系。清代吴谦等编著的《医宗金鉴·正骨心法要旨》在骨折的治疗方面总结了"摸、接、端、提、按、摩、推、拿"8 种整骨手法;并指出整复时手法要轻、巧、稳、准,达到"法之所施,使病人不知其苦";书中还记载了使用"攀索叠砖法""腰部垫枕法"整复胸腰椎骨折脱位,介绍了一些外固定用具等内容,并配以图形加以说明,可以说是图文并茂,对近代中医骨伤科影响甚大。其他如清代钱秀昌所著《伤科补要》、赵竹泉著《伤科大成》等都系统论述了各种损伤证治,并附有很多治伤方药,影响深远。

19 世纪下半叶和 20 世纪上半叶,中国沦为半封建半殖民地社会,由于封建主义的禁锢以及殖民主义文化侵略的摧残,北洋军阀和国民党政府均主张废除中医中药,使中医药遭受濒临灭亡的厄运,中医骨伤科学当然也不能幸免。此时的骨伤科仅存于民间,依靠师授家传才得以保存,缺乏整理和提高,虽然也出版了一些专著,如金倜生的《伤科真传秘抄》和董志仁的《军阵伤科学概要》等,但是在学术上进步不大,这些著作基本上是以继承前人的经验为主要内容。

中华人民共和国成立后,中国共产党和人民政府制定了一系列挽救民族文化遗产的政策,中医这门中华民族科学遗产,得到了继承和发扬。从中央到地方,创办了中医研究院、中医院、中医学院、中医学校。全国各地一些著名中医骨伤科医生的经验得到总结和继承,专业技术队伍迅速成长和壮大,中医骨伤学得到全面发展。在这方面作出贡献的有北京杜自明、刘寿山,上海石筱山、魏指薪、王子平,天津苏绍三,四川郑怀贤,河南郭春园,山东梁铁民等。1958 年创立上海伤科研究所、洛阳正骨医院;同年成都体育学院开办骨伤科训练班,1960 年又创立骨伤科专业。加上中医学院(校)的培训,新一代骨伤科医生逐渐形成。与此同时,全国各地成立了不少骨伤科研机构、骨伤科学院、诊所、科室,骨伤医疗技术迅速提高,骨伤科专著大量出版。60 多年来,中医正骨技术方法日益得到推广应用,并不断取得创造性进展,特别是中医药治疗骨与关节损伤的特色与优势,受到国际学术界的高度重视,并发挥着越来越大的作用。

二、西医治疗骨折、关节脱位的发展简史

西医的起源是以古希腊医学为基础,并融汇了古巴比伦王国、古罗马和古埃及的医学逐步产生的。

约公元前 1800 年古巴比伦王国的“汉谟拉比法典”已记录有青铜刀割治创伤的条文。

公元前 4 世纪,被西医誉为“医学之祖”的古希腊名医希波克拉底(Hippocrates,约前 460—前 370)依据人和自然相适应的认识,提出了人体四种体液学说:即人体的四种体液(血、痰、黄胆和黑胆)和自然界的四种元素(地、气、火、水)以及四种特质(冷、热、干、湿)互相配合,维持正常生理。希氏和他的弟子著《希波拉底文集·论外伤》中记载有用煮过的水或酒外用处理伤口;《论关节》与《论骨折和脱臼》记载了四肢骨折用手法复位局部外固定治疗,记载了肩关节、颞下颌关节脱位复位法;希氏并已开始用机械力辅助处理骨折,其牵引的臼床(Hippocratic bench)对后世影响深远;对肩关节脱位施行的手牵足蹬复位法(Hippocratic reduction)至今还在临床上应用。

公元 2 世纪,古希腊学者盖伦(Galen,131—201)将希波克拉底的医学带到他行医的罗马。盖伦在《骨的基本行径》《基础肌学》中对骨骼系统的形态、结构和数目都作了较准确的记录,奠定了西医骨科学的解剖学基础。

公元 3 世纪后,欧洲是神学统治的时代,医学不仅没有发展,还倍受摧残,外科医师经常被残杀和驱逐,一些医师纷纷向外逃避而与古埃及医学结合,融为阿拉伯医学。

到了公元 9—12 世纪期间,在古埃及医学基础上发展起来的阿拉伯医学比较发达,它吸取了中国、印度等多国医学的经验,盛行用外敷药和木制夹板治疗骨折,在西医学发展史上占有重要地位。

13 世纪希腊和阿拉伯医学迅速传至意大利、法国、德国和英国,并得到了发展。

16 世纪,法国外科医生巴累(Pare,1517—1590)以肢体功能和畸形诊断骨折、脱位,首创人工假肢,发明带齿轮的人工关节,运用机械牵引治疗股骨干骨折,描述了脊椎的畸形,提出用牵引头颅复位颈椎损伤。巴累依靠手法和机械整复、局部夹板固定治疗骨折脱位的技术迅速传遍欧洲。

17 世纪,随着显微镜的问世,英国解剖学家哈佛(C. Havers,1650—1702)报道了骨组织的血液循环及其结构,开创了骨组织形态解剖生理学。

18 世纪,西医骨科独立形成并迅速发展。1741 年,巴黎大学教授安德雷(Nicholas Andre)根据当时医学发展状况,提出“orthopaedia”一词,被认为西医“骨科”的正式分科产生;同年,英国外科医师波特(Pott,1714—1788)著《骨折与脱位》,确立骨折以复位和固定为治疗原则,提倡包括上下关节的广泛固定法。此后在很长一段时间内,"广泛固定,绝对休息"的学说在骨折的治疗中占据了主导地位。这种学说的主要支持者还有法国的德索特(Desauet)、德国的巴登霍尔(Bardenheur)等,他们运用固定骨折上下关节的方法或长期无间歇地牵引法来贯彻"骨折愈合需要完全休息"的主张。18世纪后叶,法国学者达维德(J. P. David)在总结自己的经验时指出:"适当的休息和运动(自动的)二者对受伤的骨组织修复都很重要,关键在于二者之间应适当地安排",在西医中他是第一个认识到适当的休息与运动对骨折愈合的积极意义,该观点对骨科的影响虽然重大,但在当时波特的观点却占据着统治地位。

19世纪,随着X线的发明并广泛应用于临床,为骨折脱位的诊断分型、分类和治疗创造了有利条件。另外,石膏绷带的问世与应用,可以说是骨折治疗技术方法的一次革新,给当代主张"绝对休息"观点的医师学者以更多的便利。以英国骨科医师托马斯(H. O. Thomas,1843—1891)为代表,继承了波特学说,运用石膏绷带广泛固定治疗骨折;同时,相应的一些固定器具如托马斯夹板、石膏支架、U形行走石膏铁镫等石膏外固定技术也相继出现,还新创了多种牵引技术、器材用于持续牵引、广泛固定治疗骨折和损伤。

19世纪末到20世纪初,随着麻醉、止血和抗菌等技术的重大突破,西医骨科开始了切开复位内固定治疗骨折的重大革新。在托马斯固定学说的影响和指导下,英国的莱恩(W. Arbuthmot Lane,1868—1943)等为了实现解剖复位和彻底固定的理想,广泛采用了手术切开整复和内固定治疗闭合性骨折。这种新方法固然治愈了不少手法或牵引不能处理的病例,但也给患者带来了新的麻烦,并加重了旧有存在的问题。手术把闭合性骨折变成了开放性,伤口有时发生感染,引起严重骨髓炎;手术对组织增加了破坏,因此,延迟愈合或不愈合不但没减少反而有所增加。近一个世纪以来西医从整复方法到内外固定用具都作了许多改进,并从局部到全身试用了许多药物,但骨折愈合并未加快,骨折治疗中合并症也未减少,反而有所增加,因骨折带来的合并症(即所谓的骨折病)仍不可避免。

20世纪初,加压固定治疗骨折思想理念开始萌芽。至20世纪50年代,以瑞士米勒(Müller)为首的AO学派(association of osteosynthesis)诞生。AO学派从手术方法、内固定器械上狠下工夫,设计了复杂的内固定用具,成立内固定研究会(A. S. I. F),并通过3万例内固定的治疗经验,总结出四条内固定原则:①骨折解剖对位;②坚强内固定;③仔细的手术操作;④早期无痛性功能锻炼。AO学派虽在骨折治疗理念方面前进了一步,但在临床实践中也发现了不少问题,首先是内固定骨折临床愈合后不能早期取出,就按照他们的规定在术后一年或一年半后除去内固定,有的骨折还需要用外固定加以保护,否则还有再骨折的可能,再骨折率有时高达20%。这就令人怀疑,坚强的内固定是否为骨折愈合创造了良好的条件,它是外科领域内一项王冠,还是给骨折病人带来新的灾难。骨折到底是一期愈合还是二期愈合,促使人们进行研究。从动物实验及临床观察都得到证明,在过硬钢板的应力遮挡下,出现螺钉拔出、钢板弯曲断裂及再骨折。因此,AO学派以及关心AO学派的人都在寻找新的内固定材料及设计,以避免应力遮挡。20世纪中后期已有些进展,如Ender钉和Rush棒为代表的可屈曲性半坚硬式骨髓腔内固定系统(flexible and semi-rigid intramedullary fixation system)以及石墨-纤维聚甲基丙烯甲酯钛合金钢板等。

20世纪后期至今,随着科学技术的进步,西医学突飞猛进地发展,骨折创伤的治疗技术方法不断改进,内固定材料不断更新,整体治疗效果亦不断提高。

三、中西医结合治疗骨折、脱位的发展简史

中、西医治疗骨折和脱位各有所长,亦各有所短,两者都是在不同的历史文化环境中长期形成的医学科学,各有自己独特的理论体系和治疗方法,中医药学是我国劳动人民长期和疾病作斗争的经验总结,是在农业、手工业的基础上发展起来的,对疾病的认识具有朴素的辩证唯物观点,在长期的医疗实践中,逐步形成了一套独特理论体系、治疗原则及方法,也积累了丰富的临床经验,在骨折和脱位的治疗中,注意"动静结合""内外结合"等,但由于封建社会的局限性,致使中医对客观事物缺乏深入细致的认识,这是其不足。

西医是在近代工业化的基础上发展起来的,它具有解剖、生理、化学等现代科学知识,又及时利用了现代科学技术的最新成就,因此对于疾病的认识比较深入细致。但由于对事物认识上的绝对化,又走向了另一个极端。表现在骨折和脱位的治疗方面追求解剖对位,奉行"广泛固定,绝对休息"等。因此在处理骨折时,强调固定,忽视活动;着重对骨折的处理,轻视软组织在骨折治疗中的作用;重视损伤局部,忽视整体及全身;只想借外力来整复、固定骨折,把人的肢体当作一般"用具"来修正治疗,而忽视了肢体本身的内在固定力和人在治疗中的主观能动作用,使骨折和脱位的治疗又走进了另一个误区。

从前述国内外治疗骨折脱位的概况可以看出,中西医都各有其优缺点,应相互学习,取长补短,达到共同提高的目的。西方医学是建立在现代科学技术基础上的,作为科学技术本身,它是无国界的,是受中国人民欢迎的。自20世纪初,中国的一些学者就开始虚心学习西医的外科技术。但其较广泛地在中国传播和发展,则是在20世纪50年代以后随着党和政府关心人民群众的身体健康而得以实现的。随着中医骨伤科的发掘、整理和提高,特别是中西医结合治疗骨折取得了突破性进展,中医骨科也再次向西方传播,而出现了中、西医骨科的相互交流、相互促进的新时期,形成了新的中国接骨学(CO 技术)。CO 技术即中西医结合治疗骨折技术,是从传统中医正骨的活血化瘀,去瘀生新,动静结合,筋骨并重等思想理论体系中逐渐发展起来的,并提出了一系列骨折治疗和骨折愈合的新观念,即:正骨手法与正骨原则、自动牵引复位原则、骨折弹性固定原则、有限固定原则、动静结合原则以及骨痂生长与骨折愈合的概念等。其治疗方法是:维持最理想的骨折对位直至愈合,适应不同愈合时期骨折端的应力状态要求,不干扰骨折处的髓内外血运,患者在整个治疗过程中过着正常人的生活,收到骨折愈合与功能恢复齐头并进之效,中西医结合治疗骨折的相关理论被称为如今的中国接骨学。1962 年 1 月在天津召开了具有历史意义的第一次中西医结合骨科学术座谈会。1966 年骨科前辈方先之和他的学生尚天裕编著了《中西医结合治疗骨折》一书,从而奠定了中西医结合治疗骨折的临床基础,提出了"动静结合,筋骨并重,内外兼治,医患合作"治疗骨折的四项原则,使骨折治疗提高到一个新水平,在国内外产生了重大影响。1985 年 5 月,中央书记处关于卫生工作的指示:"根据宪法'发展现代医学和传统医药'的规定,要把中医和西医摆在同等重要的地位。一方面,中医药学是我国医疗卫生事业所独具的特点和优势,中医不能丢,必须保存和发展,另一方面,中医必须积极利用先进的科学技术和现代化手段,促进中医药事业的发展,要坚持中西医结合的方针,中医、西医互相配合,取长补短,努力发挥各自的优势。"这个方针给发展具有中国特色的医药卫生事业指出了正确的道路。继承发扬,整理提高,取长补短,互相渗透,是任何学科发展必经的途径,医学也不例外。中医骨伤科是医学宝库中一颗明珠,在硬伤、软伤、内伤等方面都有一套方法,内容丰富多彩,疗效显著确切,只要中、西医相互学习,努力发挥各自的优势,把两者之长有机地结合起

来,一定可以逐渐形成具有我国特色和优势的中国骨伤科学。

第二节　郑怀贤教授对运动骨创伤学的贡献

郑怀贤(1897—1981)又名郑德顺,河北省安新县北辛村人,著名的中医骨伤和运动创伤专家、武术家、教授。历任中华全国体育总会常务委员、中国武术协会主席、中国体育科学学会理事、全国运动医学学会委员、四川省政协常委、中华医学会四川分会副理事长、成都运动医学会主席、成都体育学院党委委员、成都体育学院运动医学系主任、体育医院院长等职。

1911—1927年,郑怀贤在老家读私塾,先后拜李尔青、孙氏太极拳创始人孙禄堂、清末著名镖师魏金山等为师,学习武术、骨伤和伤科中药等。1928年考入南京中央国术馆,为该馆首届学员。次年任上海体育总会武术教员。

1931—1936年,在上海先后兼任上海交通大学和上海两江师范学校武术教员,并为高兴宝、边瑞新(上海滩杜月笙的助手)作保安工作一年。

1936年6月,被国民党中央行政院选拔为第十一届奥运会中国武术队6名成员之一。1936年8月,郑怀贤在柏林奥运会上表演飞叉绝技,令世界为之震惊。

1937—1948年,任国民党中央陆军军官学校(黄埔军校前身)军荐二阶国术教官,授少校军衔。1938年,国民党中央军校迁址成都时,郑亦随同入川,在成都期间除担任国术教官外,还先后在成都槐树街和东华门开设骨伤科诊所,1949年,诊所迁址光华街。1948年,兼任成都体专(现成都体院)武术教员。

新中国成立后,在党和政府的关怀与帮助下,郑怀贤这位在旧社会历尽艰辛的老艺人犹如枯木逢春,开始了他新的生活。自1950年起,任成都体院武术教研室主任,1952年,任副教授,1962年,晋升为教授。郑怀贤不仅身怀武术绝技,同时也是治伤高手,他是我国武医结合的杰出代表。经他治愈的成千上万伤病员中,上至周恩来总理,下至普通百姓,无不称赞他的医术高明,医德高尚。1957年,原国家体委主任贺龙元帅因打乒乓球,致右手拇指受伤,在北京等地多家大医院久治无效,后经郑怀贤治疗,即刻痊愈,深得贺龙元帅赞赏,后在贺龙、蔡树藩(原国家体委副主任)和四川省委、成都体院党委的支持关怀下,于1958年在成都体院创建了我国第一所体育医院。在此基础上,又于1960年创办了我国第一个保健系(现名运动医学系)。郑怀贤于1958年开始先后任体育医院院长和运动保健系主任,国家级武术裁判,1960年任中国武术协会主席。

1964年初,周总理出访亚非14国,回京时途经成都,因疲劳过度,右手旧伤复发,经四川省委领导推荐,郑怀贤专程从自贡赶回成都为总理治伤,效果很好,深受总理称赞。

郑怀贤一生所医治过的患者中,不仅有中央首长,省市党政军领导,而且还有著名的运动员和文艺工作者;工人、农民、知识分子、战士更是不计其数,他对待病人不论职位高低、贫富,都一视同仁,精心治疗,体现了一个共产党员的优秀品质和高尚的医德医风。

在党的培养下,郑怀贤于1957年光荣地加入中国共产党,1958年当选为全国群英会代表。他把自己的一生献给了体育事业和医疗卫生事业,不遗余力的传授武术和骨伤科技艺,他是我国武医结合的开拓者,是中国运动骨创伤学、骨伤科郑氏学派的创始人和奠基人,为我国体育事业、教育事业和医疗事业作出了不可磨灭的贡献。

郑怀贤不仅是骨伤科专家、武术家,更是德高望重的教育家,他从事武医方面教学工作近60年,为国家培养了一大批运动骨创伤、运动医学和武术的专业人才,子弟满天下,享誉海内外。不少学生和弟子现已成为科研、教育和临床方面的专家和教授,并继承和发扬着他开创的事业。

郑怀贤医术高明,医德高尚,武艺精湛,执教严谨,为人师表,诲人不倦,言传身教,倾囊相授。凡是接受过他教育的人,无不受益匪浅,感恩不尽。

郑怀贤一生勤奋好学,善于博采众家之长,并自成一派,逐渐形成了郑氏学术思想体系,他生前主持和编著出版了《正骨学》《伤科诊疗》《实用伤科中药与方剂》《运动创伤学》等骨伤科专著10余部,约200万字。这些著作都具有很高的学术水平和临床实践指导意义,深受广大医务工作者的好评。郑教授将武术和医学有机地结合,为中国运动骨创伤学开辟了先河,奠定了坚实的基础。

（何本祥　王　煜　侯乐荣）

第二章　运动骨创伤学常用临床检查方法

第一节　郑氏伤科四诊方法

郑氏伤科四诊方法是运动骨创伤学辨证诊断的重要方法之一。它源于中医内科四诊，又有别于中医内科四诊，特别注重机体整体与局部的辨证统一，在对患者进行全面系统检查的同时，又注意结合运动骨创伤学的特点，进行细致的局部检查，必要的时候还进行双侧对比检查，以便全面系统地了解病情。运动骨创伤学辨证诊断，就是以中医学理论为依据，通过灵活运用郑氏伤科四诊(望、问、摸、认)，并结合现代临床影像学、实验室检查等，将搜集到的临床资料进行综合分析，从而作出正确诊断。

一、望诊

在骨创伤临床辨证诊断中，望诊(inspection)是必不可少的步骤。除要注重损伤局部及邻近部位的认真察看外，还要对全身的神色、形态、舌象以及分泌物、排泄物等进行全面的观察。《伤科补要·跌打损伤内治证》指出，"凡视重伤，先解开衣服，遍视伤之轻重"，以初步了解伤情的部位、性质及严重程度。望诊要采取适当的体位，显露足够的范围，诊视应仔细认真，不可遗漏。

(一)望全身

(1)望神色：中医神之概念包括神色、神志两个方面。神是人体生命活动的体现，是人体精神意识、思维活动以及气血、脏腑功能外在表现的高度概括。《素问·移精变气论》指出："得神者昌，失神者亡。"可见神是生命根本之所系，是脏腑气血盛衰的外在表现，不可不察。察神可初步判断正气的盛衰，推知伤病之轻重及转化情况。一般而言，神志清楚，反应灵敏，双目有神，面色清润者，说明伤情较轻，正气未伤，脏腑功能未衰，预后多良好；反之，精神萎靡，反应迟钝，目光无神，面色灰暗者，说明伤病严重，正气已伤，预后欠佳。临床上如见面色㿠白、虚浮，多属阳气虚，可见于严重损伤大失血后。若出现神志昏迷、神昏谵语、面色苍白、目黯睛迷、瞳孔散大或缩小、四肢厥冷、汗出如油、形羸色败者，则为危候，提示预后不佳。损伤的五色所主：白色主失血，虚寒证；青色主瘀血气闭，气血运行受阻；赤色主损伤发热；黄色主损伤脾虚湿重，湿热阻滞；黑色主肾虚，或经脉失于温养。

(2)望形态：伤后患者肢体形态的变化可初步判断损伤的部位和病情轻重。因骨折、关节脱位、筋伤断裂时，肢体常可发生形态的改变。例如，下肢骨折时，多不能直立行走；肩关节脱位时，患者多以健手托扶患肢，且身体向患侧倾斜；下颌关节脱位者，多以双手托住下颌；急性腰扭伤患者身体多向一侧倾斜，腰部多不敢活动，且扶腰慢步。有特殊姿态的患者应结合其他诊断方法，进一步检查与分析。

(二)望局部

(1)望畸形：就是观察肢体标志线或标志点有无异常改变。伤后肢体出现畸形则标志着有骨折或脱位的存在。移位骨折及关节脱位后，肢体常出现缩短、增长、旋转、成角、突起及凹陷等畸形。某些损伤往往出现特征性的畸形，对诊断有决定性的意义，如肩关节前脱位有"方肩"畸形;伸直型桡骨远端骨折呈现"餐叉"畸形;肘关节后脱位及伸直型肱骨髁上骨折均可出现"靴形"畸形;髋关节后脱位会有下肢屈曲内收、内旋畸形即黏膝征等。

(2)望肿胀、瘀斑:损伤必伤气血,气血凝滞,瘀积不散,瘀血滞于肌表,则为肿胀、瘀斑。根据肿胀的程度及瘀斑的色泽,可判断损伤的性质。肿胀严重,瘀斑青紫明显者,可能有骨折或重症筋伤;肿胀较轻,稍有瘀斑或无青紫者,常为轻伤或损伤部位较深。损伤早期局部出现局限性肿胀者,常提示裂纹骨折可能性大;肿胀严重、皮肤青紫者,为新鲜损伤;大面积肿胀,肤色青紫或伴有黑色者,多为严重挤压伤;肿胀较轻、皮肤青紫带黄者,为陈旧损伤;肿胀肤色紫黑者,应考虑组织坏死。关节损伤应注意观察有无关节积液。

(3)望伤口:对于开放性创伤,应注意观察伤口的大小、深浅,创缘整齐与否,创面污染程度,有无异物存留,骨折端有无外漏,色泽是鲜红、紫暗或苍白及有无活动性出血等。对感染性伤口,还要观察创面分泌物或脓液的质和量及肉芽组织生长情况等。一般脓液稠厚,为阳证、热证;脓液清稀则为阴证、逆证;若创口周边紫黑、臭味特殊,可能为气性坏疽。肉芽组织红活柔润,说明脓毒已尽;苍白晦暗则为脓毒未尽。

(4)望肢体功能:观察肢体功能,对诊治骨与关节的损伤疾患有指导意义。上肢要重点观察关节活动及手的功能。下肢则要重点观察负重及行走功能。除此之外,要观察各种形式的关节活动情况,如有异常应观测其受限程度。如正常肩关节有外展、内收、前屈、后伸、外旋和内旋等活动形式。凡上肢外展不足 $90°$,或外展时肩胛骨一并移动者,说明肩外展受限。正常者肘关节屈曲、上肢内收时,肘尖可达人体正中线;若肘尖不能达正中线者,为肩内收活动受限。若患者不能完成梳头动作,为肩外旋功能障碍;若患者手背不能置于背部,说明肩内旋功能障碍。若关节活动有受限或障碍时,应进一步查明原因。

(三)望舌

望舌是运动骨创伤学辨证中重要的部分,虽不能据此直接判断损伤的部位及性质,但它能反映人体气血的盛衰,津液的盈亏,病情的进退,病邪的性质,病位的深浅,以及伤后机体的变化等。舌诊的内容主要包括观察舌质和舌苔两个方面的变化。大体上说,舌质的情况多反映气血的变化,舌苔的情况多反映脾胃、津液的变化。

(1)舌质:正常舌质颜色为淡红色。舌质淡白,多为气血虚弱,或阳气不足并伴有寒象。舌质红绛为热证,或为阴虚。舌质鲜红,深于正常,称为红舌,若进一步发展成为深红者为绛舌。两者均主有热,但绛者热势更甚,多见于感染发热、创伤或大手术后发热。舌质青紫,提示伤后气血运行不畅,瘀血凝聚。舌局部紫斑,表示血瘀程度较轻或局部有瘀血;全舌青紫表示瘀血程度较重;青紫而滑润,表示阴寒血凝,为阳气不能温运血液所致。绛紫而干表示热邪深重,津伤血滞。

(2)舌苔:正常舌苔为薄白、薄净而润滑。舌苔过少或无苔表示脾胃虚弱;舌苔厚腻为湿浊内盛,舌苔越厚则邪越重;舌红光剥无苔属胃气虚或阴液伤,以年老体弱或损伤日久者多见。舌苔如由薄增厚为病进,由厚转薄为病退。白苔一般主寒。舌苔厚白而滑为损伤伴有寒湿或寒痰等兼证;厚白而腻为湿浊;薄白而干燥表示湿邪化热、津液不足;厚白而干燥表示湿邪化燥;白如积粉为创伤感染、热毒内蕴之象。黄苔一般主热证,或里热证,故在创伤感染、瘀血化热时多见。脏腑为邪热侵扰,尤其是脾胃有热,皆能使白苔转黄;若薄黄而干,表示邪热伤津;黄而腻表示有湿热;苔老黄表示实热积聚;淡黄薄润为湿重热轻;黄白苔相兼为由寒化热,由表入里。若由黄色转为灰黑苔时,表示病邪较盛,多见于严重创伤感染伴有高热或津枯等证。舌苔由白变灰、由灰变黑,是病情恶化的表现。

二、问诊

在辨证诊断中,问诊是诊断伤病的重要环节,在四诊中占有重要的地位。张景岳认为问诊是"诊治之要领,临证之首务"。郑氏四诊中的问诊除收集患者年龄、职业、工种等一般情况、既往病史以及中医诊断学中问诊的相关内容外,为争取救治时间,还应着重询问以下几方面的问题。

(一)问就医原因与目的(主诉)

主诉系指伤病发生后主要的症状及发病时间。主诉的主要症状可提示病变的性质并了解促使患者就医的原因。运动骨创伤患者的主诉主要内容应包括部位、病因、主要症状和体征、损伤发病时间等内容。

(二)问受伤过程及伤情(现病史)

应详细询问受伤及发病的时间、原因、体位姿势、暴力的性质、方向、大小等情况,当时有无晕厥及昏迷时间长短,其间有无清醒,醒后有无再昏迷,有无出血及出血量,现场急救措施及治疗经过,目前还存在有哪些症状及其程度等,如疼痛的部位、性质、程度及影响因素,肿胀范围、程度,肢体有无畸形,肢体功能情况等。

三、摸诊

摸诊在运动骨创伤临床检查中的作用非常重要。郑氏摸诊不仅注重患处局部的检查,还注重伤后全身的变化,其内容包括摸局部和切脉两部分。通过检查者双手对损伤局部的认真触摸,可帮助了解损伤的性质,有无骨折、脱位或筋伤断裂以及骨折脱位的移位方向等;切脉主要掌握全身内部气血、虚实、寒热等变化。

(一)局部摸诊

1.摸诊内容

(1)摸压痛:在运动骨创伤检查中,可根据压痛的部位、范围、程度来鉴别损伤的性质种类,直接压痛可能是局部有骨折或伤筋,而间接压痛(如纵轴叩击痛)常提示骨折的存在。长骨干完全骨折时,骨折部位多有环状压痛,骨折斜断时压痛范围较横断时广泛。

(2)摸畸形:触摸体表标志线或标志点的变化,可以判断骨折和脱位的性质、移位方向以及呈现重叠、成角或旋转畸形等变化。

(3)摸肤温:从局部皮肤冷热的程度,可以辨识是热证或寒证,了解患肢血液循环情况。热肿一般表示新伤或局部瘀热和感染;冷肿表示寒性疾患;伤肢远端冰凉、麻木、动脉搏动减弱或消失,则表示血液循环障碍。摸肤温时一般用手背测试最为适宜、准确,并要与健侧对比。

(4)摸骨擦感:骨擦感是骨折的主要体征之一。无嵌插的完全性骨折,当摆动或触摸骨折的肢体时可扪及骨擦感。摸骨擦感的正确方法为用手指轻压局部,逐渐加重,再逐渐轻放,在一压一放时即可摸到骨擦感。必须注意,检查者不宜反复寻找骨擦感,以免增加患者的损伤与痛苦。

(5)摸异常活动:异常活动系指在肢体没有关节处出现类似关节的活动,或关节原来不能活动的方向出现活动或原活动度加大,多见于骨折或韧带断裂(如膝交叉韧带断裂后,膝关节出现异常的前后活动)。检查骨折患者时,不要反复主动寻找异常活动,以免增加患者痛苦和加重局部的损伤。

(6)摸弹性固定:脱位时,肢体常保持在特殊的畸形位置上。摸诊时,肢体有轻度活动且有弹性阻力感,放松肢体后患者又恢复到原来的畸形位置上,此即为弹性固定。

(7)摸肿块:首先应区别肿块的解剖层次是在骨骼还是肌肉、肌腱等组织中;硬度,骨性或囊性;还应触摸其大小形态、质地硬度、边界是否清楚、推之是否可以移动及其表面光滑度等;同时注意触摸全身有关淋巴结是否肿大。

(8)摸捻发感:捻发感又称握雪感,一般出现在皮下气肿之中。运动骨创伤临床主要见于:①肋骨骨折后,若断端刺破肺脏,空气渗入皮下组织形成皮下气肿;②创伤后合并的气性坏疽,可产生气体而出现皮下气肿,此时伤口常有奇臭的脓液;③行空气造影后,气体逸至皮下而致。检查时把手指分开呈扇形,轻轻按压患处,当皮下组织中有气体存在时,就可感触到一种特殊的捻发感(音)。此外,在检查肌腱周围炎时,亦可闻及类似"捻发感(音)",多在肌腱周围有炎性渗出物时出现此声音,好发于前臂的伸肌群、大腿的股四头肌和小腿的跟腱部。

2.局部摸诊常用手法

(1)触摸法:用手指的指腹稍加按压之力,细心触摸患处。范围先由伤处周围开始,逐渐移向伤处,用力大小视部位而定。触摸时仔细体验指下感觉,即所谓"手摸心会"。通过触摸可了解损伤和病变的确切部位,病损处有无畸形及摩擦征,皮肤温度、软硬度有无变化,有无波动感等。这一手法往往在检查时最先使用,然后在此基础上再根据情况选用其他检查手法。要求通过触摸做到心中有数(手摸心会)以辨明损伤的局部情况。

(2)挤压法:用手掌或手指挤压患处上下、左右、前后,根据力的传导作用来诊断骨骼是否折断。如检查肋骨骨折时,常用手掌挤按胸骨及相应的脊柱骨,进行前后挤压;检查骨盆骨折时,常用两手挤压两侧髂骨翼;检查四肢骨折时,常用双手挤压骨干两端或两侧。此法有助于鉴别是骨折还是挫伤。

(3)叩击法:本法是以掌根或拳施以冲击力,利用对肢体远端的纵向叩击所产生的冲击力来检查有无骨折(尤其是微细骨折)的一种方法。检查股骨、胫腓骨骨折,可采用叩击足跟的方法;检查脊椎损伤时,可采用叩击头顶的方法。此外,检查四肢骨折是否愈合亦常采用纵向叩击法。

(4)旋转屈伸法:一手握关节部,另一手握伤肢远端,作轻轻的旋转或屈伸活动,结合问诊与望诊,根据患部疼痛的性质、异常活动、摩擦音的有无,判断是否有骨或关节损伤。若关节部出现剧痛,说明有骨或关节的损伤。关节内骨折者,可出现骨摩擦音。此外,患者主动的屈伸与旋转活动应与被动活动进行对比,以此作为测量关节活动功能的依据。

(5)摇晃法:一手握住伤处,轻轻摇摆晃动,结合问诊、望诊。根据患部疼痛的性质、异常活动、摩擦感(音)的有无来推测骨与关节是否损伤。

(二)切脉

损伤常见的脉象有以下几种。

(1)浮脉:轻轻应指即得,重按反觉脉搏的搏动力量稍减而不空,举之泛泛而有余。一般在新伤瘀肿、疼痛剧烈或兼有表证时多见。大出血及慢性劳损患者出现浮脉时说明正气不足,虚象严重。

(2)沉脉:轻按不应,重按始得。一般沉脉主病在里,运动骨创伤在内伤气血、腰脊损伤疼痛时常见。

（3）迟脉：脉搏缓慢，每息脉来不足四至。一般迟脉主寒、主阳虚，在伤筋痉挛、瘀血凝滞等证中多见。损伤后气血不足，复感寒邪，常为迟而无力。

（4）数脉：每息脉来超过五至。数而有力，多为实热；虚数无力者，多属虚热。浮数热在表，沉数热在里，虚细而数为阴亏，浮大虚数为气虚。损伤发热及邪毒感染，脉数有力；损伤津涸，脉虚而细数。

（5）滑脉：往来流利，应指圆滑充实有力，切脉时有"如珠走盘"之流利感。主痰饮、食滞。妇女妊娠期常现此脉。伤病中胸部挫伤血实气壅时多见。

（6）涩脉：脉形不流利，脉细而迟，往来艰涩，如轻刀刮竹。主气滞、血瘀、精血不足。涩而有力为实证，涩而无力为虚证。损伤血亏津少不能濡润经络之虚证及气滞血瘀的实证多见。

（7）弦脉：脉形端直以长，如按琴弦，主诸痛，主肝胆疾病，阴虚阳亢。在胸部损伤以及各种损伤剧烈疼痛时多见，还常见于伴有肝胆疾患、高血压、动脉硬化等证的损伤患者。弦而有力者称为紧脉，多见于外感寒湿之证。

（8）濡脉：浮而细软，脉气无力以动，与弦脉相对，虚损劳伤、气血不足、久病虚弱时多见。

（9）洪脉：脉形如波涛汹涌，来盛去衰，浮大有力。其特点是应指脉形宽，大起大落。主热证，损伤邪热内壅，热邪炽盛，或血瘀化热之证多见。

（10）细脉：脉细如线，主阴血虚或主气虚。常发生于损伤久病卧床而致体虚者，或见于虚脱或休克患者。

（11）芤脉：浮大中空，为失血之脉。损伤大出血后多见。

（12）结、代脉：间歇脉之统称。脉来至数缓慢，时而一止，止无定数为结脉；脉来动而中止，不能自还，良久复动，止有定数为代脉。损伤疼痛剧烈、脉气不衔接时多见。

伤科脉法的纲要可归纳为：①瘀血停积多属实证，脉应洪大坚强而实，不宜虚细迟涩。②亡血过多属虚证，脉应虚细而涩，不宜坚强而实。③脉大而数或浮紧，常伴外邪。④重伤者乍疏乍数、时快时缓、脉律不齐，须防他变。⑤六脉模糊者，证虽轻而预后必恶。⑥外证虽重，而脉来缓和有神者，预后良好。⑦重伤痛极脉多弦紧，偶有结代非恶候。

四、认诊

郑氏认诊既是"诊断"又是"鉴别诊断"。它是将望、问、摸诊所收集的临床资料及现代临床影像学、实验室检查等结果进行综合辨证分析、判断，作出骨折、脱位等创伤的正确诊断，为治疗方法的正确选择提供依据。

第二节　骨与关节检查

一、测量检查

测量是骨与关节检查的重要检查方法，包括测量肢体的长度、周径和关节活动度等内容。测量所用的工具主要有带尺和量角器等。

（一）肢体长度测量

（1）上肢长度：肩峰至桡骨茎突尖（或中指尖）。上臂长度：肩峰至肱骨外上髁；前臂长度：肱骨外上髁至桡骨茎突，或尺骨鹰嘴至尺骨茎突。

（2）下肢长度：髂前上棘至内踝下缘，或脐至内踝下缘（骨盆骨折或髂部病变时使用）。大腿长度：髂前上棘至内侧膝关节间隙。小腿长度：内侧膝关节间隙至内踝下缘（图1-2-1）。

（3）躯干长度：自颅顶至尾骨下端。

（二）肢体周径测量

常用方法为两侧肢体取相应的同一水平部位测量，若测量肿胀时应取肿胀最重之处，测量肌肉萎缩时应取肌腹部位。如在下肢常取髌上10~15 cm处测量大腿周径，在小腿最粗处测量小腿周径等。通过对肢体周径的测量，两侧肢体进行对比，以了解其肿胀程度或有无肌肉萎缩等（图1-2-1）。

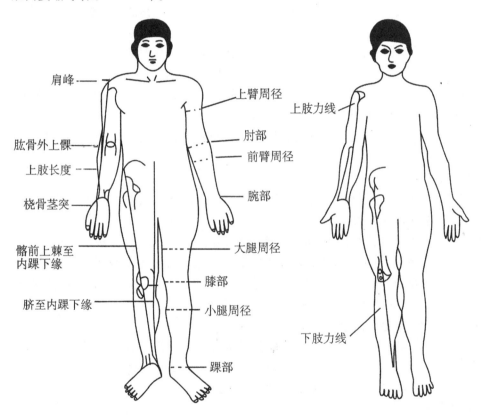

图1-2-1　肢体长度及周径测量法　　图1-2-2　肢体力线测量法

（三）角度测量

1.测量方法

（1）目测法：用眼观察患者的关节活动范围，估计其活动度数。

（2）量角器测量法：将双臂量角器的两臂贴近肢体轴线，测量该关节的活动范围。也可在X线片上测量。

2.记录方法

（1）中立位0°法（国际通用的方法）：以各关节的中立位作为0°，然后以此为起点作为关节活动的度数。如将正常膝关节完全伸直时定为0°，则完全屈曲时其活动度为150°。本书均采用中立位0°法记录。

(2)邻肢夹角法:以两个相邻肢体节段所构成的夹角作为关节活动的度数。如将膝关节完全伸直时大腿和小腿之间的夹角作为180°,膝完全屈曲时则大腿和小腿之间成30°夹角,则膝关节的活动度为180°－30°＝150°。

(四)力线测量

(1)正常上肢力线:肱骨头中心、桡骨头和尺骨头三点在一条直线上(图1－2－2)。

(2)正常下肢力线:由髂前上棘开始,通过髌骨中点,止于第一和第二趾蹼间(图1－2－2)。

(五)测量的临床应用

(1)测量长度:伤肢显著增长者,多为脱位的标志,常见于肩、髋等关节向前或向下脱位,亦可见于骨折纵向分离移位等。患肢短于健肢,多见于有重叠移位之骨折;或见于髋关节、肘关节向后脱位之肢体短缩。

(2)测量周径:患侧粗于健侧,常见于骨折或脱位之重症;若无骨折和脱位,则为伤筋肿胀。患侧细于健侧,可因陈旧损伤而致肌肉萎缩,或有神经损伤而致肢体瘫痪。

(3)测量关节活动:骨折、脱位、筋伤及其后遗症均可引起不同程度的关节活动障碍。严重的筋伤断裂可致关节出现异常活动。

(4)力线测量:骨折畸形愈合、并发症或后遗功能障碍等会导致肢体力线改变。如肱骨髁上骨折并发肘内翻畸形,则上肢力线发生改变。

(六)测量注意事项

(1)量诊前注意有无先天性畸形与陈旧损伤,应与新伤区别。患肢与健肢须放于完全对称的位置进行测量,以防有误差。

(2)测量肢体长度时定点要准确,可在起始与终止点做好标记,带尺宜松紧适度。

(3)测量关节活动时,应将量角器的轴对准关节中心,量角器的量臂贴紧肢体并对准肢体的轴线,然后记录量角器所显示的读数,并与健侧肢体进行对比。在无量角器的情况下,亦可采用目测等分角度的方法,估计其关节活动的近似值。

二、骨关节功能活动范围检查

关节的功能活动范围是指某个关节从中立位运动到各方位最大角度的范围。全身各关节都有其正常的生理活动范围,在肢体发生疾病或损伤时,其活动范围可发生变化,活动度减小或增大,也可出现超越生理活动范围的异常活动度。

(一)颈椎活动范围检查

中立位:直立,两眼平视前方。

检查时,嘱患者正坐,头直立,固定双肩,使躯干不参与颈椎的运动,然后再作各方向活动。检查时重点观察运动是否自如,有无运动障碍,要排除代偿动作。对颈椎骨折脱位者,不宜作颈椎活动范围检查,防止造成脊髓损伤。颈椎有屈伸、旋转、侧屈等基本活动。

(1)屈伸运动:检查前屈时,嘱患者头尽量前倾,正常时下颌可以触到胸部,为35°～45°;检查后伸时,嘱患者头尽量后仰,正常时恰好可以看到头顶上的天花板,为35°～45°(图1－2－3)。

(2)旋转运动:嘱患者向一侧转动头部,正常时下颌几乎可以触及同侧肩部,为60°～80°(图1－2－4),然后再转向对侧,双侧对比。

(3)侧屈运动:嘱患者将耳朵向肩部靠近,正常时头部可倾斜45°(图1－2－5)。

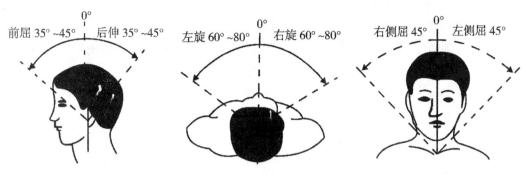

图1-2-3 颈椎屈伸运动　　图1-2-4 颈椎旋转运动　　图1-2-5 颈椎侧屈运动

(二)胸腰椎活动范围检查

中立位:直立,胸腰伸直自然体位。

胸腰椎运动的个体性差异很大。一般来说,运动范围随着年龄增长而减小,不同职业的人运动范围也不相同。如体操运动员、杂技演员等胸腰椎活动范围较普通人大,故此类患者在活动轻度受限时,往往有正常活动范围,须注意鉴别。在脊柱不同节段,活动度也有差异,主要与小关节的排列方向有关。胸椎小关节突较长,且为冠状位关节面,同时又受肋骨的影响,故活动度最小;而腰椎近似矢状位关节面,故活动度较大。胸腰段脊椎运动有4种类型。

(1)前屈运动:检查时患者取直立位,嘱患者先低头,然后向前作缓慢弯腰运动。正常腰椎前屈可达80°~90°。如不易测算,也可测手指和足趾间距离,即双手指伸直,中指与足趾间距离(图1-2-6)。

(2)后伸运动:检查者一手扶住患者骨盆,一手扶住其肩部,防止骨盆前移和下肢弯曲而形成躯干后仰,代替脊柱后伸运动。协助患者作脊柱后伸运动,先嘱患者向后仰头,再缓慢地使脊柱向后作过伸运动,正常后伸可达30°(图1-2-6)。

(3)侧屈运动:患者取直立姿势,检查者双手固定其骨盆,防止左右倾斜。然后让患者作头胸向侧方弯曲运动,正常侧屈可达20°~30°(图1-2-7),观察有无异常表现及受限或障碍程度,并作两侧对比。

(4)旋转运动:检查者双手固定患者两侧髂骨翼,保持骨盆平衡,然后嘱患者作左右旋转躯干。注意观察运动范围,并两侧对比。正常旋转可达30°(图1-2-8),出现运动障碍或有疼痛反应均属异常。

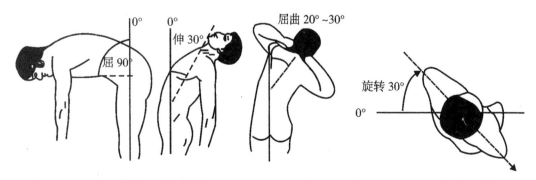

图1-2-6 胸腰椎前屈后伸运动　　图1-2-7 胸腰椎侧屈运动　　图1-2-8 胸腰椎旋转运动

(三)肩部活动范围检查

肩关节中立位:上臂下垂,靠近胸壁,屈肘90°,前臂伸向前方。

肩关节功能位:外展45°~55°,外旋10°,前屈30°,屈肘90°,肘与前胸平齐,前臂稍旋前。

(1)前屈运动:检查者一手固定患侧肩部,嘱其向前抬起上肢。参与前屈运动的主要肌肉是三角肌前部和喙肱肌,正常前屈可达90°(图1-2-9)。

(2)后伸运动:检查时嘱患者将上肢后伸。参与后伸运动的主要肌肉是背阔肌和大圆肌,正常后伸可达45°(图1-2-9)。

(3)外展运动:检查时嘱患者屈肘90°,然后作上臂外展运动。参与外展运动的主要肌肉是三角肌和冈上肌,正常外展可达90°(图1-2-10)。

(4)内收运动:检查时嘱患者屈肘,上臂置胸前向内移动。参与内收运动的主要肌肉是胸大肌,正常内收可达45°(图1-2-10)。

(5)外旋运动:检查时嘱患者屈肘90°,检查者一手扶肘部,一手扶腕部,使上臂作外旋动作。参与外旋运动的主要肌肉是冈下肌和小圆肌,正常外旋可达30°(图1-2-11)。

(6)内旋运动:检查时屈肘90°,前臂内收到胸前,或将前臂绕到背后部摸到对侧肩胛下角为正常。参与内旋运动的主要肌肉是肩胛下肌和背阔肌,正常内旋可达80°(图1-2-11)。

(7)上臂上举:是肩部所特有的运动。进行上举动作上臂可以沿着冠状面或矢状面举起。在沿冠状面举起的过程中,肱骨头必须随之发生相应的外旋;在沿矢状面举起的过程中,则须发生相应的内旋。肱骨头外旋或内旋运动的限制会影响上举度动作的完成。上举是一个比较复杂的动作,能够完成此动作即说明肩部功能基本良好(图1-2-12)。

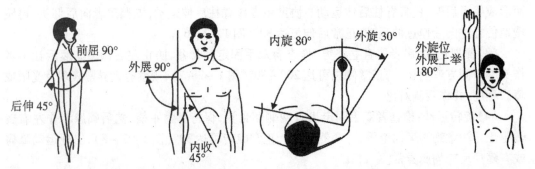

图1-2-9肩屈伸运动　图1-2-10肩收展运动　图1-2-11肩旋转运动　　图1-2-12肩上举运动

(8)环转运动:即上臂以肩肱关节为中心作画圈动作。环转运动可以沿着冠状面、矢状面及横面任何一个面进行。

(四)肘部活动范围检查

肘关节中立位:肘关节伸直位前臂旋转中立位,屈肘90°,拇指朝上。

肘关节功能位:固定一侧屈肘90°,固定两侧,一侧屈肘110°,一侧屈肘70°,前臂中立位。

(1)屈肘运动:嘱患者做屈肘动作,手能摸到同侧肩部为正常。先做主动运动检查,然后进行被动检查。主要屈肘肌肉是肱二头肌,正常屈肘可达140°(图1-2-13)。

(2)伸肘运动:检查时嘱患者做最大限度的屈肘,然后再伸直,观察能否达到正常范围。

主要伸肘肌肉是肱三头肌,正常伸肘可达中立位0°,甚至过伸5°~10°(图1-2-13)。

(3)旋转运动:前臂的旋转运动主要由近、远侧尺桡关节来完成。主要旋后肌肉是旋后肌和肱二头肌,正常前臂旋后可达80°~90°。检查时嘱患者端坐或站立,屈肘90°,两上臂紧靠胸壁侧面,拇指向上,然后嘱患者作旋后动作,两侧对比检查,判断前臂是否有旋后功能障碍。应当防止患者作上臂内收动作,代替前臂旋后运动。旋前运动主要由旋前圆肌和旋前方肌完成,正常前臂旋前可达90°。检查时体位同旋后运动,在前臂中立位做旋前运动,掌心向下为正常。检查时务必防止患者用上臂外展来代替旋前运动(图1-2-14)。

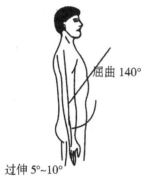 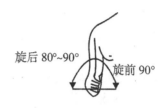

图1-2-13 肘屈伸运动　　　　图1-2-14 前臂旋转运动

(五)腕和手部活动范围检查

腕关节中立位:手指伸直与前臂成直线,手掌向下。

手指关节中立位:手指完全伸直,拇指侧并于示指。

腕关节功能位:腕背伸20°~30°,尺侧倾斜10°。

掌指关节功能位:掌指关节屈曲60°,指间关节屈曲30°~45°。

手功能位:腕关节背伸20°~25°,掌指关节屈曲30°~45°,近侧指间关节屈曲60°~80°,远侧指间关节屈曲10°~15°,手指分开,指间皆指向舟骨结节,拇指腕掌关节极度外展并轻度伸直,拇指掌指关节、指间关节微屈。

(1)伸腕运动:检查时患者屈肘90°,前臂旋前位,掌心向下,手呈半握拳,检查者一手握住前臂下端,另一手握住手掌部,嘱患者作伸腕动作,观察是否有运动受限。伸腕运动主要由桡侧伸腕长、短肌和尺侧伸腕肌完成,正常伸腕可达60°或以上(图1-2-15)。

(2)屈腕运动:检测体位同伸腕运动,嘱其作屈腕运动,观察有无运动障碍或肌力不足。屈腕运动主要由桡侧屈腕肌和尺侧屈腕肌完成,正常屈腕可达60°(图1-2-15)。

(3)腕桡偏运动:检查体位同伸腕运动,嘱患者手向桡侧倾斜作侧偏运动,观察运动幅度可判定关节功能。腕桡偏运动主要是桡侧伸腕肌和桡侧屈腕肌的协同作用,正常腕桡偏可达30°(图1-2-16)。

(4)腕尺偏运动:检查体位同伸腕运动,嘱患者手向尺侧倾,观察有无运动障碍。腕尺偏运动为尺侧伸腕肌和尺侧屈腕肌协同作用的结果,正常腕尺偏可达40°(图1-2-16)。

(5)伸指运动:检查时嘱患者屈肘90°,前臂旋前位,手掌朝下,掌指关节伸直,近节指间关节屈曲,检查者用手固定近节指骨,再嘱患者作伸指运动,观察是否有伸指障碍。伸指运动主要由伸指肌完成,包括指总伸肌、小指固有伸肌。

(6)屈指运动:手指各小关节的屈曲运动,都是由单独肌肉来完成的,因此必须分别进

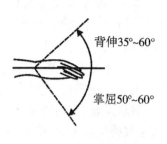

图1-2-15 腕屈伸运动

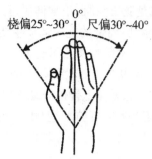

图1-2-16 腕桡尺偏运动

行检查。掌指关节屈曲由蚓状肌完成，正常可屈曲80°～90°；近节指间关节屈曲由指浅屈肌完成，正常可屈曲90°；远节指间关节屈曲由指深屈肌完成，正常可屈曲60°～90°（图1-2-17）。检查屈指时，须固定被检查关节的近端指骨，然后嘱患者屈曲指间关节，观察有无屈指障碍。

（7）手指外展：检查时嘱患者将手指伸直，并分别以中指为轴线作分开运动，即手指外展，注意观察各指外展情况。手指外展主要由骨间背侧肌和小指外展肌完成，正常外展均可超过20°。

（8）手指内收：检查时手指外展位，嘱患者将各指并拢如不能并拢则为手指内收运动有障碍。手指内收主要由骨间掌侧肌完成。

（9）拇指背伸：检查时嘱患者拇指在外展位作背伸运动，实际是拇指在伸直位作掌腕关节运动。拇指背伸主要由拇短伸肌和拇长伸肌完成。

（10）拇指屈曲：检查时患者手心向上，检查者固定第1掌骨，嘱患者屈曲拇指。拇指屈曲主要由拇短屈肌和拇长屈肌完成，正常屈曲可达20°～50°，拇指端可能到达小鱼际肌腹部（图1-2-17）。

（11）拇指外展：外展运动分桡侧外展和掌侧外展。检查桡侧外展时，患者手心向上，拇指沿着掌平面向外平行运动，正常约50°；检查掌侧外展时，患者手伸直，拇指离开掌平面向前方运动，与掌平面垂直，正常约70°（图1-2-17）。拇指外展主要由拇长展肌和拇短展肌完成。

（12）拇指内收：检查拇指从外展位再回到解剖位置，或拇指从解剖位置沿着掌面向尺侧移动，达手掌尺侧缘为正常，约45°（图1-2-17）。拇指内收是拇指内收肌的作用。

（13）拇指对掌：检查时先将拇指置于掌侧外展位，然后向各指端做对掌运动，正常时可触到其他指间和第5掌骨头。拇指对掌主要运动肌肉是拇指对掌肌（图1-2-17）。

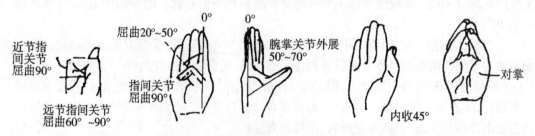

图1-2-17 手及手指的活动范围检查

（六）髋部活动范围检查

髋关节中立位：髋关节伸直，髌骨、足尖向上。

髋关节功能位：固定一侧屈曲 15°～20°，外展 10°～15°，旋转中立位，固定两侧者，一侧全伸，另侧稍屈。小儿固定一侧亦全伸。

（1）前屈运动：患者仰卧，两下肢中立位，检查者一手置于下部腰椎，另一手固定骨盆，然后嘱患者作患肢屈髋运动。前屈运动主要是髂腰肌的作用，正常髋关节屈曲可达 140°（图 1-2-18），大腿部可以接触腹壁，根据屈髋角度判定髋关节的屈曲功能。

（2）后伸运动：患者取俯卧位，两侧下肢伸直，先主动后伸检查，观察后伸角度，然后检查者一手按住骶骨部，固定骨盆，另一手托住大腿下段，抬起大腿时髋关节后伸，注意骨盆是否离开床面。后伸运动主要为臀大肌的作用，正常后伸可达 30°（图 1-2-19 和图 1-2-20）。

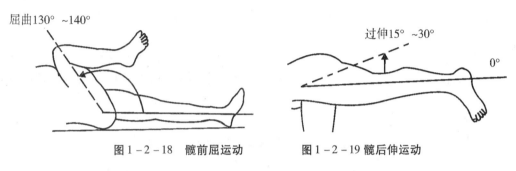

图 1-2-18　髋前屈运动　　　　　　图 1-2-19　髋后伸运动

（3）外展运动：检查时患者取仰卧位，两下肢伸直并拢，检查者一手按住髂骨，固定骨盆，另一手握踝部缓慢地将患肢向外移动，当移到一定角度或达到最大限度时，骨盆则发生移动。再检查对侧作为对照检查，判断有无障碍。外展运动主要是臀中肌的作用，正常外展可达 45°（图 1-2-21）。

（4）内收运动：检查时患者取仰卧位，两侧下肢中立位，检查者一手固定骨盆，另一手持踝部使患肢内收，从健侧下肢前方越过中线继续内收，至骨盆发生移动为止，即最大内收限度。要注意肥胖体质患者大腿过粗，会妨碍髋关节内收运动。内收运动是大腿内收肌群的共同作用，正常内收可达 30°（图 1-2-21）。

（5）外旋运动：伸直位检查时，患者取仰卧位，两侧下肢伸直并拢，检查者一手扶足部，嘱患者作下肢外旋运动，观察其运动程度，再旋转健肢与其对比。屈曲位检查时，体位同伸直位，屈膝、屈髋各 90°，检查者一手扶住膝部，另一手扶住足部，使小腿和足内收，利用小腿杠杆使大腿沿纵轴发生外旋（即盘腿动作）。观察小腿内收角度，即是髋外旋角度。外旋运动主要是梨状肌、上孖肌、下孖肌、股方肌及闭孔内肌等外旋肌群的作用，正常时下肢伸直位外旋可达 45°，屈膝 90°位可达 80°。

（6）内旋运动：伸直位检查时，体位同外旋运动，只是患肢向内旋转，观察其运动角度，注意有无障碍。屈曲位检查时，体位同外旋运动，只是扶足部的手推其向外移动，而使大腿产生向内旋转的动作，观察其旋转角度，分析判断髋关节有无内旋障碍。内旋是臀中肌、臀小肌及阔筋膜张肌的作用，髋关节伸直位时内旋活动正常可达 40°～50°（图 1-2-22）。

（七）膝部活动范围检查

膝关节功能位：屈膝 10°～15°，小儿全伸。

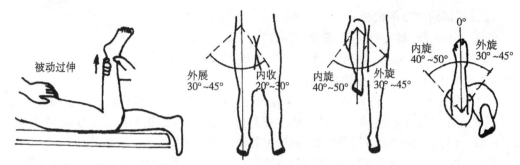

图 1 - 2 - 20 髋被动过伸运动　　图 1 - 2 - 21 髋内收外展运动　　图 1 - 2 - 22 髋内外旋运动

膝关节中立位:膝关节伸直位。

(1)伸膝运动:检查时患者坐于检查床边,双小腿下垂,嘱患者主动伸直患腿,观察有无运动受限。伸膝运动主要是股四头肌的作用,正常时关节伸直为0°,青少年或女性有5°~10°过伸(图1-2-23)。

(2)屈膝运动:检查时患者取俯卧位,两腿并齐,检查者一手按住大腿下部,另一手扶住足部,嘱患者屈膝动作,观察其运动情况。屈膝运动主要是腘绳肌的作用,膝关节正常屈曲可达140°~150°(图1-2-23)。

(八)踝足部活动范围检查

踝关节功能位:足纵轴与小腿成90°踝无内、外翻,前足无内收和外展。

踝关节中立位:足纵轴与小腿成90°,无内、外翻。

(1)距小腿关节背伸:检查时患者取坐位,两侧下肢伸直并拢,然后嘱患者两足同时作背伸运动,对比观察患足运动受限情况。必要时被动背伸检查。距小腿关节背伸主要是胫前肌和趾长伸肌的作用,正常背伸可达35°(图1-2-24)。

(2)距小腿关节跖屈:检查时体位同距小腿关节背伸,嘱患者作前足下蹬的动作,尽力跖屈,对比观察是否有跖屈运动受限。必要时也可行被动检查。距小腿关节跖屈主要是小腿三头肌作用,正常跖屈可达45°(图1-2-24)。

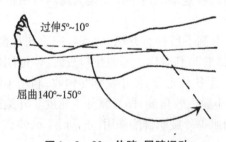

图 1 - 2 - 23 伸膝、屈膝运动

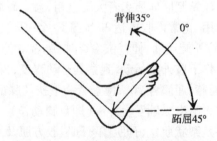

图 1 - 2 - 24 距小腿关节伸屈运动

(3)距下关节内翻运动:检查时患者坐于检查床边,双小腿下垂,嘱患者作足内翻运动,观察其足内翻是否有障碍,然后再作被动检查。正常人的足内翻运动主要发生于距下关节,主要是胫后肌的作用,正常内翻可达30°(图1-2-25)。

(4)距下关节外翻运动:检查体位同距下关节内翻运动,嘱患者作足外翻运动,观察是否运动受限,必要时作被动外翻检查,并与健侧对比。距下关节外翻运动主要是腓骨长短肌的作用,正常外翻可达30°~35°(图1-2-25)。

(5)跖趾关节背伸运动:检查时患者坐于检查床上,双小腿伸直,踝关节中立位,嘱患者两足足趾同时作背伸运动,对比观察患足跖趾关节运动受限情况。必要时被动背伸检查。跖趾关节背伸运动主要是趾长伸肌的作用,正常背伸可达45°(图1-2-26)。

(6)跖趾关节跖屈运动:检查时患者坐于检查床上,双小腿伸直,踝关节中立位,嘱患者两足足趾同时作跖屈运动,对比观察患足跖趾关节运动受限情况。必要时被动跖屈检查。跖趾关节跖屈运动主要是趾屈肌的作用,正常跖屈可达30°~40°(图1-2-26)。

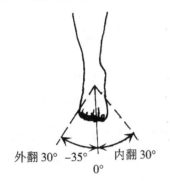

图1-2-25 距下关节内外翻运动

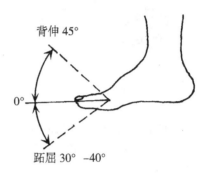

图1-2-26 跖趾关节伸屈运动

三、运动创伤常用特殊检查

(1)胸廓挤压试验:胸廓挤压试验用于诊断肋骨骨折和胸肋关节脱位。检查分两步。先进行前后挤压,检查者一手扶住后背部,另一手从前面推压胸骨部,使之产生前后挤压力,如有肋骨骨折,则骨折处有明显疼痛感或出现骨擦音;再行侧方挤压,用两手分别放置胸廓两侧,向中间用力挤压,如有骨折或胸肋关节脱位,则在损伤部位出现疼痛反应(图1-2-27)。

(2)骨盆挤压试验:骨盆挤压试验用于诊断骨盆骨折和骶髂关节病变。患者取仰卧位,检查者两手分别放于髂骨翼两侧,两手同时向中线挤压(图1-2-28)。如有骨折则会发生疼痛,即为阳性反应。或嘱患者取侧卧位,检查者双手放于上侧髂骨部,向下按压,此法多用于检查骶髂关节病变。

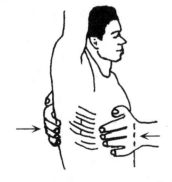

图1-2-27 胸廓挤压试验

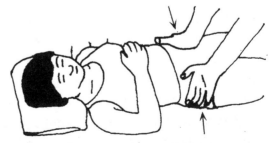

图1-2-28 骨盆挤压试验

(3)骨盆分离试验:骨盆分离试验多用于检查骨盆骨折及骶髂关节病变。患者取仰卧位,检查者两手分别置于髂前上棘部,两手同时向外推按髂骨翼,使之向两侧分开(图1-

2-29)。如有骨盆骨折或骶髂关节病变局部则会发生疼痛,即为骨盆分离试验阳性。

(4)腕三角软骨挤压试验:腕三角软骨挤压试验用于判断是否有三角软骨损伤。检查时嘱患者屈肘90°,掌心向下,检查者一手握住前臂下端,另一手握住手掌部,使患手向尺侧被动偏斜,然后伸屈腕关节,使尺腕关节部发生挤压和研磨(图1-2-30)。如有明显疼痛加重,即为阳性。

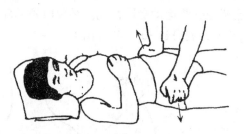 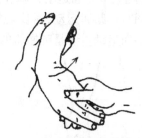

图1-2-29　骨盆分离试验　　　　图1-2-30　腕三角软骨挤压试验

(5)搭肩试验:又称杜加(Dugas)征。患者屈肘,如手能搭到对侧肩部的同时,肘部能贴近胸壁为正常;如患者不能完成上述动作,或仅能完成两动作之一者为阳性反应,提示有肩关节脱位的可能(图1-2-31)。

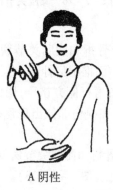 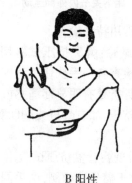

A 阴性　　　　　　　　　　B 阳性

图1-2-31　Dugas 征

(6)直尺试验:正常人肩峰位于肱骨外上髁与肱骨大结节连线内侧。检查者用直尺边缘贴于患者上臂外侧,一端贴肱骨外上髁,另一端能与肩峰接触即为阳性反应,说明肩关节脱位。

(7)下肢短缩试验:又称艾利斯(Allis)征。下肢短缩试验用于检查下肢有无短缩。检查时患者取仰卧位,两腿并拢屈髋、屈膝,两足并齐,观察两膝高度(图1-2-32)。如患腿低落,即为阳性反应,说明有肢体短缩,临床常见于股骨颈骨折、髋关节后脱位、股胫骨缩短。

(8)望远镜试验:又称套叠征。望远镜试验用于检查婴幼儿先天性髋关节脱位,可双侧对照检查。检查时患儿取仰卧位,两下肢放平伸直,检查者一手固定骨盆,另一手握住膝部将大腿抬高30°,并上下推拉股骨干。如出现松动感或抽动感,即为阳性反应。

(9)蛙式试验:蛙式试验多用于幼儿。检查时患儿仰卧,使双膝双髋屈曲90°,检查者使患儿双髋作外展外旋至蛙式位。双侧肢体平落在床面为正常;如一侧或双侧肢体不能平落于床面,即为阳性反应,说明髋关节外展外旋受限,根据临床可考虑为先天性髋关节脱位(图1-2-33)。

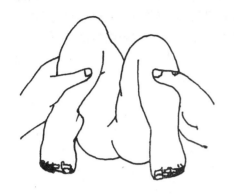
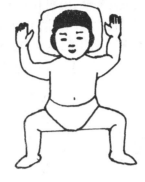
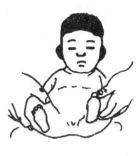

图1-2-32　Allis征　　　　　　　图1-2-33　蛙式试验

（10）股骨大转子位置的测量：①髂坐连线（Nelaton线）　患者取仰卧位，髋部稍屈曲（45°~60°），由髂前上棘至坐骨结节画一连线，正常时股骨大转子顶点恰在该连线上，若大转子超过此线以上说明有大转子上移（图1-2-34）。

②布赖恩特（Bryant）三角　患者取仰卧位，自髂前上棘与床面作一垂线，自大转子顶点与身体平行画一线与上线垂直，即构成一直角三角形，称为布赖恩特三角。检查者对比两侧三角形底边，如一侧底边变短，说明该侧大转子向上移位。

③休梅克（Shoemaker）线　患者取仰卧位，两下肢伸直中立位，两侧髂前上棘在同一平面，检查者从两侧髂前上棘与股骨大转子顶点分别连一直线。正常时两连线之延长线相交于脐或脐上中线，如一侧大转子上移，则延长线交于健侧脐下，且偏离中线（图1-2-35）。

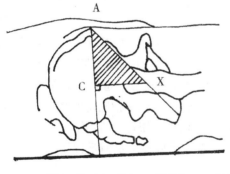
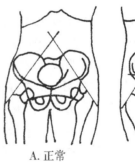
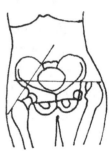

A.正常　　　　　B.异常

图1-2-34　Nelaton线与Bryant三角　　　　图1-2-35　Shoemaker线

（11）挺髌试验：患膝伸直，检查者用拇、食两指将髌骨向远端推压，嘱患者用力收缩股四头肌，此时会引起髌骨部疼痛，即为阳性反应，多提示髌骨劳损（髌骨软化症）。

（12）回旋挤压试验：又称麦氏征（McMurray试验），是临床诊断半月板损伤最常用的试验方法。检查时患者取仰卧位，双下肢伸直，如检查内侧半月板损伤，检查者一手扶患膝，另一手握住足踝部，先将膝关节屈曲到最大限度，然后使膝外旋、小腿内收，并逐渐伸直膝关节，这样使膝关节内侧间隙产生挤压力和研磨力，如发生弹响和明显疼痛，即为阳性反应（图1-2-36）；如使小腿外展、膝内旋，可以检查外侧半月板损伤。

（13）研磨提拉及加压试验：患者取俯卧位，使患膝屈曲90°。检查者一手按住大腿下端，另一手握住患肢踝部提起小腿，使膝离开床面，作外展、外旋或内收、内旋活动，如出现膝外侧或内侧疼痛，即为提拉试验阳性，说明有内侧或外侧韧带损伤(图1-2-37)；检查者双手握足踝部，使膝关节在不同角度被动研磨加压，同时作外展外旋或内收内旋活动，如出现膝关节疼痛和弹响，即为加压试验阳性，说明有内侧或外侧半月板损伤(图1-2-38)。由于该试验有两种临床意义，故又用于鉴别膝关节半月板和侧副韧带损伤。

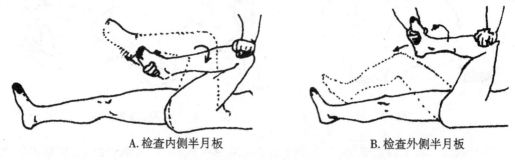

A.检查内侧半月板　　　　　　　　　B.检查外侧半月板

图1-2-36　McMurray 试验

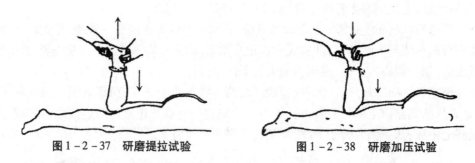

图1-2-37　研磨提拉试验　　　　　　图1-2-38　研磨加压试验

（14）交锁征：患者取坐位或仰卧位，嘱患者作患肢膝关节屈伸活动数次，如关节突然出现疼痛，不能屈伸，即为阳性反应，说明膝关节被破裂的半月板交锁；但慢慢旋膝以后，可解开交锁，又能主动屈伸。凡有此试验阳性者，平日上、下楼或上、下坡时有膝关节交锁史。

（15）浮髌试验：浮髌试验用于检查膝关节腔内是否存在积液。检查时患腿伸直，检查者一手压在髌上囊部，向下挤压使积液流入关节腔内，另一手拇、中指固定髌骨内外缘，食指按压髌骨，如感觉髌骨有漂浮感，重压时下沉松指时浮起，即为阳性反应(图1-2-39)。

（16）前足横挤试验：患者取坐位或仰卧位，检查者用手握住患足前足部横向用力加压，如出现剧烈疼痛，即为阳性反应，多见于跖骨骨折。

（17）跟轴线测量：当患者站立位时，跟骨纵轴线与跟腱纵轴线垂叠为正常；当足出现内翻或外翻畸形时，则跟腱轴线向内、外侧偏斜，记录其偏斜角度(图1-2-40)。

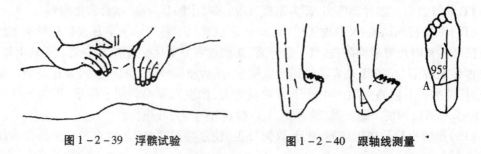

图1-2-39　浮髌试验　　　　　　图1-2-40　跟轴线测量

第三节　神经与血管检查

神经与血管检查在运动骨创伤学诊断中相当重要,脊柱或四肢运动创伤中常伴有神经与血管的损伤,在诊断时,应仔细检查,以防漏诊。

一、神经功能检查

(一)感觉功能检查

1. 检查内容

(1)浅感觉(痛觉、温度觉、触觉):临床以检查痛觉为主。①痛觉　用针尖轻刺皮肤,确定痛觉减退、消失或过敏区域。检查时应掌握刺激强度,可从无痛觉区向正常区检查,自上而下,两侧对比。②温度觉　以盛有冷水(5℃~10℃)和热水(40℃~50℃)的两试管,分别接触患者皮肤,询问其感觉。③触觉　以棉花、棉签轻触患者的皮肤,询问其感觉。

(2)深感觉(位置觉、震动觉):临床以检查位置觉为主。①位置觉　嘱患者闭目,检查者用手指从两侧轻轻夹住患者的手指或足趾,作伸屈动作,询问其被夹指、趾的名称和被扳动的方向。②震动觉　将音叉震动后,放在患者的骨突起部的皮肤上,询问其有无震动及持续时间。③实体觉　嘱患者闭目,用手触摸分辨物体的大小、方圆、硬度。④两点分辨觉　以圆规的两个尖端触及身体不同部位,测定患者分辨两点距离的能力。

2. 临床意义

检查和确定感觉障碍的程度和范围有助于确定神经损害的部位(图1-2-41)。

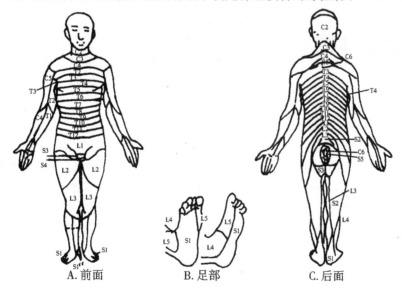

A. 前面　　　　B. 足部　　　　C. 后面

图1-2-41　皮肤的节段神经分布图

(1)神经干损害:深、浅感觉均受累,其范围与某一周围神经的感觉分布区相一致。

(2)神经丛损害:该丛分布区的深、浅感觉均受累。

(3)神经根损害:深、浅感觉均受累,其范围与脊髓神经节段分布区相一致,并伴有该部位的疼痛,称为根性疼痛,如椎间盘突出症、颈椎病等。

(4)脊髓横断性损害:损害节段以下深、浅感觉均受累。

(5)半侧脊髓损害:损害节段以下同侧深感觉和运动障碍,对侧痛、温度觉障碍,两侧触觉往往不受影响,称为半侧脊髓损害综合征(Brown-Sequard syndrome)。

感觉功能可分为6级:①S"0"级,完全无感觉;②S"1"级,深触觉和痛觉存在;③S"2"级,有痛觉及部分触觉;④S"3"级,痛觉和触觉完全;⑤S"4"级,痛、触觉完全,具有两点分辨觉,但距离较大;⑥S"5"级,感觉完全正常。

每一神经的感觉纤维在皮肤上皆有一定的支配区,检查皮肤感觉消失或减退的范围,可推知系哪一神经损伤。精细感觉包括实体觉和浅触觉,粗感觉包括痛觉和深触觉。粗感觉在神经修复过程中恢复较快亦较好。由于感觉神经有交叉分布的现象,故伤后数日内感觉消失区逐渐缩小是邻近神经代偿功能的有限度扩大,而非损伤神经已有恢复。

(二)运动功能检查

1.检查内容

(1)肌容量:观察肢体外形有无肌肉萎缩、肥大、挛缩、畸形等。按标准的测量部位测量肢体周径。

(2)肌张力:在静止状态时肌肉保持一定程度的紧张,称为肌张力。检查时,令患者肢体放松,作被动运动,以测其阻力;亦可用手轻捏患者的肌肉,以体验其软硬度。如肌肉松软、被动运动时阻力减低或消失、关节松弛而活动范围扩大,称为肌张力减低;反之,肌肉紧张、被动运动时阻力很大,称为肌张力增高。

(3)肌力:检查患者肌肉主动运动的力量、幅度和速度。肌力检查可以测定肌肉的发育情况和神经损伤时的定位,对神经、肌肉疾患的预后和治疗也有一定价值。

肌力检查评价标准临床上通常用Code六级分类法:

①0级,肌力完全消失,无活动;②1级,肌肉能收缩,关节不活动;③2级,肌肉能收缩,关节稍有活动,但不能对抗肢体重力;④3级,能对抗肢体重力使关节活动,但不能对抗外来阻力;⑤4级,能对抗外来阻力使关节活动,但肌力较弱;⑥5级,正常肌力。

2.肌力检查方法

在作肌力检查时,要耐心指导患者,分别作各种能表达一定肌肉(或肌群)作用的动作,必要时检查者可先作示范动作。对于小儿及不能合作的患者尤应耐心反复地进行检查。对于尚不能理解检查者吩咐的幼儿,可用针尖轻轻地给以刺激,以观察患儿逃避疼痛刺激的动作(如拟观察腓骨肌肌力时,于足内缘给以刺激,腓骨肌肌力存在则脚向外翻),判断其肌肉有无麻痹。主要肌肉肌力测定方法如下。

(1)胸锁乳突肌(sterno cleido mastoideus,SCM):颈部屈曲对抗阻力是测试双侧的肌力;头向一侧倾斜,脸转向对侧,并对抗阻力为测试该侧肌的肌力。

(2)斜方肌(trapezius):耸肩并对抗阻力。

(3)竖棘肌(erector spinae):俯卧位,躯干抗阻力背伸,触试其收缩。

(4)膈肌(diaphragm):仰卧位,深呼吸,检查者触试腹壁,如吸气时剑突下窝凹陷而呼气时突出,提示该肌瘫痪。

(5)肋间肌:深呼吸时,观察胸廓是否扩大及对称。

(6)菱形肌:两手叉腰,两肘对抗阻力向后内收并触试其收缩。

(7)前锯肌(serratus anterior):面对墙壁,上肢伸直推墙并触试其收缩,可见肩胛骨内缘紧贴胸壁。如此肌瘫痪,则肩胛骨离开胸壁而高起,呈"翼状肩胛"畸形。

（8）肩胛提肌(levator scapulae)：抗阻力提肩，并触试其收缩。

（9）胸大肌(pectoralis major)、胸小肌(pectoralis minor)：稍屈肘，两上肢外展，抗阻力内收上臂，并触试其收缩。

（10）冈上肌(supraspinatus)：肩外展15°，抗阻力外展，并于冈上窝触试其收缩。

（11）冈下肌(infraspinatus)：屈肘90°，上臂抗阻力外旋，并于冈下窝触试其收缩。

（12）肩胛下肌(subscapularis)、小圆肌(teres minor)：屈肘，上臂抗阻力内旋，并触试其收缩。

（13）背阔肌(latissimus dorsi)：上臂外展至90°，抗阻力内收并于腋窝后方及肩胛下角区触试其收缩。

（14）三角肌(deltoid muscle)：上肢抗阻力外展至15°~90°，并触试其收缩。

（15）肱二头肌(biceps brachii)、肱肌(brachialis muscle)、喙肱肌(coracobrachial muscle)：前臂旋后抗阻力屈肘，并触试其收缩。

（16）肱三头肌(triceps brachii)：屈肘，前臂旋后抗阻力伸肘，并触试其收缩。

（17）肱桡肌(brachioradialis muscle)：前臂中立位，抗阻力旋前并屈肘，并触试其收缩。

（18）桡侧腕长伸肌(extensor carpi radialis longus)、桡侧腕短伸肌(extensor carpi radialis brevis)：手指伸直，抗阻力向桡侧伸腕，并触试其收缩。

（19）旋后肌(supinator)：上肢伸直，前臂旋前，抗阻力旋后，并触试其收缩。

（20）指总伸肌(extensor digitorum communis, EDC)：掌指关节伸直，中、末节手指屈曲，抗阻力伸直中、末节手指，并触试其收缩。

（21）尺侧腕伸肌(entensor carpi ulnaris, ECU)：抗阻力向尺侧伸腕，并触试其收缩。

（22）拇长展肌(abductor pollicis longus, APL)：抗阻力外展、稍伸直拇指，并触试其收缩。

（23）拇短伸肌(extensor pollicis brevis, EPB)：抗阻力伸拇指近节指骨，并触试其收缩。

（24）拇长伸肌(extensor pollicis longus, EPL)：抗阻力伸拇指末节指骨，并触试其收缩。

（25）旋前圆肌(anterior pronator teres)、旋前方肌(pronator quadratus)：肘伸直，前臂旋后，抗阻力旋前，并触试其收缩。

（26）桡侧腕屈肌(flexor carpi radialis, FCR)：抗阻力向桡侧屈腕，并触试其收缩。

（27）尺侧腕屈肌(flexor carpi ulnaris, FCU)：抗阻力向尺侧屈腕，并触试其收缩。

（28）指浅屈肌(flexor digitorum superficialis)：两侧邻指于伸直位固定，抗阻力屈曲近侧指骨间关节，并触试其收缩。

（29）掌长肌(palmaris longus)：握拳，抗阻力过度屈腕，并触试其收缩。

（30）指深屈肌(flexor digitorum profundus)：手指伸直，固定其中节指骨，抗阻屈曲远侧指骨间关节，并触试其收缩。

（31）拇长屈肌(flexor pollicis longus)：固定拇指近节指骨，抗阻力屈曲拇指指骨间关节，并触试其收缩。

（32）拇短展肌(abductor pollicis brevis)：抗阻力外展拇指，并触试其收缩。

（33）拇指对掌肌：拇指在抗阻力下向小指对掌。

（34）拇短屈肌(flexor pollicis brevis)：抗阻力屈曲拇指掌指关节并触试其收缩。

（35）拇收肌(adductor pollicis)：抗阻力内收拇指。

（36）小指对掌肌：小指抗阻力向拇指对掌。

（37）小指短屈肌：其他手指伸直，抗阻力屈曲小指掌指关节。

（38）蚓状肌（lumbrical）、骨间肌（interosseus）：指骨间关节伸直，抗阻力屈曲掌指关节。

（39）骨间背侧肌（dorsal interosseous muscle）：手指并拢，并以中指为中心，抗阻力外展第二、第四指。

（40）骨间掌侧肌（palmar interossei）：手指外展，以中指为中心，抗阻力内收第二、第四、第五指。

（41）腹外斜肌（obliquus enternus abdominis）、腹内斜肌（obliquus internus abdominis）：仰卧向对侧旋转躯干，并作仰卧起坐动作，并触试该侧腹肌的收缩。

（42）腹直肌（rectus abdminis）：仰卧抗阻力作起坐动作，并触试其收缩。

（43）髂腰肌（oliopsoas）：坐位屈膝，抗阻力屈曲髋关节。

（44）内收长肌、内收短肌、内收大肌：仰卧位，两下肢伸直，抗阻力内收下肢，并触试其收缩。

（45）股薄肌（gracilis）：股内收，小腿屈曲、内旋，并在抗阻力下触试其收缩。

（46）缝匠肌（sartorius）：坐位半屈膝，抗阻力外旋大腿，并触试其收缩。

（47）股四头肌（quadriceps femoris muscle）：坐位屈膝，抗阻力伸膝，并触试其收缩。

（48）梨状肌（piriformis）、闭孔内肌（obturator internus）、孖肌、股方肌：仰卧下肢伸直，抗阻力外旋。

（49）臀大肌（gluteus maximus）：俯卧位，小腿屈曲，大腿抗阻力后伸，并触试其收缩。

（50）臀中肌（gluteus muedius）、臀小肌（gluteus minimus）：仰卧位，下肢伸直内旋，大腿抗阻力外展。

（51）阔筋膜张肌（tensor fascia lata muscle）：俯卧位，屈膝90°，小腿抗阻力向外移动，并触试其收缩。

（52）半腱肌（semitendinosus）、半膜肌（semimembranosus）、股二头肌（biceps brachii）：俯卧位，抗阻力屈膝，并触试其收缩。

（53）胫前肌（tibialis anterior）：抗阻力背伸足，并使足内收内旋，触试其收缩。

（54）趾长伸肌（extensor gigitorum longus）：抗阻力背伸外侧四趾末节，并触试其收缩。

（55）踇长伸肌（extensor hullucis longus）：抗阻力背伸踇趾，并触试其收缩。

（56）腓骨长短肌：足抗阻力背伸并外翻，并触试其收缩。

（57）腓肠肌（gastrocenemius muscle）：仰卧伸膝，足抗阻力跖屈，并触试其收缩。

（58）比目鱼肌（soleus）：俯卧屈膝90°，足抗阻力跖屈，并触试其收缩。

（59）腓骨后肌：抗阻力跖屈，并使足内收内旋，于内踝后上方触试其肌腱。

（60）趾长屈肌（flexor digitorum longus）：抗阻力屈曲外侧四趾末节，并触试其收缩。

（61）足踇长屈肌：抗阻力屈曲足趾末节，并触试其收缩。

（62）足踇短屈肌：抗阻力屈曲足趾跖趾关节。

（63）足踇展肌：抗阻力使足趾与第二趾分开。

（64）足踇收肌：抗阻力使足趾向第二趾靠拢。

（65）趾短屈肌（flexor digitorum brevis）：抗阻力屈曲外侧四趾近侧趾骨间关节。

（66）跖方肌、小趾展肌、小趾短屈肌：抗阻力外展并屈曲小趾。

3.临床意义

(1)肌麻痹(myoparalysis):运动神经元损害,可产生肌力的减退或丧失,出现部分或完全的瘫痪。

(2)肌萎缩(amyotrophy):多见于下运动神经元损害。上运动神经元损害则无明显的肌萎缩,但如瘫痪过久,可出现轻度的废用性萎缩。

(3)肌张力(muscle tone):下运动神经元损害时,肌张力减低;上运动神经元损害时,肌张力增高。

(三)反射功能检查

1.生理反射

(1)深反射:是刺激肌腱、骨膜和关节内的本体感受器所引起的反射。常检查的深反射有肱二头肌反射、肱三头肌反射、桡骨骨膜反射、膝反射和跟腱反射(表1-2-1)。一般用下列方法表示反射的程度:消失(-),减退(+),正常(++),增强(+++),亢进甚至出现阵挛(++++)。

表1-2-1 深反射

反射名称	检查方法	反应	肌肉	神经	节段定位
肱二头肌反射	叩击置于患者肱二头肌腱上的检查者手指	肘关节屈曲	肱二头肌	肌皮神经	C5~C7
肱三头肌反射	叩击鹰嘴上方的肱三头肌腱	肘关节伸直	肱三头肌	桡神经	C6~C8
膝反射	叩击髌韧带	膝关节伸直	股四头肌	股神经	L2~L4
跟腱反射	叩击跟腱	足部跖屈	腓肠肌	胫神经	L4~S2

(2)浅反射(superficial reflex):是刺激体表感受器所引起的反射。常检查的浅反射有腹壁反射、提睾反射和肛门反射(表1-2-2)。一般记录方法:消失(-),迟钝(+),活跃(++),亢进(+++)。

表1-2-2 浅反射

反射名称	检查方法	反应	肌肉	神经	节段定位
上腹壁反射	迅速轻划上腹部皮肤	上腹壁收缩	腹横肌	肋间神经	T7~T9
中腹壁反射	迅速轻划中腹部皮肤	中腹壁收缩	腹斜肌	肋间神经	T9~T10
下腹壁反射	迅速轻划下腹部皮肤	下腹壁收缩	腹直肌	肋间神经	T11~T12
提睾反射	轻划大腿内上侧皮肤	睾丸上提	提睾肌	生殖股神经	L1~L4
肛门反射	轻划肛门旁皮肤	肛门收缩	肛门括约肌	肛门神经	S4~S5

2.病理反射

系中枢神经损害时才出现的异常反射。常检查病理反射有下列几项。

(1)霍夫曼(Hoffmann)征:又称弹手指征。快速弹压被夹住的患者中指指甲,引起诸手指的掌屈反应,即为阳性反应(图1-2-42)。

(2)巴彬斯基(Babinski)征:又称划跖试验。轻划足底外侧,引起跗趾背伸,余趾呈扇形分开的反应,即为阳性反应。

（3）奥本海姆（Oppenheim）征：又称压擦胫试验。以拇、食指用力沿胫骨前嵴内侧面从上而下压擦，反应同 Babinski 征，即为阳性反应。

（4）戈登（Gordon）征：又称捏腓肠肌试验。用力捏压腓肠肌，反应同 Babinski 征，即为阳性反应。

（5）踝阵挛（ankle clonus）：检查者一手托住腘窝，一手握足，用力使其距小腿关节突然背伸，然后放松，可以产生距小腿关节连续交替的伸屈运动，即为阳性反应（图 1 - 2 - 43）。

（6）髌阵挛：患者仰卧，检查者以一手的拇、食两指抵住髌骨上极，用力向下快速推动髌骨，然后放松，引起髌骨连续交替的上下移动，即为阳性反应。

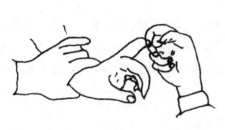

图 1 - 2 - 42　Hoffmann 征

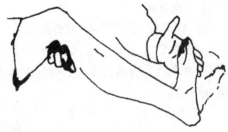

图 1 - 2 - 43　踝阵挛

3. 反射检查的临床意义

（1）深反射减弱或消失：表示反射弧的抑制或中断。反射弧未中断时，如上运动神经元损害，可因中枢的抑制释放而反射增强，亦可因超限抑制反射消失。

（2）浅反射减弱或消失：表示反射弧的抑制或中断。反射弧未中断时，如上运动神经元损害，可因浅反射的皮质反射通路受损，亦表现为反射减弱或消失。

（3）反射对比：检查反射时一定要两侧比较，对称性的反射减弱和增强未必都是神经损害的表现，而反射的不对称性是神经损害的有力指征。

腹壁反射可因腹壁松弛、肥胖或腹胀而消失；提睾反射可因年老、阴囊睾丸疾患而消失，正常情况下也可以两侧不对称。病理反射表示上运动神经元损害，但在正常 2 岁以下小儿亦可以引出。此外，少数人正常情况下亦可引出双侧 Hoffmann 征。

（四）自主（植物）神经损伤检查

1. 检查内容

（1）神经损伤分布区：检查神经损伤分布区的皮肤色泽、粗糙程度、汗液分泌情况，有无脱屑、营养性溃疡、褥疮等。

（2）脊椎病变：脊椎有病变时，检查有无颈交感神经麻痹综合征即霍纳（Horner）综合征，表现为患侧上睑下垂、瞳孔缩小、眼球轻度下陷、面部无汗。

（3）脊椎及骨盆病变：应注意有无括约肌功能及性功能障碍等情况，有无尿潴留或尿失禁，有无便秘或大便失禁，是否已形成自主性膀胱、反射性膀胱或随意性膀胱（无张力性膀胱为尿潴留，排尿需导尿引出。自主性膀胱为膀胱充满时无感觉，压迫下腹部始能排尿，但不能排空。反射性膀胱为膀胱充满时下腹部有胀感，有时出现轻微头胀痛、出汗或其他不适，抓摸大腿内侧、腹股沟或会阴部皮肤等刺激，常可诱发排尿。随意性膀胱为正常情况，能随意控制排尿。如控制能力较差，但不需要用其他方法诱起排尿者，为近似随意性膀胱。）

（4）皮肤划纹试验：即刺激皮肤引起的血管反射。白色皮肤划纹是以钝针轻而快地划过皮肤,数秒后出现白色条纹,持续数分钟。

　　2.临床意义

　　自主神经检查的临床意义有:①周围神经损伤及脊髓损伤时,损伤节段以下皮肤缺少光泽,出现粗糙、无汗、脱屑,甚至发生营养性溃疡和褥疮。②颈交感神经节或 C8、T1 脊髓病变,可以出现霍纳综合征。③骶神经损伤及急性脊髓损伤休克期(一般数日至 6 周内恢复),呈现无张力性膀胱;休克期已过,呈现自主性膀胱;骶髓节段以上的脊髓损伤,可形成反射性膀胱;近似随意性膀胱,为部分损伤的表现。④周围神经和脊髓损伤节段以下皮肤划纹反应减弱或消失,有助于病损定位。

　　(五)四肢主要神经损伤检查

　　(1)桡神经检查:桡神经损伤后的主要临床表现是前臂伸肌群肌萎缩、垂腕畸形、拇指不能外展和背伸。感觉障碍区主要在上臂后侧、前臂后侧、手背桡侧 2 个半手指。临床多检查桡侧腕长、短伸肌、尺侧腕伸肌的肌力来分析判断桡神经的功能(图 1 - 2 - 44)。

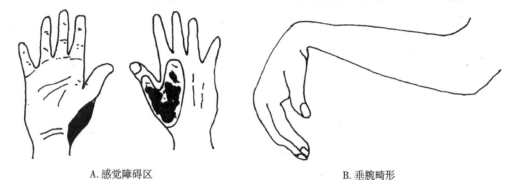

A.感觉障碍区　　　　　　　　　　　　　　　B.垂腕畸形

图 1 - 2 - 44　桡神经损伤

　　(2)正中神经检查:正中神经损伤后,对掌肌麻痹,大鱼际萎缩,掌心凹陷消失,手掌扁平。因拇内收肌(由尺神经支配)收缩,使拇指和食指相互靠拢,手指呈微屈状态,常称为猿手。感觉障碍区在手掌的桡侧 3 个半指和手背的第二～四指。当正中神经损伤发生在肘部以上时,前臂旋前、桡侧屈腕功能、第一至第三指的屈指动作、对掌运动障碍。当损伤平面发生在腕部时,指深、浅屈肌无麻痹,仅有手内在肌麻痹(图 1 - 2 - 45)。

　　(3)尺神经检查:尺神经损伤后骨间肌萎缩,各掌骨明显隆起,掌骨间呈沟状凹陷,小鱼际萎缩,掌心变平,环指和小指蚓状肌麻痹,第四、五指不能外展、内收,屈曲不全,出现爪形

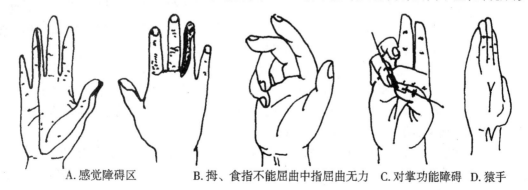

A.感觉障碍区　　　B.拇、食指不能屈曲中指屈曲无力　　C.对掌功能障碍　　D.猿手

图 1 - 2 - 45　正中神经损伤

畸形。感觉障碍区是手的尺侧皮肤,掌、背侧面的 1 个半手指。尺神经的运动检查,临床常检查尺侧屈腕肌和拇指内收肌的肌力来分析判断尺神经的功能(图 1 - 2 - 46)。

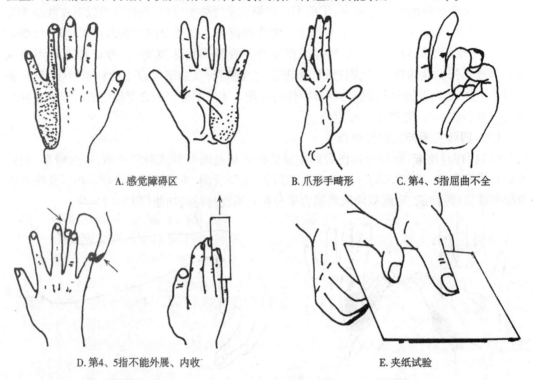

A. 感觉障碍区　　　　　　　　B. 爪形手畸形　　　　C. 第4、5指屈曲不全

D. 第4、5指不能外展、内收　　　　　　　　　E. 夹纸试验

图 1 - 2 - 46　尺神经损伤

(4)股神经检查:股神经损伤后其主要感觉障碍区在小腿内侧的皮肤。股神经损伤运动检查,主要检查髂腰肌和股四头肌。膝反射是检查股神经损伤和 L2 ~ L4 神经根损伤及脊髓损伤的一种检查方法。检查膝反射时,患者坐于诊察床边,双小腿自然下垂,检查者一手扶住膝上部,另一手持叩诊锤叩击髌韧带。如能引起小腿快速前伸,为生理反射存在;如无任何反应,则为生理反射消失,说明有运动神经损伤。

(5)坐骨神经检查:坐骨神经向下延续分出腓总神经和胫神经,因此,坐骨神经损伤后感觉障碍区分别在腓总神经和胫神经支配区。坐骨神经的运动检查,主要检查股后侧肌的肌力。跟腱反射检查用于诊断坐骨神经损伤。检查时患者体位同股神经检查,将双膝屈曲90°,检查者一手扶住双足底前部,另一手持叩诊锤叩击跟腱。正常可引起踝跖屈,应作两侧对比观察,观察有否反射减弱或消失,从而判断坐骨神经损伤程度。

(6)腓总神经检查:腓总神经于腓骨小头处、小腿外前方分为深、浅两支。腓深神经损伤后,其感觉支支配第一至二趾之间的皮肤感觉障碍;腓浅神经损伤后,其感觉支支配足背的大部分皮肤,出现感觉丧失或异常。腓总神经损伤后,患肢呈足下垂畸形。临床常检查胫前肌和踇长伸肌来分析判断腓总神经的功能(图 1 - 2 - 47)。

(7)胫神经检查:胫神经的感觉支配区为腿的后外侧和足底部。如有胫神经损伤,则此区皮肤感觉丧失。临床常以检查腓肠肌和踇长屈肌的肌力来分析判断胫神经的功能。跟腱反射检查也常用于胫神经损伤时的检查,方法同坐骨神经检查。

二、周围血管检查

（一）动脉检查

（1）动脉搏动：多用手指触摸肢体局部的动脉搏动，根据动脉搏动的强弱或消失，以推测动脉受损情况。若局部动脉搏动消失，表示其近心端有阻塞、压迫或破裂出血。闭合性损伤致动脉破裂者，常在局部迅速出现肿胀。如肢体动脉搏动消失，其近心端某处发生一搏动性肿物，并有震颤，听诊有血流杂音，多为动脉瘤。如动脉搏动存在，但伤处肿胀迅速，可能是动脉的分支破裂、受压、阻塞，或静脉干破裂出血。检查时应注意骨折移位、血肿、骨痂及外固定物压迫等影响因素。检查动脉搏动的常用部位见表1－2－3。

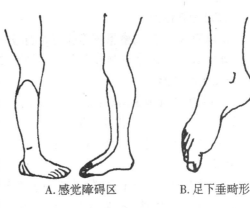

A. 感觉障碍区　　　B. 足下垂畸形

图1－2－47　腓总神经损伤

表1－2－3　动脉体表搏动部位

动脉名称	搏动部位	动脉名称	搏动部位
面动脉	咬肌前缘	指动脉	指根部两侧
颞浅动脉	耳屏前侧	腹主动脉	脐左
颈总动脉	颈动脉三角内	股动脉	腹股沟韧带中下二横指
肱动脉	肱骨内侧和肘窝内	腘动脉	腘窝正中深处
桡动脉	桡骨下段桡骨茎突前	足背动脉	足背长伸肌腱外侧
尺动脉	前臂下段，尺侧腕屈肌外侧	胫后动脉	内踝后一横指

（2）侧支循环：前臂和小腿皆有两条动脉干，其远端均有吻合弓，动脉受损后阻塞，应检查其侧支循环是否良好。如检查桡尺动脉，先同时压迫两动脉，阻断血流，然后只放开桡动脉，若手部血运立即改善，表明桡动脉及手部侧支循环通畅；同样方法可检查尺动脉。

（3）微循环再充盈实验：用于检查微循环是否良好。一般选择骨面较平坦处，如额部、胸骨表面、指、趾端等，用手指压迫皮肤片刻，使皮肤苍白，松手后立即充盈转红。正常由白转红约2 s，若转红时间显著延长，说明末梢循环障碍，见于休克、严重挤压伤及肢体局部动脉阻塞等。

（4）肢温：一般用手探测肢体皮肤温度，以了解动脉或静脉阻塞及微循环状态。检查时先将肢体暴露于室温中半小时，室内勿通风，医师手宜温暖，常以食、中、环三指背面，在两侧肢体的对称部位来回触摸数次，即可测知冷暖。如患肢较冷，为动脉功能不全；肢端厥冷，是末梢循环衰竭。患肢较暖，多属局部静脉阻塞所致。

（5）肢体功能与营养障碍：若肢体出现局部皮肤厥冷、苍白、麻木、运动障碍、肌萎缩、痉挛、溃疡、坏死、指甲增厚变形或起嵴易脆，多因动脉干阻塞、狭窄、动静脉瘘、动脉瘤等引起肢体远端缺血所致。

（6）动静脉瘘：使用听诊器可闻及连续性隆隆样血管杂音。结合切脉，其杂音的出现与脉搏同步。如用手指压迫瘘管，可使杂音减弱或消失。

（二）静脉检查

多以望诊为主，观察患肢静脉有无萎陷、扩张、弯曲等异常情况，以判断静脉回流是否受阻。如创伤大失血，常见静脉萎陷。某些下肢劳损，可见小腿浅表静脉怒张、弯曲。

（三）出血检查

（1）毛细血管破裂出血：为缓慢、少量、弥漫性的鲜红渗血，擦去渗血，可见有多个点状小出血点。多见于皮肤擦伤、挫伤等。

（2）静脉破裂出血：为缓慢、量多、持续、均匀的淌血，色暗红。常见于肌肤挫裂伤、体表创伤等。

（3）颈大静脉破裂出血：除具有一般静脉破裂出血的见症外，其特点是血中带有泡沫，或随着呼吸时闻及创口有吸吮声。见于颈部较严重的创伤或金属锐器刺伤等。

（4）动脉破裂出血：血出如喷泉或涌泉，呈搏动性或持续性喷射，色鲜红（紫绀患者可呈暗红色）。若创口较深，或表面有组织、异物阻挡，则见创口流血不止。多见金属器皿损伤、开放性骨折等。

（5）小动脉破裂出血：始为喷射状出血，继则呈持续状涌血，压迫动脉近心端可止血。检查时常见一点状出血。可见于较严重的挫裂伤。

（6）大动脉干破裂出血：如颈动脉、腋动脉、股动脉等破裂出血，短时间内出血量大，可闻及"嘶嘶"声，患肢皮肤苍白，甚至发凉，肢端动脉搏动可消失。可见于肱骨干或股骨干骨折。

第四节　影像学检查

医学影像学检查包括常规 X 线检查、造影检查、CT 检查、MRI 检查、放射性核素显像、超声检查等。

一、X 线检查法

X 线检查是运动骨创伤学临床疾病检查、诊断的主要手段之一，可为临床诊断、治疗提供重要的依据。常规 X 线检查在运动骨创伤疾病中的应用最为广泛，且具有快速、安全的特点。通过 X 线的检查，不仅可以了解骨与关节伤病的部位、范围、性质、程度及与周围软组织之间的关系，为治疗提供可靠的参考，还可以在治疗过程中指导骨折、脱位的手法整复、牵引、固定和观察治疗效果、病变的发展以及预后的判断等。因为 X 线检查观察骨与关节伤病的诊断作用很重要，所以从事有关运动骨创伤的临床医师、运动队队医及科研人员等必须熟练掌握 X 线检查的理论知识和 X 线片阅读方法，更好地为运动骨创伤临床和科学研究服务。投照 X 线片方法得当，位置选择正确，能够及时获得正确的诊断，防止误诊及漏诊，避免经济损失和减少患者的痛苦。

（一）X 线摄影方法

1. 常规 X 线摄影

（1）X 线透视：X 线透视主要应用于①异物的寻找、定位和摘除；②外伤性骨折、脱位的透视下整复和复查；③某些结构复杂部位的骨与关节创伤，先在透视下选择适当的投照位置再摄片，以检出常规摄片所不能发现的病变；④对手术部位进行定位，观察复位及内固定位置情况。

(2)平片摄影:适用于骨、关节的所有部位检查。X线平片的观察既要重视骨、关节的形态,又要注意软组织的变化。

2. 特殊 X 线摄影

特殊 X 线摄影是指在普通 X 线片基础上,通过某些特殊装置或特殊摄影技术,使骨、关节及其周围软组织能显示出一般摄影所不能显示出的征象。

(1)体层摄影:又称断层或分层摄影。头颅、脊柱、胸骨、骨盆、四肢等各部位均可运用。体层摄影可以显示出小的病灶,正确地确定病变的深度,从而达到诊断的目的。体层摄影可检出骨关节早期微小病变;可显示被浓密骨痂掩盖下的细微疲劳骨折线;可检出被骨质硬化遮蔽下的骨样骨瘤瘤巢;配合关节造影检查,可提高对韧带和关节软骨病变检出率。

(2)立体摄影:可显示某一局部组织和结构的立体图像,从而获得一立体概念,并可观察较厚部位病变的深度和范围。立体摄影主要应用于结构复杂或体积较厚部位的检查,如头颅、胸部、脊柱、骨盆等处,对判断上述部位的异物或钙斑等的具体位置及其与邻近组织的相互关系最为适用。

(二)X 线检查位置

1. X 线检查常规位置

(1)正位:又分前后正位和后前正位。所谓"前后"和"后前"是指 X 线的走行方向,X线经患者是从前向后即为"前后"位,反之为"后前"位。

(2)侧位:即侧方投照,与正位摄片结合,即可获得立体完整影像。

(3)斜位:因侧位片上重叠阴影太多,有时需摄斜位片。如颈椎斜位片能显示椎间孔的情况;腰椎斜位片便于显示椎弓根;骶髂关节在解剖上是偏斜的,只有斜位片上方能看清骶髂关节间隙。

2. X 线检查特殊位置

(1)轴位:常规正、侧位 X 线片上不能观察到该部位的全貌时,可加摄轴位片,如髌骨、跟骨的正、侧位上常显示不清病变,而轴位片上可获确诊。

(2)斜位:除常规斜位外,有些部位需特殊斜位才能显示,如肩胛骨关节盂、腕舟状骨、腕大多角骨、胫腓骨上关节等。

(3)切线位:颅骨、肋骨的病变,在正、侧位上常难确切了解病变情况,加摄病灶切线位片则利于显示病变情况。

(4)开口位:第一、第二颈椎正位被门齿和下颌重叠,无法看清,开口位 X 线片可以看到环枢椎脱位、齿状突骨折和发育畸形等病变。

(5)双侧对比 X 线片:为诊断骨损害的程度和性质,有时需健侧同时摄片进行对比,如儿童股骨头骨骺疾病,一定要双侧对比方可看出。肩锁关节半脱位、踝关节半脱位、踝关节韧带松弛等,有时也需要与健侧对比方能作出诊断。

(6)脊柱运动 X 线检查:颈椎或腰椎,除常规投照位置外,为了解椎间盘退变情况、椎体间稳定情况等,可采用过度伸展或屈曲体位进行侧位投照,对诊断有很大帮助。

(7)断层摄影检查:利用 X 线焦距的不同,使病变分层显示影像以减少组织重叠,可以观察到病变中心的情况,如肿瘤、椎体爆裂性骨折等。现在已基本上被 CT 检查所代替。

二、造影检查

造影检查亦是运动骨创伤学的检查方法之一,目前临床较少应用。运动骨创伤学常用的造影检查主要包括关节造影、椎管造影和血管造影检查等。关节造影是为了进一步观察关节囊、关节软骨和关节内软组织的损伤状况和病理变化,将造影剂注入关节腔并摄片的一种检查,多用于肩、腕、髋、膝等关节。椎管造影即脊髓造影,主要用于诊断椎管内占位性病变和因外伤所致椎管形态变化,通过造影剂在椎管内流动充盈影像来判断病变的外形、大小、梗阻部位、范围、性质等。血管造影主要指周围血管造影,包括动脉血管和静脉血管造影,其方法有经皮直接穿刺法、直视暴露切开法以及导管法三种。主要用来了解血管有无畸形、闭阻、侧支循环情况以及某些运动骨创伤性疾病和骨病的鉴别。

三、CT 检查

CT(computer tomography)即电子计算机放射线断层扫描的简称,它是一项比较先进的诊断技术。它的显像原理不同于一般的 X 线摄像。一般 X 线片上影像的形成,是由于各个组织和器官对 X 线吸收不同,才产生的黑白影像,这就需要这种组织吸收的差别必须很大,才能形成 X 线像,有的必须借助于造影剂,才能进行 X 线的检查。CT 扫描是以一束细窄的 X 线对患者的受检部位进行扫描,由于各组织对 X 线吸收程度的不同,借用高敏感度的检出器将微小的差别检视出来,通过信号转换与贮存装置及电子计算机转换,并以完全不同于X 线片的方式,构成被检查部位的横断层面图像,在电视银幕上显示,可供直接阅读,也可摄片保存。CT 扫描检查方便、迅速,扫描时病人无痛苦,无危险,容易为患者所接受。虽然也有 X 线辐射问题,但只要使用合理,一般照射量不会超过允许量。CT 扫描所获得的图像空间分辨率和密度分辨率都很高,可直接显示许多密度相近、普通 X 线不能显示的器官组织和病变,从而使躯干部和四肢的软组织(如肌肉、脊髓、神经、血管和椎间盘等)也能很好地显示。

在运动骨创伤疾病的检查、诊断中,CT 能从横断面了解脊髓、骨盆、四肢骨关节的病变,而不受骨阴影的重叠或肠内容物遮盖的影响。通过 CT 横断扫描,可发现椎体、椎管侧隐窝、小关节突、骨盆、长管骨髓腔等处的微小改变。可直接观察到椎管内腔情况,对椎间盘突出症、腰椎管狭窄等疾病能做出更为确切的诊断。对原发性骨肿瘤,CT 扫描可显示定位、测定病变范围,可确定肿瘤和重要脏器之间的关系,但 CT 的检查也有其缺点和局限性,要注意掌握其适应证。

四、MRI 检查

磁共振成像(magnetic resonance imaging,MRI)在医学诊断中的应用,是继 CT 后在影像学领域中的又一重大成就,这是利用人体组织磁性特征,运用磁共振原理测定各组织中运动质子的密度,进行空间定位以获得运动中原子核分布图像的一种检测方法。人体内有大量的氢离子、H 核(质子),这是目前被选为做 MRI 检查的物质。当这些有磁力的原子核被置于强磁场内时,它们就围绕磁力做旋转运动,各种不同组织的氢离子浓度不同,经过数据处理,就使组织的 MRI 图像呈现出不同的灰阶。MRI 成像具有参数多,软组织分辨率高并可随意取得横断面、冠状面、矢状面断层图像,且无辐射损害等优点。目前已用于除消化道及肺周边部分以外全身各部位的检查。

在运动骨创伤疾病中对软组织损伤、脊椎病变的诊断效果较好。MRI 能很好地显示肌肉和脂肪组织结构,对肌肉、肌腱的断裂、血肿、肿胀以及血管吻合后通过情况能清晰地显现,并能显示病变部位、形态和范围等。对四肢关节软组织损伤性疾患的诊断亦较精确。MRI 较之 CT 更易获得脊柱的三维结构,可以同时以矢状面、冠状面及横断面观察椎管内外的结果有无改变,如椎管矢径大小、硬膜囊形态、黄韧带厚度、后纵韧带改变、硬膜外脂肪消失、脱出椎间盘轮廓、椎体后缘的骨质增生以及局部有无炎症或肿瘤等。MRI 检查可以早期发现脊髓组织本身的病理及生化改变,这是其他任何诊断技术尚不能取代的,但 MRI 亦有其局限性,不能完全代替 X 线及其他成像技术。

五、放射性核素骨显像

骨与关节放射性核素检查,是将能被骨质和关节浓聚的放射性核素或标记化合物注入人体内,由扫描仪或 γ 照相仪探测,使骨骼和关节在体外显影成像的一种诊断新技术。常根据核素 γ 能量大小、半衰期长短、血清除快慢,选择合适的显像剂。目前临床上常用的骨显像剂为锝的磷酸化合物(MDD)。影响骨骼中放射性核素聚集的主要因素:一是局部骨骼供血量,供血丰富时,放射性物质增加,该处骨的显像增强;二是骨骼生长活跃或新生骨形成时,局部放射性核素增加。此外,软组织坏死的程度加重,也可吸收较多的骨显像剂。显像剂进入骨骼后,骨骼有病变时,只要有血供代谢和成骨旺盛或低下,即可在病变处表现为影像异常。溶骨区呈现冷区,显像剂减少;骨质修复、新骨形成,则出现热区,显像剂沉积增多。检查时应双侧对比,或与周围上下骨骼对比,观察有无异常。

放射性核素骨与关节显像在骨与关节疾病早期诊断上具有重要价值,其最主要的优点是对发现骨、关节病变有很高的灵敏性,能在 X 线检查或酶试验出现异常前,早期显示病变的存在。骨、关节显像的假阴性率比较低。放射性核素骨与关节显像既能显示骨关节的形态,又能反映出局部骨关节的代谢和血供状况,定出病变部位,早期发现骨、关节疾病,对于各种骨肿瘤,尤其是骨转移瘤,具有早期诊断价值。

六、超声波检查

声波高于 2 000 Hz 称为超声。超声在介质中传播的过程中,遇到不同声抗的界面,声能发生反射折回。超声仪将这种声的机械能转变为电能,再将这种电信号处理放大,在荧光屏上显示出来。超声检查可分为:A 型超声诊断法,即将回声转换成电信号,显示为振幅高低不同的波(A 型超声示波);M 型超声诊断法,即显示为光点扫描(M 型超声光点扫描);B 型超声诊断法,即显示为灰度不同的光点,进而组成图像(B 型超声显像);D 型超声诊断法,即显示超声的多普勒效应所产生的差频(D 型超声频移)。

超声诊断是一个无损伤的检查法,用于各科的多种疾病的检查。在运动骨创伤疾病的诊断方面,可动态检查包括肌肉、肌腱、韧带、滑囊以及神经等组织损伤的检查诊断,具有操作简单方便、无毒副作用及费用相对低廉等优点。

附:照片测量和划线

(一)脊柱测量

1. 颈椎测量

(1)环枢关节(开口前后位):由 4 个关节构成,即齿状突与环椎两侧关节面及颈1、2 两侧关节突,其关节间距离相等,关节相互平行(图1-2-48A)。

(2)环椎轴线:在环椎下关节突连线平分点作垂直线(图1-2-48B),正常时齿突轴线与环椎轴线重合。当出现脱位时,齿状突侧移,两侧关节间隙不等,同侧关节不平行(图1-2-48C)。

(3)环枕线:即自环椎前结节下缘至枕大孔后下缘作连线。齿状突轴线与环枕线所成之角,正常时为 70°~80°,脱位时此角变小(图1-2-49)。

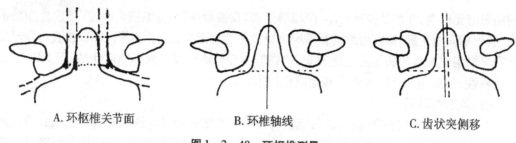

A. 环枢椎关节面　　　　　B. 环椎轴线　　　　　C. 齿状突侧移

图 1 - 2 - 48　环枢椎测量

（4）环椎、环齿关节间隙：环椎前弓背侧下缘的一点至齿状突间的距离（图 1 - 2 - 49），成人为 0.7 ~ 3.0 mm，儿童为 1 ~ 4 mm。

（5）颈椎生理曲线测量（Borden 法）：自齿突后上缘 ~ 颈 7 椎体后下缘作一直线为 A 线，颈 1 ~ 颈 7 椎体后缘连线为 B 线，C 线为 A 至 B 线间的最大距离（图 1 - 2 - 50），正常为 12 mm ± 5 mm。

（6）颈椎椎管矢径测量：颈椎标准侧位片上，椎管矢径 A 为从椎体后缘至椎板前缘距离，其与椎体矢径 C 之比大于 0.75。当椎体后缘有骨质增生时，连接 DE 两点，得出矢径 B（图 1 - 2 - 51）。

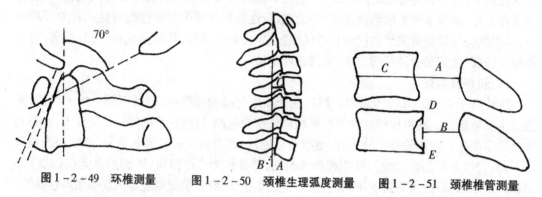

图 1 - 2 - 49　环椎测量　　　图 1 - 2 - 50　颈椎生理弧度测量　　　图 1 - 2 - 51　颈椎椎管测量

2. 椎弓根距离测量（后前位）

自脊椎两侧椎弓根内缘凸出点测两点距离。正常椎弓根形态，颈椎为圆形，胸、腰椎为卵圆形。正常椎弓根间距在颈椎、腰椎、尾骨处膨大，而胸椎较窄。

3. 脊柱侧凸测量法

（1）Cobb 法：此法适用于测量侧凸角度大于 50° 者。先在前后位片上找出上端椎体，其上切线与侧凸的凸侧成最大倾斜，再定出下端一个椎体，其下缘切线同侧凸凹面成最大倾斜，分别作两条切线的垂直线，垂线相交之角即表示侧凸程度（图 1 - 2 - 52 角 A）。

（2）Ferguson 法：适于侧凸角小于 50° 者。以侧弯顶点的棘突向上与下端连线，相交成角，测其补角，即为侧凸角（图 1 - 2 - 52 角 B）。

（3）Cobb-Lippman 法：先确定脊柱侧凸及上端椎体上缘向凹侧倾斜最甚者和侧凸下端椎体下缘向凹侧的最大倾斜者，近端椎体上缘延长线和远端椎体下缘延长线分别作垂线，所交之角称曲度角。侧凸度小于 20° 为轻度，大于 126° 为重度（图 1 - 2 - 52 角 C）。

4. 腰骶角测量（Ferguson 法）

骶椎上缘切线与水平线相交角平均值为 29.52°，立位该角大于卧位约 8° ~ 12°（图 1 -

2 – 53)。

5. 脊椎滑脱测量(Meyerding 法)

将骶椎体上缘分成 4 等分,正常时,腰、骶椎体后缘构成一连续性弧线。如腰 5 滑脱前移,依腰 5 椎体后下缘前移时与骶骨上缘位置相差的等分距离,分为 1~4 度滑脱(图 1 – 2 – 54)。

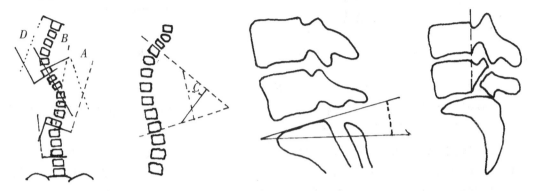

图 1 – 2 – 52　脊柱侧凸测量　　　图 1 – 2 – 53　腰骶角测量　　图 1 – 2 – 54　脊椎滑脱测量

(二)肩关节测量

(1)肱骨颈角:即肱骨干轴线与肱骨颈轴线的交角,约 140°(图 1 – 2 – 55)。

(2)肱骨干角:即由肱骨大结节与肱骨头上缘连线同干轴线相交之角,正常 130°~140°,大于 140°为肩外翻,小于 130°为肩内翻(图 1 – 2 – 56)。

(3)肩肱曲线(轴位):自肩胛骨外缘向肱骨颈、干下缘作一连线,为光滑曲线(图 1 – 2 – 57)。肩关节脱位时,肩肱曲线成为锐角。

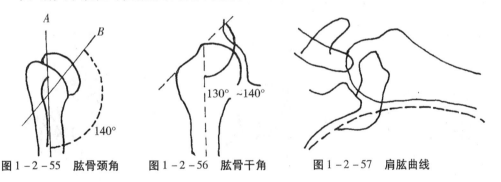

图 1 – 2 – 55　肱骨颈角　　　图 1 – 2 – 56　肱骨干角　　　图 1 – 2 – 57　肩肱曲线

(三)肘关节测量

(1)正位:肱骨干轴线与尺骨干轴线相交角,正常为 165°~170°,其补角为 10°~15°,称肘关节提携角(携带角)。此角大于 20°为肘外翻,0°为直肘,小于 0°~10°为肘内翻。肘关节轴线与肱骨干轴线相交成角 83°~85°,与内外髁间连线成角为 10°~15°(图 1 – 2 – 58)。

(2)侧位:肱骨前缘皮质线与肱骨外髁骺轴线(肱骨小头中心线)相交角称外髁骺干角,正常约 25°;肱骨小头骨骺融合后,称肱骨远端前倾角,骨骺分离时此角可增大或缩小(图 1 – 2 – 59)。

(四)腕关节测量

(1)桡骨前倾角(侧位):桡腕关节面切线与桡骨纵轴垂线所夹之角为桡骨前倾角,正常

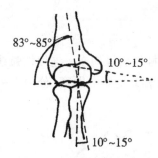
图1-2-58　肘关节正位测量图

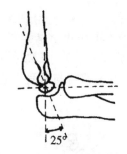
图1-2-59　肘关节侧位测量

为9°~20°,平均为13.5°[图1-2-60(1)角*A*]。

(2)桡骨内倾角(后前位):桡腕关节面切线与桡骨纵轴的垂直线所夹之角为桡骨内倾角,正常为20°~35°,平均27.05°[图1-2-60(2)角*A*]。

(3)尺腕角(后前位):作月骨、三角骨内缘切线,此线与尺骨头关节面切线的夹角为尺腕角。正常为21°~51°,平均35.4°。腕内收、外展时,此角变化大[图1-2-60(2)角*B*]。

(4)桡尺关节间隙:即桡骨的尺骨切迹与尺骨头外缘环状关节面间的间隙,正常值为0.5~2.5 mm,平均为1.38 mm。

(5)桡骨茎突长度:自桡骨关节面内缘与桡骨纵轴的垂直线,此线至桡骨茎突尖平行线距离正常为8~18 mm,平均12.85 mm[图1-2-60(3)*A*]。

(6)尺骨茎突长度:尺骨远端关节面至尺骨茎突尖的平行线距离,正常2~8 mm,平均4.9 mm[图1-2-60(3)*B*]。

(7)腕骨角:舟骨、月骨外缘切线和三角骨、月骨内缘切线两线的夹角平均130°,Madelung畸形时此角减小[图1-2-60(3)角*C*]。

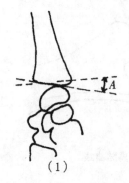
（1）

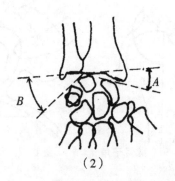
（2）

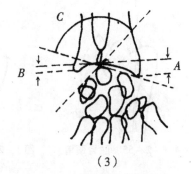
（3）

图1-2-60　腕关节测量

(五)髋关节测量

1.成人髋关节测量

(1)颈干角:股骨颈轴线与股骨干轴线形成的夹角称颈干角,成人为110°~140°,儿童150°~160°。此角大于140°为髋外翻,小于110°为髋内翻[图1-2-61(1)角*A*]。

(2)大粗隆水平线(Skinner线):由粗隆尖引一水平线,经过或略低于股骨头凹。股骨颈、大粗隆骨折或头骺滑脱时,此线移向头凹上方[图1-2-61(2)*A*]。

(3)*CE*角:经股骨头中心至髋臼外缘连线与头中心垂直线所形成的夹角即*CE*角[图

1-2-61(2)角 B]，为30°，标志股骨头在髋臼内稳定指数。不论任何年龄，关节间隙宽度不超过外侧间隙 7 mm。

（4）Shenton 线：即股骨颈内侧缘与闭孔上缘构成的弧形曲线[图1-2-61(2)C]。髋关节脱位、股骨颈骨折时此曲线连续性破坏。

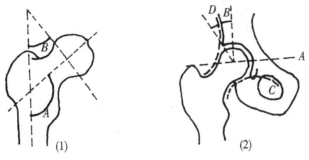

图1-2-61　成人髋关节测量

（5）髂颈线（Calve 线）：即髂前下棘外缘与股骨颈外缘所连成的弧形曲线[图1-2-61(2)D]。髋关节脱位或股骨颈骨折时，此线连续性受到破坏。

（6）内倾角（Alsberg 角）：即股骨头基部线与股骨干轴延长线而成的角，为45°。内倾角小于此值为髋内翻，大于此值为髋外翻[图1-2-61(1)B]。

（7）股骨颈前倾角（扭转角）：股骨颈轴线与额状面（股骨两髁间连线）形成的锐角，为10.14°，儿童平均为24.4°[图1-2-62(1)]。如此角成负数，则形成后倾角[图1-2-62(2)]。

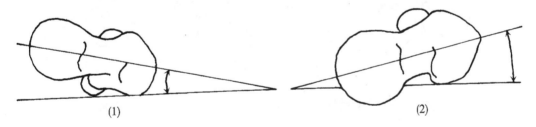

图1-2-62　股骨颈前倾角

2. 小儿髋关节测量

（1）髋臼角：即 Y 形软骨连线与髋臼上缘切线形成的侧方夹角，新生儿大于34°，1 岁大于25°，如髋臼角陡增，标志髋关节脱位（图1-2-63 角 A）。

（2）Hilgnreiner 法：用于测定股骨头化骨核出现前髋关节脱位程度。由近端股骨干顶点至 Y 形软骨连线的垂直距离，即髋间距（h），可测定股骨头上移距离，正常新生儿为 1 cm。由 H 至 D 点，为股骨头向外移距离，正常值为 1.2 cm。髋脱位时，D 值增大，H 值减小（图1-2-63）。

（3）髂骨角：由髂前下棘经髋臼外上缘连线与 Y 形软骨连线相交构成外侧夹角。新生儿为55°（图1-2-63 角 B）。

（4）Perkin 方格（Martin 线）：髋臼外缘垂线通过两侧 Y 形软骨上缘连线，将关节分成 4 个方块。正常者，头髋位于方格内下方，脱位时在外下方，重者移向外上方（图1-2-64）。

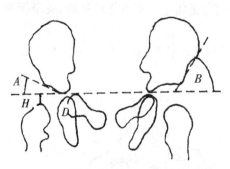

图 1 - 2 - 63　小儿髋关节测量

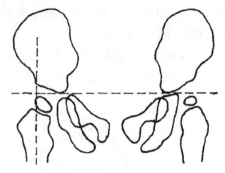

图 1 - 2 - 64　Perkin **方格**

（5）骨骺角：是通过股骨上端骨骺线的直线与通过两侧 Y 形软骨间连线所夹之角（图 1 - 2 - 65），正常值 20°～35°，髋内翻时此角增大。

（6）新生儿髋关节脱位的测量：新生儿期，股骨头骨骺核尚未出现，不易做出髋关节脱位的诊断。Bertol 提出了简易、可靠的测量法：股骨上端内侧间隙大于 5.1 mm 时疑为先天性髋关节脱位，大于 6.1 mm 时可诊断为先天性髋关节脱位；上方间隙小于 8.5 mm 时疑为髋关节脱位，小于 7.5 mm 可诊断脱位（图 1 - 2 - 66）。内侧间隙增大，是判断新生儿髋关节脱位的重要指标。

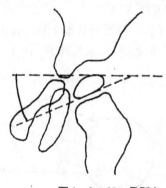

图 1 - 2 - 65　骨骺角

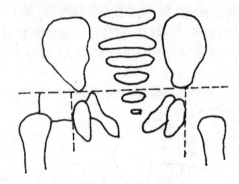

图 1 - 2 - 66　Bertol **测量法**

（六）膝关节测量

1. 股骨角（正位）

股骨干纵轴线与膝关节面切线所形成的外侧夹角，正常为 70°～85°[图 1 - 2 - 67（1）角 *A*]。

2. 胫骨角

胫骨干纵轴线与关节面切线外侧夹角为 80°～100°[图 1 - 2 - 67（1）角 *B*]。

3. 胫骨后角（侧位）

胫骨纵轴线与关节面切线后侧夹角大于 90°，膝反张时此角度加大[图 1 - 2 - 67（2）角 *A*]。

4. 股骨髁角

由股骨纵轴线与股骨髁纵轴线后侧形成的夹角，正常为 90°～110°，大于 115°时为膝反张[图 1 - 2 - 67（2）角 *B*]。

5. 髌股关节切线位测量[图 1-2-67(3)]

(1)髁间凹角:由股骨内外髁最高点与髁间凹最低点之连线夹角(∠BAC),正常值120°~140°。

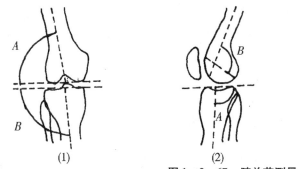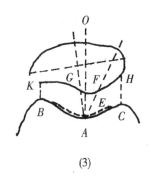

图 1-2-67　膝关节测量

(2)切合角:髌骨后缘最低点 E 与 A 点连线,同∠BAC 的平分线所形成的夹角,此角在平分线外侧为正角(∠OAE)。

(3)双中心角,髌骨最大横径之中点 G,与 A 点连线同∠BAC 的平分线构成的夹角∠GAO,正常为 8°~20°。

(4)髌股关节间隙:外侧间隙为 BK,中心为 AF,内侧为 CH。其关节间隙比值男性为 1:1.4:2.3,女性 1:2.1:3.6。

(5)髌骨下韧带测量(侧位):髌骨纵径与髌下韧带长度比值男性为 1:1.01,女性 1:1.19。髌骨下韧带过长可造成髌骨不稳。

6. 胫股关节测量(Steinder 位)

股骨机械轴线,是自股骨头中心至胫骨髁间棘的中心点连线,此线与股骨解剖轴之间形成 6°夹角。股骨髁关节面切线与股骨干轴相交为 81°,与机械轴相交成 174°,即正常膝约为 6°外翻角。胫骨机械轴与股骨髁切线之交角约为 93°,即胫骨稍向内翻。

沿着胫骨髁间棘中心点及踝穴中心点分别作两条平行线,各与股、胫骨的机械轴相交成 A、B 角,A 大于 B 为膝外翻,而 A 小于 B 为膝内翻(图 1-2-68)。

(七)踝关节测量

(1)踝关节斜线(1-2-69):A 为胫、距轴线,垂直于踝关节水平面 B、C;B 与 C 分别为胫骨和距骨的关节面切线,彼此平行;D 为内踝关节面斜形切线,与滑车水平切线 C 形成内

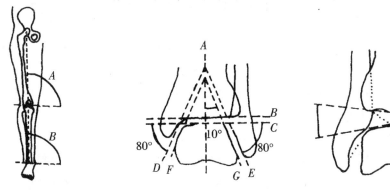

图 1-2-68　胫股关节测量　　　图 1-2-69　踝关节测量

开80°夹角;同样,外踝关节切线 *E* 与滑车切线 *C* 形成外开80°角;内外踝关节面与距骨内外踝关节之间关节间隙等距离,后者斜线 *F*、*G* 与胫骨长轴 *A* 相交呈10°。腓骨约1/2与胫骨侧结节相重叠。

(2)距骨倾斜角(足旋后位):胫与距关节切线形成外侧夹角。一般足旋后时距骨不倾斜,但因受距腓前后及跟腓韧带制约,正常56%的人倾斜5°,踝活动范围大者为10°~15°,踝外侧韧带损伤后,此角增大(图1-2-69)。

(八)足测量

1. 正常成人足测量

(1)内弓角:距骨头与跟骨最低点连线及其与第1跖骨头最低连线相交角为122°(图1-2-70角 *A*)。

(2)外弓角:跟骰关节最低点与跟骨最低点连线及其与第5跖骨头最低点连线相交角为140°(图1-2-70角 *B*)。

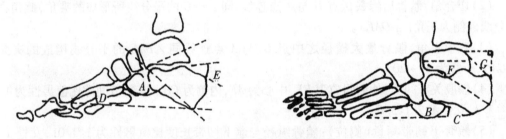

图1-2-70　成人足侧位测量

(3)后弓角:跟骨结节最低点与第5跖骨头连线同跟骰关节最低点连线相交之向前夹角为25°(图1-2-70角 *C*)。

(4)前弓角:第1跖骨头分别与距骨头最低点及跟骨结节最低点的连线相交的向后夹角为13°(图1-2-70角 *D*)。

(5)结节关节角:跟骨结节上缘与跟骨后距关节面连线同跟骨前、后关节面连线相交的后夹角为30°~40°(图1-2-70角 *E*)。当跟骨骨折时此角变小。

(6)Storch 角:距骨长轴与跟骨结节至跗骨窦中心连线所形成向后开放的夹角,为60°(图1-2-70角 *F*)。

(7)胫骨后三角:胫骨关节面向后水平延线与跟骨结节上垂直线相交成等腰三角形(图1-2-70角 *G*)。

(8)距骨跟骨角:距骨头颈轴线与跟骨长轴线相交为向前开放角(图1-2-71角 *H*),约20°。距骨长轴线与第1跖骨轴线一致,跟骨长轴线则通过第4跖骨。

(9)中跗角(Chepart)角:跟骰关节面切线与其关节外缘至距骨远侧中心点连线形成向内夹角(图1-2-71角 *I*)。

2. 扁平足测量

如足弓扁平,其足的纵弓高度减低或消失,以负重时更为明显。应于站立位摄片。平足时,足外侧弓变平,内弓下降。图1-2-72中,*AO/AC* 为0.56~0.8时正常;0.81~0.9为1度扁平足,0.9~1.0为2度扁平足,大于1.0为3度扁平足。

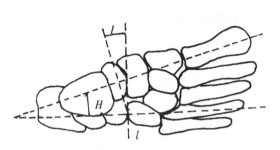

图 1 - 2 - 71　成人足正位测

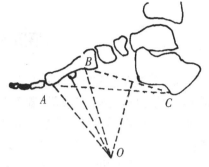

图 1 - 2 - 72　扁平足测量

3. 儿童正常足测量

正位,距骨轴线与第1跖骨轴线相连,跟骨轴线与第4跖骨轴线相连,距、跟轴线之夹角为28°~40°,第2、3、4跖骨长轴几乎平行[图1-2-73(1)];侧位,距骨纵轴通过第1跖骨,跟骨及第5跖骨下缘的直线相交为钝角,跟、距轴线相交为锐角[图1-2-73(2)]。

4. 儿童异常足测量

(1)扁平足:正位,跟距两纵轴线相交角增大[图1-2-73(3)];侧位,距骨轴线与第1跖骨轴线相交成钝角,距跟两轴线交角增大[图1-2-73(4)]。

(2)马蹄内翻足:正位,距跟轴线交角减小,甚至反折,距轴线经距骨外侧与第1跖骨轴线成角相交,第2、3、4跖骨轴线不平行,在后方相交;侧位,距跟轴线几乎平行,跟骨轴线与第1跖骨轴线相交成钝角,距骨轴线延伸至第1跖骨上方。

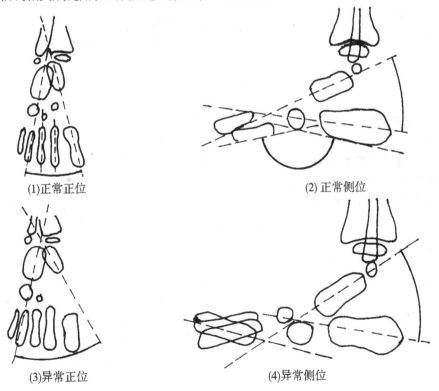

(1)正常正位　　(2)正常侧位
(3)异常正位　　(4)异常侧位

图 1 - 2 - 73　儿童足测量

第五节　实验室检查

实验室检查是医院临床工作的重要组成部分,是通过对人体各种体液及细胞成分进行显微镜学、物理学、化学、免疫学、微生物学及分子生物学的检验,为临床医生提供有关疾病的全面诊断、治疗效果评价、病程监测、康复和预后判断的实验室依据。随着实验室检查的检测技术与方法的不断更新和发展,极大地改变了临床传统的诊断手段,提高了诊断治疗水平,在疾病的预防、诊断和治疗等方面发挥着越来越重要的作用。本节主要讲解血常规、小便常规、大便常规、肝肾功、电解质检查等相关内容。

一、临床血液学检查

(一)红细胞系统检查

红细胞系统检测内容及正常参考值见表1-2-4。

表1-2-4　红细胞系统检查

检测内容	正常参考值
1.红细胞计数(RBC)	成年男性:$4.0 \times 10^{12} \sim 5.5 \times 10^{12}$/L(400万~550万/$mm^3$)
	成年女性:$3.5 \times 10^{12} \sim 5.0 \times 10^{12}$/L(350万~500万/$mm^3$)
	新生儿:$6.0 \times 10^{12} \sim 7.0 \times 10^{12}$/L
2.血红蛋白含量(Hb)	成年男性:120~160g/L(12~16g/dL)
	成年女性:110~150g/L(11~15g/dL)
	新生儿:170~200g/L
3.红细胞比积(HCT)	成年男性:0.40~0.54 L/L(0.45)
	成年女性:0.37~0.48 L/L(0.40)
4.平均红细胞容积(MCV)	手工法:80~92 fL
	血液分析仪法:80~100 fL
5.平均红细胞血红蛋白含量(MCH)	手工法:27~31 pg
	血液分析仪法:27~34 pg
6.平均红细胞血红蛋白浓度(MCHC)	320~360 g/L
7.红细胞体积分布宽度(RDW)	11.6%~14.6%
8.网织红细胞计数(Ret,RC,REC)	成人:0.008~0.02(每100个RBC中有0.8~2个RC)
	新生儿:0.02~0.06(每100个RBC中有2~6个RC)
9.嗜碱性点彩红细胞计数(BSE)	<0.05
10.红细胞血红蛋白H包涵体(HbH)	阴性
11.血红蛋白电泳(HE)	成人:HbA 0.95~0.98(95%~98%)
	HbA2 0.015~0.035(1.5%~3.5%)
	HbF <0.03(<3%)
	新生儿:HbA 0.15~0.50(15%~50%)
	HbA2 0.002~0.003(0.2%~0.3%)
	HbF 0.60~0.70(60%~70%)

1. 红细胞计数(RBC)变化临床意义

1)生理性变化

(1)年龄与性别的差异:新生儿由于在母体内以弥散方式从母体血液中获得氧气,通常处于生理性缺氧状态,故红细胞可明显增高,但在出生 2 周后就逐渐下降。

(2)精神因素:感情冲动、兴奋、恐惧、冷水浴刺激均可使肾上腺素分泌增多,导致红细胞暂时增多。

(3)剧烈的体力劳动:可出现红细胞增高,主要因劳动时氧需要量增加所致的相对缺氧等引起。

(4)气压变化:当气压降低时,因缺氧的刺激致使红细胞代偿性增生,如高山地区居民和登山运动员的红细胞数均高于正常,乃因大气稀薄、氧分压低,人体接受了缺氧的刺激后,血浆中红细胞生成素的水平升高,引起骨髓产生更多的红细胞所致。

(5)其他:妊娠中、后期时为适应胎盘循环的需要,通过神经、体液调节,孕妇的血浆容量明显增加而引起血液稀释;6 月至 2 岁的婴幼儿由于生长发育迅速可导致造血原料相对不足;部分老年人造血功能明显减退时可导致红细胞减少,以上统称为生理性贫血。

2)病理性变化

(1)增多:①相对性增多。当血浆中水分丢失时,血液中的有形成分也相对地有所增加,此为一种暂时性假象,多见于脱水、血液浓缩时,可因连续呕吐、严重腹泻、多汗、多尿、大面积烧伤、晚期消化道肿瘤、长期不能进食等原因引起。②绝对性增多。慢性肺心病、某些肿瘤及某些发绀型先天性心脏病(如法洛四联症)等影响气体交换时,红细胞数可明显增高。③真性红细胞增多症。系原因不明的造血系统增殖性疾病,由于本病多同时有中性粒细胞和血小板增多,故目前多认为是由多能造血干细胞受累所致。

(2)减少:由于各种病因导致周围血的红细胞减少,即为病理性贫血。按病因可将贫血分为造血不良、红细胞过度破坏及失血三大类。常见的疾病有:①红细胞增生障碍:再生障碍性贫血;②造血物质缺乏:缺铁性贫血,巨幼红细胞贫血;③循环血液中红细胞被破坏:红细胞膜异常;④Hb 异常;⑤免疫性溶血;⑥病毒、细菌感染;⑦药物破坏;⑧丢失过多:急性失血性贫血。

2. 血红蛋白含量(Hb)变化临床意义

(1)血红蛋白减少:多见于各种贫血,如急、慢性再生障碍性贫血、大失血、缺铁性贫血等。

(2)血红蛋白增多:常见于缺氧、血液浓缩、真性红细胞增多症、肺气肿等。

3. 红细胞比积(HCT)变化临床意义

(1)增高:可因各种原因引起的血液浓缩所致,如大量呕吐、腹泻和大面积烧伤等。可通过测定脱水病人的红细胞比积来了解血液浓缩的程度,并以此来作为补液量多少的依据。真性红细胞增多症、代偿性红细胞增多症时,红细胞比积常高达 0.60。

(2)减低:常见于各种类型的贫血。

4. 平均红细胞容积(MCV)、平均红细胞血红蛋白含量(MCH)、平均红细胞血红蛋白浓度(MCHC)变化临床意义

在同一份抗凝血标本中同时计数红细胞、测定血红蛋白量、红细胞比积,通过这 3 个数据,可进一步间接计算出平均红细胞容积、平均红细胞血红蛋白含量与平均红细胞血红蛋白

浓度,以便分析病人红细胞的形态特征,有助于贫血的分类与鉴别。

5. 红细胞体积分布宽度(RDW)变化临床意义

根据平均红细胞体积(MCV)和红细胞体积分布宽度(RDW)两项指标的变化,可对贫血进一步分类,暂不——赘述。

6. 网织红细胞计数(Ret, RC, REC)变化临床意义

(1)增高:溶血性贫血,尤其是急性大量溶血时,网织红细胞计数可高达0.20(20%),甚至高达0.40~0.50(40%~50%)。急性失血性贫血时网织红细胞也明显增加。缺铁性贫血或巨幼红细胞性贫血患者给予铁剂或维生素B_{12}、叶酸治疗后,网织红细胞可逐渐增高。慢性失血、疟疾、汞中毒、铬中毒、月经后、妊娠后也可见增高。

(2)降低:见于再生障碍性贫血,若网织红细胞绝对值低于$5 \times 10^9/L$则为诊断再生障碍性贫血的标准之一。此外还可见于急性白血病、叶酸缺乏性贫血、铅中毒、苯中毒、放射线治疗、肝硬化等。

7. 嗜碱性点彩红细胞计数(BSE)变化临床意义

增高可见于铅、汞、银、铋等金属中毒及苯胺、硝基苯中毒等情况,溶血性贫血、巨幼细胞性贫血、恶性肿瘤等也可使嗜碱性点彩红细胞增多。

(二)白细胞系统检查

白细胞系统检测内容及正常参考值见表1-2-5。

表1-2-5 白细胞系统检查

检测内容	正常参考值
白细胞计数(WBC)	成人:$4.0 \times 10^9 \sim 10 \times 10^9/L$(4 000~10 000/mm³)
	新生儿:$15 \times 10^9 \sim 20 \times 10^9/L$(15 000~20 000/mm³)
白细胞分类计数(DC)	中性杆状核粒细胞:0.01~0.05(1%~5%)
	中性分叶核粒细胞:0.50~0.70(50%~70%)
	嗜酸性粒细胞:0.005~0.05(0.5%~5%)
	淋巴细胞:0.20~0.40(20%~40%)
	单核细胞:0.03~0.08(3%~8%)
嗜酸性粒细胞直接计数(EOS)	$(0.05 \sim 0.5) \times 10^9/L$
嗜碱性粒细胞计数	$(0 \sim 0.1) \times 10^9/L$

1. 白细胞计数(WBC)变化临床意义

生理性白细胞增高多见于剧烈运动、进食后、妊娠、新生儿等。另外采血部位的不同也可使白细胞数有差异,如耳垂血比手指血的白细胞数要高一些,静脉血则比手指血低。

(1)病理性白细胞增高多见于急性细菌性感染、尿毒症、白血病、组织损伤、急性出血等。

(2)病理性白细胞减少多见于再生障碍性贫血、某些传染病、脾功能亢进、放疗化疗等。

2. 白细胞分类计数(DC)变化临床意义

血液循环中有5种白细胞,即中性粒细胞(杆状核、分叶核)、淋巴细胞、单核细胞、嗜酸性粒细胞和嗜碱性粒细胞。

(1)中性杆状核粒细胞增高:见于急性化脓性感染、大出血、严重的组织损伤、慢性粒细胞性白血病及安眠药中毒等。

(2)中性分叶核粒细胞减少:多见于某些传染病、再生障碍性贫血、粒细胞缺乏症等。

(3)嗜酸性粒细胞增多:见于银屑病、天疱疮、湿疹、支气管哮喘、食物过敏等,还可见于一些血液病及肿瘤,如慢性粒细胞性白血病、鼻咽癌、肺癌及宫颈癌等。

(4)嗜酸性粒细胞减少:见于伤寒、副伤寒的早期,或长期使用肾上腺皮质激素后。

(5)淋巴细胞增高:见于结核病、疟疾、慢性淋巴细胞白血病、百日咳、某些病毒感染等。

(6)淋巴细胞减少:见于淋巴细胞破坏过多,如长期化疗、X线照射后及免疫缺陷病等。

(7)单核细胞增高:见于单核细胞性白血病、结核病活动期、疟疾等。

3. 嗜酸性粒细胞直接计数(EOS)变化临床意义

(1)嗜酸性粒细胞增多:见于银屑病、天疱疮、湿疹、支气管哮喘、食物过敏等,一些血液病及肿瘤时 EOS 也可增高,如慢性粒细胞性白血病、鼻咽癌、肺癌及宫颈癌等。

(2)嗜酸性粒细胞减少:见于伤寒、副伤寒的早期,也可见于长期使用肾上腺皮质激素后。

4. 嗜碱性粒细胞计数变化临床意义

(1)增多:常见于慢性粒细胞性白血病、真性红细胞增多症、黏液性水肿、溃疡性结肠炎、变态反应、甲状腺功能减退症等。

(2)减少:见于速发型变态反应(如荨麻疹、过敏性休克等)、促肾上腺皮质激素及糖皮质激素过量、应激反应(心肌梗死、严重感染、出血等)、甲状腺功能亢进症、库欣综合征等。

(三)血小板计数检验

正常参考值:(100~300)×10^9/L。

血小板计数变化临床意义:(1)增高　见于急性大出血和溶血后急性感染,真性红细胞增多症,出血性血小板增多症,慢性粒细胞白血病,多发性骨髓瘤及某些恶性肿瘤的早期。(2)减低　见于①骨髓造血功能受损,如再生障碍性贫血,急性白血病;②血小板破坏过多,如脾功能亢进,特发性血小板减少性紫癜,进行体外循环;③血小板消耗过多,如 DIC、血栓性血小板减少性紫癜。

二、尿液检查

尿常规检查检测内容及正常参考值见表1-2-6。

表1-2-6　尿常规检查

检测内容	正常参考值
比重(SG)	1.003~1.035
酸碱度(pH)	4.5~8.0
蛋白质(PRO)	阴性
葡萄糖(GLU)	阴性
酮体(KET)	阴性
尿胆原(URO,UBG)	阴性
	定量:男性0.30~3.55 μmol/L
	女性0~2.64 μmol/L
胆红素(BIL)	阴性
尿沉渣细胞	
白细胞(LEU)	阴性(0~2/μL)
红细胞(BLU)	阴性(0~2/μL)
尿沉渣管型	偶见透明管型(0~1/HP)

（一）尿液比重（SG）变化临床意义

（1）尿比重增高　常见于腹水、糖尿病、心力衰竭、高热、周围循环衰竭、急性肾小球肾炎、泌尿系统梗阻、妊娠高血压综合征等。

（2）尿比重减低　见于慢性肾功能不全、慢性肾炎、慢性肾盂肾炎、肾小球损害、急性肾功能不全的多尿期、尿毒症多尿期、胶原性疾病、蛋白质缺乏症、精神性多尿症、尿崩症、肾性尿崩症、恶性高血压、肾性和原发性隐性糖尿病、精神性隐性糖尿病、低钙血症、锂中毒、先天性或获得性肾小管功能异常等。

（二）尿液酸碱度（pH）变化临床意义

（1）尿 pH 降低　酸中毒、慢性肾小球肾炎、痛风、糖尿病等排酸增加，尿液呈酸性；呼吸性酸中毒时，因二氧化碳潴留等因素，尿亦多呈酸性。

（2）尿 pH 升高　呕吐、服用重碳酸盐、尿路感染、换气过度及丢失二氧化碳过多的呼吸性碱中毒时尿呈碱性。

（三）尿液蛋白质（PRO）变化临床意义

尿蛋白的检测可用于初步判断肾脏的功能、协助诊断其他系统多种疾病、进行性疾病的动态观察及疗效评判等。可分为肾小球性蛋白尿（急、慢性肾小球肾炎、肾小球肾病、糖尿病肾小球硬化症、狼疮性肾炎、过敏性紫癜肾炎、肾静脉血栓形成、肾动脉硬化、心功能不全、肾肿瘤等）、肾小管性蛋白尿（活动性肾盂肾炎、Fanconi 综合征、肾移植、镉等重金属中毒等）、溢出性蛋白尿（多发性骨髓瘤、重链病、轻链病等）和假性蛋白尿（膀胱炎、尿道炎等）。有许多干扰因素可影响检验结果，需加以纠正。

（四）尿液葡萄糖（GLU）变化临床意义

尿糖试验阳性不足以作出糖尿病的诊断，确诊需要作进一步检查。同时测定尿糖和血糖，则比单项尿糖或血糖检查更有意义。

（五）尿液酮体（KET）变化临床意义

尿酮体增加见于非糖尿病性酮尿（婴儿和儿童急性发热伴有呕吐或腹泻、寒冷、剧烈运动、妊娠期、低糖性食物、禁食、呕吐、甲状腺功能亢进等）和糖尿病性酮尿。

尿酮体检测有助于对糖尿病的监测，如任何时候检测均无尿酮体，可被认为糖尿病已被控制；反之，如尿酮体仍呈阳性则提示疾病尚未控制。需注意判断出现假阴性和假阳性的情况。

（六）尿液尿胆原（URO，UBG）变化临床意义

尿胆原与尿胆红素一样，均作为临床上黄疸鉴别的实验室检查指标，但也需与血清胆红素、粪便粪胆原等检测结果一起综合分析。

（七）尿液胆红素（BIL）变化临床意义

当血中胆红素浓度超过 15 mg/L 时即可出现于尿中（胆红素的肾阈值为 10 mg/L）。尿胆红素检测在正常人为阴性，在溶血性黄疸时亦为阴性，肝细胞性黄疸为阳性，阻塞性黄疸为强阳性。

（八）尿液尿沉渣细胞变化临床意义

尿沉渣中有许多来自肾和尿道的有形成分，如红细胞、结晶等。尿沉渣细胞学检查对了解泌尿系统疾病有重要价值。尿沉渣中可见细胞有红细胞（肾病、下尿道疾病、肾外疾病、药物引起的中毒反应等）、白细胞（几乎所有的泌尿生殖系统疾病都可有尿白细胞增加）、嗜酸性粒细胞(增加可见于肾小管间质性疾病)、淋巴细胞和单核细胞(增加可见于慢性炎症)等,此外还可见肾上皮细胞、下尿道上皮细胞等。

(九)尿液尿沉渣管型变化临床意义

透明管型可见于正常人、发热、心功能不全、肾实质病变、痛风性肾病、药物影响等。红细胞管型通常反映存在肾小球疾病和肾实质出血,常见于急性肾小球肾炎、慢性肾小球肾炎急性发作、急性肾小管坏死、肾移植后急性排斥反应等。白细胞管型常见于急性肾盂肾炎、间质性肾炎、肾病综合征、狼疮肾炎。颗粒管型反映了肾单位有淤滞现象,可见于剧烈运动、高热、纯碳水化合物饮食、肾间质疾病、肾移植后的排斥反应、肾盂肾炎、病毒感染、慢性铅中毒、恶性高血压、淀粉样变、阻塞性黄疸与药物等。

三、粪便检验

粪便常规检查检测内容及正常参考值见表1-2-7。

表1-2-7　粪便常规检查

检测内容	正常参考值
1.粪外观	颜色:黄褐色,久置后颜色加深
	性状:成形便,质软;婴儿呈黄色或金黄色糊状
2.粪气味	正常粪便有臭味
3.酸碱反应	中性、弱酸性或弱碱性
4.结石	无
5.粪隐血试验(OBT)	阴性
6.粪胆色素检查	①粪胆红素检查:阴性
	②粪胆原定量检查:每100 g粪便中粪胆原量为75~350 mg
	③粪胆素检查:阳性
7.显微镜检查	
(1)细胞	①白细胞:无或偶见
	②红细胞:无
	③吞噬细胞:无
	④癌细胞:无
(2)食物残渣	常见淀粉颗粒、脂肪、肌纤维、胶原纤维、弹性纤维、植物细胞及植物纤维
(3)结晶	在正常粪便中可见到少量磷酸盐、碳酸钙结晶等,均无病理意义
(4)细菌	粪便中细菌极多,占干重的1/3,多属正常菌群
(5)肠道真菌	普通酵母菌、人体酵母菌可见
(6)寄生虫卵	无

(一)粪外观变化临床意义

粪便的外观包括颜色与性状。正常成人的粪便排出时为黄褐色成形便,质软;婴儿粪便可呈黄色或金黄色糊状。久置后,粪便的胆色素被氧化而致颜色加深。

(二)粪气味变化临床意义

正常粪便有臭味,来源于细菌作用的产物,如吲哚、粪臭素、硫醇、硫化氢等物质。肉食者粪便的臭味重,素食者臭味较轻。粪便恶臭且呈碱性反应时,乃因未消化的蛋白质发生腐败所致。

(三)酸碱反应变化临床意义

正常人的粪便可为中性、弱酸性或弱碱性。肉食多者呈碱性,高度腐败时为强碱性,食糖类及脂肪多时呈酸性,异常发酵时为强酸性。

(四)结石变化临床意义

粪便中有些可见到胆石、胰石、粪石等,最重要且最多见的是胆石。常见于应用排石药物或碎石术之后,较大者肉眼可见到,较小者需用铜筛淘洗粪便后仔细查找才能见到。

(五)粪隐血试验(OBT)变化临床意义

隐血是指虽有消化道出血,但因出血量很少,肉眼不见血色,加之少量红细胞又被消化分解,以至于显微镜下也无从发现红细胞的出血状况。

(六)粪胆色素检查变化临床意义

正常粪便中无胆红素而有粪胆素存在。粪胆色素检查包括胆红素、粪胆原、粪胆素等检查。

(1)粪胆红素检查　婴儿因正常肠道菌群尚未建立,或成人因腹泻致使肠蠕动加速时,可以使胆红素来不及被肠道菌还原,均可使粪便呈金黄色或深黄色,胆红素定性试验为阳性,如部分被氧化成胆绿素则粪便呈绿色。

(2)粪胆原定性或定量检查　粪胆原定性或定量检查对于黄疸类型的鉴别诊断具有一定价值,低于或高于参考值可初诊为梗阻性黄疸或溶血性黄疸。

(3)粪胆素检查　粪胆素是由粪胆原在肠道中停留并被进一步氧化而成,粪便由于粪胆素的存在而呈棕黄色。当因胆管结石、肿瘤而致胆管完全阻塞时,粪便中因无胆色素而呈白陶土色。

(七)显微镜检查变化临床意义

(1)细胞　正常粪便中不见或偶见白细胞,无红细胞。

(2)食物残渣　正常粪便中的食物残渣均系已充分消化后的无定形细小颗粒,偶见淀粉颗粒和脂肪小滴等未经充分消化的食物残渣。

(3)结晶　在正常粪便中可见到少量磷酸盐、碳酸钙结晶,均无病理意义。

(4)细菌　粪便中细菌极多,占干重的1/3,多属正常菌群。正常人粪便中菌量和菌谱处于相对稳定状态,保持着细菌与宿主间的生态平衡。

①若正常菌群突然消失或比例失调,临床上称为肠道菌群失调症。长期使用广谱抗生素与免疫抑制剂、慢性消耗性疾病患者易发生肠道菌群紊乱,或发生二重感染,后者即为假膜性肠炎。

②霍乱弧菌肠毒素具有极强的致病力。它可作用于小肠黏膜而引起液体的大量分泌,导致严重水电解质平衡紊乱,严重者可导致死亡。可用粪便悬滴检查和涂片染色检查来初筛此菌,如发现这些菌则需及时进行传染病报告,并进行培养与鉴定。

(5)肠道真菌　念珠菌在正常粪便中极少见,常见于长期使用广谱抗生素、激素、免疫抑制剂和放、化疗之后。粪便中可见卵圆形、薄壁、折光性强、可生芽的酵母样菌,革兰染色阳性,可见分支状假菌丝和后壁孢子。

(6)寄生虫卵　从粪便中检查寄生虫卵是诊断肠道寄生虫感染最常用的化验指标。粪便中常见的寄生虫卵有蛔虫卵、钩虫卵、鞭虫卵、蛲虫卵、华支睾吸虫卵、血吸虫卵、姜片虫卵和带绦虫卵等。

四、蛋白质测定

(一)血清蛋白测定

1. 血清总蛋白测定(TP)

正常参考值:60~80 g/L。

血清总蛋白测定(TP)变化临床意义:增高常见于(1)高度脱水症(如腹泻、呕吐、休克、高热);(2)多发性骨髓瘤,原发性巨球蛋白血症等球蛋白可超过50 g/L,总蛋白则可超过100 g/L;(3)系统性红斑狼疮,多发性硬化和某些慢性感染也可造成球蛋白升高。减少常见于(1)营养不良和消耗增加,如肾病综合征,结核,甲状腺功能亢进,恶性肿瘤、溃疡性结肠炎、烧伤、失血等;(2)蛋白合成障碍,如肝细胞病变,肝功能受损等;(3)水、钠潴留引起血浆被稀释。

2. 血清白蛋白测定(ALB)

正常参考值:35~55 g/L。

血清白蛋白测定(ALB)变化临床意义:血清白蛋白浓度增高常见于严重失水而导致的血液浓缩。血清白蛋白浓度降低与总蛋白降低的原因大致相同,急性降低见于大量出血和严重烧伤;慢性降低见于肾病性蛋白尿,肝功能受损,腹腔积液,急性肿瘤,甲状腺功能亢进,长期慢性发热等。白蛋白如低于20 g/L,临床可出现水肿及浆膜腔积液。

3. 血清球蛋白测定(G)

正常参考值:20~30 g/L。

血清球蛋白测定(G)变化临床意义:球蛋白增高常见于(1)多发性骨髓瘤及原发性巨球蛋白血症;(2)肝硬化;(3)结缔组织病、血吸虫病、疟疾、红斑狼疮;(4)慢性感染、黑热病、慢性肾炎等。球蛋白降低者见于(1)生理性低球蛋白血症,见于3岁内的婴幼儿。(2)低γ球蛋白血症或先天性无γ球蛋白血症。先天性疾病仅见于男性婴儿;后天获得性疾病可发生于男、女两性。(3)肾上腺皮质功能亢进和使用免疫抑制药等常使免疫球蛋白合成减少,引起球蛋白降低。

4. 血清白蛋白/球蛋白

正常参考值:A/G,1.5~2.5。

血清白蛋白/球蛋白变化临床意义:A/G比值可用以衡量肝脏疾病的严重程度。A/G比值小于1提示有慢性肝实质性损害。动态观察A/G比值可提示病情的发展和估计预后,病情恶化时白蛋白逐渐减少,A/G比值下降,A/G比值持续倒置表示预后较差。

(二)尿液蛋白测定

1. 尿Tamm-Horsfall蛋白测定(THP)

正常参考值:12.4~61.6 mg/24 h尿(RIA法);29.78~43.94 mg/24 h尿(ELISA法)。

尿Tamm-Horsfall蛋白测定(THP)变化临床意义:尿THP排出增加常见于:(1)上尿路梗阻,肾移植的排异反应及间质性肾病;(2)体外碎石成功后第2天TH蛋白排出达高峰,以后下降;(3)蛋白尿,酸中毒,脱水少尿,肾小管损伤等。THP含量减少见于肾小球肾炎、反流性肾病、多囊肾、肾功能减退(尿毒症或氮质血症)和肾衰竭。

2. 尿微量白蛋白(MA)测定

正常参考值:0~19 mg/L(散射比浊法)。

尿微量白蛋白的检测主要用于早期发现肾脏损伤,有助于肾脏疾患的定位诊断。

3. 尿转铁蛋白测定(UTF)

正常参考值:0~2.0 mg/L(散射比浊法)。

肾损伤时,由于在尿白蛋白排出升高之前转铁蛋白即已升高,并先从尿中排出,因此尿中转铁蛋白的检测比尿微量蛋白的测定更敏感。

4. 尿 α_1 微球蛋白(α_1-MG)变化临床意义

正常参考值:0~12.8 mg/L(散射比浊法)。

尿 α_1-MG 是早期肾小管损伤的敏感指标,在尿常规、肌酐清除率异常前,α_1-MG 已增高。

五、无机元素测定

(一)钾测定

正常参考值:血清钾,3.5~5.5 mmol/L;尿钾,25~100 mmol/24L。

钾变化临床意义:血清钾增高常见于重度溶血、急慢性肾衰竭、肾上腺皮质功能减退症、休克、组织挤压伤含钾药物及潴钾利尿剂的过度使用等。尿钾增多常见于(1)肾上腺皮质功能亢进,特别是醛固酮增多症;(2)使用利尿剂药或皮质激素后使钾排出增多;(3)碱中毒时尿钾排出增多。血清钾减低见于严重的呕吐、腹泻、肾上腺皮质功能亢进、家族性周期性四肢麻痹(可低至2.5 mmol/L)、肌无力症、服用利尿剂等。尿钾排泄量减少见于(1)肾上腺皮质功能减退症;(2)酸中毒时尿钾排泄量减少。

(二)钠测定

正常参考值:血清钠,135~145 mmol/L;尿钠,130~260 mmol/24L。

钠变化临床意义:血清钠增高多见于(1)肾上腺皮质功能亢进症、库欣综合症、原发性醛固酮增多症;(2)高渗性脱水症;(3)脑性高血压症,见于脑外伤、脑血管意外、脑垂体肿瘤等;(4)钠进量过多,且伴有肾功能失常;(5)体内钠潴留,常见于心脏病、心力衰竭、肝硬化、肾病等。血清钠降低多见于(1)胃肠道失钠,如幽门梗阻、呕吐、腹泻、胆道及胰腺术后造瘘或引流等都可丢失大量消化液而缺钠;(2)尿中钠的排泄量多;(3)皮肤失钠,如大面积烧伤、创伤、体液及钠从创口大量丢失;(4)钠的摄取量不足,如饥饿、营养不良、低盐疗法、不适当的输液;(5)酸中毒时,钠由细胞外液移到细胞内。

(三)氯测定

正常参考值:血清氯,96~108 mmol/L;脑脊液氯化物 120~132 mmol/L。

氯变化临床意义:血清氯增高常见于高钠血症时失液大于失盐、高氯血性代谢性酸中毒、过量注射生理盐水。血清氯降低见于(1)体内氯化物丢失过多,如严重的呕吐、腹泻;(2)摄入氯化钠过少,如出汗过多未补充食盐、慢性肾炎长期忌盐饮食后及心力衰竭长期限盐并大量利尿后等。脑脊液中氯化物的变化主要用于脑膜炎的鉴别诊断及预后观察。

(四)钙测定

1. 血清钙测定

正常参考值(比色法):成人,2.03~2.54 mmol/L(8.11~10.15 mg/dL);儿童,2.25~2.67 mmol/L(8.98~10.78 mg/dL)

血钙变化临床意义:血钙增高见于甲状腺功能亢进症、维生素 D 过多症、多发性骨髓瘤、肿瘤广泛的骨转移、肠道过量吸收钙而使血钙增高。血钙降低见于甲状旁腺功能减退症、维生素 D 缺乏病(佝偻病)、软骨病、吸收不良性低血钙症、慢性肾炎、尿毒症以及大量输入枸橼酸盐抗凝血后。

2. 离子钙测定

正常参考值(离子选择电极法):1.10~1.32 mmol/L。

血清钙离子变化临床意义:血清钙离子升高主要见于原发性甲状旁腺功能亢进、恶性肿瘤、维生素 A、维生素 D 中毒、爱迪生病、结核等。血清钙离子降低见于甲状旁腺功能低下、维生素 D 缺乏、慢性肾炎、肾病综合征、恶性肿瘤骨转移、急性胰腺炎等。

(五)无机磷测定

正常参考值(酶法):0.97~1.62 mmol/L。

血清无机磷变化临床意义:血清无机磷升高主要见于严重溶血、甲状旁腺功能减退症、恶性肿瘤骨转移、肢端肥大症、大量摄入维生素 D 后、肾功能不全或衰竭、尿毒症或慢性肾炎晚期因磷酸盐排泄障碍而使血磷滞留。血清无机磷降低见于甲状旁腺功能亢进症、维生素 D 缺乏、乳糜泻等。

(六)镁测定

正常参考值(比色法):0.65~1.05 mmol/L。

血清镁变化临床意义:血清镁升高主要见于各种肾脏疾病、脱水、爱迪生病、甲状腺功能低下、多发性骨髓瘤、使用维生素 D 时。血清镁降低见于吸收不良综合征(小肠切除术后,慢性腹泻)、甲状腺功能亢进症、急性酒精中毒、急性心肌梗死、糖尿病、使用利尿药时。

(七)血清铁及总铁结合力测定

正常参考值(双吡啶反应法):血清铁,成年男性 11.0~30.0 μmol/L;成年女性 9.0~27.0 μmol/L;老年人 7.2~14.4 μmol/L;儿童 9.0~32.2 μmol/L。

总铁结合力 成年男性 50~77 μmol/L;成年女性 54~77 μmol/L。

血清铁变化临床意义:血清铁增高见于溶血性贫血、再生障碍性贫血、巨幼红细胞性贫血、铅中毒或维生素 B_6 缺乏、急性肝细胞损害、坏死性肝炎、血色沉着症、含铁血黄素沉着症、反复输入治疗或肌内注射铁剂引起急性中毒症等。血清铁降低见于慢性长期失血、缺铁性贫血、急性或慢性感染、尿毒症、恶病质等及某些药物治疗如促肾上腺皮质激素或肾上腺皮质激素治疗。

血清总铁结合力升高主要见于缺铁性贫血、肝细胞坏死、真性红细胞增多症。血清总铁结合力降低见于慢性感染、肝硬化、胶原病、肾病、再生障碍性贫血、恶性肿瘤。

六、部分酶类测定

(一)血清丙氨酸转氨酶(ALT)测定

正常参考值(速率法):<40 U/L。

血清丙氨酸转氨酶变化临床意义:当肝脏出现实质性病变时,血液中 ALT 的活性显著增高,故 ALT 升高在一定程度上即反映了肝细胞损害和坏死的情况。增高见于(1)肝胆疾病、传染性肝炎、肝癌、肝硬化活动期、中毒性肝炎、脂肪肝、胆石症、胆管炎、胆囊炎;(2)心肌梗死、心肌炎、心功能不全时的肝淤血、脑出血等;(3)骨骼肌病、多发性肌炎、肌营养不良等;(4)某些药物和毒物引起 ALT 活性升高,如氯丙嗪、异烟肼、水杨酸制剂及乙醇、铅、汞、四氯化碳或有机磷等。

(二)血清天冬氨酸转氨酶(GOT)测定

正常参考值(速率法、比色法):<40 U/L(37 ℃)。

血清天冬氨酸转氨酶变化临床意义:血清天冬氨酸转氨酶又称谷草转氨酶,升高见于(1)急性肝炎、药物中毒性肝坏死、肝癌、肝硬化、慢性肝炎、心肌炎、胸膜炎、肾炎及肺炎。(2)心肌梗死时在发生后6~12 h开始升高,24~48 h达高峰,3~6 d可降至正常。(3)进行性肌营养不良、皮肌炎、挤压性肌肉损伤时AST也可升高。(4)测定AST和ALT的活性,观察其病程中比值变化,对肝病的鉴别诊断和了解病情变化有一定意义。急性病毒性肝炎时AST/ALT比值小于1,肝硬化和肝癌时常大于1,原发性肝癌时常大于3。

(三)血清碱性磷酸酶(ALP,AKP)测定

正常参考值(酶速率法,37℃):成人<25~100U/L;儿童<350U/L。

血清碱性磷酸酶变化临床意义:血清ALP主要用于肝胆系统及骨骼系统疾病的诊断,病理性增高见于阻塞性黄疸、伴有黄疸的急或慢性肝炎、肝硬化、肝坏死、原发性或继发性肝癌、骨细胞瘤、变形性骨炎、成骨不全症、骨质软化症、骨折恢复期等。

(四)血清γ谷氨酰转移酶(γ-GT,GGT)测定

正常参考值(速率法,37℃):男,0~50 U/L;女,0~35 U/L。

血清γ谷氨酰转移酶变化临床意义:增高见于:原发性或转移性肝癌、阻塞性黄疸、病毒性肝炎和肝硬化、乙醇性肝炎。各种肝胆系统疾病时血中γ-GT可明显升高,但在骨骼系统疾病时未见有γ-GT增高现象,故同时测定γ-GT与ALP可帮助鉴别肝脏、骨骼系统疾病。此外在阻塞性黄疸时γ-GT明显增高,其程度与血清胆红素、ALP相一致。

七、非蛋白含氮化合物测定

(一)尿素氮(urea)测定

正常参考值:血清,2.86~8.20 mmol/L;尿,500~1 000 mmol/24 h(二乙酰-肟显色法);血清,2.86~8.20 mmol/L(尿酶-波氏法、速率法);尿,720~1 080 mmol/L(尿素酶-纳式试剂显色法)。

尿素氮(urea)测定变化临床意义:尿素氮升高见于(1)肾功能不全、急性肾小球肾炎、肾盂肾炎、肾衰竭,而且其尿素升高与病情成正比;(2)肾前因素如水肿、脱水、循环功能不全、心功能不全、休克等;(3)肾后因素如尿路结石、前列腺肿瘤或肥大等原因引起的尿少、尿滞留;(4)体内蛋白质分解旺盛,如上消化道出血、甲状腺功能亢进等;(5)生理性增高见于高蛋白饮食。引起尿素氮减低的因素主要见于肾功能障碍、严重的肝脏疾病患者。

(二)肌酐(Cr)测定

1.血肌酐(Cr)测定

正常参考值:男性42~86 μmol/L,女性70~106 μmol/L(苦味酸法);男性53~97 μmol/L,女性44~80 μmol/L(酶法)。

血液中的肌酐浓度可作为检测肾小球滤过功能的指标之一。

2.内生肌酐清除率(Ccr)测定

正常参考值(苦味酸法、酶法):男,85~125 mL/min(1.42~2.08 mL/s);女,77~117 mL/min(1.29~1.95 mL/s)。

内生肌酐清除率主要用以判断肾小球滤过功能是否受损及受损程度和指导临床用药和治疗,还可作为观察肾移植成功与否的客观指标,若肾移植成功Ccr值逐渐回升,反之则不回升或下降。

(三)尿酸(UA)测定

正常参考值(酶法):血尿酸,155～357 μmol/L;尿尿酸,1.5～4.5 mmol/24 h。

尿酸(UA)测定变化临床意义:肾脏早期病变时,血中尿酸首先升高,有助于肾脏损伤的早期诊断。血尿酸增加见于(1)急或慢性肾炎、药物及毒物(如利尿剂,铅中毒和酒精中毒等)、酸血症(如糖尿病、长期禁食、肥胖等所致的酮症酸中毒或乳酸性酸中毒);(2)痛风,血尿酸的增高对于痛风诊断最有价值,当测定值大于 640 μmol/L,具有形成肾结石或痛风的高度危险;(3)白血病、恶性肿瘤、肿瘤化疗后。尿酸降低见于(1)恶性贫血复发、乳糜泻以及如肾上腺皮质激素、ACTH、阿司匹林等药物使用后;(2)肾炎、肾功能不全、痛风发作前期;高糖、高脂肪、低蛋白饮食等。

(四)氨测定(BA)

正常参考值:血,18～72 μmol/L(酶法)。

氨测定变化临床意义:(1)在肝病尤其是肝性脑病时,测定血氨浓度有助于诊断和判断病情;(2)重症肝炎、肝硬化、原发性肝癌,尤其是肝性脑病病例,血氨可显著增高;此外,门脉高压、消化道出血、尿毒症等血氨亦可增高;(3)糖尿病酸中毒时,尿氨排泄显著增加,妊娠剧吐、进食酸性食物、肝功能障碍时尿氨排泄增加;(4)低蛋白饮食、贫血等血氨降低;碱中毒时尿氨排泄量减少。

八、出血与凝血系统检查

骨与关节创伤临床上较常用的出血与凝血系统检查项目有出血时间测定(BT)、凝血时间测定(CT)、活化部分凝血活酶时间测定(APTT)、血浆凝血酶原时间测定(PT)、血浆纤维蛋白测定(FIB)、凝血酶时间测定(TT)等。

(一)出血时间测定(BT)

在一定条件下,人为刺破皮肤的毛细血管后,从血液自然流出到自然停止所需要的时间,称为出血时间测定(bleeding time,BT)。BT 测定受血小板的数量和质量、毛细血管结构和功能以及血小板与毛细血管之间相互作用的影响,而受血液凝固因子含量及活性作用的因子作用较小。BT 测定是筛选试验中唯一的体内试验。

正常参考值:1～3 min,>3 min 为延长(Duke 法);1～6 min,>6 min 为延长(IVF 法)。

出血时间(BT)变化临床意义:BT 延长见于(1)微血管结构或功能异常,如坏血病、遗传性出血毛细血管扩张症、血管性假性血友病等;(2)血小板数量或功能异常,如血小板明显减低(<50×10⁹/L)的特发性血小板减少性紫癜和原发性血小板增多症、先天性与获得性血小板无力症、巨大血小板综合征等;(3)某些凝血因子缺乏,如低(无)纤维蛋白原血症和 DIC 等;(4)若 BT 延长,应结合血块收缩时间(CRT)、血小板计数(PLT)、血浆凝血酶原时间(PT)、血小板比积(PCT)等检查结果进行综合分析;(5)对 BT 显著延长者,应避免进行手术,如必须手术时应请血液科医师共同处理。

(二)凝血时间(CT)测定

新鲜血液离体后,凝血因子被异物表面(如玻璃)激活,即启动了内源性凝血。由于血液中含有内源性凝血所需要的全部凝血因子、血小板及钙离子,血液即可发生凝固,血液凝固所需要的时间即为凝血时间(clotting time,CT)。

正常参考值:5～10 min(玻璃试管法);10～19 min(塑料试管法);15～32 min(硅化试管法)。

凝血时间(CT)变化临床意义:CT延长见于(1)内源途径凝血因子(如Ⅷ、Ⅸ、Ⅺ)含量严重减低、如甲、乙型血友病和部分血管性假性血友病等;(2)先天性凝血酶原缺乏症、先天性无纤维蛋白原血症、重症肝脏疾病等;(3)纤维蛋白溶解活性增强,如继发性与原发性纤溶亢进、循环血中有大量的纤维蛋白(原)降解产物存在,常见于DIC;(4)血循环中有抗凝物质;(5)凝血时间延长时,应避免进行手术,即使需进行急诊手术也必须在血液科医师的协助下慎重实施。CT缩短见于血栓前状态及血栓性疾病,如DIC的高凝期、急性心肌梗死、脑血栓形成、静脉血栓形成等。

(三)活化部分凝血活酶时间(APTT)

本实验是检查内源性凝血系统是否正常的筛选试验。APTT的长短反映了血浆中凝血酶原、纤维蛋白原和因子Ⅴ、Ⅹ的水平。临床意义同CT测定,但比CT更敏感。在抗凝血浆中加入足量的活化接触因子激活剂和部分凝血活酶(代替血小板的磷脂),再加入适量的钙离子即可满足内源抗凝血的全部条件。从加入钙离子到血浆凝固所需的时间即成为活化部分凝血活酶时间。本试验可用白陶土作活化剂,所以也称为白陶土部分凝血活酶时间(KPTT)。

正常参考值:男,37 s±3.3 s;女,37.5 s±2.8 s。

活化部分凝血活酶时间(APTT)变化临床意义:KPTT延长意味着内凝系统诸因子的活性低于25%,缩短常提示患者处于高凝状态,应防止高凝引起的并发症。由于本实验常作为凝血因子缺乏的筛选试验,常需结合其他检查来综合分析。

(四)血浆凝血酶原时间(PT)

在抗凝血浆中加入足够量的组织凝血活酶(组织因子,TF)和适量的钙离子,即可满足外源凝血的全部条件。从加入钙离子到血浆凝固所需要的时间即称为血浆凝血酶原时间。PT的长短反映了血浆中凝血酶原、纤维蛋白原和因子Ⅴ、Ⅶ、Ⅹ的水平。PT为外源性凝血途径检查的筛选试验,是综合反映凝血因子Ⅰ、Ⅱ、Ⅴ、Ⅶ、Ⅹ含量及活化性指标。

正常参考值:11~14 s。病人结果较正常对照延长3 s以上有意义。

血浆凝血酶原时间变化临床意义:PT延长见于Ⅱ、Ⅴ、Ⅶ、Ⅹ因子先天性缺乏和低(无)纤维蛋白原血症、DIC的低凝期及继发性纤溶亢进期、原发性纤溶症、维生素K缺乏症、肝脏疾病、循环血液中有抗凝物质、纤维蛋白降解产物(FDP)增多和口服香豆素类抗凝药物等。在服用华法林等药物之后病人PT也可延长。PT大于40 s,可能会引起严重出血,必须采取预防出血的措施并密切观察有无出血倾向。PT缩短见于血栓前状态或血栓性疾病、DIC早期及口服避孕药;PT显著减少,常提示肝功严重受损,必须引起高度重视。

(五)血浆纤维蛋白(FIB)测定

临床上主要用于观察纤维蛋白原减少的程度,在糖尿病、心脑血管疾病、烧伤、手术后和某些急性传染病,血浆纤维蛋白消耗可能增高,血浆凝固性有增强的倾向。

正常参考值:2.0~4.0 g/L(200~400 mg/dL)。

血浆纤维蛋白变化临床意义:FIB增高见于脑血栓、心肌梗死、恶性肿瘤、感染(如胆囊炎、肺炎、肾炎等)、手术及放疗后;减低见于严重肝脏病、DIC、大量出血、先天性纤维蛋白原缺乏症等。

(六)凝血酶时间(TT)

TT主要反映纤维蛋白原的减少和FDP的增多。

正常参考值:16～18 s。病人结果较正常对照延长 3 s 以上有意义。

凝血酶时间变化临床意义:TT 延长见于血循环中纤维蛋白(原)降解产物(FDP)增多(如 DIC 继发纤溶亢进、溶栓治疗后)、肝素或类肝素物质增多、AT－Ⅲ活性增高、低(无)纤维蛋白原血症、异常纤维蛋白原血症等。TT 也可以作为纤维蛋白原异常筛选试验。

(何本祥)

第三章　运动骨关节创伤常用治疗方法

第一节　正骨技术

治疗骨关节创伤的目的是使损伤的骨、关节恢复其完整的支干和束骨作用。因此,除骨折发生的当时,妥善地进行急救处理外,治疗还应包括整复、固定、功能锻炼、内外用药等诸多方面。在继承中医传统理论和经验的基础上,必须贯彻固定与活动相结合(动静结合),骨与软组织并重(筋骨并重),局部与整体兼顾(内外兼治),医疗措施与患者主观性密切配合(医患合作)的原则。这样就可收到病人痛苦少、骨折愈合快、治疗时间短、功能恢复好、并发症少的显著效果。

整复(reduction)又称为复位,是使移位的骨折端恢复到正常的解剖形态,以恢复骨的支干作用。《医宗金鉴·正骨心法要旨》云:"接者,谓使已断之骨,合拢一处,复归于旧也。"这是骨折治疗的第一大法,也是促使骨与关节损伤愈合、功能恢复的首要步骤。

一、骨折的复位

(一)骨折是否需要复位

治疗骨折的最终目的是使患肢功能得到最大限度的恢复,并在外观上无畸形。功能恢复取决于三个方面,即骨折的愈合、关节与肌肉正常运动的恢复和不出现后遗症。任何一方面存在问题,都会影响功能恢复的程度。除去创伤本身的因素外,骨折、关节脱位复位理想与否和上述三方面的因素均有密切的关系。

当骨折、关节脱位整复后对位满意,骨折断端较稳定,接触面大,则愈合快,畸形少,为早期进行功能锻炼奠定了基础,而且当骨折愈合后,肢体在各运动面上的关节轴线接近正常,肌肉的长度—张力关系正常,与骨折粘连的机会也较少,关节肌肉的运动功能才可能得到正常的发挥。如果在满意的位置上愈合,关节内的骨折面平滑,创伤性关节炎发生的机会相对减少,关节外的骨折轴线正常,骨折端平整,晚期迟发性神经炎、肌腱自发性断裂等并发症出现机会少。

由此可见,骨折不但需要复位,而且应该取得理想的复位。但必须指出并非所有的骨折都需要复位。

(二)不需要复位的骨折

当骨折无移位时,即不存在需要复位的问题。

如果骨折只存在轻度移位,也无复位的必要。临床实践发现在这种原始移位的位置上反而更为稳定,而且不影响将来的功能。

对于嵌入骨折端在有限度的畸形位置时,不必要为了复位而破坏其已存在的稳定性。

即使骨折有明显的移位,但在复位后既无法获得有效的外固定,又无必要采用内固定时(例如肋骨骨折),也无需多此一举。

(三)复位的利与弊

进行复位操作,就会增加创伤。进行手法复位时,手法越重,次数越多,增加创伤的机会和程度也越大。在行手术复位时,除了偶尔可能引起感染外,更重要的则是手术本身的创伤,对骨膜的剥离,使骨端血运遭到进一步的破坏。除此之外,当然还有上述的因复位而丧失了原有的稳定性,或是因手法粗暴,造成骨折片的完全离断,或是破坏了软组织铰链,而把基本上稳定的骨折变为不稳定骨折等是更为严重的问题。

在进行复位时,必须将其不利因素考虑在内,全面权衡其利弊。临床上大多数情况,复位是利多弊少的;但如果根本不顾其弊端,则即使在本来利多弊少的条件下,也会引出相反的结果。

二、整复原则

(1)骨折整复是骨折移位的逆过程　在骨折整复前,必须首先了解外力的性质、大小、方向、局部软组织损伤程度及肌肉对骨折断端牵拉作用,弄清骨折移位时所经过的途径。然后再选择合适的手法,将移位的骨折断端沿着与移位方向相反的途径倒退回原位,骨折即可得到整复。

(2)综合复位与分解复位辨证施用　骨折后断端之间可发生重叠、旋转、成角和侧方移位。如果在施用手法时,将整复不同移位的各个力量综合在一起,一次整复成功,为综合复位。如不可能一次复位者,需先矫正旋转及重叠移位,再矫正成角及侧方移位,然后梳理肌腱、韧带等软组织使之归复原位,则为分解复位。

(3)快速复位与缓慢复位相结合　骨折应该争取一次完成整复,这样有利于骨折愈合,这是快速复位。有些骨折一次难以整复成功,需采用局部外固定与早期功能锻炼相结合的方法使移位畸形逐渐得到纠正,这就是缓慢复位。如股骨干骨折的复位。

(4)整复与固定相结合　整复中有固定,固定后还可以再整复。一次不能整复时,可分期整复和分段固定,可把整复与固定密切结合起来。

三、复位的标准

(1)解剖复位(anatomical reduction)　骨折的畸形和移位完全矫正,恢复了骨的正常解剖关系,对位(指两骨折端的接触面)、对线(指两骨折段在纵轴上的关系)完全满意时,称为解剖复位。正如《医宗金鉴·正骨心法要旨》指出:骨折复位必须达到"使断者复续,陷者复起,碎者复完,突者复平"的要求,解剖复位可使骨折端稳定,便于早期功能锻炼,骨折愈合快,功能恢复好。因此,对每一个骨折,都应争取整复达到解剖复位或接近解剖复位。

(2)功能复位(functional reduction)　在临床上有种种客观和主观上的限制不能达到解剖复位。比如,一些粉碎骨折本身就不具备解剖复位的条件,肌肉丰厚或者肿胀严重会增加对骨折脱位进行手法复位的操作难度,有时即使在麻醉下也难以克服。除此之外,手法复位熟练程度上的差异等因素均使达到解剖复位的可能性受到或多或少的影响。当然,由于复位操作也必然会带来附加的创伤,如果不顾客观困难而一味追求解剖复位,则很可能出现与主观愿望不一致的后果。临床实践中,也许为较多骨折的复位虽尽了最大的努力,但某种移位仍未完全纠正,骨折在此位置上愈合后,对肢体功能无明显妨碍者,称为功能复位。对不能达到解剖复位者,应力争达到功能复位。

功能复位的标准是:①骨折部的旋转移位必须完全矫正。②成角移位若与关节活动方向一致,日后可在骨痂改造塑形中有一定的矫正和适应,但成人不超过10°,儿童不超过15°。成角若与关节活动方向垂直,日后不能矫正和适应,必须完全复位。③骨折的对位,在长骨干骨折,至少应达到1/3以上,对干骺端骨折至少达3/4左右。④儿童处于生长发育时期,下肢骨折缩短2 cm以内,若无骨骺损伤,可在生长发育过程中自行矫正,成人则要求缩短移位不超过1 cm。

四、整复时间

骨折在全身条件允许的情况下,整复越早越好。时间越早越容易获得一次性正确对位。如果病人有休克和内脏、颅脑损伤,应等全身情况稳定后再整复骨折。肢体肿胀严重,应抬高肢体,内服、外敷活血化瘀消肿之药,待肿胀减轻后再复位。对伤口小的开放骨折,清创缝合后即可整复固定。伤口大的开放骨折,在清创术后用牵引维持骨位,也可在清创的同时对骨位进行复位内固定。开放骨折伤口不能一期缝合作内固定者,应在伤口愈合后3个月左右才能作切开复位内固定。

五、麻醉的选择

整复前,应根据复位所需要的时间,选用有效麻醉,在无痛条件下整复骨折脱位,骨折整复固定后,麻醉也能随之解除。这样,病人虽意识清楚,但肢体痛觉减弱或消失,而肌肉仍有一定张力,搬动病人时,骨折不致发生再移位。临床上,对上肢骨折最好采用臂丛神经阻滞麻醉,下肢骨折用单侧腰麻或神经阻滞麻醉(坐骨神经或股神经)。有些部位如肱骨外科颈、桡骨远端骨折也可选用局部浸润麻醉。尽量不采用全麻,因全麻病人苏醒时常有躁动,容易导致骨折再移位。

六、合理应用影像学检查

X线检查可作为诊断和治疗骨折脱位的依据,也可检查骨折、脱位整复后的对位情况。为使骨折达到理想的复位,术者必须提高整复技术水平,整复前应对X线片显示的骨折移位情况认真分析,制定周密的整复计划,依靠手指的感觉和骨折端的骨擦音,在助手密切协作下,进行徒手整复,常可获得满意效果。整复后可在防护围裙和手套等保护下,透视验证复位效果,若不满意,解除固定后重新整复。

七、整复方案

骨折、脱位的整复是集体的协同操作,在整复前结合病人的全身情况、局部情况等制定一个较成熟的整复方案,一般应包括具体正骨手法、操作步骤、固定体位及交代注意事项等。

八、整复手法

《医宗金鉴·正骨心法要旨》云:"夫手法者,谓以两手安置所伤之筋骨,使仍复于旧也……一旦临证,机触于外,巧生于内,手随心转,法从手出。"《医宗金鉴·正骨心法要旨》中还总结出摸、接、端、提、按、摩、推、拿八法。郑怀贤教授及其学生们根据传统经验,结合临床实践,归纳出12种整复手法。

(1)摸法 既是诊断方法,也是整复手法。整复前必须摸清骨折移位的方向,摸准整复的用力部位。摸时先轻后重,由浅入深,由伤处周围向伤部触摸。尺骨从前臂背尺侧触摸;桡骨从桡侧远端向近侧触摸;肱骨从上臂内、外侧触摸。总之应从骨的表浅部或肌群之间去摸骨,并从骨之两端隆起部向中间摸去,就可摸清骨折的移位情况。

(2)拉法 在骨折或脱位的远近两端,用力对抗牵拉,以纠正骨折端重叠、成角和关节脱位。牵拉时,一般是近端起固定作用,远端对抗拔伸,先顺势牵拉,要轻重适宜,持续用力(图1-3-1)。老、幼患者,拉力不宜过大。青壮年患者和肌肉发达者,则需要较大的拉力。肱骨干骨折切忌猛力牵拉,否则会导致骨折端分离。股骨干骨折需用骨牵引才能纠正重叠保持骨位。

(3)捏法 用单手或双手的拇指和其余手指指腹在伤部进行捏。多用于指骨和趾骨骨折等(图1-3-2)。

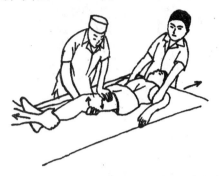

图1-3-1 用拉法矫正股骨骨折的重叠

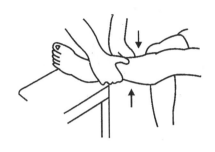

图1-3-2 胫骨骨折有高突时捏法

(4)按法 用单手或双手的掌跟、手指在伤部向下按压,用以纠正骨折端向前移位或成角。儿童前臂青枝骨折有成角时,将前臂放在桌面上,用手掌按压骨折端成角突出部,即可获得满意的整复效果(图1-3-3和图1-3-4)。

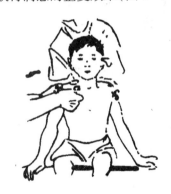

图1-3-3 小儿锁骨青枝骨折高突时拇指按法　　图1-3-4 尺桡骨青枝骨折向前成角时手掌按法

(5)提法 将下陷之骨折端提起归位。锁骨等骨折时,用拇食二指捏住下陷的骨折端向上提起,同时按压向上突出的一端向下,即可复位。按提手法往往联合应用(图1-3-5和图1-3-6)。

(6)推法 用手指或手掌将左右错移之骨推回原位,常用于四肢长骨骨折之侧方移位(图1-3-7和图1-3-8)。

(7)端法 常用于颈椎骨折脱位。以一手托枕部,另一手托下颌,适当用力向上端起,并缓慢地将头向左、右、前、后运动(图1-3-9)。

(8)搬法 医者握住患肢远端,作被动屈、伸或内收、外展活动。肱骨外科颈骨折的内收型,将上肢搬向外展位;外展型将上肢搬向内收位,后伸型将上肢搬向屈曲位,则可促使断端对位和纠正成角(图1-3-10)。

(9)摇法 操作要点是一手握骨折部的近端,另一手握其远端,并作各个方向的活动。此法主要用于陈旧性骨折之折骨术和关节粘连之松解术。

(10)推转法 又称回旋法。多用于背靠背移位的斜形骨折。矫正重叠后,一手握近折

65

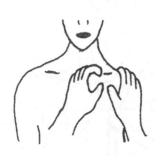
图 1-3-5　锁骨骨折内陷时提法

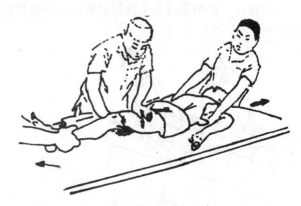
图 1-3-6　股骨骨折错位时单手提法

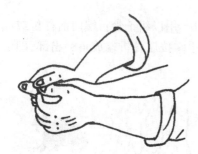
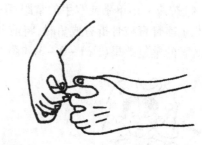
图 1-3-7　指关节错位时推法

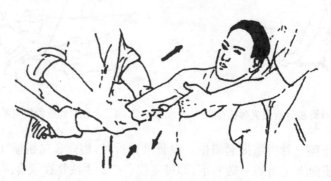
图 1-3-8　肘关节侧方脱位时推法

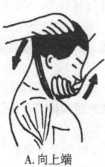
A. 向上端

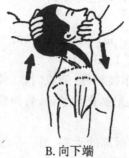
B. 向下端

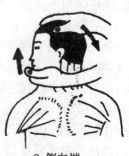
C. 侧向端

图 1-3-9　头部端法

端,一手推转远折端,使其从移位方向逆行回转。施行此法须注意两点:一是推转时牵引力不宜大,否则推转不动;二是要辨清骨折是从哪一侧移向背侧的(图1－3－11)。

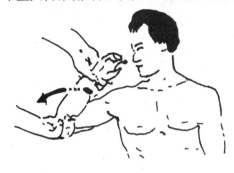

图1－3－10　肘关节搬法

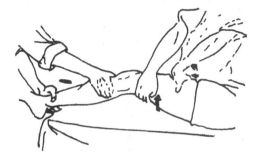

图1－3－11　股骨干骨折时推转法

（11）折顶法　在牵引下,术者两手拇指压于突出的骨折一端,其余四指环抱于下陷的另一骨折处,拇指用力向下按压,加大成角,依靠拇指的感觉,估计骨折远、近端的骨皮质已经相顶,骤然反折,使骨折端移位得以纠正。

（12）挂法　挂法是几种手法连贯动作的敏捷手法,常用以整复杵臼关节脱位。适用于治疗颞下颌关节脱位(图1－3－12)。

以上12种手法,既可单独应用,也可2种或2种以上手法联合运用整复骨折与脱位。如前臂尺桡骨双骨折,折端有重叠、旋转、侧向移位时,可先用摸法了解骨折端移位情况,用拉法矫正重叠移位,也可

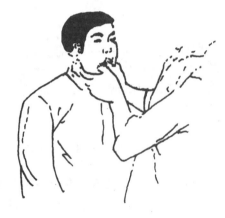

图1－3－12　颞下颌关节脱臼时挂法

用推转法矫正旋转移位,然后用对向推挤法矫正侧向移位,折顶法矫正成角畸形,提按法矫正前后移位。临床上应根据骨折的类型、移位情况,灵活选择手法正确应用。

第二节　牵引技术

牵引是通过应用牵引装置,利用悬垂重量为牵引力、身体重量为反牵引力,以克服肌肉的收缩力,达到整复骨折、脱位,预防和矫正软组织挛缩,也是骨科手术后制动的一种治疗方法。

创伤骨科牵引方法有皮肤牵引、骨牵引及布托牵引等。临床应根据患者的年龄、体质、骨折部位和类型、肌肉发达的程度和软组织的损伤情况等选择使用。

牵引重量视肢体损伤的程度和患者的体重而定,应随时调整。如牵引重量太大,可引起过度牵引,使骨折断端发生分离移位,造成骨折延迟愈合或不愈合,或引起其他不良反应;如牵引重量太小,则不能达到复位或维持骨位等治疗目的。

一、牵引装置

（1）骨科病床　应铺有木板,使牵引装置能稳定地放在病床上;可安装牵引床架,悬吊牵引支架以便于功能锻炼;对截瘫和不便抬动躯干,大、小便护理困难的患者,可在木板床的

中部相当于臀部处开一圆洞,洞下放置便盆,以方便大、小便护理。

(2)牵引床架　多用金属管制成。其基本结构是在病床的两头各固定有1~2根支柱,支柱之间连接同样数目的横架,横架上装有滑轮和拉手,以便作悬吊牵引和进行功能活动(图1-3-13)。

(3)牵引支架　①勃朗-毕洛支架,可根据患肢的长度和牵引的角度进行适当的调整,多用于下肢骨折牵引。②托马斯架,可联合 Pearson 小腿附架使用,其特点是结构简单、轻便,可将支架悬吊起来,以便于患者在床上活动(图1-3-14)。③挂钩牵引架,结构简单,使用时将两钩挂于床头即可,多用于下肢水平位的皮肤牵引、颅骨牵引、枕颌布托牵引等。

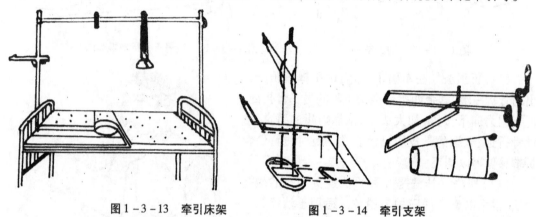

图1-3-13　牵引床架　　　　　图1-3-14　牵引支架

(4)牵引用具　临床上有几种不同结构及外观的牵引弓(图1-3-15)和多种规格(直径1~4mm)的骨圆针可供选择,如普通牵引弓、马蹄牵引弓、颅骨牵引弓等。皮肤牵引用具主要有扩张板、胶布和海绵牵引带,布托牵引用具主要有颈托牵引带、骨盆悬吊带、腰椎牵引带及踝托牵引带等(图1-3-16)。此外,各类牵引均需要砝码及牵引用尼龙绳等。

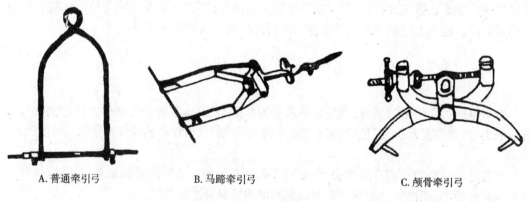

A. 普通牵引弓　　　　B. 马蹄牵引弓　　　　C. 颅骨牵引弓

图1-3-15　骨牵引弓

(5)附属设备　①床脚垫,其作用是抬高床尾,以利用患者自身重量来达到加强对抗牵引力量的目的,常用的有三级梯和三高度床脚垫。②靠背架,呈合叶状,两侧有撑脚,可选择不同的高度或完全合拢,其作用是方便牵引患者在床上坐起;③足蹬箱,使用时置于健侧足下,以便患者练功踩蹬着力,并阻止身体下滑。

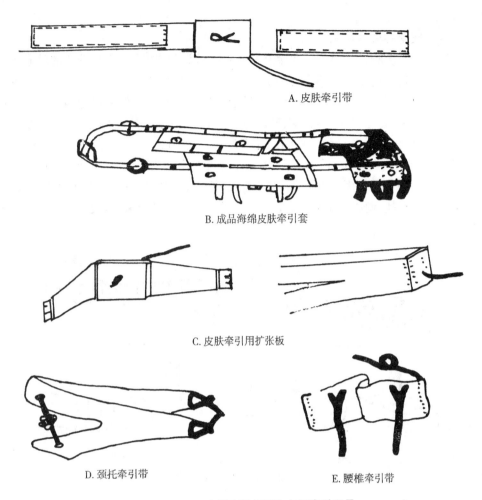

A. 皮肤牵引带

B. 成品海绵皮肤牵引套

C. 皮肤牵引用扩张板

D. 颈托牵引带

E. 腰椎牵引带

图 1 - 3 - 16　皮肤牵引用具和布托牵引用具

二、常用牵引方法

(一)皮肤牵引

利用粘贴于肢体皮肤的粘胶条(或乳胶海绵条)使牵引力直接作用于皮肤,间接牵拉肌肉和骨骼,从而达到患肢骨折的复位、制动与休息的目的。

皮肤牵引对患肢基本无损伤,痛苦少,且无穿针感染的危险。由于皮肤本身所能承受的力量是有限的,加之皮肤牵引对患肢皮肤条件要求较高,因此其适应范围较局限。

1. 适应证

①骨折,需要采用持续牵引治疗但又不需要强力牵引或不适合骨牵引者,如老年人股骨粗隆间骨折、小儿股骨干骨折;②脱位,多用于下肢脱位整复后的固定,如髋关节脱位;③术前、术后,用皮肤牵引制动患肢,达到减轻疼痛、缓解肌肉痉挛、防止畸形、整复关节半脱位或全脱位的目的。

2. 禁忌证

①皮肤有损伤或炎症者;②肢体有血液循环障碍者,如静脉曲张、慢性溃疡、血管硬化及栓塞等;③骨折严重错位(特别是肌肉丰厚的患者)需要强力牵引方能矫正畸形者;④对胶

布过敏者。

3. 胶布皮肤牵引操作步骤

首先清洁伤肢皮肤,剃去汗毛,并涂上安息香酊,以保护皮肤和增加胶布的粘附力。牵引所用胶布的宽度为伤肢最细部位周径的1/2;长度为骨折线以下肢体长度与扩张板长度的2倍之和。裁开胶布的2端分成3等分,撕开长度10~30 cm,然后以适当尺寸的木制扩张板粘于胶布中央,在与木板中央孔相对处的胶布剪一小孔,并在孔内穿入1根牵引绳,于板内侧面打结,防止牵引绳滑脱。粘贴时应在助手的协助下,先于骨突部放置纱布衬垫保护,然后将胶布平整粘贴于肢体的两侧。胶布的上端应超过骨折线2~3 cm,并使扩张板与肢体末端保持5~10 cm的距离,同时注意两端长度相称一致,以保证扩张板处于平直位置。最后用绷带缠绕包扎,使胶布平整地固定于肢体上。注意切勿过紧,以免影响患肢的血液循环(图1-3-17)。

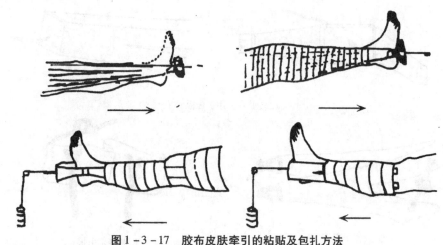

图1-3-17 胶布皮肤牵引的粘贴及包扎方法

4. 牵引体位及重量

根据要求将患肢置于牵引支架上或悬吊于牵引床支架上,通过滑轮牵引。牵引方向应根据牵引部位及牵引目的加以调整。牵引重量应根据患肢肌肉丰厚程度或骨折类型、移位程度等具体情况决定,但不宜超过5 kg。

对胶布过敏的患者可采用乳胶海绵条代替胶布施行皮肤牵引。先制作牵引带,取厚1 cm左右、表面粗糙的乳胶海绵裁成两条宽10 cm、长度适当的长形条块,用针线缝在稍宽一些的白布条上,中间空出20 cm左右的安装扩

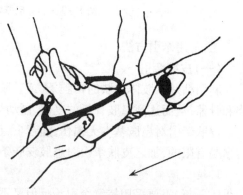

图1-3-18 乳胶海绵条皮肤牵引

张板;然后将牵引带的两块乳胶海绵条分别置于肢体内、外侧;最后用绷带自上而下适度包缠于患肢上,其贴放、包扎及牵引方法、要求同胶布牵引(图1-3-18)。

5. 注意事项

(1)严格掌握皮肤牵引的适应证及禁忌证。

(2)牵引重量一般不超过5 kg,否则易导致胶布(或海绵条)滑脱或引起皮肤水疱。

(3)胶布皮肤牵引者,须注意有无皮炎发生,特别是小儿皮肤细嫩,对胶布反应较大,更应重视。如有不良反应,应立即停止牵引,并作对症处理。

(4)牵引期间应经常检查牵引作用是否良好,包括胶布粘附力、患肢畸形矫正情况等,发现问题及时处理。

(5)牵引时间一般为2~3周,如时间过长,可因患肢皮肤上皮脱落而影响胶布的粘附力。如需继续牵引者,应及时更换胶布或改用海绵条牵引带牵引。

(二)骨牵引

通过穿入骨骼内的克氏针或牵引钳,使牵引力直接作用于骨骼,使骨折端达到复位与固定作用。

1. 优点

①骨牵引可以承受较大的牵引重量,使用范围广;②牵引期间检查患肢方便;③配合夹板固定,便于患肢早期功能锻炼,以防止关节僵硬、肌肉萎缩等骨折并发症;④无皮炎、皮肤水疱、局部加压坏死及循环障碍等不良反应。

2. 缺点

①骨牵引针经皮肤穿入骨内,如消毒不严或护理不当,有引起针孔处感染的可能。②穿针操作不当有损伤关节、神经、血管或劈裂骨质的危险。

3. 适应证

①成人肌力较强部位的骨折尤其是不稳定骨折。②开放性骨折。③骨盆骨折、髋臼骨折及髋关节中心性脱位。④学龄儿童股骨干不稳定性骨折。⑤颈椎骨折脱位。⑥关节置换术前、关节挛缩畸形矫形术前等。⑦某些需要牵引治疗但不宜行皮肤牵引者,如伤肢有静脉曲张的骨折患者。⑧多根肋骨多段骨折造成浮动胸壁,出现反常呼吸者。

4. 禁忌证

①穿针处有炎症或开放性创伤污染严重者。②牵引局部骨骼有病变或严重骨质疏松者。

5. 骨牵引用具

①骨牵引包,内含手术巾、布巾钳、血管钳、手术刀、各种规格的克氏针或骨圆针、骨锤、骨钻等,高压消毒后备用。②局部麻醉和消毒药品及用具。③牵引弓,主要有马蹄形牵引弓、张力牵引弓及颅骨牵引弓。马蹄形牵引弓和张力牵引弓适用于克氏针牵引;颅骨牵引弓为特别的专用牵引器,其弓的两端带有短针可以钩住颅骨外板,尾部带有螺杆及调节钮,以便控制短针在颅骨外板卡紧的程度。

6. 操作步骤

(1)颅骨牵引 患者仰卧,头下置一适当高度的枕头。助手固定患者头部。将患者头发剃光,清洁皮肤,用甲紫标记钻孔位置:两乳突处(或两外耳孔)连线与人体正中线相交点为中点,中点向两侧各旁开3~5 cm处为进针点。在预定两钻孔处,用尖刀各切开一长约1 cm的小口,深达骨膜,止血。用带安全隔板的钻头在颅骨表面以向内倾斜45°角的方向钻穿颅骨外板(成人为4 mm,儿童为3 mm)。注意防止穿过颅骨内板伤及脑组织。然后张开颅骨牵引器的两脚,将钉齿插入骨孔内,拧紧牵引器螺旋,使钉齿与颅骨外板卡紧。最后缝合伤口,用酒精纱方覆盖之。系上牵引绳并通过床头挂钩牵引架的滑轮,抬高床头进行牵引。牵引重量一般为:C1~C2为4 kg,以后每下一椎体增加1 kg。牵引维持重量为3~4

kg,牵引时间一般为2~4周(图1-3-19)。

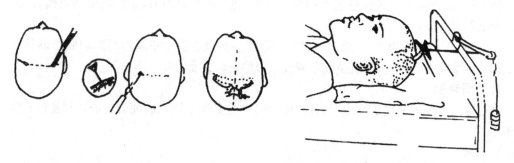

图1-3-19　颅骨骨牵引

(2)四肢骨牵引　患肢置于牵引支架上或置于适当的体位。于穿、出针部位常规皮肤消毒后铺手术巾。在预定的进针点和出针点,用1%的利多卡因进行局部麻醉,重点麻醉骨膜和皮肤。皮下组织及肌肉丰厚处应先将皮肤向近端拉紧后再施行穿针,避免牵引时钢针压迫皮肤。或用尖刀将进针点皮肤刺一约0.5 cm的小口,并将骨圆针穿入直达骨骼,徐徐旋转手摇钻,使骨圆针穿透骨质及对侧皮肤,直至皮外两端长度相等。进针时应注意控制方向及位置,使钢针与骨干垂直。操作时可在钻入骨质数毫米后(此时钢针已基本稳定在骨质上),观察钢针方向是否正确,符合要求者可继续钻入,否则应调整进针方向。此外,穿针时应令助手稳定患肢。最后用酒精纱方覆盖保护两侧针孔,然后装上牵引弓,拧紧固定螺钉,将牵引绳系住牵引弓,通过滑轮挂上适当的重量后可进行牵引(图1-3-20)。

(3)肋骨骨牵引　患者取仰卧或侧卧位,常规消毒铺巾。选择浮动胸壁中央的1根肋骨作为牵引部位。用利多卡因作局部浸润麻醉后,用无菌巾钳夹住肋骨,然后用牵引绳系于巾钳环孔内,通过滑轮进行牵引。牵引重量一般为2~3 kg,时间2~3周(图1-3-21)。

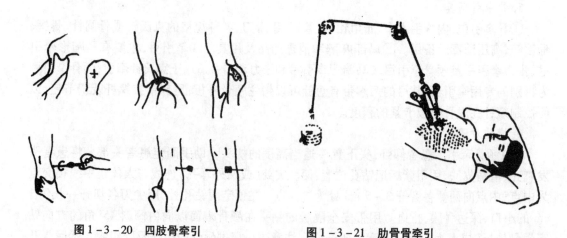

图1-3-20　四肢骨牵引　　　　图1-3-21　肋骨骨牵引

(4)肢体骨牵引　见表1-3-1和表1-3-2。

表 1 - 3 - 1　上肢骨牵引适应证、进针部位及方法

牵引部位	适应证	进针点及方向	牵引体位	重量及时间	注意事项
尺骨鹰嘴	①移位严重的肱骨干骨折；②复位困难或严重肿胀的肱骨髁间或髁上骨折	尺骨鹰嘴尖下 2 cm，与尺骨嵴前 1 横指相交处；由内向外进针	仰卧，患肢屈肘 90°，前臂中立位	重量2～4 kg 时间3～4周	①由内向外进针，避免穿针时损伤尺神经；②儿童患者可用大号布巾钳进行牵引（图 1 - 3 - 22）
尺桡骨远端	开放性或皮肤条件差复位困难的前臂骨折	桡骨茎突上1.5～2 cm，与桡骨前后中点相交处；由外向内进针	仰卧，屈肘90°，前臂垂直远端朝上	重量2～4 kg 时间3～6周	应在上臂部加一布带向下作对抗牵引。（图 1 - 3 - 23）
掌骨	①尺桡骨远端骨折；②腕关节脱位及骨折	横贯第 2、3 或第 2～4 掌骨干中、下 1/3 处，由外向内进针	同"尺桡骨远端"	重量2～4 kg 时间3～4周	图 1 - 3 - 24
拇指指骨	①第 1 掌、指骨不稳定性骨折；②第 1 掌骨基底部骨折脱位	指甲根部横线与末节指骨侧方处由外向内进针	各手指置于对掌功能位	利用橡皮圈维持牵引力，时间3～4周	用管型石膏将腕、指关节固定于功能位，然后用一 U 形铁架的两脚固定于拇指石膏的两侧，以橡皮圈，连接牵引弓及 U 形架顶端凹陷处进行牵引（图 1 - 3 - 25A）
第 2～4 指骨	用于第 2～4 掌指骨不稳定性骨折	同"拇指指骨"	依骨折部位及类型而定	同"拇指指骨"	用管型石膏固定腕关节于功能位，将塑形支架置于石膏掌侧，将伤指置于附板上，然后用橡皮圈或铁丝钩进行牵引（图 1 - 3 - 25B）

表 1 - 3 - 2　下肢骨牵引适应证、进针部位及方法

牵引部位	适应证	进针点及方向	牵引体位	重量及时间	注意事项
股骨髁上	①股骨干骨折；②股骨颈或粗隆间骨折；③骨盆骨折半侧骨盆上移者；④髋关节脱位等	在内收肌结节上 2 cm 进针或髌骨上缘横线与腓骨小头前缘纵线之交点；由内向外进针	患者仰卧伤肢置于牵引架上，使髋、膝各屈曲45°左右	重量为体重的 1/6～1/8，维持量3～6 kg；时间5～6周	已患有骨质疏松者、儿童（骨骺未闭合的）股骨干骨折进针点位置比正常宜稍高一些（图 1 - 3 - 26）
股骨髁间	股骨髁上或髁间骨折	以股骨内、外髁中心为进针点	同"股骨髁上"	同"股骨髁上"	多用冰钳作牵引，将冰钳钉齿拧入骨皮质内进行牵引（图 1 - 3 - 27）
胫骨结节	①股骨颈或粗隆间骨折、股骨干上 1/3 骨折②股骨髁上伸直型骨折	胫骨结节最高点向后 1.5 cm 再向下 1 cm 处进针；由外向内进针	同"股骨髁上"	同"股骨髁上"	①为避免损伤腓总神经由外向内进针；②儿童宜在胫骨结节下 2 cm 处穿针，避免损伤骨骺（图 1 - 3 - 28）
胫腓骨远端	①胫腓骨骨干骨折；②胫骨髁骨折	外踝上方 3～8 cm；于腓骨前缘进针	同"股骨髁上"	重量 5～6 kg；维持量 3～4 kg；时间4～6周	注意不要伤及神经血管

73

续表 1-3-2

牵引部位	适应证	进针点及方向	牵引体位	重量及时间	注意事项
跟骨	胫腓骨干骨折;踝部骨折脱位及部分跟骨骨折	内踝尖向下3 cm,外踝尖向下2 cm,分别向后下缘2 cm处由内向外进针	同"股骨髁上"	同"股骨髁上"	治疗胫腓骨骨折时,穿针方向应与距小腿关节平面呈15°左右的角,即内侧低、外侧高(图1-3-29)
第1~4跖骨	跖跗关节脱位;足舟骨或楔状骨压缩骨折	横贯1~3或1~4跖骨近侧端;由外向内进针		维持重量1~3 kg,时间3周	(图1-3-30)
趾骨	跗骨、跖骨骨折	趾骨远节		用橡皮圈牵引	(图1-3-31)

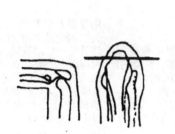
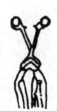
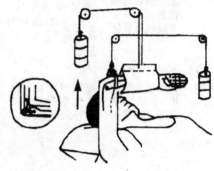

图1-3-22 尺骨鹰嘴骨牵引

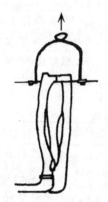

图1-3-23 尺桡骨远端骨牵引

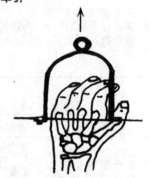

图1-3-24 掌骨骨牵引

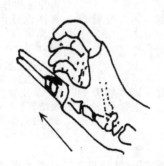

A.拇指指骨牵引

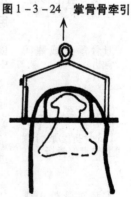

B.第2~4指骨牵引

图1-3-25 指骨骨牵引

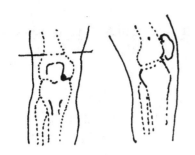 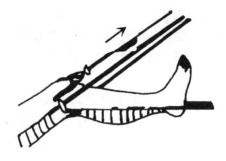

图 1 – 3 – 26 股骨髁上骨牵引

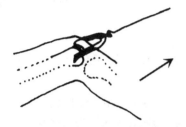

图 1 – 3 – 27 股骨髁间骨牵引

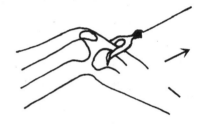

图 1 – 3 – 28 胫骨结节骨牵引

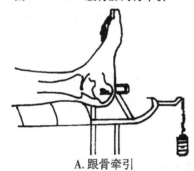

A. 跟骨牵引

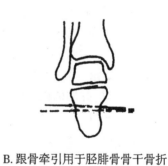

B. 跟骨牵引用于胫腓骨骨干骨折

图 1 – 3 – 29 跟骨骨牵引

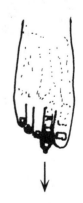

图 1 – 3 – 30 第 1~4 跖骨骨牵引

图 1 – 3 – 31 趾骨骨牵引

(三)布托牵引

采用厚布或皮革按局部体形制成相应的布托,托住患部,再用牵引绳连接布托和重量通过滑轮进行牵引。常用的有以下几种。

1. 枕颌布托

(1)适应证　无脊髓损伤的颈椎骨折脱位、颈椎间盘突出症、颈椎病等。

(2)操作步骤　布托远侧的长带托住下颌,短带托住枕部,两带之间以横带固定,起防止滑脱的作用。为避免牵引时布带钳夹头部引起不适,可用一金属杆撑开布托端的两侧头带,牵引绳系住金属杆中部,并通过滑轮进行牵引。牵引时患者可取坐位或卧位,重量一般为3~5 kg。牵引时间根据具体病症及患者的反应而定,一般为每日1~2次,每次0.5~1.5 h(图1-3-32)。

2. 骨盆悬吊牵引

(1)适应证　骨盆骨折有分离移位者,如耻骨联合分离、骨盆环断裂分离移位、髂骨翼骨折外旋移位、骶髂关节分离等。

(2)操作步骤　患者仰卧,用布兜托住骨盆,用两根牵引绳系住两侧三角形铁环的上端角,然后通过滑轮进行牵引;亦可在两环之间加一横杆,用牵引绳系住横杆进行牵引(图1-3-33)。骨盆悬吊布兜用长方形厚布制成,其两端各包缝一相应大小的三角形铁环(由直径为6 mm左右的钢筋制成)。牵引重量以能使臀部稍离床面即可。牵引时间一般为6~10周。

3. 腰椎牵引带牵引

(1)适应证　腰椎间盘突出症、腰椎小关节紊乱症等。

(2)操作步骤　患者仰卧,胸部带绑缚住胸部,并用两根牵引绳系缚固定于床头上;骨盆带绑缚住骨盆,并用两根牵引绳分别系于两侧牵引带扣眼,然后通过床尾挂钩式滑轮进行牵引(图1-3-34)。牵引重量一般为5~15 kg。

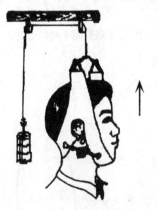
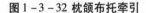
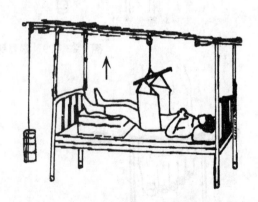

图1-3-32 枕颌布托牵引　　　　　　　　图1-3-33　骨盆悬吊牵引

第三节　固定技术

对于骨折、脱位治疗中的固定问题,国内外从事创伤骨科的许多专家从骨科生物力学、解剖对位坚强可靠的内固定、生物学固定、牵引固定、弹性固定、有限固定以及骨痂生长与愈合方面做了大量的研究工作,提出了应采用中西医结合方法,将各学派根据骨折的不同类型

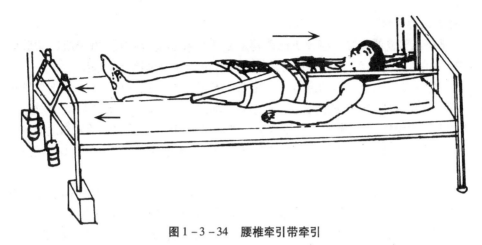

图 1 - 3 - 34　腰椎牵引带牵引

采用合理有效的固定方法进行骨折的固定,就能取得满意的疗效。现将相关内容介绍于后。

一、CO 技术

CO 技术即中西医结合治疗骨折与脱位,如今被称为中国接骨学。是从传统中医正骨的活血化瘀,去瘀生新,动静结合,筋骨并重,骨肉相连,筋可束骨等思想逐渐发展起来的。

新中国成立后,党和国家领导人高度重视中医事业的发展,国内一些著名中医骨伤科医师的经验得以总结与继承,中医骨伤科学得到全面的发展。其中以尚天裕教授、郑怀贤教授等学者为代表,他们融中国传统医学和西方医学之精华为一体,以生物力学为主要实验手段,以数万余病例为临床依据,改变了骨折治疗的传统模式,提出了一系列骨折治疗和骨折愈合的新观念,即:正骨手法与正骨原则、自动牵引复位原则、骨折弹性固定原则、有限固定原则、动静结合原则以及骨痂生长与骨折愈合的概念。其治疗方法是:维持最理想的骨折对位直至愈合,适应不同愈合时期骨折端的应力状态要求,不干扰骨折处的髓内外血运,获得骨折愈合与功能恢复齐头并进之效。这正符合 Clay Ray Murray 提出的理想骨折疗法:"用仁慈无损伤的办法让骨折对位,将骨局部固定而不要影响关节活动。"由此可见,中国接骨学吸取了传统中医之精华,并紧密结合现代科学技术的发展,符合骨折、脱位治疗的最新趋势。由于该学术体系是对以往各种学派的充实与革新,且为国内外学术界所推崇,故被倡导为如今的"中国接骨学"即 CO 学派。

（一）骨折、脱位的整复

整复(reduction)又称为复位,是使移位的骨折端恢复到正常的解剖形态,以恢复骨的支干作用。人体以骨骼为支架,以关节为枢纽,以肌肉为动力,来进行各种活动,发生骨折就意味着肢体功能的丧失。治疗骨折的目的就在于最短时间、最大限度地恢复其正常的结构和功能。复位、固定、功能锻炼和用药是处理骨折的四个基本要素。固定是维持复位后的平衡持续和稳定,功能锻炼和内外用药是加速骨折愈合的关键,也有利于周围组织功能的恢复和防止并发症的出现(骨折脱位的整复见本章第一节)。

（二）骨折、关节脱位的夹板固定

1. 外固定的意义

利用施加于身体外部某处的固定物以达到维持骨位的方法称为外固定(fixation)。是治疗骨折、关节脱位的重要手段。从骨折到愈合,是一个相当长的过程,而外固定是使这个过程能顺利地完成的重要措施,只有这样才能取得治疗骨折、脱位的较好效果。

2. 外固定的目的

（1）维持已整复的骨位　当骨折已取得解剖复位或功能复位后，由于肌肉和肢体重力的影响或其他人为的因素，仍可导致骨折端的再移位，因此必须给予固定。

（2）保障正常骨愈合过程的进行　正常骨愈合是依靠骨内、外骨膜内骨化与骨折断端间的软骨内骨化两种方式完成的。由于骨折断端间的剪切、旋转及成角等应力对这两种愈合方式都会产生干扰，而间歇压应力则有促进断端愈合的作用，因此必须依靠适宜的固定减低骨端间的剪切、旋转、成角等应力的影响，以保证骨折愈合正常进行，避免出现畸形愈合和不愈合。

（3）为早期肢体关节的活动创造条件　肌肉与关节运动不仅是防止肌肉萎缩及关节僵硬的必要手段，而且也有利于骨折愈合。大多数骨折如未经固定，其肢体是难以进行运动的，只有将有效的固定和合理的锻炼结合起来，才能使骨折局部获得相对的稳定，并为肌肉与关节运动创造有利条件。

当然，并不是所有的骨折都需要固定。某些骨折即使不给予固定，也不会产生畸形或不愈合，如稳定的裂纹骨折、嵌入骨折和轻度的压缩骨折。有的即使发生畸形愈合，也无碍于功能恢复，如肋骨骨折。对于这类骨折可以仅作一般的限制，以缓解疼痛。

3. 外固定的基本要求

（1）要达到骨折局部最大限度的稳定，防止产生不利于骨折愈合的旋转力、剪切力和成角力，避免骨折变位或关节重新脱位而造成畸形、骨折迟缓愈合或骨折不愈合。

（2）允许肌肉、关节最大范围的运动，为早期功能锻炼创造条件。

（3）固定后要便于调整。由于肢体肿胀的变化，需要对固定物进行相应的调整，以防止过紧而引起并发症，过松而失去固定作用。

（4）应选择具有一定强度和弹性并且不易变形的固定材料，才能保持有效的可靠的固定作用。

（5）副作用小，合并症少。

由于各种骨折具体情况不一样，没有一种方法能够在任何条件下都符合要求，或者是毫无缺陷的，因此应根据具体情况有针对地选择。小夹板和伤肢托板相配合的固定，既能有效的固定伤肢，又能使伤肢远侧关节有一定活动，符合外固定的生物力学原理，有利于骨折的愈合和功能恢复。

4. 小夹板外固定的适应证、禁忌证

（1）小夹板、石膏夹板外固定的适应证

①适用于四肢长骨闭合性（包括关节内和近关节骨折经手法整复成功者）骨折，临床上根据固定的需要采用超关节或不超关节的局部外固定。

②适用于四肢关节脱位整复成功后的固定。如肘关节脱位等。

③对于四肢长骨干、关节部的不稳定型骨折，临床上需采用局部夹板外固定并配合持续牵引固定。如股骨干斜形骨折等。

④四肢开放性骨折创面小或经处理创口闭合者。

（2）小夹板外固定的禁忌证

①骨折局部严重肿胀、皮肤广泛性水泡者。

②不配合治疗的精神病患者。

③严重的开放性骨折。

④难以整复的关节内骨折。

⑤小夹板固定难以起作用的骨折,如颞颌骨骨折等。

5.常用各种形式的外固定材料

小夹板固定法,能起到较好的固定作用。其突出的优点是比较合理地解决"固定与活动"这一对矛盾,使固定不妨碍肢体一定限度内的活动,而一定限度的活动又有利于促进骨折愈合和功能恢复,后遗症和并发症少,而且小夹板固定简便易行,价格低廉,应用范围广,充分体现了小夹板固定的优点,在临床实践中取得了良好的效果(图1-3-35,图1-3-36)。

(1)小夹板

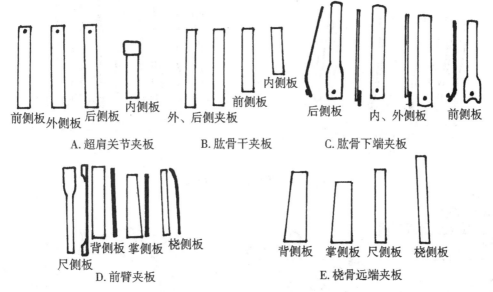

图1-3-35　常用上肢小夹板

夹板(splint)是我国应用最广的骨折外固定物。用厚3~5 mm 的经蒸煮过的柳木板或松木板或杉树皮等制成适合于不同肢体部位的夹板,使用时加以衬垫、固定垫。捆扎时一般使用3~4条布带,先捆缚中间的1~2条,然后依次捆远、近端。束带间的距离要相等,打结时两手同时用力,防止单从一头用力拉紧,以免造成骨折再移位。束带的松紧度,以不费力地在夹板上面上下移动1 cm 为度,以免因捆扎过紧导致肢端缺血坏死。

(2)托板与支架

种类较多,常用的有以下几种。

①铁丝托板(wire plate)　为郑怀贤教授所独创。用较粗铁丝制成长35~120 cm,宽10~15 cm 的框架,其间网以细铁丝,用纸包裹,再套以纱布而成。根据需要选用适当长度托板。主要作用是支托伤肢,常可单独应用或与夹板同时应用。可随需要而弯伸塑形,轻巧方便(图1-3-37)。

②直角托板(plate of right angle)　用木板制成,有活动和固定两种。常用于小腿和足部骨折、脱位(图1-3-38)。

③支架(abduction stand)　用木板或铝合金、皮革等制成。主要用于肩部骨折、脱位需

外展固定者(图1-3-39)。

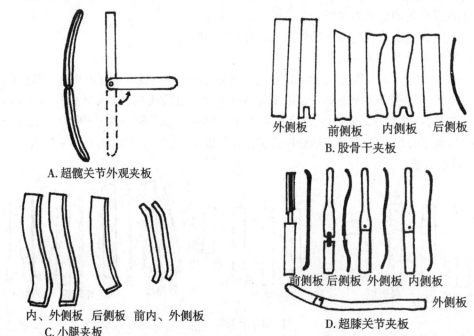

A. 超髋关节外观夹板

外侧板　前侧板　内侧板　后侧板
B.股骨干夹板

内、外侧板　后侧板　前内、外侧板
C.小腿夹板

前侧板　后侧板　外侧板　内侧板

外侧板
D.超膝关节夹板

图1-3-36　常用下肢小夹板

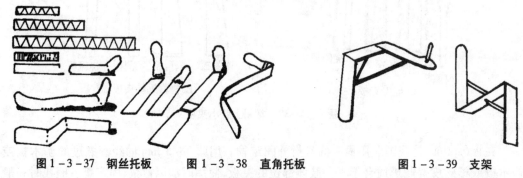

图1-3-37　钢丝托板　　　图1-3-38　直角托板　　　图1-3-39　支架

④脊柱支架(spinal stand)　常用的有钢背架、皮腰围、皮背心。钢背架用钢条制成背架,再用皮革包裹而成,用于胸腰段脊柱骨折脱位(图1-3-40);皮围腰用质地坚硬的厚牛皮制成,用于腰骶部损伤(图1-3-41);皮背心用牛皮制成,用于胸腰椎稳定性骨折、锁骨骨折等(图1-3-42)。

(3)石膏绷带(plaster immobilization)　石膏绷带(plaster bandage)是用无水硫酸钙(熟石膏)的细粉末撒在特制的稀孔纱布绷带上制成的。经水浸泡,无水硫酸钙吸水结晶后,其晶体呈长条形互相交织,较为坚固。可根据身体不同部位进行塑形固定。石膏干后十分牢固,具有微孔可以透气,对皮肤没有不良反应。其主要缺点是固定范围需要包括骨折处的上、下关节,不利于功能锻炼。

(4)绷带与胶布

绷带与胶布固定,常用于无法用夹板固定部位的骨折,如锁骨骨折,肋骨骨折等。具体应用的方法,在各论中叙述。用绷带固定时,固定的松紧度应适宜,缠绕绷带时,应避免一圈

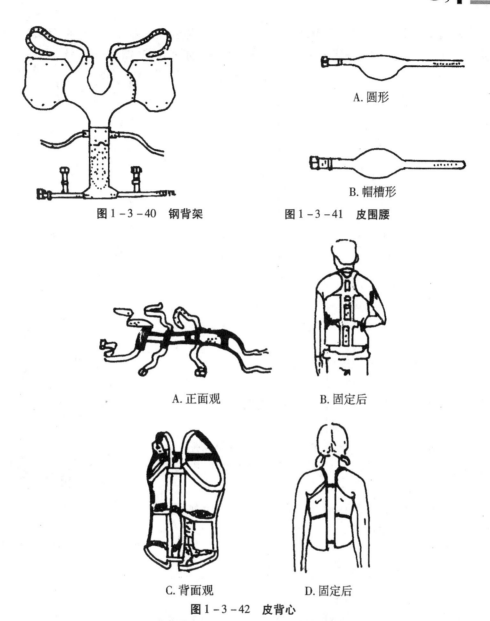

图1-3-40　钢背架

A.圆形

B.帽槽形

图1-3-41　皮围腰

A.正面观　　　　B.固定后

C.背面观　　　　D.固定后

图1-3-42　皮背心

松一圈紧的现象。胶布固定时,贴在皮肤上,勿有皱褶,以免起水泡。同时应预防过敏性皮炎的发生。

（5）小压垫

①小压垫的作用　一定形状的小压垫,可增强夹板对局部的有效固定力,以防止骨折块或骨折端的再移位,还有纠正骨折端之残余移位和加强对关节的固定作用,以利骨折、脱位的愈合。

②小压垫的取材与制作　做小压垫所用之材料,各地尚不统一,有的用棉纸,有的用棉花、纱布,有的用泡沫塑料或海绵等。总之所选材料应当有一定弹性,柔软,便于制作,能吸湿,价格低廉,便于取材。将制作压垫的材料按需要剪成梯形垫、方形垫或将纱布卷成分骨垫、马蹄形垫等。

③小压垫的放置　骨折、脱位复位后,将压垫放于体表一定部位。然后将伤肢用小夹板固定。小压垫的放置部位一定要准确。其放置方法有如下几种(图1-3-43):

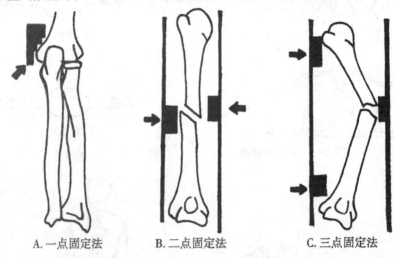

A. 一点固定法　　　　B. 二点固定法　　　　　　C. 三点固定法

图1-3-43　压垫加压固定

一点加压法:用于固定撕脱性骨折。

二点加压法:用于纠正长骨骨折之侧方移位。

三点加压法:用于纠正长骨骨折端之成角畸形。

以上加压法,多用平垫或梯形垫。

分骨垫:置于相邻两骨之骨间隙处,使骨间隙保持一定宽度,对骨折端起固定作用。骨折线是在分骨垫的中央部(图1-3-44)。

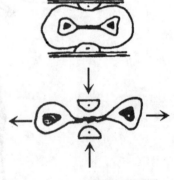

马蹄形垫:用于尺骨鹰嘴骨折或踝部骨折,将骨块围于马蹄形垫内,以起固定作用。

图1-3-44　分骨垫加压固定

④小压垫的种类

主要有以下11种压垫(图1-3-45):

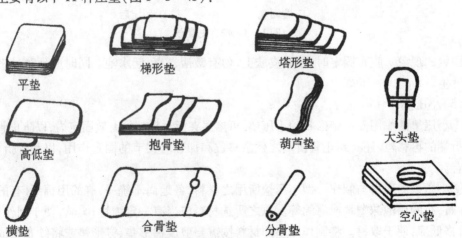

平垫　　梯形垫　　塔形垫

高低垫　　抱骨垫　　葫芦垫　　大头垫

横垫　　合骨垫　　分骨垫　　空心垫

图1-3-45　压垫的种类

平垫　适用于肢体平坦的部位。方形或长方形,其宽度可稍宽于该侧夹板,用以扩大与肢体的接触面;其长度可根据作用部位而定,一般为 4~8 cm;其厚度可根据患肢局部软组织的厚薄和强弱而定,一般为 0.5~4 cm。软组织薄弱之处可用较薄的固定垫,软组织丰厚之处可用较厚的固定垫。

塔形垫　适用于肢体凹陷关节附近。做成像宝塔形的压垫。

梯形垫　适用于肢体斜坡处。做成像梯形式的压垫。

高低垫　适用于锁骨骨折。做成一边高、一边低的压垫。

抱骨垫　适用于髌骨骨折。呈半月状,可用绒毡制成。

葫芦垫　适用于桡骨头脱位。做成两头大、中间小、像葫芦状的压垫。

大头垫　适用于肱骨外科颈骨折。将棉垫包扎于夹板的一头,做成蘑菇状的压垫。

横垫　适用于桡骨远端骨折。一般长为 4~6 cm,宽为 1.5~2 cm,厚为 0.3 cm。

合骨垫　适用于桡尺远侧关节分离。

分骨垫　适用于前臂尺、桡骨骨折。骨折复位后,以一根铅丝为中心,外用棉花卷成圆柱形分骨垫(直径 1~1.5 cm,长 6~10 cm),置于尺、桡骨骨间隙背侧、掌侧。分骨垫中放一铅丝的作用是在 X 线检查时便于了解其位置是否安放恰当。分骨垫不宜卷得过硬和过粗,否则易产生压迫性溃疡。

空心垫　适用于内踝骨折、外踝骨折。骨折复位后须在内、外踝处放置固定垫时,为了适应内、外踝的骨隆凸外形,防止局部产生压迫性溃疡,可在平垫中央剪一圆孔,即成空心垫。

⑤使用注意事项

压垫的大小、厚薄,压卷之粗细、长短,应根据部位选择使用。用时现做,无统一规格。根据骨折脱位的不同部位制作出大小、厚薄、长度、宽窄适合的压垫,起到应有的固定效果;以免因压垫过厚,压卷过粗,而压力太大,压坏皮肤,引起压迫性溃疡。当固定后,置压垫的局部疼痛,皮色暗红,是压力太大之初期表现,应及时予以调整,不可疏忽。

6.小夹板固定的方法

各个部位及不同类型的骨折,亦有不同的固定方法。将在各论中叙述。现以长骨干骨折小夹板局部外固定为例,说明小夹板固定的一般方法与步骤。

根据骨折脱位的部位、类型,选择合适的夹板、托板加以塑形(平时应准备好不同的型号),并将所需要的棉垫,束带,压垫,胶布,绷带等准备好。如需持续牵引或再用石膏固定,应早准备妥善。整复操作完毕后,在维持拔伸牵引下(需加压垫者,此时将压垫放于适当部位,用胶布固定)。将棉垫包缠于伤处,勿使棉垫有皱褶,将夹板分别置于棉垫外层,均匀排列,夹板的两端最好不超过棉垫。由助手扶住排列好的夹板,术者以束带扎缚,先扎中间一道,绕两周,抽紧,打结,再扎两端的两道,一般三至四道即可。两端的两道束带,距板端 1 cm 左右,束带松紧度各部位要求不同,肌肉丰厚部位可紧一些。横拉束带能使上下移动 1 cm 的距离之松紧度为适宜。如需再附托板或石膏夹板者,可置于小夹板外层,绷带包扎,如需持续牵引者,小夹板固定后,以持续牵引法处理。

小夹板固定后 3~5 d 内,束带有渐紧的趋势(患肢肿胀),以后即渐变松(肿消)。应适时地调整到适宜的松紧度。有条件者,固定完成后最好透视 1 次,若骨折仍有较大移位,可再给予纠正。若骨折对位良好,第一周复查 1~2 次,如无特殊,1 周后每周复查 1 次,3 周后,根据情况决定复查时间,直至临床愈合,解除固定。

7.小夹板固定的注意事项

(1)所用夹板必须按照需要选取合适的材料。

(2)必须将小夹板根据固定之部位的形态,精细地加以塑形,使之合体,方能起到有效的固定作用,避免并发症的发生。

(3)固定时松紧度应适当。太松起不到固定作用,过紧则影响血液循环或产生压迫症状,注意随时调整固定物的松紧度。

(4)固定后应仔细观察患肢远端的感觉、皮肤颜色、温度、肢端循环和功能活动状况等。如发现异常,及时处理,切勿大意。

(5)把小夹板固定的目的、作用及固定后可能发生的情况和变化,尽可能详细地告诉伤员或家属,以发挥其主观能动性,与医务人员配合,发现问题,及时就诊处理,并交代复查时间。

(三)骨外固定器的临床应用

在 CO 技术进一步发展的过程中,骨外固定的方式有了新的进展,有针对的根据不同年龄、部位、类型、性质的骨折选用不同类型的骨外固定器,以代替某些常用的单纯外固定,不仅固定更加牢靠,而且便于护理。采用经过骨干的近端和远端分别穿入钢针,于体外以金属或高强度的非金属杆及连接装置将钢针连接固定,通过固定、加压、牵引等作用达到治疗骨折,矫正骨干畸形,以及肢体延长的技术称为骨外固定技术,用于完成此技术的装置称为骨外固定器。

1.骨外固定器的类形

(1)骨外固定器的基本构型

骨外固定器有 6 种基本构型:单边式、双边式、四边式、三角式、半环式和全环式。

(2)常用的骨外固定器类型

①Llizarov(1954 年)全环式骨外固定器 多平面穿针和应用拉张技术为其特点。稳定性好,施力均匀,但操作复杂(图 1 - 3 - 46A)。

②(1982 年)AO 管道系统骨外固定器 灵活性和通用性好,固定牢稳,但牵伸及加压不便(图 1 - 3 - 46B)。

③(1982 年)李起鸿半环槽式骨外固定器 多平面穿针,固定牢靠,操作方便(图 1 - 3 - 46C)。

④(1989 年)夏和桃组合式骨外固定器 可组成多种构形,能随意选择穿针位置及穿针平面,使用灵活,固定可靠(图 1 - 3 - 46D)。

⑤Bastiani(orthofix)(1995 年)单侧式外固定器 连续杆有球形关节用以调节屈度,但应力遮挡较大(图 1 - 3 - 47)。

(3)外固定器的选择 临床应用时可根据不同年龄、部位、类型、性质的骨折和伤员就诊时不同的伤情,有针对地选用不同类型的骨外固定器,从骨折愈合的角度考虑,治疗早期应选用总体刚度强的骨外固定器;后期则应尽量减少固定的遮挡效应,保持骨折断端间的正常应力刺激。因此,在不同节段进行骨外固定器的结构调整是必要的(图 1 - 3 - 48)。

2.骨折外固定器应用的适应证

(1)四肢骨干骨折 如股骨、胫骨、肱骨、尺桡骨干等。

(2)多发性损伤,伤员情况严重,以挽救生命为首要任务。简单而快速安装骨外固定

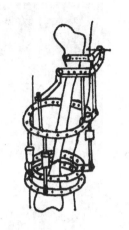
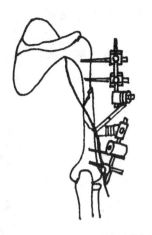
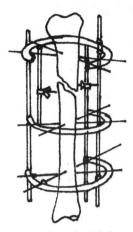

A. Llizarov全环式骨外固定器　　B. AO管道系统骨外固定器　　C. 李起鸿半环槽式
骨外固定器

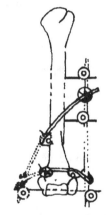
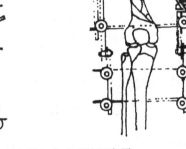

D. 夏和桃组合式骨外固定器

图1-3-46　常用的骨外固定器

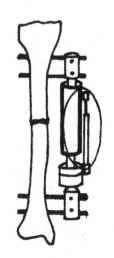
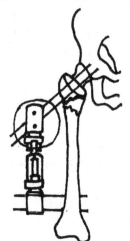
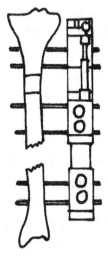

图1-3-47　Bastiani 单侧式外固定器

器,不仅给伤肢提供了保护,也简化了整体治疗上的若干矛盾。

(3)感染性骨折 曾使用其他固定后伤口感染的骨折,需要更换固定方式者,只有骨外固定器作为替代。为感染的处理提供条件。

3.骨外固定器的优缺点

(1)优点

①创伤小,病人痛苦少,既便于安装,也便于拆除,融牵引复位固定为一体,有利于保护血运,便于创伤的处理,减少卧床时间,有利于肢体关节早期功能锻炼。

②固定支点灵活,根据需要可分别进行加压、牵引或维持平衡,也可重新调整骨位和固定。

③为感染性骨折不愈合的一期处理打下基础。

④融骨不连与肢体短缩的处理于一体。

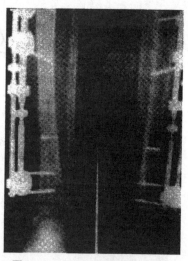

图1-3-48 胫腓骨骨折骨外固定器结合螺钉固定

(2)缺点

①有可能发生针孔的感染。

②因针需穿经皮肤、肌肉,有可能影响某个关节在固定期的功能活动。

③一旦出现问题需拆除钢针时,难以立即更换内固定。

④体外装置对一些日常活动有一定的影响。

4.固定方法的选择

根据骨折的类型、移位情况及医院的条件和技术力量,选择适合该病例合理有效可靠的外固定器具,必要时配合其他外固定方法联合应用。

5.正确应用外固定方法

一定要熟悉掌握外固定操作的基本方法,选择好适应证,实施手术时必须做到严格准确,只有这样才能避免外固定术的失败。

6.外固定失败的原因

(1)适应证选择不当 如骨折部骨质严重疏松等情况下,显然不应选用外固定器。

(2)应用方法上的错误 不按固定技术的应用原则操作,对方法不熟悉,图省事无故简化,或因设备不全勉强使用,都可能使固定物失去固定作用。例如固定后骨折端再变位等。固定物不起固定作用(植入钢针位置不当、外固定物的变形等)。

(3)感染 问题大多发生在开放性骨折,可因操作者无菌观念不强,术后护理不力等造成感染的发生。

(4)术后康复失控 问题一般发生在术后康复医师指导失误,或监督不力。在安排患者的康复行为上,没有根据骨折固定的情况,有选择地循序渐进地进行功能锻炼。在一个时期内,医生过分信任“坚强固定”的强度,让患者过于积极地采取一些超前的步骤,如踩地、行走、弃拐等,从而造成骨折再移位甚至畸形愈合或不愈合。

如因疗效不满意或治疗失败而归咎于治疗方法的时候,应该首先检查我们自己是否在整个治疗过程中真正做到了用得灵活、用得准确、用得严密。只有这样,才有提高诊疗水平。

二、AO 技术

AO 技术的核心观点是强调骨折的加压,通过 AO 内固定器材(最具代表的是加压钢板及螺钉),实现骨折块间的加压固定。AO 学派提出的骨折治疗原则是:骨折的解剖对位、坚强的内固定、无创操作技术和伤肢早期主动无痛活动。

20 世纪 70 年代以来,由瑞士 M. E. Muller、M. Allgower、R. Schneider 和 H. Willenegger 倡导组成的 AO 学派,在创伤所致骨折治疗的观点、理论、原则、方法、器械等各方面建立了一套完整的体系,影响遍及全球。临床实践确实获得了很大的成功,尤其是对于复杂的骨折,更加显示出了前所未有的优良效果,但同时也出现了一系列新的问题,引起广大学者的重视,并进行了探讨和改进。

其中,加压作用是 AO 技术的核心。依靠骨折块间加压和骨折断端之间所恢复的稳定达到坚强固定,这是 AO 技术的第一特征。骨干骨折在钢板的坚强固定下,往往出现骨折的一期愈合,这是 AO 技术的第二特征。现将 AO 体系的基本构思简介如下。

(一)加压作用的固定

加压固定的方式有两种,即骨折块间的加压和沿骨干长轴方向的轴向加压。达到加压的途径共有四种,即螺钉、钢板、角钢板固定和张力带缝合固定。

1. 螺丝钉固定

螺丝钉固定分为皮质骨螺丝钉与松质骨螺丝钉两类。

根据骨折部位的不同,使用不同直径、不同长度的螺丝钉。以最常用的 AO 皮质骨螺钉为例,其螺纹径为 4.5 mm,而以 3.2 mm 的钻头钻孔(图 1 - 3 - 49)。

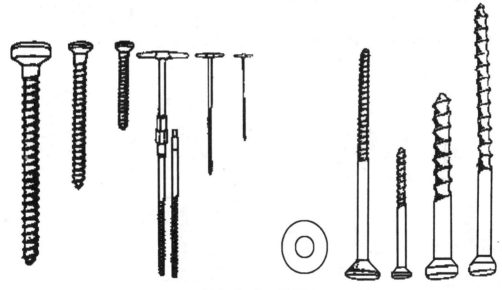

图 1 - 3 - 49　AO 螺钉

AO 螺钉与以往的螺钉根本区别是后者为自旋式,钉尾有沟槽以便旋入钉孔,而 AO 者则为非自旋式,必须先用丝锥攻丝,然后旋入螺钉。丝锥不仅远较螺钉之螺纹切割锐利,而且还便于清除孔道内的碎屑。攻丝后,螺钉即可轻松地旋入。由于 AO 螺钉在螺帽侧之螺纹呈水平位,螺柱周围与孔到壁间隔仅 1 mm,因此其把持力大大增加。螺帽之改锥槽为内六角形,不仅增加了改锥对螺钉的控制力,也保证了旋入螺钉时始终维持垂直位(图 1 - 3 -

50）。

（1）皮质骨螺钉加压　皮质骨螺钉多系全螺纹钉。以皮质骨螺钉进行骨折块间加压，可用于斜形、螺旋形和蝶形骨折，或在钢板固定后，对骨折端之间尚存在的分离进行补充加压。由入侧皮质的滑行孔来完成的。对侧皮质仍行常规钻孔，（如钉螺纹为4.5 mm时钻孔则为3.2 mm），使钉抓紧对侧皮质（图1-3-51）。螺钉必须垂直各折面，并穿经骨折块周径的中央部位（图1-3-52），否则即会在加压后出现移位（图1-3-53）。垂直骨折面的螺钉不能防止骨折短缩移位。如固定的目的是防止短缩时，则钉应垂直骨干纵轴（图1-3-54）。对长斜面骨折加压时，其中央的螺钉也应垂直骨干纵轴（图1-3-52）。

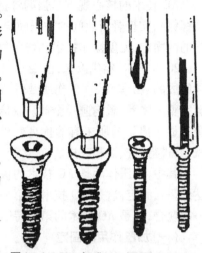

图1-3-50　标准AO螺丝钉之钉帽六角形凹槽与六角形螺丝锥

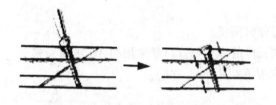

图1-3-51　皮质骨螺钉加压垂直骨折面

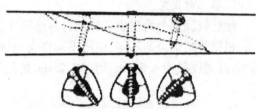

图1-3-52　皮质骨螺钉置放的方向及位置

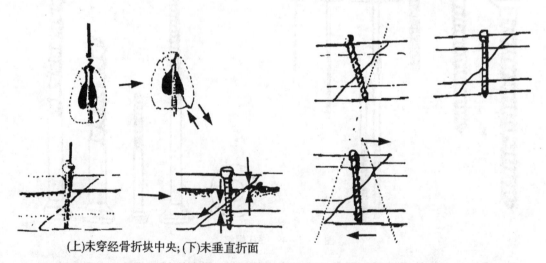

(上)未穿经骨折块中央;(下)未垂直折面

图1-3-53　螺钉穿入位置错误　　图1-3-54　为防止短缩,螺钉应垂直骨干纵轴

（2）松质骨螺钉加压　对于不同部位骨折端的大小应选用不同型号的松质骨螺钉。螺钉之螺纹必须超过骨折线（图1-3-55），否则不能形成加压。在钉帽下需以垫圈保护，避免针尾未进入骨皮质内。上述两种螺钉对骨折块间有加压固定作用，统称为拉力螺钉。

2.钢板固定

（1）加压器（articulated tension device）加压　在钢板之固定侧用螺钉固定后，另一侧依靠固定器的牵拉而完成折块间的加压（图1-3-56）。由于此种加压需先将固定器用螺钉固定在骨干上，切口较长，近年来又已逐渐认识到骨折块间无须过大的加压力，因此应用已减少。

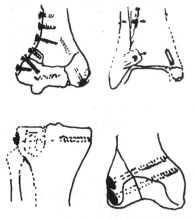

图1-3-55　松质骨螺钉加压

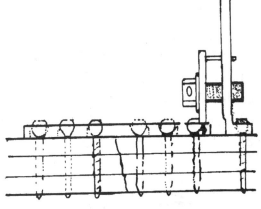

图1-3-56　加压钢板内固定（加压器型）

动力加压（dynamic compression plate，即 D. C. P）　螺钉之钉帽为球状，旋入时沿钉孔内之斜坡状滑移槽自外上滚向内下之槽底。推动其下骨折段向骨折端移行，达到轴向加压（图1-3-57）。由于钉孔之滑移槽与螺钉帽球形体旋转滚动之轨迹严密吻合，因此，钉之入点必须准确无误。导钻是必不可少的引导工具。

加压固定后有时对侧会存在分离，可用皮质骨加压螺钉（图1-3-58，1-3-59）或杆状螺钉（图1-3-60）进行补充加压。

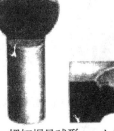

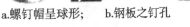

a.螺钉帽呈球形；　　b.钢板之钉孔

图1-3-57　D.C.P.钢板钉孔的滑行槽

与 D.C.P. 有类似作用者尚有 Bagby 型钢板。该钢板螺钉外端边缘垂直，螺钉帽为斜行。当螺钉沿外缘进入骨皮质层后，斜形的帽缘乃与螺钉垂直缘接触，并沿此下滑面推动其

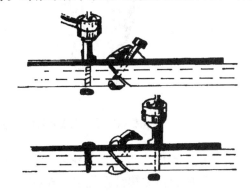

图1-3-58　钢板固定后拟拉力螺钉加压

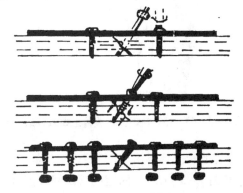

图1-3-59　骨折块间皮质骨加压

下的骨块向骨折端推移(图1-3-61)，从而使骨折端相互紧密接触。

由于此种固定操作较复杂，而且固定必须准确，因此术前应根据标准的X线片对手术进行设计。

3.角钢板固定

一般用于股骨上下端骨折之固定。130°角钢板用于股骨上端;95°角钢板则主要用于股骨髁部，也可用于股骨上端(图1-3-62)。其钉翼呈U形，把持力强。由于此种固定无论是用于股骨上端

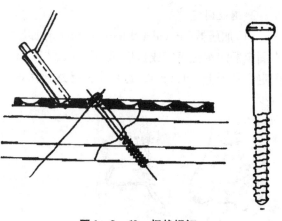

图1-3-60 杆状螺钉

或髁部，定位必须十分准确，才能保证固定效果，因此应在一套特殊的器械引导下完成手术(图1-3-63和图1-3-64)。

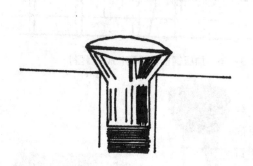

图1-3-61 Bagby型加压钢板

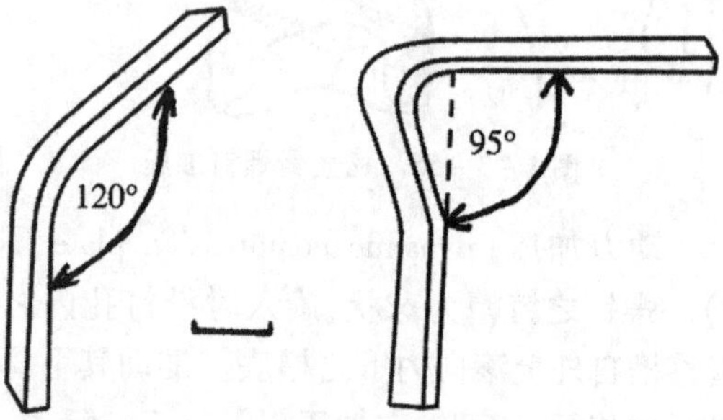

a.130° 钢板；b.钉之截面；c.95° 钢板

图1-3-62 两种不同角度的角钢板

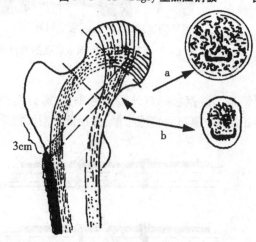

图1-3-63 130°角钢板在股骨上端入钉的位置

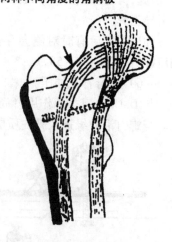

图1-3-64 95°角钢板在股骨上端入钉的位置

在股骨髁部所用95°钉板之钢板翼应紧贴股骨外侧。钉的入点在髁的前部(图1-3-65和图1-3-66)。固定股骨髁间骨折时，则需先以松质骨拉力螺钉将复位的骨折加压固定，然后再用95°角钢板固定，并以加压器对髁上骨折加压固定。此种固定操作较复杂，而

且固定必须准确,术前应根据标准的 X 线片所示情况,精心设计手术方案。

张力带缝合(tension band fixation) 因撕脱而形成的张力性骨折,如髌骨骨折、尺骨鹰嘴骨折均可行张力带缝合(图1-3-67)。

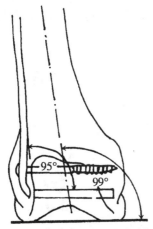

图1-3-65 股骨远端插入髁钢板时,
必须肯定骨干轴线和关节轴线维持在99°生理角度

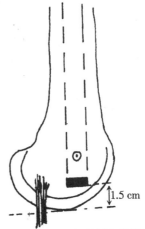

图1-3-66 角钢板插入位置示意图
于关节面上1.5~2 cm进入,侧位于股骨干轴线上角钢板叶片需要与关节面平行

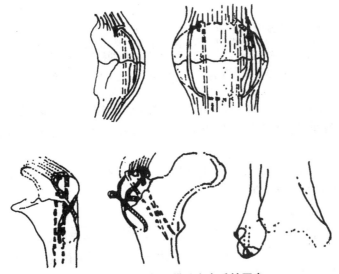

图1-3-67 张力带结合克氏针固定

(二)加压固定的原则

加压固定法治疗创伤骨折必须遵循以下4个原则:

(1)要获得骨折块之间最大程度的稳定,取决于固定物本身与骨折端复位后的骨折是否稳定。稳定型骨折在复位后容易获得稳定,若固定不合理,反而有可能削弱其稳定性。对于不稳定型骨折则需通过某些手段增加复位后的稳定性,如骨折块间的加压则是最有效的一种方法。

(2)符合张力带原则的固定 每个偏心位承重的骨骼都承受弯曲应力。典型应力分布是在凸侧产生张力,而在凹侧产生压力,为使偏心位承重的骨折能恢复承重能力必须利用张力带来吸收张力。同时骨骼本身能接受轴向加压。股骨骨折固定后承重时,由于身体重力线落在骨干内侧,造成向外侧弯曲的应力,外侧为张力侧,因此应在外侧行钢板固定(图1-3-68)。骨端的撕脱骨折(如尺骨鹰嘴,内踝骨折)以及髌骨骨折,其张力侧更为明确,如髌骨骨折在膝关节进行伸屈活动时,其前侧分离,即为张力侧。违反张力带原则的内固定,只能加重其移位。

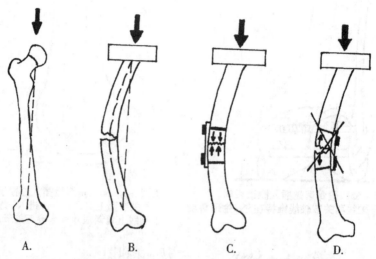

A.　　　　　　B.　　　　　　C.　　　　　　D.

A.骨的偏心负荷造成一侧为张力负荷,另一侧为压力负荷;B.在偏心负荷下,间隙将首先在张力侧张开;C.一块钢板应用到骨的张力侧,将防止畸形,当负荷增加时,钢板承受张力,钢板对侧的皮质将产生压力;D.如果钢板用在压力下的凹侧,在负荷下唯一抵抗畸形的是钢板的刚度

图1-3-68　股骨干骨折的张力侧为外侧(自左至右)

(3)保存骨折部的血运　保存局部血运是减少骨折端坏死程度,使骨折获得正常愈合的重要条件。在暴露骨折部时应尽量减少骨膜的创伤。置于骨膜下时,则推开骨膜的范围应严格把关。

(4)骨折、脱位固定后的肢体早期主动活动　骨折在获得可靠的固定后即应早期主动活动,有利于肢体关节功能早期恢复。

(三)支撑作用的固定

主要用于维持骨折肢体的长度,以及对位对线,而无加压作用。

(1)平衡钢板(neutralization plate)固定　用于蝶形骨折的固定。先将蝶形骨折块以两枚皮质骨拉力螺钉固定,再用非加压钢板于拉力螺钉成90°位的骨面上固定(图1-3-69)。

(2)桥式固定　主要用于固定粉碎形骨折。

桥接钢板(bridging plate)固定:桥架于粉碎骨折两端之完整骨干上,以维持长度及对位和对线关系,粉碎骨块不与主骨干固定(图1-3-70)。

Weber钢板固定:又称波形钢板,与前者类似,但其构形提供了更有利的力学特点。长扇形结构避免了应力集中,从而大大减少了钢板疲劳断裂的机会(图1-3-71)。

(3)支撑钢板(buttress plate)固定　主要用于容易滑移的骨端骨折。如固定Barton骨折的特殊形钢板(图1-3-72),固定胫骨骨折的T形或L形钢板(图1-3-73)。

夹板固定只能维持骨折的对位对线关系,但无加压作用。

克氏针固定:如肱骨髁上骨折的克氏针交叉固定(图1-3-74)。

髓内钉固定：由于近年来交锁髓内钉的发展，其作用已大为增强，应用也更加广泛。交锁髓内钉同样可起到骨折间的加压作用。

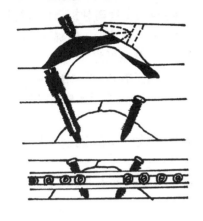

图 1-3-69　平衡钢板用于蝶形骨折的固定

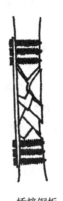
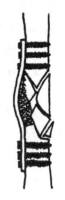

桥接钢板　　　Weber波形钢板

图 1-3-70　　　图 1-3-71

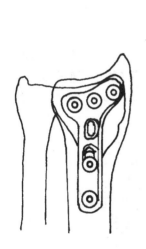
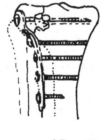
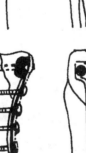
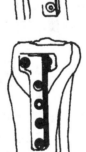
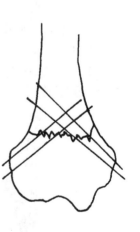

图 1-3-72　作为支撑固定的　　图 1-3-73　作为支撑固定的 T 形　图 1-3-74　肱骨髁上骨折
特型钢板用于固定桡骨远端 Barton 骨折　　　或 L 形钢板　　　　　双克氏针固定

三、创伤骨折、脱位治疗从 AO 到 BO 的进展

在骨、关节创伤临床治疗的实践中表明，一些相当复杂的骨折，经 AO 技术处理后，获得了前所未有的疗效，但同时也发现了一些新的缺点和问题。首先是部分骨干骨折即使按 AO 的原则进行"坚强固定"，但实际上却难以达到目的，无法早期进行功能锻炼。其次，临床上出现加压钢板固定的骨干骨折，愈合后去除钢板而再骨折的报道以来，先后提出应力遮挡作用的概念和钢板下皮质骨因血液供应破坏而出现哈佛系统加速重塑，其临床表现为钢板下的骨质疏松的论据。

在这些基础上，AO 学派从原来强调生物力学固定的观点，逐渐演变为以生物学为主的观点，即 BO(bio-logical osteosynthesis)，生物学的、生理的、合理的接骨术的观点。

（一）生物学固定的原则

生物学固定的理论核心是：必须充分重视局部软组织及骨的血运，固定坚强而无加压以保证骨折愈合，对关节骨折仍强调可靠有效内固定。其要点有：①远离骨折部位进行复位，以保护局部软组织的附着。②不以破坏骨折部的血运来强调粉碎骨折块的解剖复位，如必须复位的较大骨折块，也应尽力保存其供血的软组织蒂部。③使用低弹性模量，生物相容性好的内固定器材。④对骨干骨折只要求恢复其长度、对线、纠正旋转、强调微创技术（mini-invasive）。尽量减少内固定物与所固定骨之间的接触面。尽可能减少手术暴露时间。

（二）关于关节内的骨折

对关节内骨折的治疗原则不变。仍要求做到：关节面的无创性解剖复位；关节内骨折块的稳定固定；通过植骨或支撑获得干骺重建。

在具体方法上则更加强调局部血运的保护，多利用支撑固定，如支撑钢板，骨外固定架等。

（三）对骨干骨折的复位

（1）手法复位 用持骨器分别夹持骨折上、下主骨段，以手法对合复位再行固定。其优点是迅速、直接，但其固定的把持器难免对骨折局部组织有所损伤。

（2）机械复位 复位的操作远离骨折局部，更加安全。当远、近骨折端复位，以及长度恢复后，再对其间的粉碎折块以针或钉牵拉复位（图1－3－75A）。

加压器（articulated tension device）复位：将钢板固定于一侧主骨干后，再将加压器固定于另一侧主骨干拟定的钢板占位位置之外（图1－3－75B）。反向旋转加压器使骨折牵开，用相应的持骨器夹持钢板贴附于骨面，再正向旋转使之复位（图1－3－75A，C）。在完全复位之前，需先用针或钉牵拉碎块使之复位。

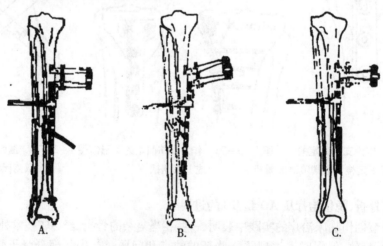

图1－3－75 利用加压器进行复位

牵张器（distractor）复位：又称整复棒。将其两端各以一枚螺钉直接固定于上下骨折段远离骨折处（图1－3－76），牵拉复位。

抗滑移钢板（antiglide plate）复位：为Weber所提出之概念，主要用于胫骨远端的斜形骨折。先将钢板依骨折部之弧形预弯及扭转（图1－3－77A和图1－3－77B），再以一枚螺钉将钢板固定于胫骨远端。当将钢板向近折段骨干贴附时，骨折即被挤压复位（图1－3－

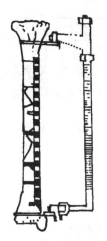 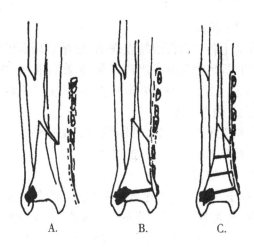

图1-3-76 利用牵张器(整复棒)进行复位　图1-3-77 Weber之抗滑移钢板,用于骨折复位与固定

77C)。

(四)对骨干骨折的固定

因认识到无论是使用钢板,还是髓内针固定,在与固定物紧密接触部位的骨质,因受压缺血,而出现面积一致的坏死,表现出严重的骨质疏松,因此工程人员设计了多种构形的钢板。

(1)有限接触钢板(LC-DCP)　是针对D.C.P.所存在的问题进行了改进的一种钢板(图1-3-78)。

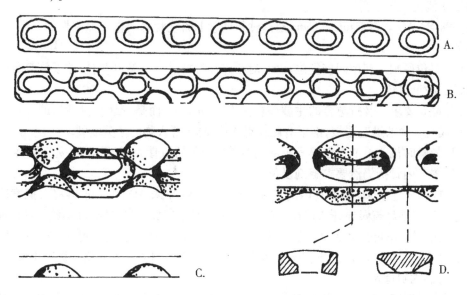

A.正面观;B.反面观(接触骨皮质面),有均匀分布的沟槽;C.钉孔两端扩大之斜面,可允许螺钉倾斜40°;D.钢板之横截面呈菱形,使钢板与骨皮质之接触面大大减少

图1-3-78　有限接触钢板(LC-DCP)

(2)点状接触钢板(PC-Fix)　钢板与固定骨仅以点状接触(图1-3-79)。

(3)桥接钢板(bridging plate)　严重粉碎的骨干骨折或确有缺损者,用桥接钢板固定

（图 1 - 3 - 70）。

从以上各种钢板的特点表明,应用对局部组织损伤小的内固定物来强求达到可靠、有效固定,是 BO 的核心概念。在术后的康复措施上,必须更加强调正确指导监督,循序渐进。

与钢板改造的同时,带锁髓内钉及骨外固定的应用越来越显示出其各自的独到之处。

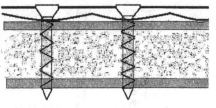

图 1 - 3 - 79　点状接触钢板（PC-Fix）

四、BO 技术

BO 正处于一个迅速发展阶段,虽还有不完善之处,但已成为多数人所接受的一种新观点。Palmar(1999 年)指出:"创伤后骨折的治疗必须着重于寻求骨折稳固和软组织完整之间的一种平衡,特别是对于严重粉碎的骨干骨折。过分追求骨折解剖学的重建,其结果往往是既不能获得足以传导载荷的固定,而且使原已损伤的组织的血运遭到进一步的破坏。"这一论点基本上反映出了 BO 技术的核心。

临床上新型内固定物的设计及应用,手术切口的改良,复位方法的限制,固定技术的调整等,都是 BO 新概念的具体体现。统称为微创术式。缩写为 LISS（less invasive surgical system）,或 MIP（minimal invasive procedure）。具体术式上有 MIPO（minimally invasive plate osteosynthesis）微创钢板固定,UFN（unreamed femoral nailing）不扩髓股骨髓内钉固定,UTN（unreamed tibial nailing）不扩髓胫骨髓内钉固定等。结合固定技术（CFT,combined fixation techniques）也日益受到重视。两种或两种以上创伤小的简单固定结合应用,相互以长代短,更接近于满足上述平衡。

1994 年,AO 学者 Gautier、Ganz 对这种新概念下的接骨术式作了原则性的介绍,其要点介绍如下:

（1）复位原则　利用间接复位技术,对粉碎性骨折进行非解剖复位,主要恢复骨骼的长度,轴线,矫正扭转。

（2）固定要求　骨折愈合的主要条件并非一期稳定,而是依靠存有活力的骨块。通过骨痂形成与主骨的迅速连接,钢板对侧获得支撑,防止置入物的疲劳断裂。

（3）植骨时机　早期在粉碎骨折部剥离局部骨膜的植骨,不仅无必要,甚至有害。

（4）关节内骨折仍然要求解剖复位。

BO 技术是包括 AO 学派在内的许多专家,总结 30 年来 AO 的基础与临床,探索改进乃至杜绝原有的不足与误导,同时对原有技术的优势与精华加以提高,逐渐构成并日趋成熟的又一重大进展。不可错认为 AO 已被 BO 所取代。临床上如何正确应用 AO 或 BO 技术,关键在于对两者的深入认识、对适应证的科学选择以及对各自方法的严格掌握和正确使用。

（一）髓内钉固定

髓内钉固定系列利用不同类型的钢钉,穿入所固定的骨干髓腔内,以控制该骨干的骨折位置。

相关资料表明,髓内钉治疗骨折虽已有百余年的历史,但真正确立其体系是德国的 Kuntscher。他于 1940 年不仅报告了 V 形髓内针应用于髋部骨折、股骨骨折、胫骨骨折和肱骨骨折的结果,展示了其成套设备,而且提出了和以往完全不同的观点:①与长骨骨髓腔径相当的髓内钉具有更好的固定作用,可免除外固定。②远离骨折的部位闭合穿钉,避免了对骨折局部软组织和血供的破坏。1957年,Kuntscher 又在美国介绍了可屈性导向髓腔锉(reamer),即扩髓器。自20世纪40年代至今,国内外大量各种类型的髓内钉相继问世。20世纪60年代后期出现了带锁髓内钉,至今已发展到一个新阶段,不仅增强了其控制能力,而且大大改进了穿钉技术。当然这一进展是和影像增强技术的发展分不开的。

髓内钉可根据不同的情况进行分类:

（1）依据髓内钉的截面分型　从不同截面的形状、直径和面积来反映整个系统的弯曲及扭转性能（图1-3-80）。

（2）依据钉的数量　分为单钉与多钉型。后者多为可弯曲性的髓内钉。

（3）依据扩髓与否　分为扩髓型与不扩髓型。扩髓钉如 Kuntscher 钉,由其衍生的多种类型钉,以及 AO 系统的髓内钉,基本上是开槽中空式。不扩髓者有单根与多根之分。单根如常用于胫骨骨折的 Lottes 实心钉。多根者如一端带钩的 Rush 钉、Ender 钉等。

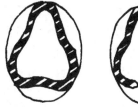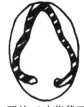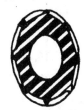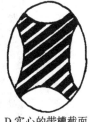

A.闭合三叶草截面　B.开放三叶草截面　C.闭合的带槽截面

D.实心的带槽截面　E.开放的带槽截面　F.实心的不带槽截面

图1-3-80　髓内钉的几种常见截面形状

（4）依据带锁与否　分为静力型与动力型,静力型者在骨折两端均加锁钉。动力型者则仅在一端带有锁钉（图1-3-81）。

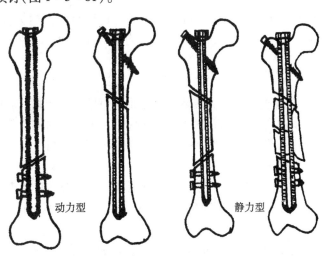

动力型　　　　　　　　　　　静力型

图1-3-81　带锁髓内钉

（二）关于扩髓

近年来,主张以髓内钉治疗开放骨折者日益增多,效果也十分肯定。对于扩髓的根本目的是使钉便于插入直径较粗的髓腔内,提高对骨折固定的稳定性,但要破坏内层皮质的血供,增加脂肪栓塞发生的机会。为避免因扩髓而过多削弱皮层的厚度,我国一般以扩至12～13 mm 为度。当再扩髓2 mm 时,由于其所能增加的骨与钉的接触面积的比率已明显降低,因此无必要做过多的扩髓。

(三)髓内多钉固定

尽管带锁髓内钉问世后,许多非带锁髓内钉已无太多用途,但某些组合式髓内钉由于操作简易,合并症少,价格低廉,因此仍有其一定的使用价值。

(1)Ender 多钉固定　可用于股骨粗隆间骨折(图1-3-82)。

(2)作为三点固定的可弯曲性髓内钉　用于胫腓骨双骨折(图1-3-83)。

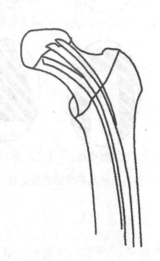

图1-3-82　Ender 钉

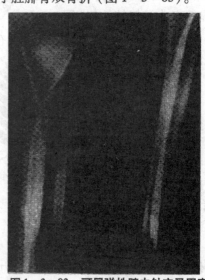

图1-3-83　可屈弹性髓内针交叉固定

(3)双矩形髓内钉　为杨瑞和与吴岳嵩等所倡导的双矩形髓内钉,固定胫骨骨折。髓内钉呈扁平矩形,在胫骨结节两侧入骨后,紧贴骨内壁下行,至髓腔狭窄处两钉相抵,向下再分开成X状。

(四)带锁髓内钉

锁钉均固定在长骨远离骨折部的两端。基本上所有带锁髓内钉的远端均有两枚交锁钉孔。通过一侧骨皮质钻孔穿经髓内钉相当的交锁钉孔,固定在对侧骨皮质上。Zickle 钉则是另一种方式的下端带锁髓内钉(图1-3-84)。在股骨上端,则根据需要以不同的锁钉固定,如 Gamma 钉(图1-3-85)。

既往的无锁髓内钉,对长螺旋形、粉碎形骨折等难以维持骨位的复杂骨折不能形成可靠的固定,而带锁髓内钉则大大增强了对轴向旋转移位的固定能力。目前新型的带锁髓内钉已广泛用于股骨、胫骨和肱骨骨折。

由于带锁髓内钉上有多个钉孔,应力集中,钉易折断,因此不稳定的骨折患者术后不应过早负重。也有人主张在骨折愈合的后期取出远端的螺钉,使静力型变为动力型,以减少其应力遮挡效应。

螺钉穿入的技术要求较高,尤其是远端者,不仅难度大,而且术者接触X线较多。近年来对此有若干改进,包括与髓内钉相连的,或与C臂机相连的瞄准器等。

吴乃庆设计的鱼口形带锁髓内钉则从钉本身予以改进,钉远端是鱼口状。对不稳定骨

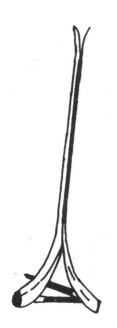

图 1 - 3 - 84　Zickel 钉治疗股骨髁上骨折

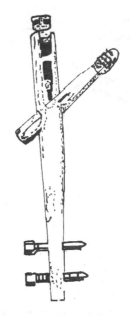

图 1 - 3 - 85　Gamma 钉结构(亚太型)

折,远端锁钉滑至鱼口槽之顶部,使成为静力型髓内钉。而对稳定骨折,该钉不滑至顶部,则成为动力型髓内钉(图 1 - 3 - 86)。

　　李健民等设计的另一类型的髓内钉为髓内扩张自锁钉(简称 IESM),分内、外钉,外钉呈卷翼的工字梁形,内钉呈三角形,其远端为扁平状。利用内钉在外钉的轨道内下滑,在股骨髁部反向张开,使髓腔内壁及上下部松质骨卡牢,以起到传达弯、扭矩作用(图 1 - 3 - 87)。

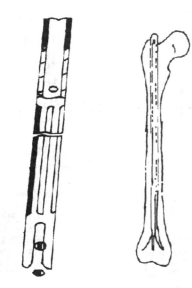

图 1 - 3 - 86　　　图 1 - 3 - 87
鱼口髓内钉　　　髓内扩张自锁钉

　　闭合穿钉与开放手术比较、对骨折局部损伤轻,感染机会低,但需借助 C 臂机的定位,操作较复杂。开放穿钉则相反,手术操作较容易,术者无须或很少接触 X 线照射。

(五)空心拉力螺钉固定

　　股骨颈空心拉力螺钉固定　在平行导引板的保证下,将三枚空心拉力螺钉成三角形旋入,通过骨折线,起到松质骨螺钉的加压作用(图 1 - 3 - 88)。

　　小型之空心螺钉可用于长骨之一端的骨折固定,如桡骨远端、肱骨远端、胫腓骨内外踝,甚至腕舟状骨。

(六)动力髋部拉力螺钉

　　用于固定股骨粗隆间骨折。拉力螺钉长65 ~ 115 mm,钉板带有成 135° 之套筒,板有 4 孔(图 1 - 3 - 89A)。在角度导引板的保证下,穿入

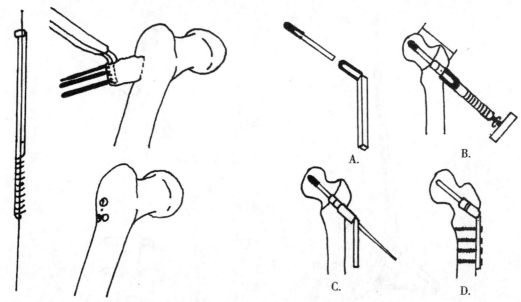

图 1-3-88 空心拉力螺钉固定股骨颈骨折

图 1-3-89 动力髋拉力螺钉(DHS)固定股骨粗隆间骨折

定位导针,并沿此导针旋入空心拉力螺钉(图 1-3-89B 和图 1-3-89C)。再导入钉板,贴附于股骨外侧皮质,以 4 枚螺钉固定(图 1-3-89D)。最后自拉力螺钉之尾部以小螺钉旋入,使骨折部加压。对骨质疏松患者,不得过大加压。

(七)动力髁部拉力螺钉固定

用于固定股骨髁部骨折。钉长50~115 mm,钉板有 8 孔,带有呈95°之套筒(图 1-3-90A)。操作与前相同(图 1-3-90B 和图 1-3-90C)。钢板套入尾钉后,再以小螺钉旋入拉力螺钉钉尾,使髁间形成加压。如髁部骨折块较大,还可以在拉力螺钉之上加一到两枚松质骨拉力螺钉,加强髁间的加压。此后,对髁上骨折可用加压器加压(图 1-3-90D 和图 1-3-90E)。

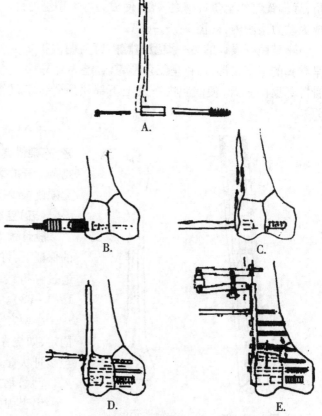

图 1-3-90 动力髁拉力螺钉(DCS)固定股骨髁间骨折

（八）苜蓿叶钢板固定

专用于胫骨下端之粉碎骨折，置于胫骨的内侧面（图1-3-91）。

（九）重建钢板

主要用于骨盆骨折。钢板可沿不同的轴扭转，包括侧方扭转，以适应多种构形的需要（图1-3-92）。

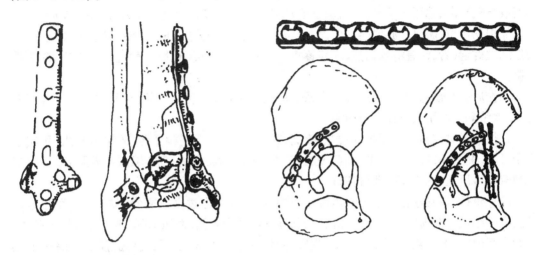

图1-3-91　苜蓿叶形钢板固定胫骨下端粉碎骨折　　　图1-3-92　重建钢板固定骨盆骨折

第四节　药物治疗

在中医学辨证施治的理论指导下，运用四诊八纲、脏腑、经络气血、病因、病机等中医理论，对骨折脱位后的症状体征等进行综合分析，正确判断证候与证型，称为辨证。在辨证基础上制订治疗原则，临床上称为论治。根据症候的主次、缓急、标本、虚实、表里等不同情况，拟订治疗方法，叫作立法。一旦立法就要选方遣药组方。方剂是按照君、臣、佐、使的原则，将药物组合而成的。根据辨证论治的原则，遣方用药来治疗骨与软骨损伤、关节脱位，称为骨与软骨损伤、关节脱位的药物治疗。郑氏伤科药物疗法，与其他各科一样，是根据辨证论治原则，结合本科特点，来组方用药，绝不能以一方一药去治疗伤科百病。

一、内治法

此法是通过内服药使局部与整体得以兼治的一种方法。首先要以四诊八纲作为依据，进行综合分析，整理概括，根据患者的具体情况采用先攻后补，兼补兼攻，或先补后攻等。以三期辨证治疗为基础。一般规律为：骨折早期宜攻，中期宜和，后期宜补。

（一）骨折早期

指骨与软骨损伤、关节脱位1~2周内，因筋骨脉络受损，血离经脉，瘀积不散，气血凝滞，经络受阻。针对这种病理改变《辨证录·接骨门》指出："内治之法，必须以活血化瘀为先。血不活则瘀不去，瘀不去则骨不能接。"此期以活血化瘀、消肿止痛为主，常用治法有逐瘀法、行气活血法、清热凉血法、开窍活血法等。可选用桃红四物汤、七厘散、复元活血汤、和营止痛汤加减。

如局部瘀肿疼痛,皮肤灼热或全身低热,口干,食欲减退等症,此为瘀血阻滞所致。肝气不疏,郁而生热,治宜清热活血消肿,内服逍遥散加荆芥、牡丹皮、栀子等。

如胸胁损伤,腹满闷痛、咳嗽时剧痛,予以和营止痛汤疏肝理气。腹部损伤,腹内积瘀剧痛,大承气汤主之。

如脘腹胀痛、纳呆(不思饮食)、大便不通者,属瘀血阻滞,肠胃有湿热所致。治宜攻下逐瘀或行气导滞,选用大承气汤、血腑逐瘀汤或桃仁承气汤。年老体弱者,内服番泻叶。

如损伤严重,瘀血冲心或热入营血、心包,而致高热,神志不清,大便不通,小便短赤,舌质红绛,脉沉数者,治宜清营泻热,通腹逐瘀。常用犀角地黄汤,加大黄、桃仁、木通、泽泻等内服。

如伤后有心悸、失眠、惊悸等症,多系心肝受损,肝气所动,肝不藏魂所致。治宜养肝益心,安神镇静。可用天王补心丹内服。

在损伤当时或整复过程中,因剧烈疼痛,或身体虚弱,或精神紧张、恐惧等病人,可出现头晕目眩,突然倾倒,不省人事,面色发白,表情淡漠,脉细弱等,称为闭症(晕厥)。治宜通关利窍。可用通关散吹鼻,即可苏醒。

严重骨折、多发性骨折或合并内脏损伤的骨折,因失血过多或剧烈疼痛,病人可出现表情淡漠,反应迟钝,面色苍白,大汗淋漓,四肢厥冷,呼吸表浅,血压下降,脉细微或摸不到等,称为脱症(休克)。这是因失血过多,气随血脱,以至气血双亡,元气暴脱所致。除采取输血、输液、输氧等急救措施外,还可用回阳救逆法治疗,常用参附汤、生脉散内服。如果一旦确诊有内脏破裂者,应立即手术,彻底止血,补足血容量,术后用抗菌素或清热解毒的中药防止感染。

如伤后头痛发热,面赤,有汗或无汗,苔黄腻,小便短赤,大便不通。此为外感风热所致。治宜辛凉疏表。可用银翘散,加枳壳、川芎、赤芍、木通等;大便不通者,加大黄;高热不退者,重加板蓝根、大青叶等,以达标本兼治的目的。

(二)骨折中期

骨折、关节脱位后3~6周,肿痛诸症虽有所减轻,但肿痛消而未尽,骨断筋伤虽连而未坚,宜采用调和法,治疗上以接骨续损,和营生新为主。常用治法有和营止痛法、续筋法、舒筋活血法。常用的方药可选用郑氏一号接骨丸和二号接骨丸等加减。

病人出虚汗、面色萎黄、食欲不振,以及年老体弱患者,宜服八珍汤加土鳖虫、续断。

骨折愈合迟缓,用双龙接骨丸和人参紫金丹交替内服,或服用八珍汤加海马、骨碎补、自然铜、土鳖虫。

(三)骨折后期

骨折5~6周后,一般已有骨痂生长,骨折断端也比较稳定,但损伤日久,正气必虚。根据《素问》"损者益之","虚者补之"的原则,常用治法是补养气血、补养脾胃、补益肝肾等,可选用八珍汤、十全大补汤、加味地黄丸或健步虎潜丸等加减。兼有气血虚弱者,在补肝肾的同时增加补气血药,合并有筋骨冷痛、肢体麻木者加服虎骨木瓜酒,或风湿酒,或活络丸。

对创伤所致患者可根据伤后具体情况应用西药治疗,具有缓解症状、疗效迅速的特点。由于西药大都是化学合成药物,具有较明显的毒副作用和不良反应,因此临床应用时要了解其作用机理、毒副作用,严格掌握适应证或禁忌证以及注意事项。临床常用的有非甾体类抗炎止痛药或镇静止痛药(如消炎痛、阿司匹林、去痛片等)、抗生素(青霉素等)、抗骨质疏松药(钙剂、维生素 D 等)。

二、外治法

外治法是将散剂、膏剂、药粉或丹药、酒剂、酊剂及药水等药物施用于体表某部位,以达到治疗目的一种疗法。由于损伤多由外及内,故伤科的外治法尤为重要,与内治法结合,其疗效显著,充分体现了中医整体与局部结合的伤科辨证施治科学思想。临床上一般以分期辨证论治,常见的药物外治法有敷贴法、涂擦法、熏洗法等。

(一)敷贴法

敷贴法一般把不同治疗作用的中药药粉与水或蜜、酒、醋、面粉、油剂、医用凡士林等物质调制成药膏或膏药等剂型,敷贴在患处或穴位等处,使药力发挥作用。常用的有药膏、膏药、散剂或丹药等。

1. 散剂

(1)活血祛瘀、消肿止痛类 用于各种损伤早期和局部肿胀微热疼痛者,可选用一号新伤药、定痛散等。骨折后期无瘀肿者不宜使用。

(2)舒筋活血类 用于损伤中期筋肉疼痛患者,可选用旧伤药、活血散等。

(3)接骨续筋类 用于骨折脱位损伤中期瘀肿消退患者,可选用接骨药、接骨续筋散等。该类药不宜用于筋骨未断或瘀肿较甚者。

(4)温通经络、祛风散寒除湿类 用于损伤后期、复感风寒湿外邪致痹痛、筋脉不舒者,可选用活络散等。注意有红肿灼热者禁用。

(5)清热解毒类 用于伤后感染邪毒,局部红肿热痛者。可选用如意金黄散等。

2. 膏剂

膏药古称薄贴。膏药具有药力持久、应用方便、经济节约等特点,被广大伤病员所广泛采用。膏药一般用于损伤中后期,具有坚骨壮筋、活血通络、镇痛、祛风散寒除湿等作用。可选用橡皮膏、活络膏、狗皮膏等。

3. 药粉或丹药

将药物碾成极细粉末,装瓶收贮备用。使用时将药末直接撒于创面上,或撒于膏药上,贴于患处,或制成引流条插入伤口内引流。根据其功效可分以下几类:

(1)止血收口类 适用于一般创伤出血,可选用云南白药(成药)、桃花散等。

(2)祛腐拔毒生肌类 适用于创面腐肉未去,或肉芽过长者,常用的有九一丹、生肌散、红升丹(成药)等。

(3)温经散寒类 适用于损伤局部寒湿、气血凝滞疼痛者,常用的有三香粉、丁桂散、桂麝散等。

(4)活血散结止痛类 适用于伤后局部瘀血凝结、痹阻肿痛者,用软筋化坚散、软骨膏。

(二)涂擦法

涂擦药多用活血舒筋的药物配制成,常作为介质在按摩推拿手法中使用,具有舒筋活血,解痉消肿止痛,祛风散寒除湿等作用。常用剂型有酒剂、油剂、水剂等。

(1)酒剂 中药与酒精浸制而成,主要具有舒筋活络、活血止痛等作用。常用的有郑氏舒活酒(成药)、正骨水(成药)、舒筋水等。

(2)油剂与油膏剂 油剂是用香油或动物油类与中药熬煎去渣制成,或加黄蜡收成油膏剂,或直接对油类加热,涂擦患处。油、膏剂具有温经通络、祛风散寒除湿及消瘀活血作用;适用于筋肉关节风寒湿痹痛及损伤者。常用的有油膏、按摩乳等。

(三)熏洗法

即用药物水煎加温熏洗患部的一种疗法。此法是将药物(或装于布袋内)置于锅中加水适量,煮沸 20 min 左右,先熏蒸患处(周围可用棉垫罩住),待水温不烫时,再浸洗患处。熏洗法具有活血止痛、舒筋活络、祛风散寒除湿等作用,是筋骨损伤中后期功能恢复重要的外治法之一,多用于四肢腰背部的损伤。常用的有郑氏一号熏洗药,有活血、化瘀之功,适用于骨折、脱位、软组织损伤后期,局部或上肢肿胀、知觉迟钝、发凉等证,其用法为水煎,熏洗患部,二日一剂,每日 2~3 次。三号熏洗药,有祛痹、散结软坚之功,适用于关节僵硬、骨质增生、骨化性肌炎等症,其用法同一号熏洗药。二号熏洗药,有祛痹、通经络之功,适用于关节韧带损伤后、局部发硬、关节活动时疼痛、功能障碍,其用法同一号熏洗药。

(四)热熨法

热熨法是一种热疗的方法,即将水浸中药装入布袋内放入锅内蒸或煮加热后,或将中药末加化学制热剂装入袋内,或用中药末、盐、干姜、葱,或砂、麸皮等物质入锅内炒热后装入布袋内直接热熨患处。具有温经通络、祛风散寒除湿、行气活血止痛等作用。临床常根据不同症状,选用不同功用的药物进行热熨或电离子导入,其效显著。常用热熨的中药除熏洗药外,还有坎离砂等。

第五节　练功疗法

练功疗法,古称"导引"。它是通过肢体骨关节筋肉运动来防治某些损伤性疾病,促使肢体功能康复的治疗方法。在治疗骨折、脱位及其他损伤过程中的不同阶段,根据具体情况,循序渐进的进行功能锻炼。

一、分类

练功疗法有徒手练功和器械练功两种形式。

(一)徒手练功

(1)局部锻炼　患者采用卧位或立位进行伤肢自主活动,防止关节僵硬、肌肉萎缩等并发症,使机体功能尽快地恢复正常。

(2)全身锻炼　通过安排合理的全身锻炼有促进血液循环,改善气血运行,提高整体脏腑组织器官的功能,增强抗病能力,促进伤病恢复。

(二)器械练功

借助器械进行锻炼,主要是恢复肌肉力量,弥补徒手锻炼之不足,辅助伤肢关节运动功能的恢复。常用跑步车、足蹬车、手拉滑车、抓举哑铃、握搓铁球等。

二、作用

(一)活血化瘀、消肿止痛

在医师正确的指导下进行合理的练功活动,能够促进血液循环,加快瘀血的消散,使肿胀、疼痛迅速改善。

(二)加速骨折、脱位愈合

通过练功能促进血液流通,因而代谢旺盛、营养充足,为骨折、脱位的修复提供了物质基础,而且使骨折断面受到恒定的、间断的有利应力刺激,加速骨折的愈合,让骨折愈合与功能恢复同时并进,缩短了疗程。

(三)减缓肌肉萎缩的程度和防止关节粘连僵硬

骨折与脱位而致的肢体废用,必然导致某种程度的肌肉萎缩。积极进行功能锻炼可以在最大程度上减轻肌肉萎缩。关节长期被固定,可产生僵硬。如果经常进行练功活动,关节囊和周围的韧带则不会产生粘连,关节内的滑液不断分泌和循环,关节软骨则不会产生退变。骨折、脱位愈合解除固定之后,即可获得满意的结果。

(四)预防废用性骨质疏松

废用性骨质疏松是由于长时间不活动的结果。临床研究证明,一个用石膏固定躯干和四肢的患者,即使在最理想的饮食和充足的维生素的调养下,5～6周内也要失去骨钙总量的1%。若按体重70 kg、骨钙总量1 200 g计算,失去的钙要达12～24 g,这种废用性骨质疏松,在局部超关节石膏固定时表现更为突出。由此可见,绝对的**静止**和缺乏功能活动是造成骨质疏松的一个重要因素。为此,广泛的固定对骨折病人是极其不利的,只有进行合理的功能活动,才可以避免骨质疏松的发生。

(五)增强机体免疫能力,促进体能恢复

损伤可致人体气血虚损,脏腑功能紊乱,肌体易被风、寒、湿等外邪侵袭。通过练功能调节机体功能,促使气血充盈,肝血肾精旺盛,筋骨强健,体能得以恢复。

三、原则

(一)郑怀贤教授指出:对骨折、脱位病员循序渐进的功能锻炼应以主动活动为主,被动活动为辅。以健肢带动患肢,动作要协调,对称平衡。

(二)在医务人员指导下让骨折、脱位病员宜尽早进行练功,并贯穿治疗的整个过程。

(三)练功时宜循序渐进,由少至多,逐步加大,切忌急于求成,而采用任何粗暴的被动活动。

(四)根据受伤的时间、程度、性质、部位、类型及骨折整复后的稳定程度,以静中有动,动中有静的原则决定功能锻炼的动作。限制不利于病情好转的活动,以防发生疼痛、肿胀、骨折再度移位等。

(五)鼓励患者树立战胜伤病的信心,发挥患者的主观能动性,持之以恒,坚持锻炼。

四、练功的步骤和具体方法

骨折、脱位后练功主要目的是恢复肢体诸关节功能,特别是上肢肩、肘关节、手部掌指和指间关节的功能;下肢主要是恢复各关节的稳定性,负重和行走的功能。在各组肌肉中,尤其要加强臀大肌、股四头肌、大腿后群肌和小腿三头肌的力量,才能恢复下肢各关节正常功能。

(一)骨折、脱位各阶段练功的形式和步骤

依据骨折三期分治原则,在各个时期中功能锻炼的力量、活动范围、姿势和要求均不相同。

1.骨折初期

此期局部疼痛、肿胀、骨折稳定性差,骨折容易发生再移位,练功的幅度不宜过大。练功的形式主要是患肢肌肉收缩活动,而骨折部上下关节暂时不活动。如前臂骨折可做握拳活动;上臂骨折可做握拳和腕关节屈伸活动;小腿部骨折可做股四头肌舒缩和足趾屈伸;大腿部骨折则可做股四头肌舒缩和踝关节屈伸活动。达到改善局部血液循环,加快瘀血的吸收与消散。全身的活动则根据病情而定。上肢骨折经复位固定后,应立即下床活动,下肢骨折除伤肢外,不应限制其他肢体的自由活动。

2. 骨折中期

两周以后患肢局部疼痛、肿胀消退,软组织损伤基本修复,骨折端已纤维连接且趋向稳定。练功的形式除继续进行有利的肌肉舒缩锻炼外,可在医务人员的指导下进行骨折部的上下关节的活动。练功的幅度逐渐加大,从单个关节逐步过渡到多个关节的协同活动。练功的目的是防止肌肉萎缩、关节粘连。

3. 骨折后期

正常情况下此时骨折已达临床愈合期。此期练功的形式是:上肢做各关节的协同活动并逐步达到正常的活动范围,还可配合器械锻炼,以恢复肢体原有的肌力和灵活性。下肢开始扶双拐下床步行锻炼,并逐渐由双拐过渡到单拐乃至不用拐的负重行走。此期练功的目的是使关节滑利、筋骨强健,恢复肢体正常的功能。

(二)各部位练功方法及功用

1. 颈部

患者站立或坐位,站立练功时两足分开,与肩同宽,双手叉腰,并做以下动作:

(1)前屈后伸 让头颈部尽量前屈,使下颌贴近胸骨柄上缘,然后缓慢使头颈部后伸至最大限度,反复 7~8 次。此法可锻炼颈部的前屈后伸功能。

(2)左右侧屈 即头颈由中立位向左尽量侧屈后,还原中立位,再将头颈尽量向右侧屈,还原中立位,左右交替,反复 5~10 次。此法可锻炼颈部的左右侧屈功能。

(3)旋转活动 即头颈部由中立位向左尽量转动,目视右上方,缓慢还原中立位。再将头颈部由中立位向右转动,同时目视左上方,缓慢还原中立位,左右交替,反复 5~10 次。此法可锻炼颈部的左右旋转功能。

2. 腰背部

两足分开,与肩同宽站立,双下肢保持伸直,双手叉腰做以下动作:

(1)屈伸侧弯 腰部先向前尽量屈曲,然后尽量后伸,活动时尽量放松腰部肌肉,反复 4~5 次。然后将腰部做向左、右侧弯,即左手顺左下肢外侧尽量往下,还原中立位以后同样做向右侧弯,反复 4~5 次。此法可锻炼腰部的左右侧屈功能和预防腰部屈伸功能受限。

(2)旋转法 腰部顺时针及逆时针方向旋转各 1 次,然后由慢到快,由小到大地顺逆交替 4~5 次。此法可活动腰椎并调整小关节的位置。

(3)五点支撑法 取仰卧位,双肘屈曲,双髋及双膝亦屈曲,以头、双肘及双足五点支撑,双手掌托于腰部,用力将腰拱起,反复多次。经过一段时间锻炼后,将双上肢叉于胸前,改做头足支撑拱腰锻炼。此法可增强腰背肌肌力(图 1-3-93)。

(4)飞燕式 取俯卧位,双上肢靠近身旁伸直,把头肩双上肢向后上方抬起,或双下肢直腿向后上抬高,进而两个动作同时进行,呈飞燕状。此法可锻炼腰背肌肉的力量(图 1-3-94)。

3. 上肢

(1)肩前屈后伸 采取直立或坐位,双手放在躯干侧方,主动用力或扶持下向前方抬起,并尽量使上肢前屈,然后缓慢回复到躯干侧方,左右交替,反复多次。此法可锻炼肩关节的前屈后伸功能。

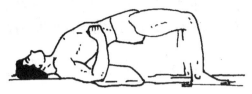

图 1-3-93　五点支撑法

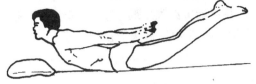

图 1-3-94　飞燕式

（2）弯腰画圈　站立，两足分开，向前弯腰使患肢伸直下垂，作顺、逆时针方向画圈，由小到大，由慢到快，反复多次。此方法能松解肩关节的粘连。

（3）上肢外展　站立位，使患肢垂直于体侧，主动用力或扶持下将上肢由体侧向外侧尽量渐渐展开，左右交替，反复多次。此法可锻炼肩关节的外展功能。

（4）箭步云手　双下肢前后分开箭步站立，以健手托付患肢前臂，使身体重心后移。双上肢屈肘，前臂靠胸前，再使身体重心向前移，同时把患肢前臂在同一水平上做顺时针或逆时针方向弧形伸出，前后交替，反复多次。此法可锻炼肩关节的内收外展功能。

（3）内外旋转　采用半蹲位，双手握拳，肘关节屈曲，前臂旋后，以肘关节为圆心，利用前臂来回划圆圈做肩关节内旋和外旋活动，两臂交替，反复多次。此法可锻炼肩关节的内旋及外旋功能还可松解关节粘连。

（4）手指爬墙　两足分开站立，面对墙壁，用患肢手指沿墙徐徐地向上爬行，使上肢高举到最大限度。然后，再沿墙回到原处，反复数次。此法可防治肩关节上举功能受限。

（5）肘部屈伸　坐位，患肢背侧置放在桌面的软垫上，手握拳，用力徐徐屈肘、伸肘，反复多次。此法可锻炼肘关节的屈伸功能和松解关节粘连。

（6）手拉滑车　将滑轮装置安装在距患者头顶 1m 左右高处，用 1 根尼龙绳穿过滑车，患者立于滑轮下，两手持绳之两端，以健肢带动患肢，徐徐来回拉动绳索。此法可锻炼肩关节上举及肘关节的屈伸功能。

（7）前臂旋转　将上臂贴于胸外侧，屈肘 90°，手握木棒，使前臂旋前、旋后活动。此法可锻炼前臂的旋转功能。

（8）抓空练习　让手指用力抓紧握拳，然后将手指用力张开。此法可锻炼指间关节的屈伸功能、掌指关节的屈伸及外展内收功能，并舒缩前臂部分肌群。

（9）背伸掌屈　用力握拳，做腕背伸、掌屈活动。此法可防治腕关节的掌屈背伸功能受限。

（10）手滚圆球　手握 2 个圆球，手指活动使圆球滚动或交换两球位置。此法可锻炼手指的灵活性。

4. 下肢

（1）股四头肌静力练习　患者在下肢关节不活动的情况下，股四头肌用力收缩和舒张活动，反复 10～20 次。此法锻炼用于下肢骨折、脱位损伤早期。

（2）足踝屈伸　患者取仰卧位，两腿分开同肩宽，足踝用力背伸、跖屈，反复做 10～20 次。此法锻炼用于下肢股骨骨折、胫骨骨折、踝部骨折及髋、膝关节脱位损伤早期。

（3）髋膝伸屈　患者取仰卧位，双下肢伸直，足不离床面，单腿尽量屈膝屈髋，然后用力伸直，双下肢轮流做，每侧 10～20 次。此法锻炼用于骨盆骨折以及髋、膝关节脱位损伤的康复。

（4）屈膝下蹲　两脚开立，距离与肩同宽，两手向前平伸，足尖点地，脚跟轻提，后坠下蹲，尽可能臀部触足跟，然后立起还原。老人可扶着桌椅进行。此法可锻炼股四头肌、臀肌力量。有利于髋、膝关节损伤的修复。

（5）仰卧举腿　仰卧位，腿伸直，做直腿抬高运动。此法可增强髂腰肌和股四头肌肌力。

（6）下蹲运动　患者取立位，面向床面或桌面，两足分开与肩宽，双手扶床或桌面，徐徐下蹲，再缓缓起立。反复做 10～15 次。此法锻炼用于下肢骨关节损伤后期的康复。

（7）侧卧展腿　侧卧位，腿伸直，做外展运动，还原。此法可锻炼髋关节的外展功能。

（8）屈膝屈髋蹬足　仰卧位，腿伸直，做屈膝屈髋并使踝关节极度背伸，然后向斜上方蹬足，足跟尽量向前屈如抓物状。开始时可不做屈髋屈膝动作，只做踝关节动作。此法可锻炼膝关节和踝关节的功能，使腿部血行舒畅，防止腿部肌肉萎缩，且利于消除踝关节的肿胀。

（9）蹬车活动　坐在一特制的练功车上，模拟足踏自行车的动作，用足尖练习踏车。此法可使下肢肌肉及各个关节均得到锻炼。

（8）足蹬滚木　取坐位，患足蹬于圆形木棍上前后滚动。此法可练习膝踝关节的屈伸功能。

第六节　物理疗法

物理疗法是创伤骨折与脱位治疗中常用的康复方法之一，是应用力、电、光、声、磁、温热等物理因素来治疗疾病的方法，包括运动疗法和物理因子疗法。康复医学专家们根据理体疗的基本原理设计和制造出的多种理体疗仪器也越来越智能化、简单化，使理体疗仪器大量地进入家庭，成为防治疾病健身强体的好帮手。

运动疗法，是指利用器械、徒手或患者自身力量，通过某些运动方式（主动或被动运动等），使患者获得全身或局部运动功能、感觉功能恢复的训练方法。

物理因子疗法，简称"理疗"，用自然界中或人工制造的物理因子作用于人体，以治疗与预防疾病。物理因子种类很多，用于康复治疗有两大类：一是利用大自然的物理因素，有日光、空气、海水、温泉及矿泉等疗法；二是应用人工制造的物理因素，有电、光、超声波、磁、热、水及生物反馈等治疗方法。

20 世纪 50 年代初，人们注意到物理因子在保健和疾病治疗方面有其独到的作用，尤其在亚健康状态的治疗中，显示出无可比拟的优越性。随着科技的发展，物理因子治疗的设备及手段日趋完善。

首先，各种物理因子直接作用于身体各部位，改善局部的症状，如颈、肩、腰、腿痛，浑身无力、肥胖、便秘等，并有加快血液循环，促进有毒及致痛物质排出体外的作用。中频电疗、超声波、半导体激光、红外线、磁疗、蜡疗等，是这类作用的典型代表。

其次，各种物理因子作用于皮肤、肌肉和其他感觉器官（如眼、耳、鼻）进行良性刺激，使大脑对其进行整合作用，通过肌体进行神经或体液调节，从而恢复和维持人体平衡，使烦躁、失眠、头痛、胸闷等症状得以改善和消除。如音乐治疗、生物反馈、色光治疗、芬香治疗、水疗、空气离子疗法等。相互影响，协同作用，使人体各项生理指标恢复正常。物理因子在亚健康状态的治疗中作用不可取代。

常用的理疗方法主要包括以下几大类：

（1）运动疗法　主要有体育疗法和机械疗法等。

（2）电疗法　主要有直流电疗法，离子导入疗法，低频及中频电疗法，长波、中波、短波及超短波电疗法，微波疗法等。

（3）磁疗法　主要有静磁场疗法，脉动磁场疗法，低频及高频交变磁场疗法等。

（4）光疗法　主要有红外线疗法、紫外线疗法及激光疗法等。

（5）超声波疗法　主要包括局部直接治疗、沿神经干治疗及神经反射治疗方式。

（6）中医药疗法　如针灸疗法和拔罐疗法等。

物理疗法在康复医学中被广泛应用，是康复医学的重要组成部分，也是康复医疗的主要措施。尤其是在骨关节创伤中，理疗具有活血化瘀、消肿定痛，濡养筋络、滑利关节，防治肌肉萎缩，防治关节粘连和骨质疏松，促进骨折愈合以及促进功能恢复的功效，对骨、软骨和关节等部位损伤的恢复起到了十分重要的作用。应用理疗促使伤病损害的功能恢复，效果较好，是一般药物或其他疗法所不及的（具体方法参见有关资料）。

第七节　手术治疗

手术是创伤骨科中重要的治疗方法，但不是唯一的方法。对于手术的基本态度应该是：对是否需要手术治疗和选择何种手术，应从患者的全身情况、局部情况、预后、医院设备和技术力量等多方面考虑，任何决定都必须符合患者的最大利益。为手术而手术和为练习手术而手术都是不应该的行为，一般情况下，如能采用非手术治愈的，应尽可能不用手术，如能用小手术治愈的，就不应该采用大手术。

一、正确的手术应包括以下几个方面

（1）精确的诊断和选择好手术适应证。

（2）充分的术前准备，周密的手术计划，尽可能设想到各种可能发生的意外，并有相应对策。

（3）选用最合适有效的麻醉方法，施术者应正确执行手术步骤。要有严格的无菌操作观念，操作轻柔，不加重组织损伤，在熟练的基础上，求速度，要准确无误。

（4）认真做好术后细心治疗和护理，医患合作，防止术后并发症的发生，术后尽早进行功能锻炼，促使早日康复。

手术是一集体行动，每一个参加手术的工作人员，都必须在手术医师的主持下，以高度的责任心，互相密切协作，使手术达到最佳水平。

二、手术的适应证与禁忌证

1.适应证

（1）骨折、脱位经手法复位未能达到解剖或功能复位标准，影响肢体功能者。

（2）关节内骨折（含骨骺损伤）或骨折合并脱位，手法难以达到满意复位，日后影响关节功能者。

（3）骨折迟缓愈合、不愈合、骨缺损、骨折畸形愈合，影响正常生活工作者。

（4）多发骨折和多断骨折，或骨折合并血管、神经损伤，或肌腱、韧带完全断裂的复杂骨折，在探查或修复血管、神经、肌腱及韧带的同期施行内固定。

（5）骨折断端间嵌夹有软组织（血管、神经、肌肉、肌腱、骨膜等）手法难以解脱者。

（6）开放性骨折，在 6～8 h 之内就诊清创，如伤口污染较轻且清创彻底者，可同时行内固定。

2. 禁忌证

（1）全身情况差不能耐受麻醉和手术创伤者，如伴有失血性休克或严重心、脑血管疾病及严重糖尿病、血友病等。

（2）患者有严重骨质疏松，内固定物植入不能起固定作用者。

（3）全身或患肢局部有活动性感染者，如骨髓炎等。

（4）患肢皮肤或软组织大块缺损未获修复者。

三、常用的内固定方法

常用的固定方法有钢丝、螺丝钉、钢板、髓内针（钉）等内固定方法（参见本章第三节）。

附：骨与关节创伤的急救

对运动性骨、软骨及关节创伤的急救如果处理不当，轻者可加重损伤，导致感染，增加病人的痛苦，重者致残甚至影响生命。由此可见，损伤早期应进行合理而有效的急救，并且正确地把伤员从现场送往医院进一步处理。

一、创伤性休克的急救处理

创伤性休克是指当机体遭受严重的创伤刺激时，机体通过神经反射，引起微循环功能失调，组织血液灌注不良，导致组织缺氧、缺血和内脏器官损害的综合症状。

（一）诊断要点

（1）有严重的创伤史。

（2）休克早期患者出现烦躁、焦虑、激动，进而可表现为表情淡漠、意识模糊甚至昏迷。

（3）皮肤苍白、发绀、四肢厥冷，脉搏细而快，晚期脉搏可变为细而慢。

（4）血压　收缩压小于 10.7 kPa，脉压差小于 2.67 kPa。

（5）呼吸困难，口唇发绀，严重时可出现酸中毒，呼吸加深而慢，如发生呼吸衰竭或心力衰竭时，更加重了呼吸困难。

（6）尿量减少，尿量少于 25 mL/h。尿常规、尿比重、酸碱度测定，可查二氧化碳结合力及非蛋白氮，可反映肾功能情况。

（7）休克时多因缺氧致心律失常，心电图显示 S－T 段下降及 T 波倒置。

（二）急救处理

（1）消除引起休克的原因　如果是因活动性出血，就应立即止血；若休克因压砸、打击、火器伤引起则应立即作出相应处理。

（2）针灸　在不具备其他条件时，可针刺或掐人中、十宣、合谷、涌泉等穴位。

（3）保持呼吸道通畅，避免气道阻塞引起呼吸窒息，必要时应做气管切开术。

（4）保暖　可用暖水袋等装热水，放在患者的腋窝、两腿中间等处保暖，同时注意防止烫伤。夏季要做好防暑降温工作。

（5）吸氧　根据具体情况，持续吸氧或间断吸氧。

（6）抬高下肢　可屈髋、屈膝约 30°，以增加回心血流量。

（7）补充血容量　可选择补充的液体有全血、代血浆、葡萄糖、平衡液、生理盐水、右旋糖酐等,原则上依据化验结果缺什么补什么,及时补充所需的液体成分,及晶体、胶体。

(8)电解质和酸碱平衡的维持　应将化验结果作为补充和限制的依据。因休克时代谢产物的堆积常产生酸中毒症状,需有计划地补充碱性缓冲液,补充的公式为:[正常二氧化碳结合力(mmol/L) – 测得的二氧化碳结合力(mmol/L)] ×0.2 ×体重(kg) = 碱性缓冲液的量(mmoL)。常规的补充办法是,先补充测得量的一半,以观察纠正酸中毒的临床表现及化验结果,再视情况给以补充。

(9)血管活性药的应用　当大血管出血、实质性脏器损伤,液体补足,休克得不到缓解时,为了不让重要脏器的低血流量状态持续过久,可用一些血管活性药物以升高血压。常用的药物有:①间羟胺(阿拉明)肌肉注射2 ~ 10 mg,静脉滴注一般用10 ~ 100 mg加入5%的葡萄糖溶液500 mL中应用。②硫酸甲苯丁胺(恢压敏)肌肉注射,每次15 ~ 20 mg,静脉滴注15 ~ 30 mg加入5% ~ 10%葡萄糖溶液中应用。③3 – 羟酪胺(多巴胺)10 ~ 20 mg溶于5%葡萄糖溶液250 mL中静脉滴注。④盐酸山莨菪碱(654 – 2)一次用5 ~ 10 mg,肌肉注射或静脉滴注。

(10)生脉注射液　为中药制剂,每毫升中含药量1 mg,一般用20 ~ 30 mL加入50%葡萄糖溶液中静脉推入。也可服当独参汤、归补血汤、苏合香丸等。

(11)止痛剂的应用　当诊断明确,因疼痛刺激而加重休克时,可适当应用止痛剂,常用的有杜冷丁50 ~ 100 mg肌肉注射。

(12)其他药物的应用　①肾上腺皮质激素:此类药物能降低毛细血管的通透性,防止和治疗脑水肿和肺水肿,常用的药物为地塞米松磷酸钠,肌肉注射2 ~ 20 mg或加入5%葡萄糖溶液中滴入。②能量合剂(三磷酸腺苷 + 辅酶 A + 细胞色素 C):此类药物给细胞的代谢提供能量,一般混合于高渗葡萄糖中由静脉滴入。

(13)待休克纠正、生命体征稳定后再处理骨折与脱位等。

二、骨折的急救处理

(一)诊断要点

(1)有明显的外伤史 。

(2)临床表现　疼痛、肿胀、功能障碍、压痛、畸形、骨擦音(骨擦感)及异常活动。

脊柱骨折、脱位,注意检查肢体的运动、感觉、反射、尿潴留、大小便失禁等。骨盆骨折注意有无大出血及明确实质性脏器损伤。

(3)影像学检查　X线拍片是诊断骨折的可靠依据,对脊柱、骨盆及关节部位骨折,必要时可进行 CT 或 MRI 检查。

(二)急救处理

(1)抢救生命　心跳呼吸停止,应立即施行体外心脏按压和人工呼吸、给氧,并保持呼吸道通畅。发生休克者,立即按休克急救处理原则治疗。

(2)局部处理　伤口出血者应止血;外露骨端及其他组织在未清创之前不宜还纳,可用纱布或厚棉垫包扎伤口后再送医院进一步处理。

(3)肢体固定　骨折后可用夹板、石膏或木板等临时固定以减少疼痛,防止损伤附近的血管、神经或脏器损伤,便于搬运。脊柱骨折搬运时,躯干应平卧于木板或担架上。

(4)抗感染　选用恰当的抗生素及 TAT。

(5)清创整复固定　开放性损伤者,在彻底清创基础上作血管、神经修复,骨折复位内固定或外固定。

三、关节脱位的急救处理

（一）诊断要点

（1）多有间接暴力致伤史。

（2）伤处疼痛、肿胀、关节畸形、功能障碍。

（3）检查可触及关节盂空虚，弹性固定。

（4）影像学检查　X线片检查可明确脱位的类型、程度、移位方向及有无骨折。

（二）急救处理

（1）对于关节脱位急救时应早期整复脱位，如并发晕厥、休克、内脏损伤时，则应首先救治这些并发症，后处理脱位。

（2）开放性脱位现场急救可用无菌敷料覆盖伤口加压包扎止血。

（3）肢体固定　肩关节脱位现场急救可用三角巾悬吊，肘关节屈曲90°，前臂贴胸；肘关节脱位用石膏或托板固定于自然位；髋关节脱位用长木板置放于患者躯干及伤侧下肢外侧用绷带或多头带缠绕固定，便于转送医院处理。

四、血管损伤的急救

骨折脱位有可能伴血管和神经损伤，多发生在骨折的原始损伤时期，折端严重移位以及治疗骨折实施手法过于粗暴所致；也可见于不适当的石膏绷带或夹板固定。根据血管损伤的程度可分穿透伤、裂伤、挫伤和受压，临床以后两者多见。动脉挫伤，手指动脉管壁受挤压而发生壁内出血和肿胀，以致管壁发生阻塞，导致循环障碍。急救时无论是何种原因、哪种出血和任何部位，都应立即采取相应措施，立即止血，防止失血过多而导致休克或死亡的发生。

（一）诊断要点

（1）有四肢骨折或脱位外伤史。

（2）损伤肢体疼痛，远端皮肤苍白随后青紫，皮温降低。伤肢肢端感觉麻木，肌肉麻痹。

（3）损伤肢体远端动脉搏动减弱或消失。

（4）闭合性骨折因内出血出现明显肿胀，有时可形成搏动性血肿。

（5）开放性损伤时可见出血伤口。

（6）多普勒超声波探测肢体血循有助于了解伤肢的缺血程度及存活的可能性。

（二）急救处理

（1）毛细血管出血　一般毛细血管出血量少，呈慢性渗血状，现场急救可用无菌纱布块置于出血部位，加压包扎即可止血。

（2）静脉出血　此种出血为持续性，从损伤血管的远端出血，颜色较深。止血的方法：①顺血管走行压迫出血的远端；②压迫出血伤口处；③有条件时可在伤口内寻找出血点，予以结扎。

（3）动脉出血　出血均在破裂血管的近端，为喷射状出血，随血管的跳动而喷出，出血为鲜红色，动脉的出血量大，且情况紧急，在没有条件时可先用手指压迫止血，或用止血带、绷带缠绕压迫止血，并要注意全身情况变化，在病人情况稳定后，可扩大创口，寻找出血部位，小的动脉血管断裂时可予以结扎，如果损伤的血管较大，就应将血管断端行吻合术。

（4）补充血容量　输血输液是防治休克的重要措施，能有效补充血容量和抢救患者的生命。

（5）伤口清创　开放性伤口应及时彻底清创,修复动脉和静脉。手术后应用大量抗生素和及时注射 TAT。否则,伤口感染不但影响手术成功,严重者还会危及生命。

五、周围神经损伤的急救处理

周围神经损伤,是骨折与关节脱位的最常见的并发症之一。根据神经损伤病理分为神经失用、轴索中断和完全断离三种。早期处理不当,虽不危及生命,但可延误病情或造成肢体终身残废。

（一）诊断要点

（1）有开放或闭合骨折、脱位史或肢体被牵拉史。

（2）神经受伤的肢体可出现腱反射减弱或消失。

（3）详细检查伤后触觉、痛觉及位置觉变化。

（4）自主神经功能障碍。

（5）几种常见神经损伤的临床表现和特征(见总论第二章)。

（6）肌电图检查可助诊断。

（二）急救处理

（1）伴休克或严重内脏损伤时,先救治并发症。

（2）开放性损伤,近90%为神经完全或部分断离,应及时与骨折同时行手术治疗。初期神经缝合最好在伤后 6～8 h 内进行,若创口感染等原因不能缝合时,则待创口完全愈合后,宜在 1～3 月内行二期神经修复术。

（3）闭合性神经损伤,无解剖结构中断者,多可自然恢复。对移位骨折则应先施行手法整复、夹板或石膏固定,以稳定骨折断端,防止对神经的压迫和再创伤。观察治疗 6～8 周,若无恢复迹象者,应及早手术探查。

（4）无论是神经修复手术还是观察治疗,都必须密切观察神经功能恢复征象。

（5）药物治疗　中药内服外用,以行气活血、舒筋活络的药物为主。西药可用维生素 B 族、地巴唑、加兰他敏、三磷酸腺苷、神经生长因子等。

（6）保持肢体功能位置并选用恰当的手法按摩、针灸及穴位封闭。

（三）四肢主要神经干损伤手术修复后恢复功能参考时间

（1）桡神经(上臂中 1/3 至下 1/3 损伤),需要 6～8 月。

（2）尺神经(腋部至腕部损伤),需要 5～16 月。

（3）正中神经(腋部至腕部损伤),需要 4～14 月。

（4）坐骨神经(股骨上段至股骨中段损伤),需要 10～14 月。

（5）腓总神经(膝部损伤),需要 8～12 月。

（6）胫神经(腘窝部损伤),需要 11～12 月。

以上时间,在不利的条件下还可延长 4～6 月。

（四）运动功能恢复等级(M)

0 级:无肌肉收缩。

1 级:靠近神经受伤平面的部分肌肉恢复收缩。

2 级:伤肢远、近段肌肉均恢复收缩。

3 级:主要肌肉恢复到足以对抗阻力的肌力。

4 级:肌力同 3 级,还能随意单独或协同活动。

5 级:完全恢复正常运动功能。

(五)感觉功能恢复等级(S)

0 级:受伤神经单独支配区域感觉全部丧失。

1 级:单独支配区域皮肤深痛觉恢复。

2 级:单独支配区域皮肤浅痛觉和触觉有部分恢复。

3 级:整个单独支配区域皮肤浅痛觉和触觉恢复,感觉过敏现象消失。

4 级:痛、触觉恢复如 3 级外,两点分辨能力有一些恢复。

5 级:完全恢复感觉功能。

六、筋膜间隔综合征的急救处理

筋膜间室综合征是指骨与筋膜封闭的区域内因组织压力升高,使损害其循环和功能而发生的病变。多见于小腿骨折、前臂骨折等血管损伤内出血。无论是血管内、外或医源性因素等,都可导致筋膜间室内压力增高,而影响小静脉回流,使毛细血管内压力升高,血浆蛋白向组织渗出,造成组织间渗透压随之增高,肌肉更加肿胀的恶性循环;反射性动脉痉挛,进一步造成神经、肌肉组织缺血坏死,最终导致肢体残废。

(一)诊断要点

(1)患肢有骨折、脱位或软组织挤压外伤史。

(2)持续性剧痛,且进行性加重。

(3)肢体完全缺血 15~20 min 之后,出现麻木、感觉减退或消失。

(4)伤肢远端动脉搏动消失,皮温发凉。

(5)肿胀、压痛及肌肉的被动牵拉痛,肌筋膜处明显压痛,是筋膜间室肌肉坏死的重要体征。

(6)有条件的可测定筋膜间室内压力。

(二)急救处理

(1)20% 甘露醇注射液 250 mL 静脉快速输入,2 h 后再给同样剂量 1 次。经过甘露醇治疗后,肿胀迅速消退,疼痛减轻或消失,尿量增加。否则应手术治疗。

(2)对早期危象较轻者,抬高患肢,行闭合减压,外贴利水消肿中药,严密观察伤肢远端动脉搏动恢复情况。一旦经治疗明显好转者可免于手术减压。

(3)筋膜间室切开减压是治疗本病的关键方法。手术指征是:①筋膜间室出现本病的典型症状。②筋膜间室压力超过 4.5 kPa。切开减压手术的时间是出现本病后的 8~12 h。手术方法有:①皮肤小切口筋膜切开术;②皮肤双切口筋膜切开术;③皮肤筋膜全切开术等。

(4)手术减压后,仍不能缓解而出现挤压综合征的全身表现时,则按挤压综合征处理。

七、脂肪栓塞的急救处理

脂肪栓塞是一种严重的骨折并发症,特别是长管状骨折后多见,其临床表现以进行性低氧症、皮肤及内脏出血点和意识障碍等为特征,发病机制有机械和化学学说两种病因。临床分不完全型、典型综合征型及暴发型三种类型。

(一)诊断要点

1.主要表现

(1)发热在 38 ℃以上。皮下有出血点,分布于颈部、前上胸部、下眼睑的结膜等。

(2)呼吸频率快,呼吸困难,发绀;肺部 X 线片有典型的面团或棉絮状散在阴影。

(3)神志不清,谵妄,嗜睡,抽搐等。暴发型 1 ~ 3 d 内即可死亡。

(4)血氧分压下降至 8.0 kPa(60 mmHg)。

(5)血红蛋白下降;血沉快,在 70 mm/h 以上;血清脂肪酶增加;血中游离脂肪酸增加。

(6)脉快,心动过速 120 次/min。

(二)急救处理

(1)呼吸支持疗法　用鼻插管或面罩给氧,使氧分压维持在 9.3 kPa 以上。严重者作气管插管、气管切开,必要时用机械辅助呼吸。伤后 3 ~ 5 d 定时血气分析和胸部 X 线拍片检查。

(2)头部降温,保护脑组织。采取脱水疗法或冬眠疗法。

(3)防止肺水肿,维持有效的血循环容量,纠正休克,以防肺水肿。有条件应补充血液和白蛋白。

(4)药物治疗　①激素:能保持血小板膜的稳定性,防止血液在毛细血管内停滞,减轻和清除游离脂肪酸对呼吸膜的毒性作用,能降低毛细血管渗透性,减轻肺间质水肿。如氢化可的松 1.0 ~ 1.5 g/d,用 2 ~ 3 d。②抑肽酶:用药时间越早越好。治疗剂量为 100 万 U/d。以防创伤后一过性高血脂。③白蛋白:能与游离肌酸结合,降低后者毒性。④低分子右旋糖酐、肝素、利尿素等。⑤大剂量抗生素。

(5)伤肢局部外贴活血消肿之剂并临时固定。

八、内脏损伤的急救处理

闭合性腹部的内脏损伤,临床常常被忽视。无论是上肢还是下肢的骨折,患者与陪同人员第一个述说的症状往往都不是腹部症状,况且在腹腔脏器破裂后的 12 ~ 24 h 内,血压仍可保持正常。对合并严重并发症者,要特别提高警惕,要从整体观念出发,进行反复细致的检查。

(一)诊断要点

(1)认真询问受伤病史,了解受伤的时间、部位、性质及救治情况。

(2)详细询问和检查是否有腹胀、腹痛、压痛、反跳痛或尿血。

(3)超声波检查可提示实质脏器的损伤部位、程度及出血情况。

(4)腹腔穿刺有非常重要的诊断价值。

(5)X 线、CT 及化验室检查有助于诊断。

(6)患者有不能解释的低血压存在,必须考虑内出血的问题。内脏破裂大出血而发生休克时,血压明显下降并有其严重的临床症状和体征。

(二)急救处理

(1)对创伤性休克者,应立即按休克救治;已确诊有严重的腹腔脏器破裂者,在抗休克的同时或休克基本纠正情况下,应立即进行手术治疗。

(2)肝脏破裂　肝脏破裂分为被膜下破裂,中央破裂和真性破裂三种类型。依据伤情进行观察、止血或立即手术止血、处理破裂肝脏及引流等。

(3)脾脏破裂　对于脾脏破裂,病理上分中央破裂、包膜下破裂和完全性破裂三型。脾脏破裂的手术指征成立时,应在抗休克的同时立即手术,修复或切除脾脏。对小儿脾脏破裂的处理(特别是 3 岁以下),宜采取保留脾脏,行破裂修补或部分切除术。其理由为:①脾脏可增生调理素(opsonins),促进白细胞的吞噬作用;②脾脏为免疫球蛋白 G 和 M(IgG、IgM)的"工厂";③当小儿脾脏破裂切除后,以后全身感染的发生率明显增加;④脾实质单位

（parenchy matous units）的血液循环为终末小动脉，单位之间的间隙，几乎是无血管区，故可作脾脏部分（脾段）切除而不会影响血液循环。

（4）对于严重肾脏破裂者，需紧急手术切除；对于破裂较轻者，多数采用非手术治疗而治愈。

（5）对膀胱损伤较轻者，适当卧床休息，对症处理，可在短期内治愈。有排尿无力或尿潴留时，应导尿后留置导尿管并预防尿路感染。对损伤严重且有尿液外渗者，应尽早手术探查。

（6）其他内脏损伤　对其他内脏（胰腺、胃、小肠尿道等）损伤者，根据伤情分别予以非手术观察或手术治疗。

（7）急性腹膜炎　对内脏损伤发生急性腹膜炎者，其治疗方法有非手术和手术疗法两种：①非手术疗法：如禁食、胃肠减压、补液、抗感染及留置导尿管等；②手术疗法：对腹部损伤引起急性腹膜炎或明显腹膜刺激征症状者，应尽早手术。

九、合并颅脑损伤的急救处理

颅脑损伤往往合并于严重的多发骨折和复合伤。脑组织损伤按损伤程度可分为：

（1）脑震荡　脑短暂功能性障碍而无器质性损伤，预后良好。

（2）脑挫裂伤　挫裂的脑组织出血、水肿、液化，神经组织变性及坏死。脑的出血和血肿，可使颅内压增高，引起脑疝而迅速死亡。

（3）脑干损伤　脑干神经组织挫伤撕裂，伤后局部出血、水肿，脑干局部由于组织缺血坏死出现脑干软化。

（4）颅内血肿　可分为硬脑膜外血肿、硬脑膜下血肿、颅内血肿等。出血系脑膜中动脉、脑表面动静脉及脑内血管损伤所致。出血引起颅内压增高，可引发枕骨大孔疝。

（一）诊断要点

（1）有头部明显外伤史。

（2）有头痛、恶心、喷射性呕吐、脉搏慢、血压增高、意识障碍等颅内压增高的症状和体征。

（3）脑干损伤者表现为：昏迷时间长，有昏迷→清醒→再昏迷的特点，瞳孔散大，对侧肢体瘫痪。

（4）特殊检查　如头颅X线片、超声波检查、脑电图检查和CT检查等辅助诊断。

（5）腰椎穿刺抽脑脊液检查　脑挫裂伤者脑脊液常为血性。

（二）急救处理

（1）卧床休息，一般将头抬高20°仰卧位。有脑脊液漏者取头抬高40°仰卧位。休克者取平卧位。深昏迷和呕吐者取侧卧位，保持呼吸道通畅，必要时气管切开插管。

（2）禁食及补液，每天补液量为1 500~2 000 mL。

（3）脱水疗法　治疗脑水肿可用20%甘露醇溶液250 mL静脉注射2~3次，或50%葡萄糖溶液60 mL每6 h注射1次。

（4）应用止血剂、镇静止痛剂（一般不用杜冷丁）。

（5）冬眠低温疗法。

（6）如颅内血肿、凹陷骨折病人经观察治疗无好转者可考虑手术颅内血肿清除止血或骨折复位术等。术后应用抗生素抗感染治疗。

（黎万友）

上编 骨 折

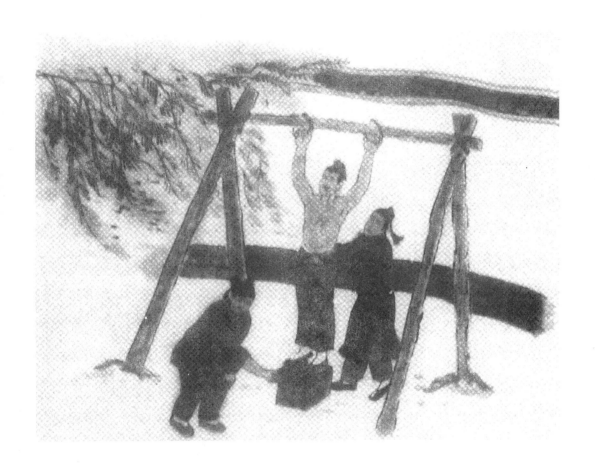

第一章 骨折概论

人体在运动训练、比赛或工作生活中不慎遭受外来暴力,造成骨、软骨的完整性或连续性遭到破坏而发生中断者,称为骨折。当外力超过骨骼的正常负荷承载能力时,即发生骨皮质(骨小梁)的劈裂或断裂,称外伤性骨折。若骨骼本身原有某种病变(如肿瘤、炎症等),在轻微的外力作用下即发生骨折,称为病理性骨折。

我国医家对骨折早有认识,甲骨文中已有"疾骨""疾胫""疾肘"等病名,《周礼·天官》中有"折疡",《灵枢·邪气藏府病形》中有"折脊"的记载,马王堆汉墓出土的医籍中也记载了"折骨"。骨折的病名出自唐代王焘所著《外台秘要》一书。

第一节 骨折的病因病理

一、骨折的病因

(一)外因(objective cause)

主要指外力作用于骨骼造成的损伤,一般可分为直接暴力、间接暴力、肌肉牵拉力和累积性损伤四种。外力形式不同,所致骨折的临床特点各异。

1. 直接暴力(direct violence)

暴力直接作用于机体某部位而发生的骨折,如打击伤、枪弹伤、轧伤、炸伤、机器绞伤等。这类骨折多为横形或粉碎性,常合并严重的软组织损伤。如发生在前臂或小腿,两骨骨折部位多在同一水平面。如为开放性骨折,多因打击物由外向内穿破皮肤,此种损伤临床上发生感染率较高。

2. 间接暴力(indirect violence)

骨折不发生在外力直接接触的部位,而是通过传导、杠杆或扭转力量在着力点的远端折断。这类骨折多为斜形、螺旋形或压缩性,软组织损伤较轻。如有开放性伤口,多因骨折断端由内向外穿破皮肤,临床上发生感染率低。间接暴力引起的骨折如发生在前臂或小腿,两骨骨折部位多不在同一平面。间接暴力包括:

(1)纵向传导暴力(violence of vertical transmission) 如杂技演员表演时不慎从高处坠落下肢着地,可引起胫骨平台骨折或胸腰椎体压缩性骨折。

(2)杠杆暴力(lever violence) 如跌倒时手掌着地,可引起桡骨远端骨折、肱骨外科颈骨折。

(3)扭转暴力(twisting stress) 如投掷、掰腕动作可引起肱骨干螺旋型骨折,老年人骨质疏松转身时失去平衡跌倒可引起股骨颈骨折。

3. 肌肉牵拉力(muscular contractility)

当运动员急剧跑跳或完成投掷动作时,由于肌肉猛烈而不协调的收缩和牵拉,造成肌肉附着处的撕脱骨折,如股四头肌收缩引起髌骨或胫骨结节骨折,腓骨肌牵拉引起第5跖骨基底部骨折,其他如肱骨大结节、肱骨内上髁、尺骨鹰嘴、髂前上棘等部位也多发生撕脱骨折。因骨折部位的骨质多为松质骨,故骨折愈合快,预后较好。

4. 累积性劳损(accumulative strain)

如果长期、反复进行专项运动动作训练时，外力累积集中作用于骨骼某一处，可造成慢性损伤性骨折，又称疲劳骨折(fatigue fracture)。如码头工人长期持续过量负重，可引起椎体压缩性骨折；矿山风镐工人因震动过久，可引起前臂骨折；长途行军以及体育运动中长时间跑、跳等项目，多发生于胫骨、腓骨等处应力性骨折。这种骨折多无移位或移位不多，此种损伤愈合较慢。

（二）内因(subjective cause)

骨折的发生与患者的年龄、性别、健康状况、骨骼的解剖特点、受伤姿势及骨骼是否本身原来已有病变等内在因素有关。

（1）年龄、性别、健康状况　儿童好动易摔，常发生骨折，因其骨骼胶质多，一旦损伤后，多为青枝骨折；18 岁以内的青少年骨骺未闭合，易发生骨骺分离；壮年人的骨折多为完全性骨折；老年人（特别是绝经后的妇女）骨质疏松，轻微的外力即可发生腰椎椎体、桡骨下端、股骨颈等处的骨折。

（2）解剖结构特点　骨质的疏松部和致密部交接处如桡骨下端、肱骨外科颈，静止段和活动段交接处，如第 12 胸椎、第 1 腰椎是骨折好发的部位。有些骨折的发生是由于解剖结构上存在薄弱环节，如肱骨下端宽扁，前有冠状窝，后有鹰嘴窝，中间仅有一层较薄的骨片，故易发生骨折。

（3）病理因素　骨骼发育不正常或存在有疾病如化脓性骨髓炎、骨结核、骨囊肿、转移性骨肿瘤等，其骨质已遭到破坏，遇到轻微外力，容易引起病理性骨折。肾上腺皮质功能亢进症患者，容易发生骨折或导致骨折愈合迟缓。

二、骨折的移位

创伤所致骨折移位的程度和方向，多与暴力的大小、方向、作用点及搬运情况等外在因素有关，又与肢体远侧端的重心、肌肉附着点及其收缩牵拉力等因素有关。临床上常见骨折移位方式有以下 5 种（图 2-1-1）。

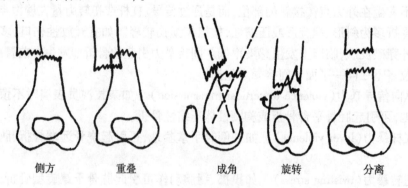

| 侧方 | 重叠 | 成角 | 旋转 | 分离 |

图 2-1-1　骨折的移位

（1）成角移位　两骨折段之轴线交叉成角，称为成角移位(angulated displacement)。多以角顶的方向来说明成角移位的方向。有向前、向后、向内或向外成角。

（2）侧方移位　两骨折端相对移向侧方，称为侧方移位(lateral displacement)。四肢骨折多以近侧骨折段纵轴为基准，按远侧骨折端的移位方向称为向前、向后、向内或向外侧方移位。脊柱则以上位椎体移位的方向来划分。

(3)重叠移位　两骨折端相互重叠或嵌插,骨的长度因而缩短,称为重叠移位(overlapping displacement)。

(4)分离移位　两骨折端互相分离,肢体长度增加,称为分离移位(separation displacement)。

(5)旋转移位　骨折的一端围绕骨的纵轴产生旋转,称为旋转移位(rotation displacement)。

第二节　骨折的分类

熟悉骨折的分类,对指导临床治疗和估计预后有重要意义。骨折的分类方法有很多种,要求认真掌握,才能做到诊断准确、治疗得法、恢复满意。

一、根据骨折端是否与外界相通分类

(1)闭合性骨折　骨折处的皮肤或黏膜完整,骨折端不与外界相通者,均属闭合性骨折(closed fracture)。

(2)开放性骨折　骨折处的皮肤或黏膜破裂,骨折端与外界相通者,称为开放性骨折(open fracture)。开放性骨折伤口的形成有两种情况,一是由外向内,如枪弹伤、碾轧伤、爆炸伤等所致的开放性骨折,伤口由外向内,多由于外来暴力巨大,周围软组织遭到破坏的同时发生骨折,伤口污染严重,感染的机会多,处理困难;二是由内向外,而伤口是由内向外的开放性骨折,是骨折发生后断端由内部刺破皮肤或黏膜而成,一般污染较轻,感染少,处理相对容易。

临床上有时易将一些开放性骨折误诊为闭合性骨折,如骶尾骨骨折合并直肠破裂、耻骨骨折合并膀胱或尿道破裂、肋骨骨折合并肺泡破裂等。某些闭合性骨折,其断端已穿破肌肉或深筋膜,虽未穿破皮肤,却对皮肤造成直接的压迫而引起坏死和剥离,称为潜在性开放性骨折,处理时应高度重视。

二、根据骨折周围软组织和脏器损伤程度分类

(1)单纯骨折　无并发神经、重要血管、肌腱或脏器损伤者。

(2)复杂骨折　并发神经、重要血管、肌腱或脏器损伤者。

三、根据骨折的损伤程度分类

(1)不完全骨折　骨的完整性或连续性仅有部分中断者,称为不完全骨折(incomplete fracture),多无移位,如青枝骨折等。此类骨折治疗容易,愈合好,并发症少。

(2)完全骨折　骨的完整性或连续性完全中断者,称之为完全骨折(complete fracture)。通常有移位,应及时整复固定。

四、根据骨折线的形态分类

(1)横形骨折　骨折线与骨干长轴垂直的称之为横形骨折(transverse fracture),常因直接暴力所致(图2-1-2A)。

(2)斜形骨折　骨折线与骨干长轴形成的夹角小于90°,为斜形骨折(oblique fracture)(图2-1-2B)。

(3)螺旋形骨折　骨折线呈螺旋式环绕骨骼,称为螺旋形骨折(spiral fracture)。常由间

接暴力所致(图2-1-2C)。

(4)粉碎骨折　骨碎裂成3块以上的骨折,称为粉碎骨折(comminuted fracture),如在骨折部位有细小碎骨片或骨折端严重粉碎的骨折(图2-1-2D)。

(5)嵌插骨折　骨折断端间相互嵌入,密质骨端嵌插入松质骨内,称为嵌插骨折(impacted fracture)。多发生在长管状骨干骺端密质骨与松质骨交界处,如股骨颈、桡骨下端、肱骨外科颈等处的骨折(图2-1-2E)。

(6)撕脱骨折　因肌肉肌腱或韧带突然收缩而将附着点的骨质撕裂,称为撕脱骨折(avulsion fracture)。骨折片多有移位,如肱骨内上髁、胫骨结节的撕脱骨折(图2-1-2F)。

(7)青枝骨折　仅有部分骨质的骨膜被拉长、皱折或破裂,骨折处有成角、弯曲畸形,如青嫩的树枝被折断状,称为青枝骨折(greenstick fracture)。多见于儿童(图2-1-2G)。

(8)骨骺分离　外力作用于骺板,使骨骺与骨干产生分离者,称为骨骺分离(epiphyseal separation)。常见于儿童和青少年肱骨下端等处的骨折(图2-1-2H)。

(9)裂纹骨折　骨折处呈一裂纹或线状,骨折片无移位,称为裂纹骨折(hair-line fracture),常见于腕舟骨等处的骨折(图2-1-2I)。

(10)凹陷骨折(depressed fracture)　外力使骨折片凹陷,如颅顶骨折等(图2-1-2J)。

(11)压缩骨折　压缩力超过骨骼耐受限度所致的骨折称为压缩骨折(compression fracture)。多见于松质骨,如椎体压缩骨折和跟骨压缩骨折等(图2-1-2K)。

五、根据骨折的部位分类

(1)骨干骨折　指长管状骨骨干部位的骨折,称为骨干骨折(diaphyseal fracture)。常分

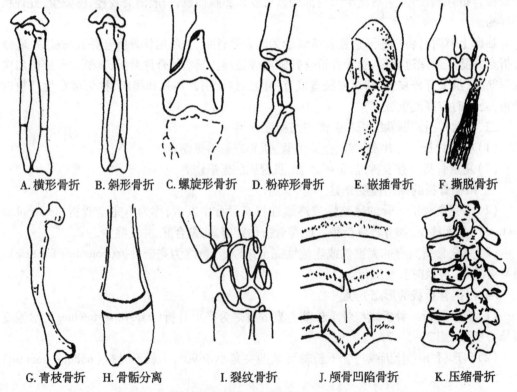

A.横形骨折　B.斜形骨折　C.螺旋形骨折　D.粉碎形骨折　E.嵌插骨折　F.撕脱骨折

G.青枝骨折　H.骨骺分离　I.裂纹骨折　J.颅骨凹陷骨折　K.压缩骨折

图2-1-2　骨折的种类

为上 1/3、中 1/3 及下 1/3 骨折,并可延伸出中上 1/3、中下 1/3 骨折等。

(2)干骺端骨折　长骨两端的干骺部骨折称为干骺骨折(metaphysis fracture)。

(3)骨骺损伤　指儿童骨骺部受累者,称为骨骺骨折(epiphyseal fracture)。

(4)关节内骨折　指骨折线波及关节面的骨折,称为关节内骨折(intra-articular fracture)。整复时要求达到解剖对位。

六、根据骨折端的稳定程度分类

(1)稳定性骨折　骨折端不易移位或复位后经适当的外固定不易发生再移位者称为稳定骨折(stable fracture)。如裂缝骨折、青枝骨折、无移位的完全骨折、一般骨干的横断骨折、嵌插骨折、单纯椎体压缩骨折等,均为稳定骨折。该类骨折治疗容易,愈合好。

(2)不稳定骨折　骨折断端本身易移位或复位后易发生再移位者称为不稳定骨折(unstable fracture)。如斜形骨折、螺旋骨折、多段骨折、粉碎性骨折等,均为不稳定骨折。这类骨折处理复杂,需牵引或需内固定,疗效相对较差。

七、根据骨折后的时间分类

(1)新鲜骨折　一般指伤后 3 周内称为新鲜骨折(fresh fracture),此时骨折端的血肿尚未完全吸收,没有形成纤维骨痂。儿童一般伤后 1 周内属新鲜骨折。

(2)陈旧骨折　指伤后 3 周以后的骨折,称为陈旧骨折(old fracture)。骨折断端已有纤维组织或骨痂包裹,此时复位较难,愈合较慢。若时间过久,易发生畸形愈合、迟缓愈合或不愈合。

八、根据受伤前骨质是否正常分类

(1)外伤性骨折　骨折之前,骨质健康,结构正常,纯属外力作用而发生骨折者称为外伤性骨折(traumatic fracture)。

(2)病理性骨折　因骨质本身原来已有病变,如肿瘤、炎症、骨病等使骨质破坏,结构异常,在正常活动下或受到轻微的外力即发生骨折者为病理性骨折(pathologic fracture)。

第三节　骨折的临床表现与诊断

运动队的队医或临床医师要认真对待每一个外伤患者,正确应用郑氏望、问、摸、认的四诊基本原则,从病史中了解复杂的受伤情况,注意患者的全身和局部表现,结合影像学等检查,进行综合分析,才能判断骨折是否存在、骨折的部位和类型、移位情况、有无并发症等,最后作出正确的诊断,以利及时治疗。

如果只顾骨折局部,不顾全身情况;只顾表浅损伤,不顾深部创伤;只顾一处损伤,忽略多处复杂损伤;只顾 X 线片,忽略询问病史和体检,则极可能造成漏诊、误诊、导致严重后果。若要作出正确诊断,应从以下方面入手。

一、病史

明确受伤史对病情的判定、诊断及治疗方法的选择极为重要,要尽可能全面地了解致伤的全过程,如暴力的大小、方向、性质、形式与作用部位,遭受暴力的时间、体位、环境及伤后处理等,初步确定损伤的部位、程度,估计重要器官的合并损伤。

二、全身表现

(1)一般情况　临床上一般无并发症的骨折病员全身反应不甚明显或不严重,只是局部血肿与组织渗出物被吸收而产生的"吸收热"会使体温升高,通常不超过38℃以上,如伴有头痛、恶寒、全身不适、局部肿痛发热、白细胞计数升高者,应考虑感染。骨折后由于血瘀气滞,可表现有口渴、心烦、便秘、小便短赤、夜寐不安等症,脉多浮数而紧,苔黄腻或白腻。若出血过多或体虚者,多出现头晕、心悸、气短等症,脉浮芤或涩,舌质淡红。

(2)休克 临床上严重创伤所致骨折、脱位都有可能发生休克,常见于股骨、脊柱、骨盆等骨折,多发性骨折和严重的开放性骨折、脱位。多因失血、剧痛、精神遭到严重刺激以及重要器官如心、脑、肺、肝的功能障碍所致。对于休克患者,应注意采取有效的急救措施,如止血、镇痛、伤肢固定、补液、输血、给氧、保温、保持呼吸道通畅等,如不及时抢救,可危及生命。

三、局部情况

(1)疼痛和压痛 骨折后局部常出现不同程度的疼痛、局部压痛和纵向叩击或挤压痛。骨折的疼痛是剧烈而难以忍受的,在移动患肢时,骨折断端刺激邻近的软组织、神经,使疼痛加剧,经过适当的固定后,疼痛可以减轻并渐至消失。在触摸时,骨折处有明显的局限性压痛,四肢骨干骨折压痛部位呈环状,这是所有骨折共有的体征,借此可以准确判断骨折的部位,特别是发现较为隐蔽的骨折,如不完全骨折、嵌插骨折等。在伤肢的远端沿纵轴叩击,或从远处向骨折处挤压,可有叩击痛或挤压痛,如股骨颈骨折叩击大转子,颈椎骨折叩击头顶,肋骨骨折挤压胸廓,骨盆骨折挤压骨盆等,此项检查对部位深在的骨折或不完全性骨折的判断有重要的临床意义。

(2)局部肿胀和瘀斑 骨折后,骨膜及周围软组织损伤,血管破裂出血,组织水肿,损伤部位可出现肿胀,2~4 d内达到最高峰。若骨折出血较多,透过撕裂的肌膜及深筋膜,溢于皮下,成为瘀斑。严重者皮肤发紫,可出现张力性水泡。肿胀严重,不但妨碍骨折的复位和固定,还可阻碍静脉和淋巴回流,或压迫动脉而引起筋膜间隔区综合征,造成肌肉缺血、缺氧,严重者可导致肌肉坏死和缺血性肌挛缩。

(3)功能障碍 当骨折发生后,肢体失去杠杆和支撑作用,剧烈疼痛使肌肉反射性痉挛,以及神经、肌肉、肌腱、血管等软组织损伤,使伤肢活动受限,失去正常功能。一般来说,不完全骨折、嵌插骨折功能障碍程度较轻;完全骨折、有移位的骨折,肢体关节的功能障碍程度较重。

(4)畸形 骨折后出现肢体畸形多与损伤的暴力、肌肉收缩、肢体重量、伤后搬运不当等有关,可使骨折断端发生不同程度和不同方向的移位,引起肢体或躯干外形的改变,往往有特定的畸形,如桡骨远端骨折的银叉样畸形、胸腰椎体较严重的压缩性骨折可出现驼背畸形改变。

(5)骨擦音 因移位明显的骨折断端相互触碰、摩擦而产生的响声,一般在局部检查时用手触摸可以感觉到,又称骨擦感(bony crepitus)。若骨折断端间有软组织嵌入,可无骨擦音。此种检查会增加患者的痛苦或加重损伤,不要特意去检查。

(6)异常活动 骨干的完全骨折,移动时骨折处出现像关节一样能屈曲、旋转等不正常的活动,又称假关节活动(pseudoarthrosis movement)。

创伤后出现上述疼痛、肿胀、功能障碍是创伤骨科临床上所共有的三大症状,骨折、脱位、软组织损伤均可见到。而畸形、骨擦音、异常活动是骨折的三大特殊体征,具有确定诊断价值。一般来说,只要出现其中一种,在排除关节脱位、软组织损伤或其他疾病引起的肢体畸形时,临床上便可诊断为骨折。

四、影像学检查

影像学检查是骨折、脱位诊断的重要手段之一。通过检查能确定是否有骨折存在,也能了解骨折类型和移位程度,便于分析造成骨折的受伤机制,以决定治疗方法。

常规 X 线片必须包括邻近关节,一般采用正、侧位投照,两者相互垂直,必要时加摄外展、外旋、内旋、内收、轴位及其他特殊的投照体位,根据不同的情况,采取不同的投照方式。儿童四肢靠近骨骺的损伤,有时为确定有无骨折及移位,可拍摄健侧相应部位片,进行对比(表 2 - 1 - 1)。

X 线检查必须与临床检查相结合来诊断骨折,而决不能单纯依赖它去发现损伤,否则便有可能被照片的假象所蒙蔽。如有些裂纹骨折或嵌插骨折,早期在 X 线片上骨折线不明显,等 2 周左右骨断端吸收才表现出来,只要临床上有肯定体征,就应以临床为主,按骨折处理,以免漏诊。

临床上大部分的骨折通过临床病史、症状、体征和 X 线检查即可作出明确诊断,无需进一步作其他检查。某些特殊部位的骨折,在确定具体的治疗方案时需要了解骨折部详细的损伤情况和周围软组织的损伤程度,而 X 线检查又无法满足这一要求,这时可以进行计算机断层显像(CT)、磁共振(MRI)、放射性核素骨扫描、造影等检查,根据具体情况选择使用。如 CT 检查可用于脊柱骨折、关节内骨折的诊断及骨折后期如股骨头、舟骨、距骨等无菌性坏死的早期发现,MRI 用于检查脊柱骨折并发脊髓损伤,肩、髋、膝关节内韧带的损伤等。

表 2 - 1 - 1　骨关节损伤常用的特殊投照部位、位置及临床意义

检查部位	投照位置	临床意义
寰枢椎	开口位	观察寰、枢椎有无骨折脱位
腰椎	斜位	观察腰椎峡部有无骨折
肩关节关节盂	肩关节腋窝位	观察关节盂前缘、肩峰、喙突及肱骨头情况
肩锁关节	手持重物后前位	观察肩锁关节情况
肱骨头颈	穿胸位	观察肱骨颈骨折有无前后及移位程度
肱骨尺神经沟	肘关节轴位	观察髁上骨折伴有尺神经损伤时尺神经沟的情况
尺骨冠突	肘关节斜位	观察冠突有无骨折
尺骨鹰嘴	肘关节轴位	观察尺骨鹰嘴骨折及肱骨髁上骨折的复位情况
腕舟骨	尺侧偏斜位 腕关节后前斜位	观察腕舟骨骨折
豌豆骨	腕关节前后斜位	观察豌豆骨有无骨折
股骨颈	侧位	观察股骨颈骨折对位对线情况
股骨头	后前斜位	观察股骨头有无脱位
髌骨	轴位	观察髌骨关节情况
踝关节	内斜位 外斜位	观察胫腓关节、内外踝、跟骨载距骨骨折移位情况
跟骨	轴位	观察跟骨及跟骨骨突情况
足舟骨	内翻位	观察足舟骨副骨及骨折情况

第四节 骨折的愈合过程

骨折愈合（fracture healing）是指骨折断端间组织修复反应的过程，而整个过程就是"瘀祛、生新、骨合"的过程。

一、骨折的愈合过程

骨折的愈合过程可分为血肿机化期、骨痂形成期、骨痂改建期几个交替演变的阶段（图 2－1－3）。

（1）血肿机化期（formation of hematoma） 损伤导致骨骼断裂成两个或多个断端，同时其邻近组织包括骨膜及血管等也被撕裂，血管破裂出血，在骨折断端之间及其周围形成血肿，4～5 h 后，血肿开始凝固，形成含有网状纤维的凝血块，骨折端由于外力的损伤使血供中断，有几毫米长的骨质发生坏死，骨细胞消失，细胞的所在处变成间隙，随着红细胞的破坏，纤维蛋白渗出，新生的毛细血管、纤维母细胞、巨噬细胞以及来自骨外膜深层和骨内膜的大量成骨细胞长入凝血块中，构成了骨母细胞性肉芽组织。肉芽组织中尚见有破骨细胞可吞噬和消化吸收骨折断端中坏死组织和残余物，血肿组织逐渐机化，形成纤维性组织，使骨折断端初步连接在一起，这就称之为纤维性骨痂（formation of fibrous callus）。此期为 2～3 周。

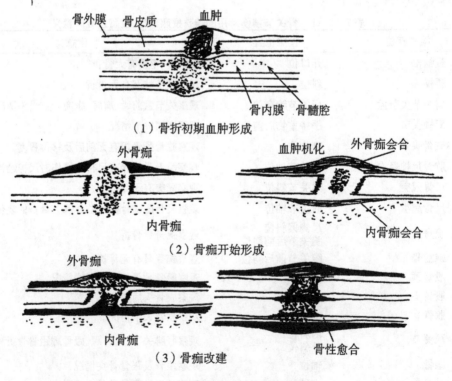

（1）骨折初期血肿形成

（2）骨痂开始形成

（3）骨痂改建

图 2－1－3 骨痂形成组织变化

（2）骨痂形成期（formation of callus） 由血肿机化而形成的纤维结缔组织，填充在骨折断端之间，大部分转变为软骨，软骨细胞经过增生，变性，钙化而骨化，称为软骨内骨化。

骨折24 h以后,骨折断端处的外骨膜开始增生、肥厚、外骨膜的内层即生发层,成骨细胞增生,产生骨化组织,形成新骨,称为外骨痂。在外骨痂形成的同时,骨折断端髓腔内的骨膜也以同样的方式产生新骨,充填在骨折端的髓腔内,称为内骨痂。内骨痂由于血供给不佳,故生长较慢。由此看来,骨性骨痂主要是经膜内骨化形成(外骨痂为多,内骨痂次之),其次为软骨内骨化(中间骨痂),它们的主要成分为成骨细胞,次要成分为成软骨细胞,均来自外骨膜和内骨膜。所形成的内外骨痂,沿着皮质骨的髓腔和骨膜侧向骨折线生长,彼此会合。

新形成骨痂中的血管,连同破骨细胞和成骨细胞侵入骨折端,一面清除坏死的组织,同时也形成新的骨组织,如此交替进行。骨样组织逐渐经过钙化而形成骨组织。当内外骨痂和中间骨痂会合后,又经过不断钙化,其强度足以抵抗肌肉的收缩、成角剪力和旋转力量时,骨折已达临床愈合,一般需4~8周。

(3)骨痂的改建(reconstruction of callus) 骨折临床愈合后,骨痂范围和密度逐渐加大,髓腔亦为骨痂堵塞。而骨痂中的骨小梁排列不规则,随着肢体的运动和骨折周围肌肉的收缩,以及适应力学的需要,骨痂中的骨小梁逐渐改变排列。骨痂不足的部位通过膜内骨化而补充,无用的骨痂而被吸收。最后,骨折痕迹完全或接近完全消失,从骨性愈合到骨折痕迹消失称为骨痂塑形期。成人需2年左右,儿童为1年左右。局部破坏严重或骨折对位不良者,即使达到充分塑形,在X线片上的骨折痕迹永远不会消失。

表2-1-2 常见骨折临床愈合的大致时间 单位:周

部位	单纯骨折	粉碎骨折	部位	单纯骨折	粉碎骨折
锁骨	4	6	下颌骨	3~4	
肩胛骨	3	3~4	胸骨	3~4	4
肩胛体	3~4	4	肋骨	3~4	4~5
喙突	4		椎体	6~10	10~14
肱骨外科颈	3~5	4~6	椎弓	4~6	
肱骨干	6~8	8~10	横突	4~6	
肱骨髁上	4~6		骨盆	4~6	6~8
肱骨髁间、外髁	3~4	4~5	股骨颈(囊内)	10~20	12
尺骨鹰嘴、冠突	4~5	5~6	股骨颈(囊外)	10~18	
桡骨头、颈	3~4	4	股骨转子间	8~14	10~18
尺桡骨干	7~8	8~12	股骨干	10~14	10~18
尺骨干上段	6~8	8~10	股骨髁上、髁间	6~8	8~10
尺骨干下段	8~10	10~12	髌骨	6~8	8~10
桡骨干	6~8	8~10	胫骨髁间棘、结节	6~8	
桡骨下端	3~4	4~6	胫骨髁	6~8	8~12
手舟骨	8~12		胫腓骨干	8~10	10~14
掌骨干	4~6	6	单踝、双踝	5~8	8~10
掌骨基底	3~4	4~6	跟、距、跗舟骨	8~12	10~12
指骨	4~5		距骨	6~8	8~10
颅骨	3		趾骨	4~5	5~6

二、骨折的临床愈合标准和骨性愈合标准

（一）骨折的临床愈合标准

(1)局部无压痛，无纵向叩击痛。

(2)局部无异常活动。

(3)X线片显示骨折线模糊，有连续性骨痂通过骨折线。

(4)在解除外固定的情况下，上肢能平举1 kg重量达1 min；下肢能不扶拐在平地连续行走3 min，并不少于30步。

(5)连续观察两周骨折处不变形，从观察之日起倒算到最后一次复位的日期，其所经历时间为临床愈合所需的时间（表2-1-2）。

2、4两项的测定必须慎重，可先练习数日，然后测定，以不损伤骨痂发生再移位为原则。

（二）骨性愈合标准

(1)具备临床愈合的标准；

(2)X线片显示骨小梁通过骨折线。

第五节　影响骨折愈合的因素

一、全身因素

(1)年龄　骨折愈合速度与年龄关系密切。青少年的骨折愈合快，塑形能力强；老年人骨质疏松，代谢水平低骨折愈合慢。

(2)体质　身强力壮，气血旺盛，对骨折愈合有利；体质虚弱者，骨折愈合慢。

(3)慢性病　患有糖尿病、肾炎、骨软化病等患者，骨折难以愈合。

(4)妊娠期和哺乳期　钙的摄入量相对不足产生缺钙现象而不长骨痂；停止哺乳后，骨折可愈合。

(5)激素　临床和实验研究均证实，可的松(cortisoni)可以影响骨折愈合的速度，影响成骨细胞向骨母细胞的分化，抑制骨基质的连接。

二、局部因素

(1)骨折断端血供不足　骨折愈合过程中的组织再生，需要足够的血液供给。若骨折段血液供给减少或严重障碍者，则骨折愈合速度变慢，甚至产生缺血性坏死。如胫骨下1/3骨折，股骨颈骨折，腕舟骨骨折等。

(2)骨折端接触不良　骨折断端之间接触面积越大，接触越紧密，越容易愈合；反之，骨折断端间有分离或中间嵌夹有软组织者，则不容易愈合。

(3)损伤的程度　有较大骨块缺损的骨折或软组织损伤严重，骨折愈合速度较慢；骨膜损伤严重者，对骨折愈合也有一定的影响。

(4)感染　感染引起局部炎症性充血时间较单纯骨折引起的局部创伤性充血时间要长得多，骨化要待感染停止、充血消失后才开始。对骨折愈合有影响。

三、医疗性因素

(1)整复方法不当造成骨折对位不良，或以巨大暴力多次复位致使骨折断面损伤加重。

(2)牵引力过大或不足，导致断端分离或重叠不能矫正。

(3)固定失效，不能保持整复好的骨位。

（4）如运动员等早期练功安排不正确，引起断端再错位。

（5）对开放骨折清创不彻底，导致创口或骨的感染。

（6）手术指征掌握不严，手术方法不妥，内固定物使用不当。

第六节 骨折的并发症

在运动训练或生产劳动中机体不慎遭受创伤，除发生骨折外，还能引起各种全身或局部的并发症（或合并损伤），这些并发症往往影响骨折的处理和预后。有的并发症如休克、脂肪栓塞、神经损伤、血管破裂等对肢体甚至生命构成的威胁比骨折更为严重，必须立即进行正确的处理。

骨折的并发症不仅发生于骨的本身，还可发生于周围软组织，或远离骨折部位的器官；有的与骨折同时发生，有的出现于骨折的后期。医务人员要根据不同的情况，或先于骨折紧急处理，或与骨折同时治疗，或待骨折愈合后再采取措施，做到全力以赴，防治结合。

一、早期的并发症

（1）创伤性休克（traumatic shock） 多由严重的创伤刺激或大量出血所致，常见于多发性骨折、出血多的骨折或合并内脏损伤的骨折等，其出血量详见表2-1-3。临床表现为面色苍白，皮肤湿冷，脉搏微弱，烦躁不安或反应迟钝，尿量减少（低于30 mL/h），血压下降，压差小于3.0 kPa。在运动训练或工作生产劳动中关键在于做好预防工作，避免意外事故的发生，一旦发生意外，就诊时已出现休克症状者，应立即采取止血、补液、给氧及其他有效措施，挽救患者的生命。

表2-1-3 临床常见闭合性骨折的出血量估计

骨折部位		出血量/mL
肱骨干骨折		200～400
尺桡骨双骨折		200～400
一般股骨干骨折	单侧	500～1 000
	双侧	1 500～3 000
粉碎性股骨干骨折	单侧	800～1 500
	双侧	2 000～4 000
一般骨盆骨折		1 000～2 000
粉碎性骨盆骨折合并尿道损伤		2 000～4 000
胫腓骨双骨折		500～800
足部骨折		200～400

（2）脂肪栓塞综合征（FES） 多见于长骨干严重骨折、骨盆骨折及多发性骨折，骨髓脂肪滴进入血流，阻塞毛细血管，形成脏器及组织的脂肪栓塞。临床上一般有24～48 h的潜伏期，然后出现体温升高约38 ℃，心动过速，呼吸频数加快，呼吸困难。神志不清，昏迷、抽搐。皮肤黏膜可见出血点多见于颈、肩、胸前及眼结膜下。胸片可见肺野有不同程度的斑片

状阴影,典型者可见"暴风雪"改变。血气分析动脉氧分压降低,部分患者有脂尿症。本病症状危急,死亡率高,治疗时应注意呼吸支持,如给氧,或气管插管、切开等,配合药物治疗如使用激素、抑肽酶、右旋糖酐、利尿剂等。进行防治休克、骨折局部固定及避免对髓腔突然加压,有助于预防此病。

(3)成人呼吸窘迫综合征(ARDS) 是人体对各种严重创伤在肺部引起的一种特异性反应,常有创伤、休克、败血症、过量输血输液等诱因,以进行性呼吸困难伴低氧血症为特征,呼吸频率在 35 次/min 以上,动脉氧分压小于 9.3 kPa,紫绀、烦躁、昏迷、抽搐等。治疗时要改善通气、给氧,控制输液量,使用抗生素、激素、利尿剂等。

(4)挤压综合征(crush syndrome) 受伤部位软组织较长时间受挤压,缺血坏死,引起全身中毒和急性肾功能衰竭。临床表现为局部有压痕,伤后肢体迅速肿胀、持续加重,咽干口渴、恶心呕吐,尿量明显减少、呈酸性,红棕色或茶色,血清钾、尿素氮升高,尿中肌红蛋白阳性。治疗时要全身与局部并重,伤肢制动、冷敷,或切开减压,控制高血钾,补充血容量,利尿和碱化尿液,纠正电解质失衡,防止急性肾功能衰竭。

(5)筋膜间隔区综合征(oseofascic compartment syndrome ,OCS) 常见的部位是前臂和小腿,主要是骨折后出血、软组织损伤肿胀及肢体外部受压、包扎过紧等原因,造成筋膜间隔区内压升高,肌肉和神经组织严重缺血而坏死、麻痹,12～24 h 后可发生肢体永久性功能障碍。临床表现为创伤后肢体持续性剧烈疼痛,进行性加剧,皮肤感觉麻木,被动伸指或趾时,可引起剧烈疼痛,肢体肿胀,严重压痛。测量间室内压力大于 30 mmHg(正常为 0～8 mmHg)有助于诊断。早期有效的切开减压是治疗本病的关键措施。

如治疗不及时可形成缺血性肌挛缩,瘢痕形成,伤肢屈侧肌肉挛缩而形成特殊畸形——爪形手、爪形足,造成严重病废。

(6)感染 (infection) 临床上多见于开放性骨折,可于伤后 24～48 h 出现。若伤后污染严重,或清创不及时、不彻底,可引起骨和周围组织急性化脓性感染或败血症等,产生一系列不良后果。若并发厌氧菌感染如气性坏疽等,后果更为严重。治疗除使用抗生素外,配合局部清除异物及坏死组织,充分引流。

(7)血管损伤(vascular injury) 严重的开放性骨折,骨折后移位较大的闭合性骨折,可造成动、静脉断裂或撕裂等。临床表现为出血,搏动性血肿,肢端发凉、麻木、苍白或紫绀,肢体疼痛、肿胀,肢端脉搏减弱或消失等。血管损伤不仅导致肢体缺血坏死,严重者易造成休克、死亡,应先于骨折处理,采取有效的方法止血如指压、加压包扎、止血带等,必要时进行手术治疗,如血管吻合术、血管移植术等。

(8)周围神经损伤(peripheral nervous injury) 发生骨折时神经受到牵拉,或被折端刺伤、压迫而致神经的损伤,如肱骨干骨折合并桡神经损伤、腓骨颈骨折合并腓总神经损伤等。神经损伤后,其所支配范围的肢体可发生感觉、运动障碍,后期出现神经营养障碍。闭合性骨折脱位合并神经损伤者,应及时将骨折脱位整复、固定,解除神经受压,以利神经的恢复。开放性骨折合并神经损伤者,应在清创时一并探查。

(9)脊髓损伤(spinal injury) 在杂技表演、攀岩运动等体育项目中或高空作业若预防工作不力,不慎坠落,可发生脊柱骨折脱位并发脊髓损伤,多见于青壮年,往往留有不同程度的伤残。临床分为:脊髓震荡、脊髓横断性损伤、马尾神经损伤。

(10)脏器损伤(organ injury) 外力作用导致骨折端刺伤脏器临床常见的有:

①肺损伤 肋骨骨折可合并肺实质性损伤或肋间血管破裂,引起血胸、气胸、血气胸,表现为以呼吸困难为主的一系列症状。

②肝脾损伤 胸壁下缘肋弓处遭受暴力打击,除可造成肋骨骨折外,还可发生肝脾破裂,造成内出血和休克的发生。

③尿道、膀胱、直肠损伤 骨盆骨折特别是耻骨支与坐骨支同时断裂时,容易导致后尿道损伤;如骑马运动员等有骑跨伤史,常合并前尿道损伤,表现为排尿困难,尿道口滴血,严重者发生急性尿潴留;若耻骨支、坐骨支骨折移位,此时膀胱又处于充盈状态,可发生膀胱损伤,引起尿外渗、全程血尿,下腹部包块和明显压痛;骶尾骨骨折可能刺破直肠,导致下腹疼痛,肛门指诊时血染指套。

二、晚期并发症

(1)坠积性肺炎(hypostatic pneumonia) 骨折后患者长期卧床,肺功能减弱,导致小气管阻塞和肺部坠积性充血等,引起呼吸系统感染,尤以老年患者多见,常因此而危及生命。要尽可能鼓励患者早期进行深呼吸运动,并保持室内良好的通气环境,可避免或减少本症的发生。

(2)褥疮(decubitus,bedsore) 长期卧床不能翻身的患者,特别是昏迷、截瘫、瘦弱或年老者,容易使骨突部位如骶骨、髂后上棘、股骨大转子、足跟部受压,造成局部血液循环障碍,导致局部组织缺血坏死,形成溃疡,经久不愈。故应提高护理质量,预防本症的发生。

(3)尿路感染或结石(urinary tract infection or calculi)。

①脊柱骨折合并截瘫,因排尿困难而长期留置导尿管,易发生逆行感染,引起尿道炎、膀胱炎、肾盂肾炎等,甚至形成尿道周围脓肿或附睾炎。

②长期卧床患者,如活动及饮水少,则排尿不畅,易形成尿路结石和感染。应注意定期更换导尿管和冲洗膀胱,鼓励患者多饮水和积极进行体育康复活动。

(4)血栓形成(thrombosis) 长期卧床的患者,特别是截瘫、瘦弱或年老者,如缺乏运动,血液循环减慢等原因导致血栓形成,引起重要器官的栓塞,造成不良结局。

(5)创伤性关节炎(traumatic arthritis)或关节僵硬(arthroclasis) 多因关节内骨折整复不良,导致关节面不平整,或骨干骨折成角畸形愈合,正常负重的力线力点发生改变,关节面压力状况亦发生改变,运动训练中经长期反复磨损使关节软骨面损伤,退变而发生创伤性关节炎,以下肢关节多见。严重的关节内骨折还可引起关节骨性僵硬。长期广泛的外固定产生肌腱挛缩,关节囊和周围软组织纤维粘连也可导致关节僵硬,影响正常生活和工作。

(6)骨化性肌炎(myositis ossificans) 骨折、脱位后因组织损伤严重或早期复位手法粗暴,或反复手法整复骨位,或中后期采用手法过度被动搬拉伤肢,加重局部出血,发生骨膜剥离形成骨膜下血肿,与深部肌肉内的血肿沟通而渗入肌纤维之间。血肿机化、骨化,可引起骨化性肌炎。上肢以肘部多见,下肢好发于髋、大腿和膝部;避免软组织的重复损伤和功能锻炼中过度被动屈伸关节,对预防本症的发生有较好作用。

(7)废用性骨质疏松(disuse osteoporosis) 也称Sudeck急性骨萎缩,是骨折脱位制动后期常见的并发症之一。X线片骨质极度疏松,表现为皮质骨变薄,骨髓腔增宽。积极功能锻炼是有效的治疗方法。

(8)缺血性骨坏死(ischemic bone necrosis,IBN) 骨折断端或骨端关节软骨的血液供应减少或丧失,可引起缺血性骨坏死。好发于股骨头、腕舟状骨、距骨等处。X线片显示骨质斑点状或囊状改变,外形不规则,受累关节面明显破坏,软骨塌陷。常遗留有骨性关节炎或关节畸形改变(图2-1-4)。

(9)迟发性畸形(delayed deformity)　常见于幼年开始体育训练的少年儿童,一旦发生骨折,因损伤严重或治疗方法欠妥,可影响骨关节的生长发育,以后逐渐出现肢体畸形。如肱骨髁上骨折的肘内翻畸形等。

三、骨折的畸形愈合、迟缓愈合及不愈合

(1)骨折畸形愈合(abnormal union of fracture)　骨折断端在重叠、旋转、成角状态下连接而引起肢体功能障碍者,称骨折畸形愈合,又称非功能位愈合。多由骨折未得到正确及时整复和固定,或整复位置不良,固定不恰当,或过早去除固定及进行不恰当的运动、负重等,导致骨折端再移位而引起。

(2)骨折迟缓愈合(delayed union of fracture)　骨折经过治疗后,已超过同类骨折正常愈合的最长时限,局部仍有压痛、肿胀、纵轴叩击痛、异常活动及功能障碍,X线片显示骨痂生长缓慢而未连接,骨折端无硬化现象,骨髓腔仍通者,称为骨折迟缓愈合。好发部位有肱骨干骨折、尺骨下1/3骨折、舟骨骨折、股骨颈骨折及胫骨干中下段骨折等,多由于过度牵引、粗暴或多次手法整复、复位不良、内外固定不牢固,骨折端软组织嵌入、骨折端血供不良(图2-1-4),局部软组织和骨膜损伤严重,或由感染、营养不良及体质虚弱等因素所致。

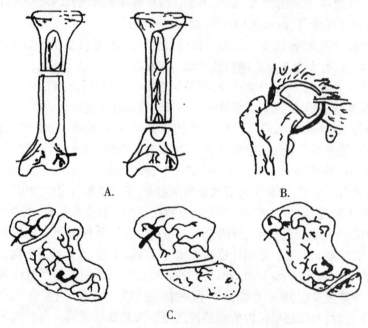

A.　　　　　　　　B.

C.

图2-1-4　常见骨缺血部位

(3)骨折不愈合(fracture nounion)　其特征性表现是骨折端光滑圆钝,髓腔闭塞,骨折端形成假关节。临床表现为有异常活动而无疼痛,压痛和叩击痛,X线片显示骨折端相互分离,间隙增大,骨端硬化或萎缩,髓腔封闭,用一般的固定方法无法使它连接者,称为骨折不愈合。引起骨折不愈合的原因是由于大块骨缺损、软组织严重剥离、断端间软组织嵌入、感染及多次手法、手术的干扰等,骨折迟延愈合不及时治疗可发展成为骨不愈合。对于大块骨

缺损,应及早植骨充填缺损,能取得了较好的疗效。对于软组织严重剥脱者,可行带血管蒂的皮瓣移植或肌瓣移植术,促进骨折愈合。

第七节 骨折的治疗原则

在人体运动系统中以骨骼为支架,以关节为枢纽,以肌肉为动力,来进行各种活动,发生骨折或脱位就意味着肢体关节的功能活动会受到限制或丧失。治疗骨折脱位的目的就在于在最短时间、最大限度地恢复其机体正常的结构和功能。复位、固定、用药和功能锻炼是处理骨折的四个基本要素。复位是将移位的骨折部恢复到正常或接近正常的解剖关系;固定则是维持复位后的平衡持续和稳定;功能锻炼和内外用药是加速骨折愈合的关键,也有利于周围组织功能的恢复和防止并发症的出现。

对于创伤所致骨折脱位的治疗,我院在继承和发扬郑氏正骨丰富的传统理论和经验的基础上,结合现代医学科学(如解剖学、生理学、病理学、放射学、生物力学、治疗学等)知识,充分贯彻执行动静结合、筋骨并重、内外兼顾、医患合作的治疗原则,采用非手术或手术方法尽可能做到正确的复位、合理可靠有效的固定、辨证的内外用药、积极的功能锻炼(具体方法见总论第三章),促使骨折愈合,尽快地恢复肢体的功能。

(黎万友)

第二章　上肢骨折

第一节　肩部骨折

一、肩部应用解剖生理

肩部包括由形态不规则的肩胛骨、呈 S 形的锁骨和上臂上部的肱骨上端及连接它们的韧带、关节囊和肌肉而形成的肩肱关节、胸锁关节、肩锁关节和肩胛胸壁关节。

（一）肩部的关节

（1）肩肱关节（shoulder joint）　由肩胛骨的关节盂与肱骨头连接而成的球窝关节。肱骨头为半球形关节面，向后上内倾斜，仅 1/4 ~ 1/3 关节面与关节盂接触。肱骨大结节位于肱骨上端外侧，小结节位于上端前方，两结节构成了结节间沟的外壁和内壁，肱二头肌长头腱由此沟通过，并随肱骨干的活动而在沟内滑行。可因肱骨上端的骨折、肩部外伤及退变增生等，导致肱二头肌长头腱粘连或诱发肱二头肌长头腱鞘炎，造成肩关节功能障碍。

肩肱关节囊为纤维组织构成的松弛囊壁，内衬以滑膜，环绕在关节周围，上部被强有力的肩袖加强。

肩关节借助喙肩韧带、盂肱韧带和喙肱韧带相连。喙肩韧带为肩关节上部的屏障，把肩峰下滑囊与肩锁关节分开。上臂外展时，肱骨大结节位于喙肩弓（喙肩韧带与肩峰）的下部成为肱骨外展的支点；盂肱韧带为关节囊前壁的增厚部，分为盂肱上、中、下三韧带。该韧带有限制关节外旋的功能，其中以盂肱韧带最为重要，如此韧带缺如，则关节囊的前壁薄弱易产生盂肱关节脱位；喙肱韧带桥驾于结节间沟之上，为悬吊肱骨头的韧带，有约束肱骨头外旋，阻止肱骨头脱位的功能。

肩关节的滑液囊主要有肩峰下滑囊、肩胛下肌滑囊，胸大肌、背阔肌、大圆肌肌腱止于肱骨结节间沟两侧的滑囊，喙突下滑囊，前锯肌下滑囊等。其中，以肩峰下滑囊临床意义最重要。此滑囊于肩峰和喙肩韧带下，位于肩部内外两层肌肉之间，并与肱骨大结节和肌腱袖的上外侧紧密相连，保证了肱骨大结节顺利的通过肩峰下进行外展活动。

肩关节运动：肩关节属于球窝关节，有关节囊松弛，关节窝平浅等特点，其运动范围很大。可沿额状轴作上臂屈伸；沿矢状轴作内收外展，若此时将肩胛骨固定，肱骨头可在关节窝内上下活动；沿垂直轴作内旋、外旋。

（2）胸锁关节（sternoclavicular joint）　为肩肱关节与躯干相连的唯一关节，由锁骨内端的胸骨关节面与胸骨柄的锁骨切迹和第一肋软骨所形成的微动关节，被关节囊及胸锁前、后韧带围绕固定。由于锁骨间韧带将两侧锁骨相连，肋锁韧带有制止锁骨内端上提和加强关节囊下部的作用，因此锁骨稳定不易脱位。在关节囊的后部，附有胸骨甲状肌及胸骨舌状肌，对位于后面的大血管、气管、食管及静脉网、胸膜顶部等重要器官有保护作用。胸锁两骨间的关节盘将关节腔分上、下两部，盘的上部附着于锁骨，下部附着于第一肋软骨，周围与关节囊韧带相融合，有减缓震荡，制止锁骨向内滑脱，调节关节旋转运动，此外，胸锁乳突肌和胸大肌的胸骨头和锁骨头分别附着关节的前上内侧及前下部，更加强了关节的稳定。

胸锁关节运动　可沿矢状轴做上下运动;沿垂直轴做前后运动;沿额状轴做旋转运动;并协同肩关节运动。

(3)肩锁关节(acromioclavicular joint,AC joint)　由肩胛骨的肩峰关节面和锁骨的肩峰端,借助肩锁韧带、喙锁韧带和关节囊相连而成。肩锁关节可做轻微的上、下、前、后及旋转运动。

(4)肩胛胸壁关节(scapular-thoracic joint)　在肩胛骨与胸壁间本无关节,但由于肩胛骨在此沿胸壁运动,并协同肩关节活动,即视为功能意义上的关节。

(二)肩部的肌肉

肩部的肌肉起着稳定关节,并在此基础上进行灵活多向活动功能。主要有肩袖肌、三角肌、胸大肌、背阔肌、肱二头肌长头腱。

(1)肩袖肌　由冈上肌、冈下肌、小圆肌和肩胛下肌组成。4腱以宽阔的腱膜附着于肩肱关节囊的外侧和肱骨外科颈部,有悬吊、稳定肱骨头,并协助三角肌外展肩关节的功能。

(2)三角肌　为肩关节肌外层坚强有力的肌肉,呈底向上而尖向下的三角形,起点广泛,以扁腱止于肱骨干的三角肌粗隆。将肌束分为前、中、后三部,中部纤维与冈上肌协同作用可使上臂外展;前部纤维可同时使上臂内旋及屈曲;后部纤维可使上臂外旋及伸展。

(3)胸大肌　肌腹呈扇形,起于锁骨内半部及第6、第7胸肋软骨部,止于肱骨大结节嵴。该肌主要功能内收、内旋肱骨,锁骨部有外展上臂之功能。

(4)背阔肌　呈三角形,以腱膜起于第六胸椎棘突以下的躯干背部,止于肱骨小结节嵴。有内收、内旋和伸直肱骨的作用。

(5)肱二头肌长头腱　起于肩胛骨盂上结节及盂后缘,经肱骨头进入结节间沟,于结节间韧带下方穿出肩关节囊,与短头肌腱在肱骨中段相互结合形成肌腹,向下移行于肌腱和腱膜,经肘关节前方,在旋后肌和旋前圆肌之间向后,止于桡骨粗隆后部。此腱有使前臂旋后及屈曲肘关节,以及协助上臂前屈之功能。

(三)肩部关节运动

肩部各关节既有单独运动,又相互关联协同运动。在协同作用下可完成肩部前屈、后伸、内收、外展、内外旋转。以及这些动作连贯起来的肩部轮转运动。肩部各关节在运动时形成统一体,上臂的前屈与外展,系由肩肱关节和肩胛胸壁关节共同完成,当肩胛骨活动丧失,肩部的正常活动范围可减小约40%。正常的胸锁关节约有40°的活动范围,肩锁关节约有20°的活动范围,肩胛胸壁关节则有60°的旋转活动范围。

二、锁骨骨折

锁骨(clavicle)位于胸部前上方,横架于胸骨柄和肩峰之间,全长均可在体表摸到,呈"S"状弯曲,内侧段较粗,凸向前方,向外逐渐变扁,并向后凸。锁骨中段为"S"形转折区,且骨干横断面较薄,为力学上的薄弱区,锁骨骨折易发生于此部。内侧段上部有胸锁乳突肌附着,外侧段有斜方肌和三角肌附着。下方内侧肋锁韧带压迹,是肋锁韧带附着处;偏外的喙锁韧带粗隆,为喙锁韧带附着部。在两粗隆之间,是锁骨下肌附着区。在锁骨中段的后下方,有臂丛神经和锁骨下动、静脉通过。锁骨骨折移位严重时,可伤及神经、血管。

(一)病因病理

锁骨骨折(clavicular fracture)甚为常见,可发生于任何年龄组。占全身骨折的5.98%。

1. 间接暴力

运动员摔跤比赛时不慎跌倒时手掌、肘部或肩部外侧着地,外力自着力点通过前臂、上臂或肩传至锁骨发生骨折。由于锁骨的力学特点,间接暴力所致的骨折常发生在中 1/3 胸锁乳突肌与喙锁韧带之间,占全部锁骨骨折的 84.3%。儿童多为横形和青枝骨折（greenstick fracture）。成年人多为横形、斜形骨折,暴力较大时,可发生粉碎形骨折。内折段因受胸锁乳突肌的牵拉,向上方移位;外折段受上肢重力的作用及胸大肌、三角肌、斜方肌的牵拉,向前下内方移位(图 2 - 2 - 1)。粉碎性骨折块向下、后移位严重时,可能伤及神经和锁骨下动、静脉(图 2 - 2 - 2)。碎片若向上、外移位,可穿破皮肤造成开放性骨折。儿童锁骨骨折多无明显移位,或仅向上凸出成角(图 2 - 2 - 3)。

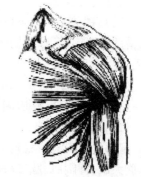

图 2 - 2 - 1　锁骨骨折的移位

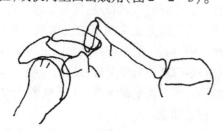

图 2 - 2 - 2　直接暴力导致的粉碎性骨折

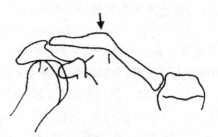

图 2 - 2 - 3　幼儿青枝骨折

2. 直接暴力

锁骨内 1/3 骨折甚少,多由直接暴力所致,骨折后因胸锁乳突肌、及肋锁韧带作用,骨折端很少移位。当直接暴力作用于锁骨的外前方或上方时,可发生锁骨外 1/3 横形或粉碎骨折,如喙锁韧带和肩锁韧带保持完整,骨折块几乎无移位;当喙锁韧带断裂时,可导致锁骨内折端向上方移位,由于肢体的重量等作用使外折端向前下移位。

(二)临床表现与诊断

(1)有明显外伤史。

(2)伤后局部疼痛,患侧上肢不能抬举,就诊时,患者多用健侧手托住患侧肘部,头偏向患侧,下颌转向健侧,患肩向前下倾斜,以减轻上肢的重力作用和胸锁乳突肌痉挛而引起的疼痛(2 - 2 - 4)。

(3)骨折局部肿胀、压痛,中段骨折时,锁骨上、下窝变浅,伤肩较健侧略低,骨折端成角或明显移位时,可于皮下触及高突、移位的骨折端及异常活动感(2 - 2 - 1)。若骨折断端重叠移位,则两侧肩不等宽。

(4)当合并有臂丛神经及锁骨下动、静脉损伤时,患肢手臂可出现明显的臂丛神经症状及血循环障碍征象。

(5)影像学检查　摄锁骨正位及前倾位 X 线片可明确诊断(2 - 2 - 5)。

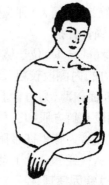

图 2 - 2 - 4　锁骨骨折的姿势

（三）治疗

1. 非手术治疗

（1）手法整复

在颈丛神经阻滞麻醉下,患者坐位,双手叉腰挺胸。助手立于患者背后,用一膝顶住患者上背部(相当于4~5胸椎),双手分别握住患者两肩向后方搬拉5~10 min,以矫正骨折端重叠移位(图2-2-6)。术者面对患者摸准并分别握持骨折两端,按压内侧端向前下的同时,提拉外侧骨折端向后上。若折端有旋转移位,首先认清旋转方向,在放松情况下逆旋转方向矫正旋转移位,再用以上方法进行整复。亦可用郑氏绕肩推挤复位法:即助手握持患臂向外后上方牵拉,以加大骨折远端的移位。术者双手分别持住骨折两端,当助手牵拉患臂由后上向前下绕肩时,术者双手同时用力推挤,矫正骨干的旋转和移位。

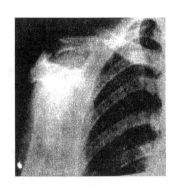
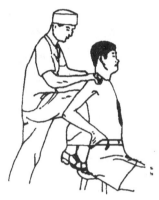
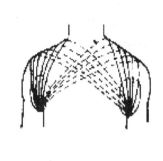

图2-2-5　锁骨骨折的X线表现　图2-2-6　锁骨骨折的牵引方法　图2-2-7　背"∞"字绷带固定法

（2）固定

①背"∞"字绷带固定法(figure-of-8 bandage)　整复后,助手维持牵引体位,术者将准备好的两棉条(长4~5 cm,直径0.8~1 cm),分别用胶布固定在近折端的上方和远折端的下方,并用一长方形压垫或纸壳压住棉条,然后用背"∞"字绷带固定。儿童青枝骨折或锁骨无移位者,也适宜此固定法。在两侧腋下放置棉垫,绷带从健侧腋下开始,由下向前上方,经背部绕至患侧腋下,再绕过腋下经肩前至背部,每由肩前向后绕时,稍用力向后拉紧(以不影响上肢血液循环为度),反复4~5遍,即为背"∞"字绷带包扎(图2-2-7)。然后用长胶布条固定绷带,以加强固定。固定完毕,将患肢屈肘90°,用三角巾悬吊于胸前,儿童固定3~4周,成人固定4~6周。

②双圈固定法(ring or quoit method)用布条或绷带绕两个大小合适的圈,分别套住两侧肩部,患侧必须固定好压垫,将两圈向后拉紧并固定,还用一长带在胸前束住两圈前部,防止两圈滑动。然后将患肢悬吊于胸前(图2-2-8)。

（3）药物治疗(见总论第三章)

（4）推拿按摩及功能锻炼

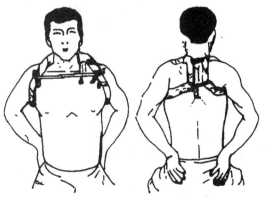

图2-2-8　双圈固定法

早期在保持挺胸下练习握拳,屈伸肘关节等。中后期有近中量骨痂时,可去除固定,自主进行肩关节各方向活动。按摩以揉、揉捏、搓、摇晃等手法为主,至肩关节功能完全恢复。

注意:整复固定后,须注意观察伤肢的循环及肢端感觉情况,若出现患手疼痛、麻木、发绀、苍白等血循环障碍和神经受压征象,应立即调整扎带、绷带的松紧度。固定后,患者要保持挺胸姿势,睡眠宜仰卧,可在两肩胛之间垫一条薄枕。伤后早期可 2~3 d 复查一次,中、后期每周复查一次。

2. 手术治疗

骨折合并神经、血管损伤,应尽早手术探查的同时,行内固定术。陈旧性锁骨骨折畸形愈合严重影响功能者,可手术切开矫正骨折对位并进行内固定。值得指出的是,虽然非手术疗法不易达到解剖对位,但只要骨折愈合,一般不影响功能。手术疗法应严格掌握适应证。

三、肩胛骨骨折

肩胛骨(scapula)位于胸部的后外侧,第 2~7 肋骨之间,为一扁平不规则骨,左右各一。前壁与胸壁构成肩胛壁关节,关节盂与肱骨头形成肩肱关节,肩峰的内侧与锁骨的外端组成肩锁关节。肩胛骨是上肢带骨(shoulder girdle)的主要部分之一,在肩关节的活动中起着重要作用。

(一)病因病理

肩胛骨因处于一个特殊位置,也是胸腔后外部的保护层,较少发生骨折。临床可见因直接暴力或间接暴力所致的肩胛盂、肩胛颈、肩胛体、肩胛冈、肩胛角骨折,而喙突及肩峰部很少发生骨折(图 2-2-9)。

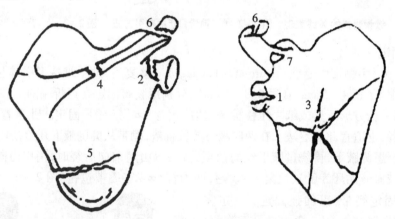

1—肩胛盂骨折;2—肩胛颈骨折;3—肩胛体骨折;4—肩胛冈骨折;
5—肩胛下角骨折;6—肩峰骨折;7—喙突骨折
图 2-2-9 肩胛骨骨折类型

(1)肩胛盂骨折(fracture of glenoid) 多为肱骨头撞击肩胛盂所致。如跌倒时,肩部着地或上肢外展时手掌着地,暴力经肱骨头冲击肩胛盂,造成肩胛盂骨折,亦可为肩胛骨粉碎骨折所累及。骨折线横过肩胛盂三分之一者,骨折线多往体部延续,或肩胛冈上方横向走行。骨折线在盂中部或下三分之一者,骨折线多向体部横行延续,或有另一折线向下纵行达肩胛骨外缘处。

（2）肩胛颈骨折(fracture of neck of scapula)　肩胛颈位于关节盂下部。多为间接暴力所致，如跌倒时肩外侧触地或手掌撑地，传达暴力经肱骨、肩胛盂至肩胛颈部，由于该部骨的特殊形状及所形成的剪力作用而发生骨折。折线多由盂下缘向上至喙突的内侧或外侧，骨折远端由于肌肉的牵拉多向前下移位，或与骨折近端相互嵌插。若系粉碎性骨折，折线常累及关节盂。

（3）肩胛体骨折(fracture of body of scapula)　直接暴力或挤压外力致伤者多为粉碎性骨折，常伴有肋骨骨折。由于胸壁的支撑和周围肌肉的包裹，骨折一般无移位。

（4）肩胛冈骨折(fracture of scapular spine)　多与肩胛体骨折同时发生，由于胸壁的支撑和周围肌肉的包裹，骨折移位较少。

（5）肩胛角骨折(fracture of scapular inferior angle)　肩胛角骨折极为少见，多为直接暴力致伤，骨折移位较少。

（6）肩峰骨折(acromial fracture)　肩峰位于肩外侧皮下，肩关节上方。因位置表浅，当直接外力打击；或跌倒时肩部触地，或手撑地，传达暴力撞击；也可因上臂极度外展的杠杆力作用发生骨折。发生在肩峰基底部的骨折，骨折块较大，多因三角肌和上肢重力的牵拉向下移位，可影响肩关节外展活动。发生在肩锁关节以外的肩峰骨折，骨折块较小，一般移位不明显。

（7）肩胛骨喙突骨折(fracture of coracoid process of scapula)　喙突部骨折极为少见，且多并发于肩锁关节脱位或肩肱关节脱位。并发于肩锁关节脱位时，因锁骨上移，使喙锁韧带受到强力牵拉，造成喙突撕脱骨折，骨折块向上移；并发于肩肱关节脱位时，由于肱骨头的移位，使喙突受到肱二头肌短头肌腱及喙肱肌的猛力牵拉发生撕脱，骨折块随之向下移位。

（二）临床表现与诊断

（1）有明显的局部受伤史。

（2）伤后局部肿胀、疼痛，伤侧上肢抬举活动受限。

（3）在肩胛骨的骨折部位有明显压痛，移位明显者可扪及骨擦感。

（4）肩胛颈骨折远端向前下移位严重时可见"方肩"畸形，但肩关节被动活动无阻力，搭肩试验(Dugas sign)阴性，此点可与肩关节脱位相鉴别。

（5）影像学检查　摄肩部前后位 X 线片，尤其是肩外展位时的正位片，能显示骨折的类型及移位。

（三）治疗

1. 非手术治疗

（1）肩胛体骨折

无移位者，可局部外敷新伤药，内服制香片或七厘散，三角巾悬吊患肢 2～3 周。骨折有明显移位时，术者用推挤手法使移位骨片复位，局部用胶布固定，患肢悬吊胸前 3 周左右。若合并有肋骨骨折或内脏损伤，应及时进行相应处理。

（2）肩胛颈骨折

①骨折无明显移位者不需整复　早期可外敷新伤药，内服活血化瘀消肿止痛中药。用三角巾悬吊伤肢 2 周，即可进行肩关节功能锻炼。

②骨折有明显移位者需整复固定　若骨折远端向前下明显移位，手法整复时，患者取坐位或健侧卧位，助手双手固定肩胛骨体部（一手顶住肩胛冈上部，一手扣住肩胛下角），防止

体部旋转和上移,术者一手托腋部,另一手将向前下移位的远端向上推托,使向下错位之骨端回位。术后,腋窝部放置棉垫,用胶布及绷带固定。患肢用外展支架固定于肩外展90°位3周。固定期间可进行手、腕活动。去除固定后进行肩关节功能锻炼,并配合按摩、中药熏洗或者理疗治疗。

③牵引治疗 对肩胛颈不稳定的粉碎性骨折和波及关节盂的骨折,可行上肢皮牵引或尺骨鹰嘴骨牵引。牵引时上臂外展外旋70°~80°,重量2~3 kg,牵引2 d左右即可进行手法整复。复位后,维持牵引重量1~1.5 kg,牵引期间可进行握拳,肘部屈伸等活动,3~4周后去除牵引,进行肩关节功能活动。

(3)肩胛骨喙突骨折

治疗以整复肩锁关节和肩关节脱位为主,喙突骨折不需特殊整理。

(4)肩峰骨折

①无移位的骨折 仅用三角巾悬吊患肢2周即可。

②骨折块较大,移位明显的肩峰骨折 可局麻下行手法复位,或在X线透视下用钢针撬拔复位。整复后将患肢用三角巾悬吊,以克服上肢的重力,维持骨位。骨折断端若向上移位,手法整复时向下按压,术后用棉垫压住折块,胶布粘贴,弹力绷带压迫固定。然后将上臂置于外展90°支架上2~3周。有少量骨痂后即可进行肩关节活动。

(5)肩胛冈骨折

肩胛冈骨折无移位者,处理方法与肩胛体骨折相同。

(6)肩胛角骨折

肩胛角骨折处理方法与肩胛体骨折相同。

(7)肩胛盂骨折

无移位者按肩胛体无移位骨折处理,有明显移位者,需切开复位固定。

2.手术治疗

经非手术治疗无效并且影响功能者,可考虑行手术治疗。

四、肱骨外科颈骨折

肱骨外科颈骨折(fracture of surgical neck of humerus)是指肱骨解剖颈下2~3 cm与肱骨干交界处的骨折。多见于中老年人。

(一)病因病理

如运动员在运动训练或比赛中不慎跌倒时重心倾向患侧,上臂外展或后伸触地,传达暴力致肱骨外科颈发生骨折。伤肢在内收位触地致伤者较少发生。直接暴力所致的肱骨外科颈骨折多合并肱骨大结节骨折,根据受伤机理和骨折移位的情况,可将骨折分为5种类型(图2-2-10)。

(1)后伸型 此型骨折发病率较高。如在运动中不慎致上臂在后伸姿势下跌倒(或后伸稍外展、内收位),肘或手掌触地致伤,暴力沿患肢纵轴,由后下传至前上方,造成外科颈骨折。肱骨头向后倾倒,远折端向前移位,并向前突出成角。若为后伸外展致伤,骨折端向前、内侧突出成角;后伸内收位致伤,骨折端则向前、外侧突出成角。

(2)外展型 上臂在外展位或外展后伸位跌倒时手掌触地致伤,骨折的远、近折端都有不同程度的移位,骨折的近折端受冈上肌、冈下肌牵拉,呈外展外旋移位,远折端受背阔肌、胸大肌、大圆肌牵拉,而向内、向前、向上方移位,此时肱骨头内收,远端骨干外展,骨折端向

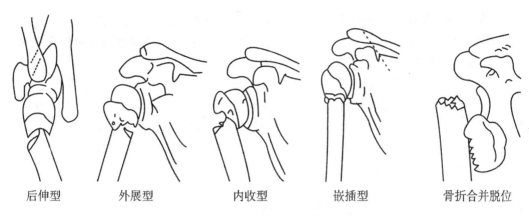

| 后伸型 | 外展型 | 内收型 | 嵌插型 | 骨折合并脱位 |

图2-2-10　肱骨外科颈骨折分型

内张口,并突出成角,远折端一般向内上方移位,断端外侧可发生嵌插。

(3)内收型　多为患肢在内收位或内收后伸位触地致伤。肱骨头外展,肱骨干内收,骨折端向外张口突出成角。远折端向外上移位,断端内侧可发生嵌插。

(4)嵌插型　跌倒时上肢伸直轻度外展手掌触地,暴力沿肢体纵轴向上传达到肱骨外科颈发生骨折,若暴力继续作用,使骨折远端骨干嵌入骨折近端。

(5)肱骨外科颈骨折合并肩关节脱位　上臂在外展外旋位遭受较严重暴力所致肱骨外科颈骨折,残余暴力继续作用于肱骨头,使肱骨头冲破关节囊向前下方移位而造成肩关节前脱位,以盂下脱位多见。有时肱骨头受喙突、肩胛盂或关节囊的阻碍而不能复位,引起骨折近端肱骨头产生内下旋转,肱骨头游离而位于骨折远端的内侧。临床上本种类型较少见,若处理不当,容易造成患肢肩关节严重的功能障碍。

(二)临床表现与诊断

(1)有典型姿势体位受伤史。

(2)伤后肩部肿胀,疼痛,上臂内侧可见皮下瘀斑,患肩活动功能障碍。

(3)肱骨颈部有明显压痛,移位严重者可扪及骨擦音及折断异常活动感。

(4)严重移位的外展型骨折可出现"假方肩"(pseudo-square shoulder),需与肩关节脱位相鉴别。

(5)合并肩关节脱位者,会出现"方肩畸形"(square shoulder),在腋下或喙突下可扪及肱骨头。

(6)影像学检查　摄肩部X线正、侧位片可明确了解骨折类型及移位方向。摄侧位片以穿胸位为宜,具体方法为:健肢上举,球管对准健侧胸壁,上臂处于中立位,射线通过脊柱与胸骨之间,使X线片上可清楚地显示出肱骨头有无旋转及骨折移位情况。

(三)治疗

1.非手术治疗

(1)无移位的骨折

可局部外敷药物,采用小夹板固定后,将患肢用三角巾悬吊于胸前。2~3周即可开始功能活动。

(2)手法整复

①后伸型 在臂丛神经阻滞麻醉下,患者仰卧位,伤肢屈肘90°,前臂中立位于体侧。一助手用宽布袋绕过患肢腋下向头顶方向牵拉,另一助手握其肘部顺肱骨干纵轴作顺势对抗牵拉,以矫正重叠及嵌插。术者立于患侧,双手环抱折端,两拇指提近折端向前,余四指提远折端向后,同时嘱牵引远端的助手将上臂上举,若折端向前成角过大,患臂屈曲上举过顶,即可矫正远折端向前移位及向前成角。若远折端同时有向外或向内侧移位及成角,在持续牵引下术者用双手拇指和四指分别按住骨折内外侧近、远端,用提按手法矫正。

②外展型 在臂丛神经阻滞麻醉下,患者仰卧位或坐位,患臂外展肘屈曲,两助手牵引方法同后伸型。在顺势牵拉至重叠、嵌插解除后,术者双拇指按住近折端外侧,余四指环抱远折端内侧,用提按手法(按近折端向内,提远折端向外),同时牵引肘部的助手内收上臂矫正向内侧移位和向内侧成角。术者亦可一手握近端,一手握远端行对向推挤使之复位。若骨折同时伴有向前成角,可用前屈过顶法进行矫正。

③内收型 在臂丛神经阻滞麻醉下,患者仰卧位或坐位。患臂于体侧,两助手顺势牵引。术者两拇指于外侧推远折端向内,四指提拉近折端向外,助手同时在牵引下外展上臂,即可复位。若伴有向前成角,可用过顶法矫正。

④肱骨外科颈骨折合并肩关节脱位 在臂丛神经阻滞麻醉下,患者平卧,患肢外展位,用一宽布袋绕过患侧腋窝,由一助手向健侧外上方牵拉,两布袋间用一木板支撑。另一助手握持患肢腕部进行顺势拔伸牵引,并根据正位 X 线片上肱骨头旋转的程度,将患肢外展至90°以上,拔伸牵引持续 10 min 左右,以解除远折端对肱骨头的挤夹,张开破裂的关节囊口,为肱骨头进入关节盂打开通路。术者用两拇指自腋窝将肱骨头前下缘向上、后、外推顶,余指按住近肩峰处作支点,使肱骨头回纳入肩关节盂而复位。如骨折端仍有侧方移位或成角移位,助手用手按住固定整复好的肩关节,术者用提推法矫正。

(3)固定方法

复位后在助手维持牵引下,用绷带包绕上臂部 3~4 层或衬以棉垫,在原移位或成角的骨突处放置压垫,用胶布固定(图 2-2-11)。4 块超肩关节肱骨小夹板和捆带束扎固定(图 2-2-12)。外展型骨折需在内侧夹板上端用棉花包成蘑菇头样垫,放于腋窝;内收型骨折蘑菇头要倒置在上臂内侧下方。束扎的松紧程度以不影响血液循环为度。用一长布袋穿过前、外、后三侧夹板上端布袋环并作结,此布袋再绕过对侧腋窝打结,健侧腋窝要放棉

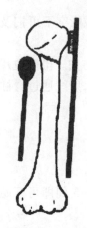
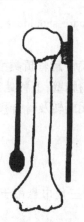
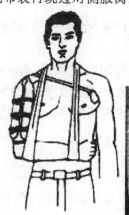
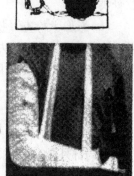

图 2-2-11 肱骨外科颈骨折压垫夹板放置方法　　图 2-2-12 肱骨外科颈骨折超肩关节夹板固定

垫,以免损伤腋窝皮肤。屈肘90°,前臂旋后。外展型骨折,伤肢后侧放一直角铁丝托板,并兜于胸前;内收型骨折用外展平手架将伤肢固定在外展位。若肱骨头外旋,则将伤肢固定在外展举手架上(图2-2-13)。肱骨颈后伸型骨折,固定时,让患者仰卧,肩、肘关节各屈90°,作上臂和前臂的双向皮牵引,或前臂皮牵引加肘部兜布牵引,3周后拆牵引,下床活动。

(4)药物治疗

参见总论第三章。

(5)推拿及功能锻炼

肱骨外科颈骨折是邻近关节的骨折,且波及结节间沟。骨折后易发生关节周围组织的粘连及肱二头肌长头腱与结节间沟粘连。较长时间的固定,导致关节周围肌肉萎缩,软骨退变,肩关节功能发生障碍,尤其在中老年

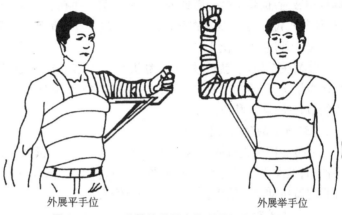

外展平手位　　　　　　　外展举手位

图2-2-13　肱骨外科颈内收型骨折支架固定

人,可继发肩凝症(restricted movement of shoulder),更应注意预防。复位后在不影响固定的前提下尽早进行功能锻炼至关重要(锻炼方法见总论第三章)。

2.手术治疗

经非手术治疗无效并且影响关节功能者,可考虑行手术切开复位内固定治疗。

五、肱骨大结节骨折

肱骨大结节位是肱骨上端的骨隆起,系松质骨。为冈上肌、冈下肌和小圆肌的附着处;外侧有许多血管小孔;前内侧系大小结节间沟,肱二头肌长头肌腱由此通过。

(一)病因病理

肱骨大结节骨折(fracture of greater tuberosity of humerus)可因直接外力打击,或肩外侧触地致伤,骨折多为粉碎型,此种类型多无移位;跌倒时上肢外展外旋手掌撑地,肩袖肌群猛力收缩造成大结节撕脱骨折,多向上方移位(有时可移至肩峰下方)。肱骨大结节骨折常合并于肩关节脱位及肱骨外科颈骨折(图2-2-14),在肩关节脱位及肱骨外科颈骨折时,也应考虑可能合并大结节骨折。

(二)临床表现与诊断

(1)有明显外伤史。

(2)伤后肩外侧疼痛,肩峰下肿胀,压痛,有时可扪及移位的骨折块。肩外展、外旋受限。

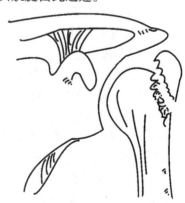

图2-2-14　肱骨大结节骨折移位

(3)影像学检查　可助明确诊断。

(三)治疗

1.非手术治疗

(1)无移位的肱骨大结节骨折

可局部外敷药物,用三角巾悬吊伤肢于胸前2周左右。

（2）手法整复与固定

肱骨大结节骨折系近关节的骨折，骨折对位不良、骨折块过大或波及结节间沟等均可导致肩关节功能障碍，因此，要求准确对位。

①有移位的肱骨大结节骨折需手法整复。采用局部麻醉下，患者仰卧或坐位，术者一手握持伤肢肘部，将上臂轻缓地外展、外旋，另一手拇、食两指于患侧肩峰处扣住骨折块向下推挤，使其复位。待 X 线检查复位满意后，放置一方形压垫用胶布固定在骨块上方，外展架固定上臂于外展、外旋位 2~3 周。

②肩关节脱位或肱骨外科颈骨折合并大结节骨折，应以整复脱位和外科颈骨折为主。大多数情况下，肩关节脱位经整复后，移位的大结节骨块随之复位。而外科颈骨折所伴发的大结节骨折，多无移位。

（3）推拿治疗与功能锻炼

复位后即可进行握拳、屈伸肘、腕关节，2 周后局部可进行轻手法表面抚摸，揉及主动耸肩活动；解除固定后应增加揉捏、推、弹拨、抖动手法，每日一次，每次 15~20 min。去除固定加强肩臂主动功能锻炼，直到功能完全恢复。

2.手术治疗

肱骨大结节骨折折块较大，移位至肩峰下，手法难以整复时，可手术切开复位，克氏针内固定。

六、肱骨解剖颈骨折（fracture of anatomical neck of humerus）

肱骨解剖颈为肱骨头周缘稍细而呈沟状的部分，是肩关节囊的附着部。解剖颈较短，不易发生骨折，因而此种骨折极少见，临床上主要发生在骨质疏松的老年人。多因跌倒时手掌撑地之传达暴力所致，常合并肩关节脱位及肱骨大结节撕脱骨折。肱骨解剖颈骨折的手法整复与固定方法同外科颈骨折，但难度较大，且易发生肱骨头缺血性坏死。若发生此种情况，可根据患者的年龄和身体情况，考虑是否作肱骨头置换术。

七、肱骨头骨折

（一）病因病理

肱骨头呈半球形，位于肱骨上端，光滑的半圆关节面斜向内、上后方，仅部分关节面与肩关节盂相连，极不稳定。肱骨头周围有丰富的肌肉，但韧带薄弱，关节囊松弛。在上臂极度外展时，关节囊紧张，此时若遭受轴向暴力的挤压和扭转，则可发生肱骨头骨折（fracture of humeral head）或肱骨头骨折合并脱位。此种损伤多见于青壮年、老年人在体育锻炼时不慎跌倒而偶可发生。临床分为：

（1）肱骨头骨裂　此型无移位，可伴有关节囊部分破裂。

（2）肱骨头粉碎性骨折　多从高处坠下，肢体外展触地，暴力沿上肢纵轴撞击和挤压肱骨头；或由直接外力打击所致。

（3）肱骨头骨折脱位　强大暴力，致肱骨头骨折，关节囊破裂，头移至关节盂下方，肱骨颈移向上方。

（二）临床表现与诊断

（1）有明显外伤史。

（2）伤后肩部疼痛、肿胀、压痛、肩关节功能丧失。肱骨头骨折合并肩关节脱位时，可在腋下触及移位的肱骨头。移位的肱骨头可能压迫神经血管，临床上要注意检查患肢有无神经血管受压体征。

（3）影像学检查　摄肩关节正、侧位片可助明确诊断。

（二）治疗

1. 非手术治疗

（1）手法复位与固定

①对于肱骨头骨折脱位，可试行手法整复。采用局部麻醉下，患者仰卧，一助手用宽布带经患侧腋下向头部方向进行牵拉，另一助手握肘部作对抗牵引，并在牵引下将上臂外展70°～90°，术者在腋下用手指扣住脱位的肱骨头，当助手牵拉患臂由外展转向内收时，术者推肱骨头向上使其复位。复位后，用超肩关节肱骨夹板及铁丝托板固定患肢于屈肘90°，用三角巾悬吊于胸前。伴有神经血管受压时，要密切观察，采取相应方法处理。

②无移位的肱骨头骨裂　无需整复，可局部外敷药，用三角巾悬吊伤肢于胸前，2～3周早期进行肩部功能锻炼，以防止肩关节粘连。

③肱骨头粉碎型骨折　患者卧床，上肢置于外展支架上或行尺骨鹰嘴骨牵引，配合适当手法整复。并在牵引下早期进行功能锻炼，以塑造肱骨头，恢复其肱骨头的基本形态，减轻关节粘连。若后期发生肱骨头缺血性坏死（ischemic necrosis of humeral head），可考虑切除或行人工肱骨头置换术。

④功能锻炼、按摩及药物治疗（参见总论第三章）。

2. 手术治疗

经非手术治疗无效者，可考虑行手术切开复位内固定治疗。

第二节　肱骨干骨折

肱骨干骨折（fracture of humeral shaft）是指发生在肱骨外科颈下1～2 cm至肱骨内外髁上2 cm处的一段管状骨干的骨折。好发于骨干的中部，其次为下部，上部最少，中下1/3骨折易合并桡神经损伤，下1/3易发生骨折端不连接。肱骨干骨折可发生于任何年龄，但多见于成年人。

一、应用解剖生理

肱骨干其形态为长管状骨，上段轻度向前、外侧突，横切面为圆柱形，下段稍向前弯曲，横切面为三角形；中段为肱骨干较细的部位，横切面为圆柱形，骨皮质最坚密，弹性较小，为骨折好发部位。

肱骨干中、下1/3交界处有一桡神经沟（sulcus for radial nerve），桡神经（radial nerve）穿出腋窝后，绕肱骨干中1/3后侧，沿桡神经沟自内后向前外侧穿过肌间隔，紧贴骨干斜行而下。当该部发生骨折时，易合并桡神经损伤。

肱骨干的滋养动脉（nutrient artery）在中1/3偏下内方处，从滋养孔（nutrient foramen）进入骨内，向肘部下行。该部位骨折时易伤及肱骨干的滋养动脉，骨折端血供不良，导致骨折迟缓愈合。

肱骨干周围有许多肌肉附着，上段外侧的大结节嵴为胸大肌附着处，前侧的小结节嵴为背阔肌和大圆肌附着处，嵴的下方为喙肱肌附着处；中段前外侧的三角肌粗隆为三角肌附着部；前下1/2部为肱肌附着处；肱三头肌的内外侧头分别起于骨干内、外侧后方桡神经沟的下方及上方;肱二头肌则经肱骨干前面跨越。以上肌肉的牵拉或收缩,将对不同平面的肱骨干骨折产生不同的作用力,致骨干发生不同方向的移位及成角。

二、病因病理

可由直接暴力、间接暴力致伤。直接暴力常见于中 1/3,多呈横形和粉碎形骨折,间接暴力多见于下 1/3,骨折线为斜形或螺旋形,旋转暴力常见于新兵训练投掷手榴弹或青少年扳手腕时导致螺旋形骨折。同时并发桡神经损伤,可因骨折端的刺伤,折端的挤压、嵌夹,外力的冲击及骨折移位的牵拉所致;若继发桡神经损伤,多出现在骨折的中、后期,大多数因骨痂的包绕所致。肱动脉损伤较少发生。骨折后,不同平面的骨折受肌肉牵拉产生不同方向的移位。

(1)肱骨干上 1/3 骨折　指发生在肱骨干三角肌止点以上的骨折,近折端受胸大肌、背阔肌及大圆肌的牵拉移向前、内侧,远折端因三角肌的收缩移向外、上方,断端重叠并成角(图 2 - 2 - 15A)。

(2)肱骨干中 1/3 骨折　骨折发生在三角肌止点以下时,近折端受三角肌、喙肱肌的牵拉向前、外侧,远折端因肱二头肌、肱三头肌的收缩向上,折端可重叠移位(图 2 - 2 - 15B)。

(3)肱骨干下段骨折　肱骨下段骨折时,远端移位的方向多随前臂和肘关节位置而异。骨折后,常因患肢前臂于旋前位抱于胸前产生肱骨远端内旋(图 2 - 2 - 15C)。

肱骨干的滋养动脉在中段偏下进入骨内下行,如骨折发生在其入口以下的平面上时,即可伤及此滋养动脉,使骨折远端的血供减少,对骨折愈合发生不良影响。

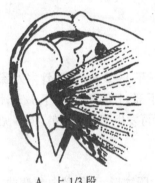 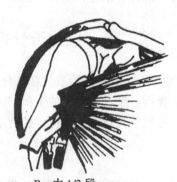 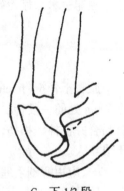

A. 上 1/3 段　　　　B. 中 1/3 段　　　　C. 下 1/3 段

图 2 - 2 - 15　肱骨干骨折

三、临床表现与诊断

(1)伤后上臂剧痛、肿胀、功能活动受限。

(2)如有重叠移位时,可见伤肢短缩、成角或旋转畸形,折端压痛明显并有异常活动感及骨擦音。

(3)合并桡神经损伤时,常出现典型的"垂腕畸形"(drop wrist),伸拇及伸掌指关节功能活动受限,以及第一、二掌骨间(即"虎口"区)麻木感。

(4)影像学检查　摄患者上臂 X 线正侧位片,可明确骨折的部位、移位的情况(图 2 - 2 - 16)。

四、治疗

（一）非手术治疗

（1）手法整复　在臂丛神经阻滞麻醉下，患者坐位或仰卧位，两助手分别握持骨折近、远端作对抗牵引。注意牵引力量不可过大，避免引起断端分离。待重叠移位纠正后，术者双手两拇指及其余各指分别置于近、远两断端移位突出部，对向提按使之复位。中、下段骨折在整复中若忽然出现前臂及手指的放射性串麻痛，提示桡神经于折端处有嵌夹，应立即停止整复，可试行用轻柔手法旋转以解脱。解脱嵌夹后再进行整复。下段的螺旋形骨折，应视骨干旋转的方向，术者两手分别握持骨折近、远端，作反方向旋转推挤，使螺旋形折端对位。

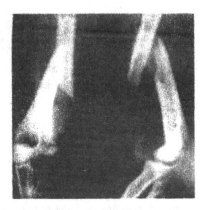

图2-2-16　肱骨干中下1/3骨折的X线表现

（2）固定　复位后，在维持牵引下，上臂用绷带或薄棉垫包裹。一般如靠近上1/3骨折，可作超肩关节固定，靠近下1/3时可作超肘关节固定。根据骨折移位的方向及成角的情况放置合适的压垫（在桡神经沟部不要放置压垫，以防桡神经受压而发生麻痹），并用胶布粘贴。然后用肱骨干夹板（图2-2-17）及铁丝托板，患肘屈曲90°固定，用三角巾向上兜紧悬吊胸前，以防折端因肢体重力的牵引而产生分离。托板固定时，中上段骨折，前臂置于旋后位或中立位；中下段骨折，前臂置于中立位或旋前位。

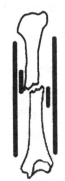 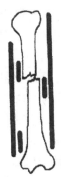 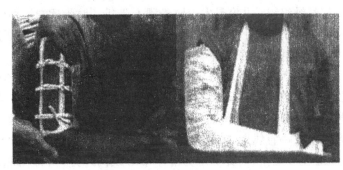

A.　二点压垫放置法　　B.　三点压垫放置法　　　　　　C.　夹板固定外观

图2-2-17　肱骨干骨折夹板、压垫固定法

术后应严密观察患肢的肢端血循情况及有否神经受压征，发现问题应及时调整压垫、夹板的位置及松紧。注意用三角巾悬吊伤肢必须将肘部向上兜紧，并定期复查骨位情况。

（3）药物治疗　参见总论第三章。

（4）推拿治疗及功能锻炼　固定早期即可作患肢前臂肌肉主动收缩活动、握拳等；有少量骨痂后，可每日解除托板，练习肘关节屈伸活动及肩关节的主、被动活动，并辅以轻手法按摩；有中量骨痂生长，去除固定，辅以抚摸、揉、捏等手法按摩；并逐渐增加肩、肘关节功能活动范围，直至肩和肘关节功能恢复。

（二）手术治疗

经非手术治疗无效者，可考虑行手术切开复位内固定治疗。

对于桡神经损伤许多学者认为，在闭合骨折伴有神经损伤中，多数属轴索断伤（axonotmesis)或神经失用(neurapraxia),83%以上的病例将自行恢复,开放骨折中,神经恢复率为65%。新鲜闭合性桡神经损伤,如果骨折整复满意,可预期得到治愈。此损伤往往在两个月内开始恢复,若本时段没有恢复征象,应作神经探查。对开放性损伤,要求进行神经探查。手法整复时,发生的瘫痪(特别是下1/3骨折)应在探查时进行切开复位内固定治疗。

第三节　肘部骨折

一、肘部应用解剖生理

肘关节(elbow joint)为一复合性关节,由肱尺关节、肱桡关节、尺桡近侧关节组成,有共同的关节囊包裹。肱骨滑车与尺骨半月切迹构成肱尺关节(humeroulnar joint),该关节为屈戌关节(hinge joint),可沿额状轴作屈伸运动;肱骨小头与桡骨头凹构成肱桡关节(humeroradial joint),此关节为球窝关节(ball-and-socket joint),由于受尺骨的限制,只能沿桡骨垂直轴绕尺骨做旋前旋后运动,并沿额状轴与尺骨共同完成屈伸运动。桡骨头的环状关节面与尺骨的桡骨切迹构成桡尺近侧关节(proximal radioulnar joint),属平面关节(plane joint),与桡尺远侧关节共同运动。

肱骨下端前后位扁平,其远端有滑车和肱骨小头两个关节面。滑车关节面的上方有两个凹陷,前侧为冠突窝(coronoid fossa),屈肘时容纳尺骨冠突(coronoid);后侧为鹰嘴窝(olecranon fossa),伸肘时容纳尺骨鹰嘴(olecranon)。两窝之间为一极薄骨片,儿童有时仅隔一层纤维组织。儿童易发生肱骨髁上骨折。肱骨远端的两侧之隆起为肱骨内上髁(medial epicondyle)和肱骨外上髁(lateral epicondyle),分别有前臂屈肌总腱及伸肌总腱附着。肱骨内、外上髁撕脱骨折发生与这些肌肉急骤猛烈收缩有关。

从侧面观肱骨远端是向前凸出,与肱骨干成25°~45°角,以致肱骨小头–滑车复合体处于骨干轴线的前方。肱骨远端的横轴与肱骨干不相垂直,其内侧向下倾斜,滑车略低于肱骨小头,同时鹰嘴的横轴与尺骨干形成一小于90°的外侧角。在肘关节伸直位时,前臂与上臂并不在一直线上,前臂外翻10°~15°,形成提携角(carrying angle)或桡偏角(valgus angle)。有学者解释,提携角为滑车中心线向外开口(即与肱骨长轴成角)与滑车切迹开口(对尺骨纵轴)之和,即8°+7°=15°。女性及儿童此角度较大,但在正常情况下,很少小于5°或大于15°。

肱动脉和正中神经从肘前方穿过进入前臂,当肱骨髁上骨折移位明显时,肱动脉及正中神经被刺伤或受到挤压。

肘关节有3突起易见的标志,它们是尺骨的鹰嘴、肱骨内上髁和外上髁。肘关节伸直时,三点标志在同一水平线上,屈肘时,此三点构成一个等腰三角形。

肘关节的各方向活动见总论第二章。

二、肱骨髁上骨折

肱骨髁上骨折(supracondylar fracture of the humerus),系指肱骨下端内、外两髁之上2 cm松质骨与皮质骨交界处的骨折。多发生于儿童,10岁以下占90%,占上肢骨折的第三位,肘部骨折的60%。

(一)病因病理

多为间接暴力所致。如杂技表演、攀岩或爬高墙、嬉戏追逐,不慎跌仆或滑倒等。根据暴力的方向和受伤机理的不同,可分为伸直型骨折和屈曲型骨折,临床上以伸直型骨折最为多见。

(1)伸直型 本型肱骨髁上骨折儿童约占90%以上。跌仆时,肘关节在伸直位或微屈曲位手掌触地,暴力经前臂传至肱骨远端髁上部发生骨折,并将肱骨髁推向后上方,自上而下的重力将近折端的骨干推向前下方,骨折线自后上斜向前下,骨折端向前突出成角,此型骨折易合并血管神经损伤(图2-2-18)。当暴力来自肱骨髁部前外侧时,肱骨髁受力的作用,使肱骨髁上骨折远端向尺侧和后侧移位,则发生尺偏型移位(图2-2-19)。因尺侧的骨皮质受挤压而塌陷,所以近折端移位后,内侧骨膜被剥离,造成折端内侧的不稳定。即使复位,因塌陷而发生的尺侧倾斜未得到纠正,可能再度发生远折端尺移或向尺侧倾斜,而骨折远端向尺侧移位及尺侧倾斜被公认为是肘内翻(cubitus varus)的主要因素。反之,当暴力来自肱骨前内侧时,骨折远端被推向后外上方,则发生桡偏型移位(图2-2-20),同时可有桡侧骨膜嵌陷,此型一般不会发生肘内翻。

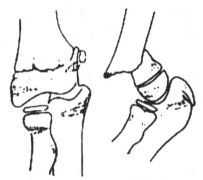

图2-2-18 肱骨髁上骨折伸直型

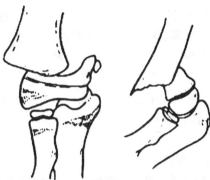

图2-2-19 肱骨髁上伸直尺偏型骨折

(2)屈曲型 跌仆时多为肘关节屈曲位,肘后着地致伤,外来暴力经过尺骨鹰嘴由肘后下传向前上方,将肱骨髁部推向前上方,骨折线自后下方斜向前上方(图2-2-21)。骨折远端也可同时发生尺偏、桡偏及旋转移位。本型骨折较少发生血管、神经损伤。

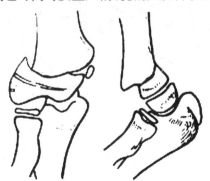

图2-2-20 肱骨髁上伸直桡偏型骨折

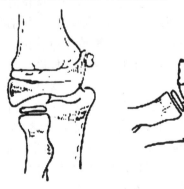

图2-2-21 肱骨髁上骨折屈曲型

(二)临床表现与诊断

(1)患者多为儿童,有典型的肘部受伤史。

(2)伤后肘部疼痛、肿胀、功能活动障碍。

(3)肱骨髁上部压痛明显。移位较大者可有异常活动、扪及骨擦音,出现靴形肘畸形

（boot-shaped elbow），但肘后三角关系（equilateral triangular relationship）正常。

（4）应注意检查有无合并神经血管损伤的症状体征，避免漏诊。

（5）影像学检查　摄肘关节正、侧位 X 线片可显示骨折的类型和移位方向。无移位骨折的 X 线征象较细微，必须仔细观察。与健侧对比，有时可见肱骨髁上部一侧骨皮质有轻微成角、皱折或呈小波浪状改变。正位 X 线片上，如两骨折端相对应面不等宽，则说明骨折远端有旋转移位。

（三）鉴别诊断

（1）肘关节脱位　肱骨髁上骨折与肘关节脱位临床上均会出现靴形畸形，故应防止混淆。肘关节脱位儿童极少发生。肘关节脱位时，有弹性固定的表现，肘后三角关系发生改变，肘关节被动固定于屈曲45°左右，被动屈曲活动障碍。而肱骨髁上骨折肘后三角关系正常，鹰嘴窝饱满，肘关节被动屈伸功能存在，可扪及移位的骨折端及骨擦音。X 线检查有助于明确诊断。

（2）肱骨远端骨骺分离　骨折线位置相当于骨骺线水平，肱骨小头和滑车骨骺一起与肱骨干分离，肱骨远端骨骺分离与肱骨髁上骨折的临床特点十分相似，唯有骨骺分离者，其压痛点偏下。X 线检查有助诊断。

（3）肱骨小头骨骺分离　伤后肿胀、疼痛、压痛偏肘外侧，移位明显时，于肱骨外髁下方可扪及移位的骨折块。X 线检查桡骨纵轴线偏离肱骨小头中心位置。

（四）治疗

1.非手术治疗

（1）手法整复

①伸直尺偏型　在臂丛神经阻滞麻醉下，病人取坐位或仰卧位两助手分别握其上臂近段及前臂远段，折端骨皮质有嵌插时先作顺势牵拉，解脱嵌插。如折端有旋转时则应首先矫正旋转移位。术者一手握近折端，另一手握持远折端根据不同的旋转方向作旋前或旋后，牵引前臂的助手也同时旋转，以矫正旋前或旋后移位。接着在持续牵引下，再矫正侧方移位，术者一手置于近折端外侧，另一手置于远折端内侧，对向推挤（图2－2－22），并使其稍微矫枉过正（即远折端轻度桡移）。然后用双拇指顶住尺骨鹰嘴，双手四指环抱近折端前方，对向提推（提近折端向后，推远折端向前），同时嘱远端牵引助手屈曲肘关节，以矫正前后侧移位（图2－2－23）。最后，术者一手固定骨位，另一手握持前臂将肘部稍伸直，并外翻挤压，使桡侧骨皮质嵌插，以防止远折端再度尺移及肘内翻的发生。

②伸直桡偏型　整复手法及顺序同尺偏型。注意在矫正桡侧移位时要留有余地，使其远端稍

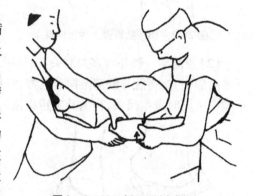

图2－2－22　矫正尺侧移位

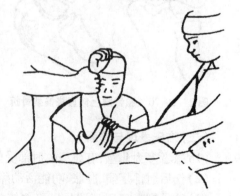

图2－2－23　矫正后侧移位

有桡移。

③屈曲型骨折　助手应在肘关节屈曲位进行牵引。折端的旋转及侧方的移位整复手法同伸直型的整复手法。在矫正远端前移位时，术者的拇指顶住远折端前方，余指环抱近折端后方，在对向提按的同时，助手在牵引下缓缓伸直肘关节，以完成整复。

（2）固定

在维持骨位下，局部包裹2～3层绷带或衬以薄棉垫，在移位的骨凸部放置需要的压垫，用肱骨髁上夹板（图2－2－24）及铁丝托板固定，将伤肢用三角巾悬吊胸前。以伸直尺偏型为例：骨折远端的尺侧、后侧分别放置一梯形垫；前侧近折端放一薄平垫；外侧放置一塔形垫；各垫均用胶布粘贴于肱骨髁上小夹板相应的位置，将夹板依次放妥，用带子捆扎。伸直型用铁丝托板固定患肢屈肘90°，前臂旋后位（图2－2－25）。屈曲型骨折将肘关节固定在半屈曲位40°～60°两周，前后垫放置与伸直型相反，以后逐渐将肘关节屈曲到90°位置进行观察。

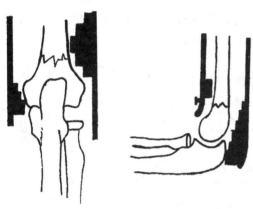

图2－2－24　伸直型肱骨髁上骨折压垫放置法

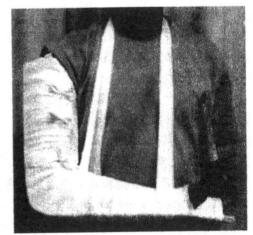

图2－2－25　伸直型肱骨髁上骨折固定法

（3）悬吊、牵引治疗

对局部肿胀严重，暂不宜手法整复者，可卧床悬吊患肢，同时内服活血祛瘀中药，待肿胀消退后再行手法整复。

手法整复困难，或骨位不稳定者，可采用邓洛普（Dunlop）皮牵引或尺骨鹰嘴牵引，3～5 d后行手法整复，用压垫、小夹板固定，并维持牵引2～3周。

①邓洛普皮牵引（Dunlop traction）　患者仰卧，肩关节外展90°，肘置于床缘外，屈曲60°，在前臂的前后侧作皮肤牵引，牵引重量1.5 kg，在上臂以布带悬挂1 kg向下作对抗牵引（图2－2－26）。

②尺骨鹰嘴骨牵引　患者仰卧，局麻下屈曲肘关节，将患肢肘部皮肤消毒，用大号直柄巾钳夹住鹰嘴下方骨质，进行滑动悬吊牵引（见图1－3－22），重量以1～2 kg为宜。

（4）术后观察

应严密观察伤肢及手部的血液循环情况，注意调整束带的松紧及压垫的位置，预防缺血性肌挛缩的发生及骨折的再移位。

（5）药物治疗（参见总论第三章）。

（6）推拿及功能锻炼

整复固定后即可作握拳伸指活动，3～4周后在夹板固定下练习肘关节屈伸及前臂旋转活动，5周左右去除小夹板，通过体育康复疗法逐渐促进肘关节和前臂功能活动的恢复。

去除固定后应用郑氏按摩手法由前臂向上反复作表面抚摸、揉、揉捏等，以舒筋解痉，松解粘连，帮助其功能恢复。注意切忌用强力搬拉患肢肘部，以防止骨化性肌炎（myositis ossificans）的发生。

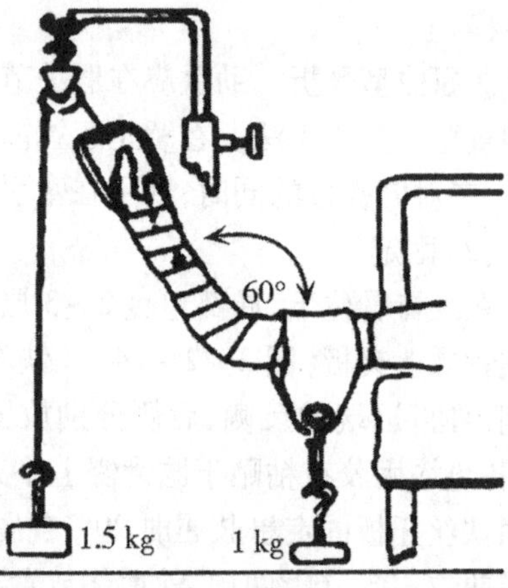

2. 手术治疗

手法复位失败者，合并有血管神经损伤，可考

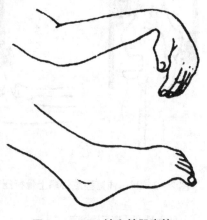

图2-2-26　邓洛普皮牵引（Dunlop traction）

虑手术探查，解除痉挛和压迫，同时整复骨位及内固定。对于严重的开放性骨折应进行手术处理。陈旧性骨折移位明显并影响肘关节功能者。肘内翻畸形大于15°时即有矫正的必要，常用的手术方法为楔形截骨术（wedge-shaped osteotomy）。

（五）并发症

（1）缺血性肌挛缩　福尔克曼（Volkman）1881年指出：包扎之绷带过紧，导致动脉血流障碍，肢体缺血6h可出现肌肉坏死，继而造成前臂肌肉挛缩及手功能的严重病废。轻者仅手指不能伸直，腕关节屈曲后手指尚可伸展。严重者手指和腕关节均呈屈曲僵硬状态，形似爪形畸形（claw deformity）（图2-2-27），并出现手套形知觉减低区。这是肱骨髁上骨折最严重的并发症。

在骨折脱位的诊疗中，尤其早期必须密切注意患肢血运情况，即4"P"征：①疼痛（pain）难忍，早期出现手指过伸痛很有诊断意义；②桡动脉搏动消失（pulselessness）；③苍白（pallor）；④麻痹（paralysis）。上述体征中，以早期手指过伸痛最为重要。若指端末梢血运好，手指可伸直，即使桡动脉摸不到，可不必特殊处理，随诊密切观察。

图2-2-27　缺血性肌挛缩

紧急处理时，应立即调整绷带、捆扎束带的松紧或去除所有外固定物，肘关节伸直，以解除血管压迫。若6～12h，缺血仍不缓解，则应急行前臂筋膜切开减压术。

（2）神经损伤　正中神经损伤较多见，主要因局部压迫，牵扯或挫伤，断裂者少。故解除压迫后，大多数于伤后数周内可自行恢复。

（3）肘内翻　根据国外文献报道，肱骨髁上骨折肘内翻发生率在17%～60%，而国内报告发生率为9%～57%。轻度肘内翻畸形对关节功能并无明显影响，伸屈活动范围可以正常或接近正常。肘内翻畸形的治疗，除因局部有症状者外，大部分求治者的动机多处于外观上的原因。因此，治疗前应慎重考虑。

关于肘内翻的原因和机理，尚无统一认识，但多数学者认为，与下列因素有关：①骨折远端向尺侧移位及旋前移位没有纠正；②尺侧骨皮质被挤压而塌陷；③伤肢抬举时前臂重力使骨折端向桡侧成角;④尺侧未断之骨膜对骨折端内侧的牵拉作用;⑤骨折后引起骨骺损伤致肱骨内外髁生长障碍。治疗骨折时,针对上述原因进行防治,可以降低发生率。

三、肱骨髁间骨折

肱骨髁间骨折(intercondylar fractures of humerus)多见于青、壮年,系典型的关节内骨折,亦可称为粉碎形肱骨髁部骨折。此类骨折占全身骨折的0.47%。

肱骨髁间部前有冠状窝,后有鹰嘴窝,下端内侧的肱骨滑车内、外两端较粗,中段较细,肱骨小头与肱骨滑车之间有一纵沟,该处为肱骨下端的薄弱环节,遭受暴力时可发生纵形劈裂。肱动脉和正中神经从肱二头肌腱膜下通过,桡神经和尺神经分别接近肱骨外髁和肱骨内髁,骨折移位时有可能被损伤。由于肱骨髁部为松质骨,血液循环丰富,骨折易形成血肿,加上局部软组织损伤,局部易产生张力性水泡。同时骨折块粉碎、骨折线侵犯关节面时,不但整复困难,且复位要求高、固定也难以稳定,若治疗不当,易引起肘关节功能障碍。

(一)病因病理

多为间接暴力所致。直接暴力(如打击、挤压等)作用于肘部亦可造成,但较少见。根据受伤机理和骨折端移位方向,可分为伸直型和屈曲型。

1. 伸直型

不慎跌倒时肘关节在伸直位或半屈曲位手掌触地,由下而上的暴力经前臂传至肱骨下端,造成髁上骨折的同时,人体由上而下的重力冲击髁部,尺骨半月切迹可将两髁劈开并推向后方,重力使近折端骨干移向前方。由于暴力的冲击以及侧副韧带和前臂伸、屈肌群的牵拉,两髁分离并产生旋转移位(图2-2-28)。

2. 屈曲型

肘关节屈曲位肘后直接撞击地面,暴力经尺骨半月切迹向前上直接撞击髁间,将其劈开并推向前方,而向下的重力使近折端骨干移向后方。同样由于暴力的作用及韧带、肌肉的牵拉,两髁发生分离或旋转移位(图2-2-29)。

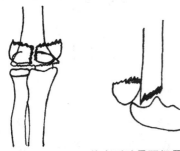

图2-2-28 伸直型肱骨髁间骨折

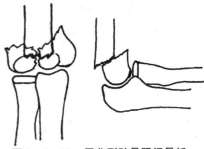

图2-2-29 屈曲型肱骨髁间骨折

临床根据X线片显示,髁间骨折一般呈T形、V形和粉碎形。按照骨折移位的程度,临床上分为4型(图2-2-30)。

Ⅰ型 骨折无移位或很少移位,关节面平整。

Ⅱ型 肱骨小头与滑车骨折块分离,但无旋转移位。

Ⅲ型 骨折块分离并发生旋转移位。

Ⅳ型 关节面粉碎,两髁分离严重。

与肱骨髁上骨折相似,肱骨髁间骨折严重移位的骨折端亦可损伤肱动脉及桡、尺、正中神经。

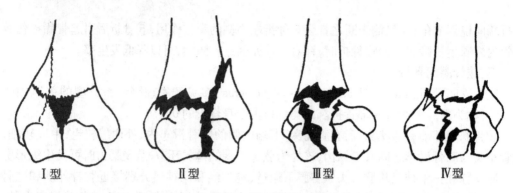

Ⅰ型   Ⅱ型   Ⅲ型   Ⅳ型

图2－2－30 肱骨髁间骨折的分型

有的学者又根据外力的作用方向及骨折的移位情况及形状,可将移位的肱骨髁间骨折分为伸直内翻型及屈曲内翻型两大类。

（1）伸直内翻型分度（图2－2－31）

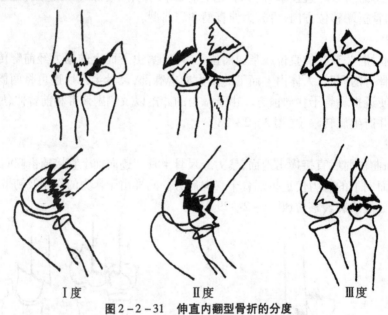

Ⅰ度   Ⅱ度   Ⅲ度

图2－2－31 伸直内翻型骨折的分度

①Ⅰ度骨折 外力沿尺骨传导到肘部,尺骨鹰嘴半月切迹就像一个楔子嵌入肱骨滑车而将肱骨髁劈裂。内翻应力仅只将骨折远端及前臂移向尺侧。髁间的骨折线偏向内侧并向内上方延续。

②Ⅱ度骨折 为伸直内翻应力致伤。但内翻应力较Ⅰ度损伤时大,致使在内上髁上方有一个蝶形三角骨折片,但它并未完全分离,其骨膜仍与肱骨下段内侧骨膜相连。此种类型不利于骨折复位后的稳定。

③Ⅲ度骨折 内翻应力较Ⅰ度及Ⅱ度时更大,内侧的三角形骨折块已完全分离。即使将其复位也难于维持其稳定。肘内侧结构的缺陷极易导致骨折段向内倾斜,是导致晚期发生肘内翻的一个因素。

（2）屈曲内翻型分度（图2－2－32）

①Ⅰ度骨折 有两种不同的表现。一种是肘在屈曲位受伤,尺骨鹰嘴从后向前将肱骨髁劈裂,同时屈曲应力致使在髁上部又发生骨折。其特点为肱骨髁关节面较完整,髁上部骨折线较高且呈横断状,是典型的T形骨折表现(图2-2-32Ⅰ度-a)。另一种为屈曲及内翻应力共同致伤者,骨折形状类似于伸直内翻型的Ⅰ度骨折,但骨折块移向肘前方(图2-2-32Ⅰ度-b)。

②Ⅱ度骨折 也是屈曲及内翻应力共同致伤者,其表现和伸直内翻型的Ⅱ度相似,但骨折块也是向肘前方移位(图2-2-32Ⅱ度)。

③Ⅲ度骨折 致伤外力与前者相同,与伸直内翻型Ⅲ度骨折类似,但内侧三角形骨折片的形状不如伸直型的典型,骨折块也是处在肘前外侧。绝大部分的肱骨髁间骨折都可纳入这两种类型的损伤之中。因致伤外力的复杂性,尤其是还有直接外力致伤者,故而骨折的类型可能很特殊,但这仅是很少一部分。进行上述骨折分类的目的在于根据不同的骨折类型选择合适的治疗方法(图2-2-32Ⅲ度)。

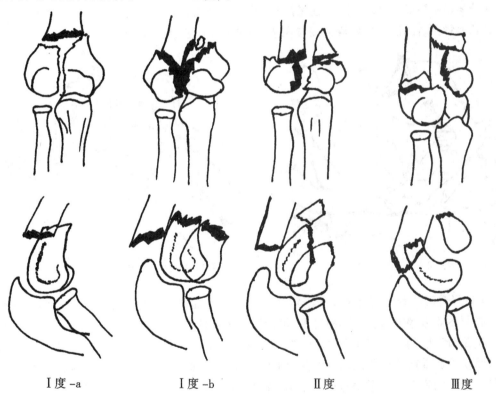

Ⅰ度-a　　　　　Ⅰ度-b　　　　　Ⅱ度　　　　　Ⅲ度

图2-2-32 屈曲内翻型骨折的分度

(二)临床表现与诊断

(1)有明显受伤史。

(2)局部肿胀严重,疼痛剧烈,并有肘部大面积瘀斑,肘部明显畸形。关节功能活动障碍。

(3)骨折部压痛明显,移位严重时,肘后三角关系改变,并可扪及明显骨擦音。

(4)影像学检查 摄肘关节正、侧位X线片可明确诊断骨折类型及移位情况,并了解关节腔内有否小骨折块嵌入。

(三)治疗

1. 非手术治疗

肱骨髁间骨折系关节内骨折,处理不当将导致肘关节功能部分或完全丧失。因此,整复时应根据骨折的类型,施用手法准确复位,整复后有效固定。实践证明,固定后即指导患者积极地进行功能锻炼,对促进骨折愈合及关节功能的恢复有较好的作用。

(1)手法整复与固定 Ⅰ型骨折无移位时,可外敷中药,用铁丝托板固定患肢屈肘90°3周。固定期间可调整屈肘角度3~4次,并早期进行功能锻炼。有轻度移位时,根据移位的方向,按肱骨髁上骨折同类型进行手法整复。

Ⅱ、Ⅲ型骨折需手法整复,在臂丛神经阻滞麻醉下,患者仰卧,肩外展70°~80°及前臂中立位,两助手分别握持上臂和前臂,术者摸准旋转的骨块,用拇指在内或外侧下方,向上向中心推挤,嘱远端牵引助手配合作肘关节屈伸及前臂内收外旋,以矫正旋转移位;接着,助手在半屈曲位进行对抗牵引,术者双手掌根于内、外侧方抱住内、外两髁,向中心挤压,以矫正两髁分离(图2-2-33)。然后,在维持抱髁下,用推挤法矫正侧方移位。固定方法大致同肱骨髁上骨折,需在内、外两髁部放置压垫,向两髁间中心挤压,防止分离。

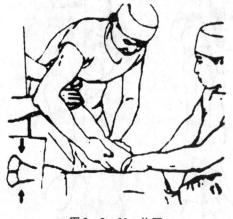

图2-2-33 抱髁

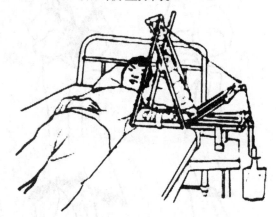

图2-2-34 肱骨髁间骨折尺骨鹰嘴牵引

(2)尺骨鹰嘴牵引配合小夹板固定法 对于关节面严重受损的粉碎型肱骨髁间骨折,手法整复困难或整复后骨位不稳定者,可行尺骨鹰嘴骨牵引,并将患肢置于牵引架上。操作的关键是骨牵引的穿针点应在离鹰嘴末端2 cm处,不可偏上或偏下。为防止因前臂旋转而导致骨块的旋前或旋后移位及肘内翻畸形的发生,牵引时前臂置于中立位用皮肤牵引或泡沫带维持。鹰嘴牵引重量根据骨折移位情况而定,待重叠或嵌插拉开后维持牵引重量为1.5~2 kg。骨折部用小夹板固定,并指导患者在固定条件下作屈伸患肘、腕关节及手部握拳活动,避免前臂旋转。通过肌肉的收缩,夹板、压垫的挤压和关节早期活动的磨造,在作用与反作用力的协调下,使骨折块残余的移位得以矫正(图2-2-34)。

(3)药物治疗 肱骨髁间骨折因损伤较重、出血多、肿胀大,早期宜用强力活血祛瘀消肿中药,如复元活血汤、桃红四物汤加祛瘀力强的三棱、莪术、三七、防己等;中期可服用接骨丸以加速骨痂生长;后期用软坚散结方药,如软坚水、3号熏洗药,以促使粘连松解,功能恢复。如有开放伤口或皮肤广泛起水泡者,除服中药外,还要使用有效抗菌素,预防感染的发生。

（4）推拿按摩与功能锻炼　整复固定牵引后即可（握拳活动）活动手指及腕关节，但不宜用力握拳，以防止伸屈肌群的牵拉而发生骨折之移位。3 d 左右可在牵引下主动练习肘关节屈伸，活动范围逐渐增加。3~4 周解除牵引，在夹板固定下活动 1~2 周。去除牵引后，可每日松开夹板以肘部为中心作抚摸、揉、捏、揉捏等手法按摩，用力要轻柔。固定解除后按摩力度可适当增加，切勿被动强力搬拉肘关节活动。

2.手术治疗

通过非手术治疗无效者，可采用手术切开复位内固定治疗。

四、肱骨外髁骨折

肱骨外髁骨折（lateral condylar fracture of humerus）是儿童常见的肘关节损伤之一，发生率仅次于肱骨髁上骨折。好发年龄为 5~10 岁。

（一）病因病理

本种骨折多由间接复合外力造成，当儿童摔倒时手掌着地，前臂多处于旋前，肘关节稍屈曲位，大部分暴力沿桡骨传至桡骨头，撞击肱骨外髁骨骺而发生骨折，同时多合并肘外翻应力或肘内翻应力以及前臂伸肌群的牵拉力，而造成肱骨外髁骨折的不同类型。

肱骨外髁骨折依据病理变化分为四型：

Ⅰ型　一般骨折端无移位，骨折处呈裂纹状，局部的伸肌筋膜、骨膜未撕裂（图2-2-35）。

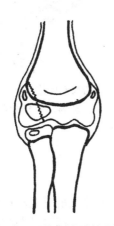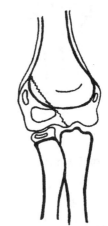

A.骨折线通过外髁骨骺骨化核，骨膜无撕裂　　　　　B.骨折线通过外髁骨骺及滑车

图2-2-35　肱骨外髁骨折无移位骨折

Ⅱ型　骨折块向侧方、前方或后方移位，骨折端间隙增大，轻度移位者伸筋膜、骨膜部分撕裂，重度移位者可完全撕裂，复位后骨折块不稳定，固定后可发生再次移位（图2-2-36）。

Ⅲ型　骨折块向侧方、前方或后方移位，并有旋转移位，因局部伸肌筋膜、骨膜完全撕裂，以及前臂伸肌的牵拉，所以骨折块发生纵轴的向外旋转可达 90°~180°，在横轴上也可发生向前或向后的不同程度的旋转，肱尺关节无变化（图2-2-37）。

Ⅳ型　骨折块可侧方移位、旋转移位，同时肘关节可向桡侧、尺侧及后方脱位。关节囊及侧副韧带撕裂，肘部软组织损伤严重（图2-2-38）。

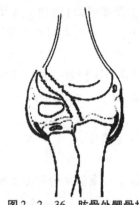

图 2 - 2 - 36　肱骨外髁骨折
骨折块向桡侧移位骨膜等软组织撕裂

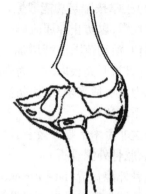

图 2 - 2 - 37　肱骨外髁骨折
骨折块旋转移位

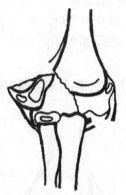

A.骨折块与尺桡骨向桡侧移位,并可向后或
向前脱位、关节囊尺侧副韧带等软组织撕裂

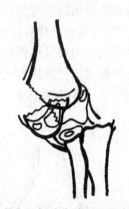

B.骨折块与尺骨向尺侧移位并可向后或向前
脱位、关节囊及尺侧副韧带等软组织撕裂

图 2 - 2 - 38　肱骨外髁骨折脱位

(二)临床表现与诊断

(1)有明显外伤史。

(2)伤后肘关节呈半屈位,肘外侧肿胀,有时可扩至整个肘部及前臂上段桡侧。

(3)骨折局部疼痛、压痛,并可扪及移位的骨折块及骨擦音。骨块有明显移位时,肘后三角关系异常。

(4)影像学检查　患肘X线片检查可确诊。应注意以下特点:无移位骨折,在X线片上肱骨外髁干骺端仅有一骨折线显示;轻度移位骨折,在X线片上可见肱骨小头骨化中心及干骺端骨片外移;旋转骨折,在X线片上除肱骨小头骨化中心外,还可见骨干端骨折块位于骨化中心外侧或下面。

(三)治疗

1.非手术治疗

本部位骨折系关节内骨折,要求解剖复位,否则会影响关节功能的恢复,儿童则影响发育。故在手法复位之前必须认真检查并分析X线片的表现,认清骨折类型、骨块移位及翻转程度,只有完全纠正骨块翻转移位,才能确保复位的成功。

(1)手法整复

①Ⅰ型骨折　因无移位,早期可外敷新伤药,用铁丝托板固定患肘屈曲90°位2周。2周后去除托板,进行功能锻炼。

②Ⅱ型骨折　采用臂丛神经阻滞麻醉,患者取坐位,助手握持上臂,术者一手握其腕部进行牵引,缓缓内收前臂,以加大肘外侧间隙,一手拇指按住向外移位的骨块推向内侧,同时外展前臂使其复位。

③Ⅲ型骨折　以左侧为例。在臂丛神经阻滞麻醉下,患者坐位,助手握持左上臂,术者左手握持前臂,右手指摸清骨折块移位的方向和翻转的骨折面,左手将前臂旋后屈肘,同时右拇指将折块推向肘后方,接着,术者右手拇指按住向外翻转骨块折面的上方,向内下方按压,使其回转,以纠正骨折块外翻。然后,术者一手握持患肢肘关节呈半屈曲位边牵引边旋转,右拇指在后方推骨块向前、内,使其归位。当手法将翻转骨块复位困难时,可在X线透视下用克氏针撬拨复位。

④Ⅳ型骨折　经上法牵引,纠正骨块旋转后,按Ⅲ型骨折复位法处理。如手法复位失败者,可考虑手术切开复位内固定。

(2)固定

在保持骨位下,局部包裹3层绷带或衬以薄棉垫,外髁部放置一梯形垫,内髁上方置一塔形垫,用肱骨髁上夹板及铁丝托板将患肢固定在屈肘90°,前臂旋后位2~3周。

(3)按摩及药物治疗

参见总论第三章。

(4)功能锻炼

参见总论第三章。

2.手术治疗

外髁翻转严重,闭合复位困难,以及Ⅳ型骨折者,可手术切开复位内固定。

五、肱骨内髁骨折

肱骨内髁位于肱骨下端内侧,尺神经经内髁后方尺神经沟(sulcus for ulnar nerve)进入前臂。肱骨内髁骨折(medial condylar fracture of humerus)比肱骨外髁骨折少。折块包括内上髁及滑车的大部分。肱骨内髁骨折系关节内骨折,故对本部位骨折要力求达到解剖对位。

(一)病因病理

可见于体操、舞蹈运动项目,当不慎跌倒时手掌撑地,外力沿前臂向内上传达至肘部,尺骨半月切迹猛力撞击肱骨滑车,致滑车内侧部骨折。折线由滑车关节面斜向内上髁上方,骨折块向内、后、上方移位,如移位骨块压迫、牵拉尺神经,可导致尺神经损伤。桡尺近侧关节正常,而尺骨鹰嘴随同折块的位移可使肱桡关节发生脱位或半脱位(图2-2-39);若跌倒时肘屈曲内收位触地,尺骨半月切迹直接撞击肱骨滑车,骨折块向前上方移位。与此同时,骨折块受到前臂屈肌及旋前肌的牵拉,可发生翻转及旋转移位。临床根据骨折移位的程度可分为3度。

Ⅰ度骨折　骨折无移位。

Ⅱ度骨折　骨折块有轻度移位,但无翻转或旋转。

Ⅲ度骨折　骨折块有明显的翻转。可因骨折块的尺侧移位而导致肱桡关节脱位。

(二)临床表现与诊断

肱骨内髁骨折与肱骨外髁骨折临床体征相似,症状体征表现主要在肘内侧,且肿胀程度

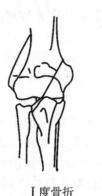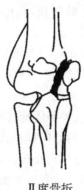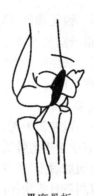

Ⅰ度骨折　　　　　Ⅱ度骨折　　　　Ⅲ度骨折

图2-2-39　肱骨内髁骨折分度

较明显。影像学检查可助明确骨折移位的程度。

(三)治疗

1.非手术治疗

(1)骨折整复与固定

Ⅰ度骨折　用铁丝托板固定患肘屈曲90°位3周。

Ⅱ度骨折　在臂丛神经阻滞麻醉下,术者一手握持前臂,使肘关节半屈外翻位,一手拇指摸准向内移位的骨折块,向外推挤,同时内收前臂使骨折块复位。

Ⅲ度骨折　在麻醉下首先用手法矫正骨折块的翻转,使Ⅲ度变为Ⅱ度,然后按照Ⅱ度骨折整复。复位后在内髁部置一梯形垫,外髁上方置一塔形垫,然后用肱骨髁上夹板及铁丝托板固定患肢屈肘90°,前臂旋前位3~4周。

(2)功能锻炼、按摩及药物治疗参见总论第三章。

2.手术治疗

翻转严重,闭合复位困难,以及Ⅲ度骨折者,可手术切开整复内固定。

六、肱骨外上髁骨折

肱骨外上髁(lateral epicondyle of humerus)位于肱骨下端外侧,主要为前臂浅层伸肌群附着部,旋后肌起点也在此附着。当上述肌群急剧收缩可造成肱骨外上髁撕脱骨折,临床上以成年患者为多。

(一)病因病理

运动中的扣球动作或跌倒时前臂过度旋前内收,伸肌急剧收缩将肱骨外上髁撕脱骨折。骨折片往往向外后下方移位或翻转。

(二)临床表现与诊断

(1)有明显的外伤史。

(2)伤后肘关节外侧上部肿胀、压痛、前臂旋前活动受限。

(3)影像学检查　患肘X线片检查可助明确诊断。

(三)治疗

1.非手术治疗

(1)手法整复　在臂丛神经阻滞麻醉下,患者坐位或仰卧位。两助手分别握持上臂及前臂,于旋后屈肘位稍加牵引,术者用拇、食两指扣住骨块向内前上方推挤复位。骨块翻转严重,手法复位困难者,可在 X 线透视下用克氏针撬拨复位固定。

(2)固定　复位后在外上髁处置一梯形垫,用肱骨髁上夹板、铁丝托板固定患肢屈肘90°,前臂旋后位3周。

(3)功能锻炼、按摩及药物治疗参见总论第三章。

2. 手术治疗

对于非手术治疗无效者,可考虑手术切开复位克氏针内固定,或切除撕脱骨片。

七、肱骨内上髁骨折

肱骨内上髁骨折(medial epicondylar fracture of humerus)是体育运动中(体操、投掷、舞蹈、举重等项目)常见的肘部损伤,多见于少儿体育爱好者,约占肘关节骨折的10%,仅次于肱骨髁上骨折和肱骨外髁骨折,占肘关节骨折的第3位。

肱骨内上髁位于肱骨下端内侧,大而显著。其前下面粗糙,为旋前圆肌、前臂屈腕、指浅屈肌及肘部尺侧副韧带附着部;后面有一纵浅的尺神经沟,尺神经由该沟通过,当内上髁骨折时,尺神经易受损伤。肱骨内上髁骨化中心5岁出现,18~20岁闭合,在骨骺闭合前该部为力学上的薄弱点,当外力使前臂屈肌骤然收缩或受到猛力牵拉,可致内上髁撕脱骨折。肱骨内上髁骨折多发生在7~16岁的少年儿童。

(一)病因病理

在投掷标枪时因动作错误,出手的瞬间屈肌猛力收缩,其附着部负荷剧增将肱骨内上髁撕脱;或跌倒时,肘伸直过度外展位手掌触地,暴力使前臂屈肌及肘尺侧副韧带受到猛力牵拉,将肱骨内上髁撕脱,骨折块被拉向前下方,甚至产生旋转移位。由于骨折块的移位使内侧副韧带的正常张力丧失,使肘关节稳定性遭到损害,致肘关节内侧间隙被拉开而出现短暂的负压,或发生肘关节侧后方脱位,撕脱的内上髁骨块夹在关节内侧或完全嵌入关节内。临床上根据骨折片和分离骨骺的移位程度分为4度(图2-2-40)。

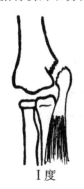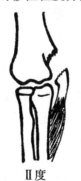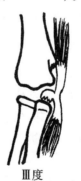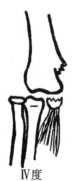

Ⅰ度　　　　　Ⅱ度　　　　　Ⅲ度　　　　　Ⅳ度

图2-2-40　肱骨内上髁骨折分度

Ⅰ度骨折　骨折块无移位,X线表现为骨裂,或移位在2 mm以内。

Ⅱ度骨折　骨折块下移至肱尺关节间隙水平,折块向尺侧旋转不超过90°。

Ⅲ度骨折　骨折块旋转移位。由于关节腔的负压作用,将骨折块吸入肱尺关节内,嵌夹于肱骨滑车和尺骨半月切迹之间。

Ⅳ度骨折　骨折块向下、向前旋转移位,折面朝向肱骨滑车,肘尺侧关节囊撕裂,肘关节向外侧脱位。此型多伴有不同程度的尺神经损伤。

（二）临床表现与诊断

（1）有明显外伤史。

（2）肘内侧疼痛、肿胀及皮下瘀血。

（3）内上髁处压痛明显。Ⅰ、Ⅱ度骨折在内上髁及肘内侧可触及骨折块；Ⅲ度骨折肘关节活动障碍；Ⅳ度骨折肘部明显畸形，且多伴有前臂及尺侧麻木、感觉迟钝等尺神经损伤体征。

（4）前臂抗阻旋前、屈腕试验阳性。

（5）影像学检查　摄肘关节 X 线正、侧位片可助明确诊断。

（三）治疗

1.非手术治疗

（1）整复固定

①Ⅰ度骨折　局部外敷药物，用托板将患肢固定于屈肘90°前臂旋前屈腕位2周。

②Ⅱ度骨折　在臂丛神经阻滞麻醉下，术者一手握住患肢前臂，使其屈肘、屈腕、前臂旋前、充分放松前臂屈肌，一手拇指将内上髁骨块向上、外推，即可复位。复位后患肢用肱骨髁上夹板和托板固定在旋前屈腕位3~4周。

③Ⅲ度骨折　手法复位的关键在于手法解脱嵌夹，将Ⅲ度骨折变为Ⅱ度骨折，然后按照Ⅱ度骨折进行整复。在麻醉下，两助手分别握持上臂和腕部对抗牵引，在牵引中逐渐将前臂旋后、外展，腕桡偏、背伸，使前臂屈肌受到牵拉，以加大肘尺侧间隙，由于屈肌的牵拉，将嵌夹于肱尺关节内侧的骨块解脱出来。必要时，术者可用手指捏住屈肌近端向尺侧提拉，帮助骨块解脱，然后按照Ⅱ度骨折整复固定。

④Ⅳ度骨折　应首先整复肘关节外侧脱位，然后按骨块的移位程度进行矫正。在麻醉下，助手分别握持上臂及腕部，将前臂旋后、内收，腕背伸，使屈肌保持紧张，肘内侧间隙尽可能变窄，以防止在整复脱位时骨块嵌入关节腔。然后术者用推挤手法矫正肘关节外脱位，即使Ⅳ度骨折变为Ⅱ度或Ⅰ度骨折，再按Ⅱ度或Ⅰ度骨折处理。

（2）药物治疗

参见总论第三章。

（3）功能锻炼及按摩

整复后，即可作适当的手指锻炼。2周后可每日松开外固定，做轻手法按摩一次。以抚摩、揉手法为主，以促进局部循环，防止粘连。解除固定后，作肘关节的伸屈运动练习，按摩手法可用揉捏、弹拨、摇晃等，促进功能恢复。

2.手术治疗

凡手法整复失败，陈旧性骨折畸形愈合影响功能者，可手术切开复位内固定或切除骨片，缝合修补韧带及肌肉附着处。如有尺神经损伤，可行手术探查并将神经转位。

八、桡骨头骨折

桡骨头位于桡骨干上端，呈圆盘状，上面凹陷，与肱骨小头相关节，呈光滑的环状关节面，其内侧面与尺骨的桡骨切迹组成桡尺近侧关节，桡骨头下部圆柱形较细部分为桡骨颈，被附着在尺骨的桡骨切迹的环状韧带环绕固定。

桡骨头骨折（fracture of radial capitulum）包括桡骨头部骨折（radial head）和桡骨颈（radial neck）骨折。桡骨头骨折多见于青壮年，桡骨颈骨折多见于儿童，如治疗不当，则会造成前臂旋转功能障碍。

（一）病因病理

多为间接暴力致伤,跌倒时肘伸直、前臂旋前、桡偏、手掌着地,躯体的重力作用与地面向上的传达暴力沿桡骨向上传导,致桡骨头与肱骨小头发生冲撞,加之前臂旋前所产生的剪力,致桡骨头或桡骨颈发生骨折。根据骨折的形态,一般分为5型(图2-2-41)。

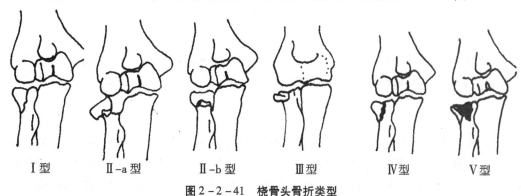

Ⅰ型　　　　Ⅱ-a型　　　　Ⅱ-b型　　　　Ⅲ型　　　　Ⅳ型　　　　Ⅴ型

图2-2-41　桡骨头骨折类型

Ⅰ型　裂纹骨折,桡骨头外侧关节面的一半被撞折,折线自桡骨头关节面斜向外下,骨折无移位或稍向下移位。

Ⅱ型　桡骨头骨骺分离或桡骨颈骨折,骨折发生在颈部,折线呈横形。根据桡骨头移位的情况可分为两个类型。Ⅱ-a型:桡骨头向外偏歪,关节面与桡骨纵轴线形成角度,呈"歪戴帽"状。Ⅱ-b型:桡骨头无明显移位,但两折端相互嵌插,严重时可并发桡尺远侧关节纵向移位。

Ⅲ型　塌陷形骨折,桡骨头关节面被压而塌陷。

Ⅳ型　劈裂骨折,骨折线同Ⅰ型,骨块明显移位。

Ⅴ型　粉碎形骨折,骨折块在3块以上。

（二）临床表现与诊断

(1)有明显外伤史。

(2)肘外侧明显肿胀、疼痛。前臂旋转及肘屈伸活动受限,而以后者更为显著。

(3)桡骨头部压痛明显。

(4)检查时应注意观察是否合并有无桡尺近、远侧关节和桡神经的损伤。

(5)影像学检查。

大多数骨折在标准正侧位片上可以显示。但有少数裂纹由于遮挡而易被忽视。此时,可使前臂分别于中立位和旋前位摄正、侧位片有助于诊断。

（三）治疗

1.非手术治疗

(1)手法整复

①无明显移位的裂纹骨折、嵌入骨折不需特殊处理,可在局部外敷新伤药,用铁丝托板固定患肢屈肘90°,前臂中立位2~3周,早期作握拳及肩部活动,去除固定后练习肘部屈伸、前臂旋转功能活动。

②手法整复:两助手分别握持上臂和前臂,在肘微屈、前臂内收位下牵引并缓缓旋转,术

者根据桡骨头移位的方向,用拇指推按使其复位。

（2）撬拨复位

对于移位较大手法复位困难的劈裂骨折及"歪戴帽"可采用撬拨复位固定。操作方法是借助 X 线透视下,在严格无菌条件下精心操作,术者一手持克氏针经皮由肘外侧下方穿入,针尖对准骨折块下端。向上内侧撬拨,同时,另一手拇指于肘外配合推挤,使其复位即刻用钢针固定。

（3）固定

手法复位后,肘部缠绕两层绷带、用葫芦垫于肘外后侧固定桡骨头,胶布粘贴,用前臂夹板及铁丝托板固定患肢屈肘 90°,前臂中立位或旋后位 3 周。去除固定后,练习肘关节活动。

2.手术治疗

对经非手术疗法失败者,将来可能会影响前臂旋转功能及发育者,均应采用手术复位内固定,术中应注意保护桡神经深支,内固定针不能超出桡骨头关节面。成人桡骨头粉碎形骨折、关节面破坏明显,严重的塌陷骨折和劈裂骨折,经手法和手术均不能整复者,可行桡骨头切除术。

九、尺骨鹰嘴骨折

尺骨鹰嘴位于尺骨上端,前面光滑,向前下方构成半月切迹的后部和上部,半月切迹和肱骨滑车构成肱尺关节;背面粗糙,是肱三头肌腱和关节囊的附着部。尺骨鹰嘴骨折(fractuure of olecranon)常发生于成年人,儿童少见。大部分为关节内骨折,若处理不当,日后可发生创伤性关节炎。

（一）病因病理

直接暴力和间接暴力均可造成尺骨鹰嘴骨折,以间接暴力为多见。

1.直接暴力

跌倒时,肘关节屈曲肘后部触地,暴力直接撞击鹰嘴发生骨折,骨折块多呈粉碎状,移位不大。如果暴力过大时,可伴发肘关节前脱位(图 2 - 2 - 42)。

2.间接暴力

鹰嘴为肱三头肌附着部。当肘关节微屈曲位跌倒,手撑地,肱三头肌急剧猛烈收缩,造成鹰嘴撕脱性骨折,近端骨折块受肱三头肌牵拉,有不同程度的向上移位。骨折线可为横断或斜形,两骨折端之间分离移位(图 2 - 2 - 42)。

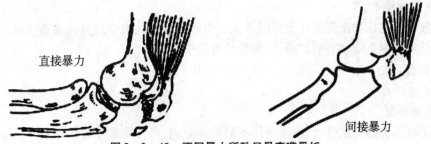

直接暴力

间接暴力

图 2 - 2 - 42　不同暴力所致尺骨鹰嘴骨折

Delee,J.C.(1984)改良了以往的分型,将移位骨折分为 4 型(图 2 - 2 - 43)。

Ⅰ型　A 撕脱骨折,关节内。

B 撕脱骨折,关节外。

Ⅱ型　横行或斜形骨折。

Ⅲ型　粉碎性骨折。

Ⅳ型　靠近冠状突水平的骨折,常造成前脱位。

无移位骨折,必须满足3个条件:①骨折端分离小于2 mm;②肘关节屈曲90°时,移位无增加;③可以主动抗重力伸肘。

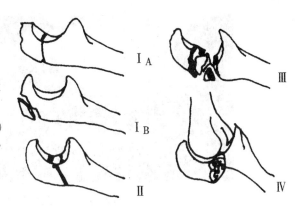

图2-2-43　尺骨鹰嘴骨折分型

(二)临床表现与诊断

(1)有明显的外伤史。

(2)鹰嘴位于皮下,骨折后局部疼痛、肿胀、压痛,并可触及移位的骨块及折端的凹陷。当关节内积血时,鹰嘴两侧凹陷隆起,肘关节功能活动障碍。肘后三角关系改变。严重粉碎性骨折或骨折伴脱位时,可伴皮肤挫伤或开放性损伤,或尺神经损伤等。

(3)影像学检查　可助明确诊断。

(三)治疗

1.非手术治疗

(1)整复与固定

尺骨鹰嘴骨折系关节内骨折,要求复位准确,否则将影响肘关节功能。

①无移位的骨折　可局部外敷新伤药,用铁丝托板固定患肢于肘微屈位2～3周。

②骨折移位明显,应予手法复位　肿胀严重难以摸清骨折近端时,在臂丛神经阻滞麻醉下,先抽出积血,再行手法复位。一助手握患肢上臂,术者一手握患肢前臂行对抗牵引时,使患肘微屈,术者另一只手的拇、食两指卡住鹰嘴折块向下推挤使近折端向远端靠拢,同时伸肘,使其复位(图2-2-44和图2-2-45)。复位后,用一梯形压垫或棉条压于鹰嘴上方,用托板或石膏托将患肢保持肘微屈位固定3～4周(图2-2-46)。

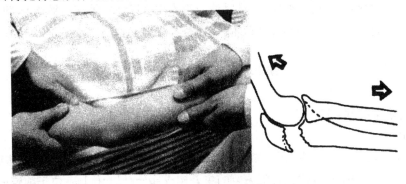

图2-2-44　尺骨鹰嘴骨折复位(1)

(2)药物治疗

参见总论第三章。

(3)功能锻炼及按摩

术后即开始作握拳活动,1周后练习直臂抬举,防止上臂肌肉萎缩;2周后,每日解除固

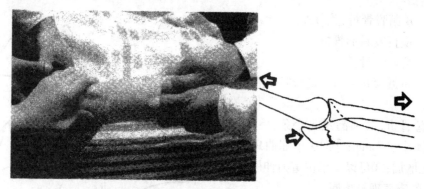

图2-2-45　尺骨鹰嘴骨折复位(2)

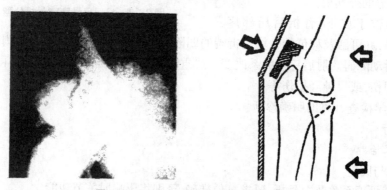

图2-2-46　尺骨鹰嘴骨折的固定方法

定,作轻手法的抚摩、揉按等手法治疗一次,并在无痛前提下,作肘关节的小范围屈伸活动;3周后解除固定,逐渐加强肘关节主动功能活动,按摩加用揉捏、摇晃及适度的扳法,直至功能完全恢复。

2. 手术治疗

手法整复失败者,应手术切开整复,螺丝钉或张力带内固定。术后将患肘微屈位用托板固定3周左右。粉碎性骨折分离明显,且手法及手术均难以恢复关节面平整者,可考虑作尺骨鹰嘴近端摘除及肱三头肌腱修补再造术,以保持其张力。术后固定屈肘20°位固定3周。

第四节　前臂骨折

一、前臂应用解剖生理

(一)前臂骨骼

前臂(forearm)由桡、尺骨组成。桡骨(radius)位于前臂外侧呈三棱柱形。体部有9.3°的弧度凸向外方,上端细下端粗,为腕关节的主要构成部分;尺骨(ulna)位于前臂内侧,上部为三棱柱形,下部为圆柱形,为肘关节的主要构成部分。桡、尺骨干约有6.5°的弧度凸向背侧,并借助桡尺近、远关节及前臂骨间膜相连。

(二)前臂关节

(1)桡尺近侧关节(proximal radioulnar joint)由桡骨头的环状关节面与尺骨的桡骨切迹,借助桡骨环状韧带相连,为平面关节。与桡尺远侧关节共同运动。

（2）桡尺远侧关节（distal radioulnar joint）由尺骨头的侧方关节面及桡骨的尺切迹组成。切迹的远侧缘有三角软骨盘纤维附着，此软骨盘止于尺骨茎突的基底部。此外，桡骨头可在尺骨的桡切迹上作轻微的前后运动。

（3）前臂骨间膜（interosseous membrane）为坚韧的纤维膜连接桡、尺二骨。起自桡骨粗隆下方的骨间嵴至桡骨的尺切迹之间。前部纤维斜向内下方，止于尺骨；后部纤维斜向内上方达尺骨；下部纤维则横行连接二骨。前臂旋前位时，桡骨在尺骨的前方并与其交叉，此时骨间隙最窄，骨间膜最松；前臂旋后时，两骨并列，骨间隙稍窄；当前臂中立位时，两骨间嵴对峙，骨间隙最宽，骨间膜也最紧张。

（三）前臂肌肉

桡骨掌面上部为拇长屈肌（flexor pollicis longus）附着，下部为旋前方肌（pronator quadratus）附着；背面中部为拇长展肌（abductor pollicis longus）及拇短伸肌（extensor pollicis brevis）附着；外侧面上部有旋后肌（supinator），中部有旋前圆肌（pronator teres）附着。桡骨干骨折后移位与此有关。

尺骨掌、内侧面上部，掌侧缘及背侧缘部为指深屈肌（flexor digitorum profundus）附着部；掌侧面下部及掌侧缘为旋前方肌附着；背面为肘肌（anconeus）、拇长展肌、拇长伸肌（extensor pollicis longus）及示指伸肌（longus indicis）附着；外侧缘（骨间嵴）向上移行为旋后肌嵴，为旋后肌肉附着；背侧缘为尺侧腕伸屈肌及指深屈肌附着部。

二、桡尺骨干双骨折

桡尺骨干双骨折（fractures of both bones of the radius and ulna）约占全身骨折总数的11.2%，多见于儿童和青壮年。

（一）病因病理

前臂在不同性质的暴力作用下，会造成不同特点的骨折（如单杠中的前臂卷缠伤）。

（1）直接暴力　前臂遭受撞击、重物砸伤、压轧等直接暴力致伤者，多发生横形或粉碎性骨折。两骨折线在同一平面（图2-2-47A），局部软组织损伤较重，甚至为开放性骨折。

（2）间接暴力　多系跌倒时手掌触地，暴力由手掌沿桡骨纵轴向上传导，并通过骨间膜作用于尺骨，发生桡尺骨双骨折。骨折线多不在同一平面，呈桡高尺低，桡骨断面多为横形或锯齿形，尺骨多为斜形（图2-2-47B）。软组织损伤虽较直接暴力者轻，但骨间膜损伤较重。

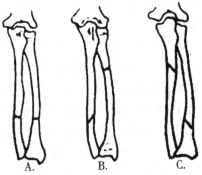

图2-2-47　桡尺骨干双骨折

（3）扭转暴力　多为工作中前臂被旋转机器绞伤，或跌倒时手掌触地身体的倾斜以及前臂的忽然扭转在遭受传达暴力的同时，又受到一种扭转暴力的作用造成两骨的螺旋形骨折。骨折线方向一致，多由内上斜向外下，其骨折端尺骨高桡骨低（图2-2-47C）。

桡尺骨干双骨折后，由于损伤暴力和前臂肌肉的牵拉的综合作用，桡、尺骨折端可发生重叠、成角、侧移或旋转移位。

（二）临床表现与诊断

（1）有明显的外伤史。

（2）伤后前臂疼痛、肿胀，可有短缩或成角畸形。儿童青枝骨折仅有成角畸形。

（3）骨折局部有压痛、移位明显者有异常活动及骨擦音。前臂支撑和旋转功能障碍。

（4）影像学检查　摄包括腕关节和肘关节的正、侧位片，以明确骨折类型、移位方向及确定有无桡尺近、远侧关节脱位。根据肘关节侧位片上桡骨结节的形态来判断桡骨近折端的旋转角度，对整复骨折有指导意义（图2－2－48）。

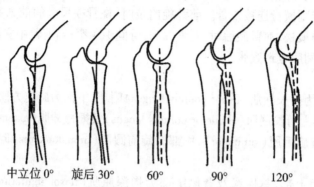

中立位 0°　　旋后 30°　　60°　　90°　　120°

图2－2－48　X线片上判断桡骨近端旋转方位的标志

（三）治疗

1. 非手术治疗

（1）手法整复与固定

①手法整复的要点　a. 应先矫正重叠移位，再恢复桡尺骨间隙正常宽度，然后矫正骨干旋转移位。b. 骨折类型相同，两骨折线在同一平面，且移位方向一致时，应将其视为一整体，同时进行整复。c. 骨折类型不同时，则应先整复稳定的横形、锯齿形骨折，然后整复不稳定的斜形、粉碎形骨折。d. 上段骨折，应先整复尺骨后整复桡骨；下段骨折应先整复桡骨后整复尺骨。

②手法整复的方法　在臂丛神经阻滞麻醉下，患者仰卧位或坐位。肩外展 70°～80°、肘屈曲 90°。两助手分别握持其上臂下段及手部，拔伸（桡骨折端在上段时，在稍旋后位；在中段及下段时在中立位）牵引。至重叠移位矫正。术者左右手拇指、食指分别从两侧捏持桡尺骨骨折线之间作夹挤分骨，恢复两骨间隙的宽度，轻度的旋转移位可受骨间膜的牵张而得以纠正。旋转严重时，术者一手握持近折端，一手握远折端用反向旋绕手法，矫正旋转移位。接着，术者根据骨折端移位情况选用提按、折顶、推挤等手法矫正侧向移位及前后移位。

在维持牵引下，前臂用绷带包裹 3 层或衬薄棉垫，在两折线间掌背侧放置一塔形垫或分骨垫，以维持骨间隙宽度。中上段骨折可在掌面放置一薄平垫，在骨干背侧的上、下端各放一平垫，以维持骨干背侧的生理弧度，然后根据骨折移位的方向及整复后的情况放置适当的压垫，用前臂小夹板（图2－2－49）固定，上 1/3 段骨折用铁丝托板固定患肢屈肘 90°、前臂旋后位；中段及下段骨折，用中立板固定前臂于中立位。三角巾悬吊胸前 4～6 周。

（2）术后观察

整复固定后，应注意观察患肢手部的颜色、温度及手指活动情况，随时调整束带的松紧，患肢肿胀严重，可卧床悬吊，内服逐瘀消肿中药，预防缺血性肌挛缩发生。骨折整复后 2 周内可每 2～3 d 复查一次，发现移位应立即矫正。

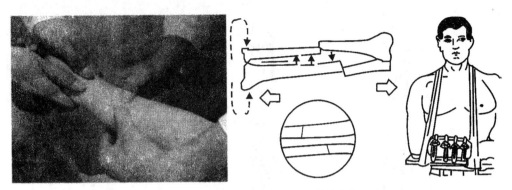

图2-2-49　桡尺骨干中、下段骨折的整复与固定

（3）药物治疗

早期内服活血祛瘀中药,如:桃红四物汤、活血止痛汤等;中期内服接骨丸、正骨紫金丹;后期用熏洗药熏洗患肢。

（4）按摩及功能锻炼

整复固定后即可开始作握拳运动,肿胀基本消退后可增加肩、肘关节的屈伸活动及小云手、大云手练习;去除固定练习前臂旋转,配合每日一次按摩,常用手法有表面抚摩、揉、揉捏、推压、摇晃等,直到功能完全恢复。

2.手术治疗

经过手法整复失败者;不稳定的桡尺骨多段骨折;严重的开放性骨折;陈旧性骨折畸形愈合影响功能恢复;骨不连接,可考虑手术切开复位,钢针或钢板内固定。

三、桡骨干骨折

桡骨干位于前臂的外侧,呈三棱柱形,上段窄小下段宽大,约有9.3°的弧度凸向外侧,参与前臂的旋转活动。骨干上附着的肌肉较多,对骨折的移位影响较大的有旋后肌、旋前圆肌和旋前方肌。单纯的桡骨干骨折占前臂骨折总数的12%。

（一）病因病理

直接或间接暴力均可造成桡骨干骨折(raidal shaft fracture)。多见于间接暴力致伤,常因跌倒时手掌撑地,暴力向上冲击,作用于桡骨干而发生骨折;直接暴力致伤者,多系打击或重物压砸桡骨干所致。骨折后由于尺骨的支撑作用,桡骨折端的重叠移位较少,因旋前、旋后肌的牵拉而发生骨折端的旋转移位(图2-2-50)。

（1）上1/3骨折　骨折发生于旋前圆肌止点以上时,骨折近端因受肱二头肌和旋后肌的牵拉而旋后,远折端因旋前圆肌和旋前方肌的牵拉而旋前移位。

（2）中1/3骨折　骨折位于旋前圆肌止点以下的中1/3骨折,近折端因旋后肌与旋前圆肌作用的相互拮抗而呈中立位,远折端则因旋前方肌的牵拉而旋前移位。

（3）下1/3骨折　骨折位于下1/3段,骨折近端旋前,并受拇长展肌和拇短伸肌的影响而向掌、尺侧移位。

（二）临床表现与诊断

（1）有明显外伤史。

（2）伤后患肢多呈肘屈曲,前臂旋前位。局部疼痛、肿胀,前臂旋转功能障碍。

（3）局部压痛明显,被动旋转时疼痛加剧,并可扪及骨擦音。

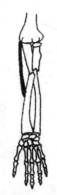
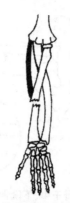
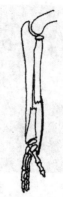

A. 旋前圆肌止点以上 的桡骨干骨折　　B. 旋前圆肌止点以下 的桡骨干骨折　　C. 拇长展肌和拇短伸肌 对桡骨下段骨折移位的影响

图 2 - 2 - 50　前臂肌肉对桡骨骨折移位的影响

（4）影像学检查　摄包括桡尺近、远侧关节的正、侧位片可助明确诊断。

（三）治疗

1. 非手术治疗

（1）手法整复与固定

①无移位或轻度移位的桡骨干骨折，早期局部外敷新伤药，用前臂夹板、中立板固定 3～4周。

②对移位明显的桡骨干骨折，需手法整复。在臂丛神经阻滞麻醉下，患者取仰卧或坐位，肩外展45°、屈肘90°，让助手分别握持上臂及手腕作对抗牵引，旋前圆肌止点以上的骨折，助手在顺势牵引下逐渐将远端旋后，矫正重叠及远端的旋转，术者两手分别捏持两折端，推近折端向前、向内，同时按压远折端向后、向外，助手配合在牵引下作前臂小弧度的旋转，使断端吻合。旋前圆肌止点以下的骨折，助手在前臂中立位牵引矫正重叠移位，术者根据骨折远端旋转移位的方向进行反向旋转整复，用分骨手法矫正侧方移位，以恢复骨间隙宽度，再用提按手法矫正前后移位。

夹板外固定时，旋前圆肌止点以上的骨折，在近折端桡侧放置一平垫，防止近端桡倾；在折端骨间隙部掌、背侧各放置一塔形垫或分骨垫，防止折端尺倾；然后用前臂夹板，铁丝托板固定患肢屈肘90°前臂旋后位4～6周。

旋前圆肌止点以下的骨折，根据骨折移位的方向放置合适的压垫及分骨垫，用前臂夹板及中立板固定患肘屈曲90°，前臂中立位4～6周。

（2）功能锻炼、按摩及药物治疗

参见总论第三章。

2. 手术治疗

经过手法整复失败者；不稳定的桡骨多段骨折；严重的开放性骨折；陈旧性骨折畸形愈合影响功能恢复；骨不连接，可考虑手术切开复位钢针或钢板内固定。

四、尺骨干骨折

尺骨干位于前臂的内侧，上端粗大，呈三棱柱形，下端细小，为圆柱形。参与前臂的旋转活动。单纯尺骨干骨折较少发生，大多数由直接暴力致伤。

(一)病因病理

在武术运动对赛训练中或前臂背、尺侧遭受撞击、挤压、打击等外力作用,可致尺骨发生横断或粉碎形骨折。骨折远端因旋前方肌的牵拉多向桡、掌侧移位,由于桡骨的支撑作用,骨折一般移位较少。

(二)临床表现与诊断

(1)有明显受伤史。

(2)伤后局部肿胀、疼痛、皮下瘀斑。

(3)摸诊时,于前臂尺侧皮下能摸到移位的折端处压痛或骨擦感。

(4)影像学检查　摄前臂正、侧位片可了解骨折类型和移位情况。

(三)治疗

1. 非手术治疗

(1)手法整复

①无明显移位的骨折,用前臂小夹板将患肢固定悬吊于胸前 3 周。去除固定后进行前臂功能练习。

②骨折移位明显时需手法整复。在臂丛神经阻滞麻醉下,患者仰卧或坐位,肩外展45°,肘屈曲90°。两助手分别握持上臂及腕部,中、上段骨折在前臂中立位牵引,下段骨折在前臂旋前位牵引,以矫正尺骨干重叠移位。术者根据骨折移位的方向,用分骨手法矫正骨干的侧方移位达到恢复尺桡正常骨间隙;用提按手法矫正前后移位;当下段骨折伴有桡尺远侧关节分离时,可用抱骨手法予以矫正。

(2)固定

复位后,根据骨折移位的方向放置合适的压垫。骨折有成角时,可用"三点挤压"法,然后放置前臂小夹板。中、上段骨折,前臂固定于中立位;尺骨下段骨折固定于旋前位。本部位骨折的固定时间一般为 4~6 周。

(3)功能锻炼、按摩及药物治疗

参见总论第三章。

2. 手术治疗

经过手法整复失败者;不稳定的尺骨多段骨折;严重的开放性骨折;陈旧性骨折畸形愈合影响功能恢复;骨不连接,可考虑手术切开复位钢针或钢板内固定。

五、孟特吉氏骨折

孟特吉氏骨折(Montaggia's fracture)即尺骨上段骨折合并桡骨头脱位。临床上多见于儿童,约占全身骨折的 1.7%。

(一)病因病理

直接暴力和间接暴力均可致伤,但临床上以间接暴力致伤为多。根据发生机理的不同,临床分为 4 种类型(2-2-51)。

(1)伸直型　临床多见于儿童,约占本种骨折的 60%。在群众体育健身或生产劳动中不慎跌倒时肘关节伸直,前臂旋后位手掌触地,重力向前下,传达暴力通过手掌向前上传递交汇于尺骨中上段,导致尺骨中上段骨折,折线多为斜形,骨折端向掌、桡侧成角移位,同时桡骨头被迫向前、外方脱位。

(2)屈曲型　临床上较少见,约占本种骨折的 15%。跌倒时肘关节屈曲,前臂旋前位手

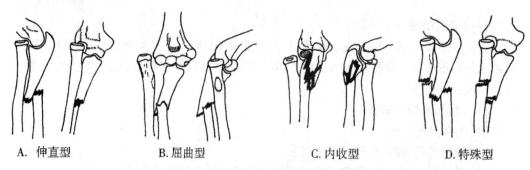

A. 伸直型　　　　　　B.屈曲型　　　　　　C. 内收型　　　　　　D. 特殊型

图 2 - 2 - 51　孟特吉氏骨折的分型

掌触地,传达暴力自掌心向后上方传递导致尺骨上段骨折,折线多呈横断或短斜形,折端向背、桡侧成角或移位,桡骨头被迫向后、外方脱位。

(3)内收型　临床上多见于儿童,约占本种骨折的20%。跌仆时身体向患侧偏斜,肘关节伸直、内收,前臂旋前手掌触地,传达暴力致尺骨上段不完全骨折,骨折端向桡侧成角,并将桡骨头向外顶出。发生于幼儿时,折线位置均较高,多见于尺骨上端干骺端及鹰嘴部。骨折多为纵裂或横折,骨折端移位较少,桡骨头轻度脱位或无脱位,但可合并桡骨头骨骺分离。

(4)特殊型　临床极少发生,约占本种骨折的5%,损伤机制与伸直型相似。传达暴力致桡骨近1/3骨折,尺骨任何水平骨折的同时,发生桡骨头向前、外侧脱位。

桡骨头脱位,致环状韧带撕裂或断裂。当桡骨头向外脱出严重时,可并发桡神经深支牵扯性损伤。

(二)临床表现与诊断

(1)有典型的外伤史。

(2)有尺骨骨折部疼痛、肿胀,前臂旋转功能障碍。

(3)有尺骨骨折端和肱桡关节部压痛,并可触及骨折端异常活动及脱出的桡骨头。

(4)当伴有桡神经深支损伤时,可出现垂腕,拇指背伸、外展等功能障碍。

(5)影像学检查　摄前臂包括肘关节的X线正、侧位片可助明确诊断。在确认幼儿的桡骨头有否脱位时,可对照健侧的X线片比较,以免误诊。

(三)治疗

1.非手术治疗

(1)手法整复

方法要点是首先整复桡骨头脱位,利用桡骨的支撑作用,再行尺骨折端骨位的整复。

①伸直型骨折　在臂丛神经阻滞麻醉下,患者仰卧位,肩外展、肘伸直。两助手分别握持上臂及腕部,在前臂中立位作对抗牵引。术者立于伤侧,握持前臂上段,两拇指按住桡骨头向内、后推挤归位,同时助手屈曲肘关节;接着,握肘部的助手维持住已复位的桡骨头,术者用分骨法恢复骨间隙宽度及矫正尺骨折端桡偏移位,用提按法矫正其远近折端向掌背侧的移位。

②屈曲型骨折　两助手在肘关节屈曲位下进行对抗牵引。术者用拇指于桡骨头的外后方将其推向内前方,同时助手在牵引下伸直肘关节,使脱位的桡骨头复位。牵引近端之助手维持已复位的桡骨头,术者用夹挤分骨手法恢复其骨间隙宽度,用按压手法矫正折端残余移

位和成角。

③内收型骨折　上下端两助手在肘关节半屈曲前臂旋后位牵引。术者拇指推桡骨头向尺侧,助手同时缓缓外展前臂,桡骨头脱位及尺骨上段成角均可得以矫正。

④特殊型骨折　按照伸直型骨折的整复方法先整复桡骨头脱位,然后在维持桡骨头复位下再按桡尺骨双骨折整复方法进行整复骨位。

(2)固定

整复后前臂用绷带包裹3层或衬薄棉垫,根据桡骨头脱位的方向在桡骨头部放置葫芦垫(伸直型或特殊型骨折,压垫置于前外侧;屈曲型置于后外侧;内收型置于外侧)。以尺骨折端为中心,在桡尺骨间掌、背侧各放置一塔形垫;在前臂尺侧上、下端各放一小平垫,用前臂夹板及铁丝托板固定。伸直型、内收型及特殊型骨折固定于肘关节屈曲90°,前臂旋后位2~4周。

(3)药物治疗

参见总论第三章。

(4)功能锻炼

早期作握拳、耸肩活动,去除固定后练习肘关节屈伸,待骨折基本愈合、桡骨头稳定、环状韧带基本修复后开始练习前臂旋转活动,配合前臂的按摩、熏洗、理疗等治疗,促使功能恢复。

2.手术治疗

经过手法整复失败者,可考虑手术切开复位内固定。

六、盖莱阿齐氏骨折

盖莱阿齐氏骨折(Galeazzi's fracture),即桡骨中下1/3骨折合并桡尺远侧关节脱位。早在1929年,法国人即称之为反Monteggia骨折。1934年,意大利医生Riccardo Galeazzi报告了一组18例此类骨折,详细描述了此种损伤。有的学者将桡骨干骨折或桡尺骨双骨折伴有桡尺远侧关节脱位者均归此类损伤。此类骨折多见于20~40岁的成年男性。

(一)病因病理

可由直接或间接暴力致伤。间接暴力致伤者多见,如向前跌倒时手掌触地,暴力通过腕关节向上传导至桡骨下1/3处,因该处为应力上的弱点而发生骨折。折线多呈短斜形、螺旋形或横形,远折端多向上移位,也可向掌侧或背侧移位,同时三角软骨盘和韧带被撕裂造成下尺桡关节脱位(图2-2-52)。跌倒时,若前臂在旋前位,桡骨远折端向背侧移位;若前臂在旋后位或中立位,桡骨远折端向掌侧移位。骨折后,桡骨骨折的远端受拇长展肌和拇短伸肌的挤压而向尺侧、掌侧移位,并被旋前方肌牵拉而旋前移位。桡尺远侧关节脱位有时不明显,常发生尺骨下端骨骺分离。

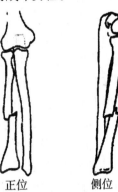

正位　　　侧位

图2-2-52　盖氏骨折的移位

儿童桡骨下端骨折可为青枝骨折,桡尺远侧关节脱位不明显。直接暴力致伤,如前臂被重物打击或机器卷缠所致。桡骨多为横形或粉碎形骨折,桡骨远折端常因旋前方肌牵拉而向尺侧移位。

常见桡尺远侧关节脱位的方向是:①桡骨远端向近端移位,最常见;②尺骨小头向掌侧或背侧移位,以背侧移位多见;③下尺桡关节分离。有可能三个方向的移位同时存在。

关于桡骨远折端移位及成角的原因,1957年休斯登(Hughston)指出有四个方面的因素:①手的重量有导致掌移位的倾向;②桡骨骨折线位于旋前方肌止点以上,该肌迫使桡骨远折段向尺掌侧移位并产生螺旋畸形;③肱桡肌止于桡骨茎突部,以桡尺远侧关节韧带为支点,使骨折远端尺偏移位;④拇长、短展肌及拇长、短伸肌收缩力使腕桡侧副韧带松弛,易使桡骨远端尺偏移位。

临床上根据骨折移位稳定程度及损伤的特点可分为4型。

(1)青枝型 桡骨下1/3骨折合并尺骨小头骨骺分离,较少发生。

(2)稳定型 桡骨下段无移位或轻度移位的青枝骨折和横形骨折,合并桡尺远侧关节脱位或尺骨下端骨骺分离。此型多见于儿童。

(3)不稳定型 桡骨下段短斜形或螺旋形骨折。骨折移位明显,桡尺远侧关节分离大。此型多发生于成年人。又可分为两个亚型:①尺偏型。桡骨远端向尺侧偏移,多数呈典型的尺掌侧移位,骨折线自内上斜向外下方。②桡偏型。骨折远端移向背侧,折线自桡侧近端斜向尺侧远端。

(4)特殊型 桡尺双骨折合并下桡尺关节脱位。该型发生在成年人则移位严重,骨折多不稳定;发生在儿童,一般位置较低,移位不大,相对稳定。

(二)临床表现与诊断

(1)有明显外伤史。

(2)有前臂伤部肿胀、疼痛、压痛,前臂旋转功能障碍。

(3)当骨折移位明显时,可见出现畸形及异常活动,尺骨头常向尺骨背侧突起,压之有松动感;桡尺远侧关节较健侧增宽,有挤压痛。

(4)影像学检查 摄X线正侧位片应包括前臂和腕关节,以便明确桡骨骨折后的移位情况,了解桡尺远侧关节脱位的情况以及是否有尺骨茎突撕脱骨折。

(三)治疗

1.非手术治疗

(1)手法整复 在臂丛神经阻滞麻醉下患者仰卧或坐位,肩外展、肘屈曲、前臂中立位。两助手分别握持肘部及手部作持续对抗牵引,待重叠纠正后,术者用夹挤分骨法矫正桡骨的尺侧移位及成角;用提按手法矫正掌背侧移位及成角;然后用拇指按压尺骨小头向掌侧,在维持以上复位的前提下用双手合抱桡尺远端向中心挤压,矫正桡尺远侧关节分离。特殊型骨折,应先按桡尺骨双骨折(整复方法复位)处理,再矫正桡尺远侧关节分离。

(2)固定 整复后在患前臂及腕部用绷带包裹3层或衬薄棉垫,将备好的分骨垫或塔形垫在折端的掌背侧各放一个,尺偏形者分骨垫放在骨远折段尺侧(骨折线远侧占2/3,近侧1/3);而桡偏形分骨垫宜放于骨折线近侧(2-2-53);然后根据骨折向掌背侧移位及成角的情况放置平垫,在桡尺远端上合骨垫,最后用前臂小夹板及中立板固定。尺偏型,桡侧夹板应超过腕关节,尺侧板宜平腕关节,以利腕尺偏;桡偏型,尺侧夹板应略超出腕关节,以防止腕尺偏,然后用中立板固定前

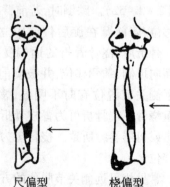

尺偏型　　　桡偏型

图2-2-53 盖氏骨折不同类型分骨垫的放置

臂于中立位,三角巾悬吊胸前 4~6 周。

(3)药物治疗　参见总论第三章。

(4)复位后观察及功能锻炼　不稳定型及特殊型骨折,整复固定后仍有再移位倾向,必须严密观察,发现移位及时矫正。分骨垫极易压伤皮肤及皮下组织,应严密观察。必要时更换为塔形垫,以减少对局部组织的压力。

早期可作握拳及肩、肘屈伸活动,解除固定后逐渐练习前臂旋转及腕部功能活动。

2.手术治疗

经手法复位失败者可切开复位髓内针固定。由于桡骨干髓腔宽,故多数人主张用加压钢板固定。陈旧性骨折若影响前臂旋转者,可采用桡骨的矫形手术;若桡骨畸形不显著,而是由于桡尺远侧关节脱位而影响功能者,可作尺骨头切除术;若两者皆有,可作桡骨截骨矫形术。

第五节　腕部骨折

一、腕部应用解剖生理

腕部包括桡腕关节(radiocarpal joint)、腕骨间关节(intercarpal join)、腕中关节(medio-carpal join)、腕掌关节(carpometacarpal join)等,由桡、尺骨远端及近远两侧列腕骨及掌骨近端构成。

(一)桡、尺骨远端及腕骨

桡骨远端膨大,近似四方形,主要由松质骨构成。松质骨与皮质骨交界处为力学上的薄弱点,桡骨远端骨折易在此部发生。桡骨下端内侧面尺骨切迹呈半圆形凹面,与尺骨头构成桡尺远侧关节,为前臂下端旋转的枢纽。切迹下之微嵴,为三角软骨盘附着部;外侧面粗糙,桡骨茎突向下呈锥状突起(较尺骨茎突长 1~1.5 cm),根部有肱桡肌附着,末端为腕桡侧副韧带附着部,拇长展肌及拇短伸肌腱由此处的骨性纤维管通过;掌面光滑凹陷,有旋前方肌附着;背面隆凸,有三条纵形骨性腱沟,有深肌腱通过。沟间的纵嵴为腕背侧韧带的附着部;下面为光滑的三角形凹面,为腕骨关节面,与腕骨形成桡腕关节。关节面向掌侧倾斜度(见图 1-2-15)称为掌倾角(palmar tilting-angle),向尺侧倾斜度(见图 1-2-16)称尺倾角(ulnar tilting-angle)。在体育运动中,不慎导致桡骨远端骨折时,关节面的角度发生改变,背侧腱沟也发生错位,如复位不良,可造成腕部及手的功能障碍,影响运动员的正常训练。

尺骨远端包括尺骨头和茎突。头部稍膨大,周缘约 2/3 为平滑的环状关节面,与桡骨切迹形成桡尺远侧关节。向后内侧突向下方的小锥状突起为尺骨茎突,茎突背面有尺侧腕伸肌腱沟,同名肌腱由此沟通过,其尖端为腕尺侧副韧带附着部,三角纤维软骨盘的尖端附着与尺骨茎突深面,是联系桡尺远侧关节的重要纽带,并将桡腕关节和桡尺远侧关节完全分离。

腕骨由近、远侧列共八块组成。但骨骺的闭合年龄不一致(见表 2-2-1),其中舟骨在近侧列腕骨中最大、最长且最易发生骨折,其远端超过近侧列腕骨,腕部相当于两侧列腕骨间关节平面,当舟骨腰部发生骨折后,两侧列腕骨间的活动就变为通过舟骨骨折线的活动;并且舟骨血供较差,因此,近折端骨块易发生缺血性坏死,骨折易发生迟缓愈合或不愈合。月骨掌侧宽,背侧窄,易发生向掌侧脱位。

腕骨的掌面为一凹沟,沟的掌面有腕横韧带跨过形成腕管,屈指肌腱和正中神经由管中通过。当月骨脱位时可产生正中神经及屈指肌腱受压症。

表2-2-1　腕部骨化中心出现的年龄

骨名称	骨化中心出现年龄	
	男　性	女　性
桡骨远端	7月至8岁	7月至3岁
尺骨远端	7月至11岁	7月至8岁
头状骨	出生至1岁	出生至1岁
钩骨	出生至1岁	出生至1岁
三角骨	2~6岁	2~4岁
月骨	3~7岁	2~5岁
舟骨	5~7岁	4~5岁
大多角骨	4~7岁	3~5岁
小多角骨	4~10岁	3~5岁
豌豆骨	10~16岁	9~14岁

（二）腕部的关节

（1）桡腕关节　桡骨远端的腕关节面和关节盘的下面构成关节窝，其面光滑而凹陷；由舟骨、月骨和三角骨近端构成的关节头光滑而凸隆，呈横椭圆形。桡腕关节借助关节囊、桡腕掌侧韧带、桡腕背侧韧带、尺腕掌侧韧带、腕桡侧副韧带及腕尺侧副韧带连接。在伸腕与屈腕肌的支配下可使腕关节产生背伸、掌屈、桡偏、尺偏活动；在前臂旋前、旋后动作下可作腕部旋转活动。

（2）腕骨间关节和腕中关节　腕骨间关节指近侧列腕骨相互之间和远侧列腕骨之间的关节。近侧列腕骨间关节由舟骨与月骨、月骨与三角骨构成。各骨之间，借腕骨间掌侧韧带、背侧韧带及骨间韧带连接。

（3）腕掌关节　由远侧列腕骨的远端关节面与掌骨底构成。第一腕掌关节由大多角骨与第一掌骨底组成，关节面呈鞍状，由周围韧带相连，关节囊肥厚松弛，此关节为拇指的关键性关节。在拇长、短伸肌及拇长、短屈肌的作用下，可沿额状轴作伸屈运动；在拇长、短伸肌及拇收肌的作用下沿矢状轴作外展、内收，两组肌相互拮抗可使拇指"虎口"加大，并在拇对掌肌的参与下完成对掌和环转运动。

第2~5腕掌关节分别由大、小多角骨与第2掌骨底；头状骨与第3掌骨底；头状骨、钩骨与第4掌骨底；钩骨与第5掌骨底构成。关节囊附着与各关节面的周缘，除第5腕掌关节外，其余均紧张。关节周围，借助腕掌掌侧韧带、腕掌背侧韧带及骨间韧带相连，除第5腕掌关节可作轻度屈伸运动外其余关节运动范围及小。

（三）腕部关节的主要运动

腕部的运动是桡腕关节和腕骨间关节的共同运动。它们沿额状轴可作屈伸运动，掌屈可达60°~70°，背伸为45°；沿矢状轴作内收、外展运动，内收达35°~40°，外展为20°。由于掌侧韧带比背侧韧带强大，桡骨下端背侧缘较掌侧缘位置低，桡骨茎突较尺骨茎突低，因此，伸腕活动比屈腕角度小，外展比内收角度小。

二、科雷斯（Colles）氏骨折

科雷斯氏骨折（Colles's fracture）又称桡骨远端伸直型骨折，系指发生于桡骨远端关节面以上2~3 cm范围内的骨折。约占所有骨折的6.7%~11%，多发生于中年及老年，女性多于男性。

（一）病因病理

科雷斯氏骨折多为间接暴力所致。如吊环、高低杠训练时不慎跌倒时前臂旋前、腕背伸手掌触地，躯干向下的重力与地面向上的反作用力交汇于桡骨远端松质骨而发生骨折。静力学试验表明，当腕背伸40°～90°时，可产生桡骨下端松质骨骨折，暴力轻者，骨折嵌插而无移位，暴力较大时，骨折远端向背侧或背桡侧移位，严重时桡骨远折端发生旋转，桡腕关节面向背侧及桡侧倾斜，正常的掌倾角和尺倾角减少或消失，形成银叉畸形（图2－2－54和图2－2－55）。桡骨远端骨折移位明显时可合并桡尺远侧关节分离及尺骨茎突骨折。合并尺骨茎突骨折时，尺骨茎突与桡骨远折端一起移位，腕三角纤维软骨盘多保持完整；桡骨远折端移位明显而尺骨茎突完整时，腕三角纤维软骨盘必然撕裂，发生桡尺远侧关节分离。而直接暴力造成损伤者较少见，亦可见于"摇柄骨折"（fracture of starting handles）。

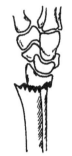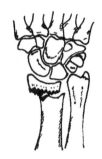

图2－2－54　科雷斯骨折移位

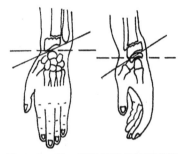

图2－2－55　科雷斯骨折银叉畸形

临床上根据损伤程度及移位情况分为5度：

（1）Ⅰ度　骨折无移位。

（2）Ⅱ度　无侧方移位的嵌插骨折，桡尺远侧关节纵向移位。

（3）Ⅲ度　骨折远端向背侧或背桡侧移位，向掌侧成角，桡尺远侧关节明显分离，三角软骨盘损伤。

（4）Ⅳ度　骨折远端向背、桡侧移位严重，合并尺骨茎突骨折，桡尺远侧关节脱位。

（5）Ⅴ度　桡骨远端粉碎性骨折，折线波及关节面。

（二）临床表现与诊断

（1）有跌倒时腕背伸手掌支撑着地的外伤史。

（2）有腕部肿胀、疼痛、活动受限。

（3）骨折端局部压痛明显。骨折有明显移位时，呈现特有的"银叉"畸形（dinner fork deformity）（图2－2－55），并可扪及移位的骨突，桡尺远侧关节明显增宽，或桡、尺骨茎突同在一平面上。

（4）影像学检查　摄桡、尺骨下段及腕关节正、侧位片可明确骨折类型及移位程度。

（三）治疗

治疗时要遵循下列原则：①准确复位，包括骨折移位、桡尺远侧关节的分离以及掌倾角、尺倾角的改变都必须整复；②必须理筋，包括屈腕肌腱、伸腕肌腱、拇伸肌腱、拇展肌腱和神经血管，都必须理顺归位；③短期固定，一般不超过3～4周，且此处骨位表浅，包扎不宜过紧；④早期活动，复位后即可作伸指、分指、握拳以及轻度屈伸腕关节的活动；⑤按照骨折三期用药原则论治。

1. 非手术治疗

（1）无移位的骨折

用桡骨远端骨折夹板、中立板包扎固定，三角巾悬吊胸前2~3周。

（2）有移位的骨折

①手法整复　对本部位骨折有移位者，采用臂丛神经阻滞麻醉下，患者坐位或仰卧位，肩外展、肘屈曲、前臂旋前位，两助手分别握持前臂上段及手腕部作对抗牵引3~5 min，以矫正骨折端重叠、解除嵌插。术者双手分别置于远折端桡侧及近折端尺侧作对向推挤，同时助手牵拉手腕尺偏，以矫正远端桡移及恢复腕部尺倾角。接着术者两拇指按住远折端背侧，余四指环抱近折端掌侧，用提按手法按远端向掌侧提近端向背侧，远端牵引助手同时在牵引下屈腕，矫正远折端的背侧移位及掌侧成角，并恢复其正常之掌倾角。然后，用拇指推尺骨头还位，两掌根部合抱桡尺远侧关节，使之恢复正常。整复完成后，在维持骨位下牵拉各手指和适当伸屈腕关节，使腕、手部伸、屈肌腱及血管神经归位。

②固定　整复后，在维持牵引下用绷带包裹3层或衬薄棉垫，在远折端桡背侧放一横垫（注意背侧不能压住尺骨头），近折端掌侧放一平垫，尺骨头向掌移者，于小头的掌侧放一小平垫。压垫用胶布粘贴后用桡骨远端小夹板固定，其中背侧板及桡侧板需超过腕关节1 cm，以保持腕略掌屈、尺偏位（图2-2-56），然后用中立板将前臂固定于中立位，三角巾悬吊胸前3~4周。

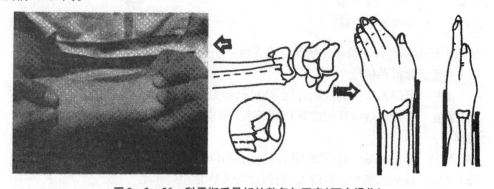

图2-2-56　科雷斯氏骨折的整复与固定（两人操作）

（3）术后观察、功能锻炼及按摩治疗

术后注意观察患肢远端血液循环及手指活动情况，随时调整束带的松紧。第一周内应X线复查骨位2次，发现移位应立即矫正。肿胀严重者可悬吊患肢，作握拳和伸手指活动。一周后开始肩、肘关节活动，去除固定后练习腕部屈伸及旋转功能，并配合手法按摩，以摩擦、揉捏为主，指针内关、外关、合谷、神门、谷下等穴治疗到功能恢复。

2. 手术治疗

陈旧性科雷氏骨折畸形连接骨痂不多者，用手法折骨后重新复位。青壮年骨折已愈合，畸形明显，影响功能者，可分别采取尺骨头切除术、尺骨头部分切除及桡骨远端截骨术。老年患者能够自理生活者，不必手术治疗。

三、史密斯（Smith）氏骨折

史密斯氏骨折（Smith's fracture）又称为桡骨远端屈曲型骨折。1847年，Smith，R. W. 详细描述了桡骨远端骨折,远折端向掌侧移位,合并桡尺远侧关节脱位的病例。此后即称此类骨折为史密斯(Smith)氏骨折。因受伤机理及损伤的畸形与科雷斯氏骨折相反,故又称为反科雷斯氏骨折。此种骨折临床上较少发生,约占全身骨折的0.11%。

(一)病因病理

如武术擒拿将腕极度掌屈用力过猛所致或跌倒时身体向侧方倾倒,前臂旋后、腕掌屈手背触地致伤,或暴力直接作用于桡骨远端背侧而发生骨折(图2-2-57)。折线呈斜形或横形,远折端向掌侧或掌、桡侧移位,骨折端向背侧突出成角或张口,桡腕关节面前倾角增大(图2-2-58)。移位严重时,可伴有桡尺远侧关节分离,尺骨头向背侧移位或尺骨茎突撕脱骨折。

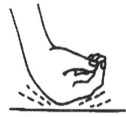

跌倒时手背着地
常造成屈曲型骨折

图2-2-57 Smith骨折的受伤机制

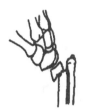 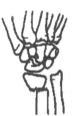

A. 骨折远端向掌侧　B. 伸直型与屈曲型
　移位(屈曲型)　　骨折均向桡侧移位

图2-2-58 史密斯骨折移位

(二)临床表现与诊断

(1)大多有跌倒时腕掌屈手背支撑着地的外伤史。

(2)伤后腕部肿胀、疼痛。移位明显时,可见腕部呈典型的"锤状"(hammer diformity)畸形。腕部活动受限。

(3)影像学检查　摄桡、尺骨远端包括腕关节正、侧位片可助明确诊断。

(三)治疗

1.非手术治疗

(1)手法整复与固定　整复手法和固定方法与科雷斯氏骨折相反。桡远小夹板的掌、桡侧板适当超过腕关节,以保持腕稍背伸、尺偏位,然后用中立夹板固定前臂于中立位,三角巾悬吊2~3周。

(2)药物治疗　参见总论第三章。

(3)功能锻炼及按摩治疗　参见总论第三章。

2.手术治疗

陈旧性史密斯氏骨折畸形连接,明显影响功能者,可考虑手术治疗。

四、巴尔通(Barton)氏骨折

巴尔通氏骨折(Barton's fracture)又称为桡骨远端掌侧和背侧缘骨折,即发生在桡骨远端关节面的掌侧缘及背侧缘的骨折(图2-2-59)。骨折自桡骨远端关节面斜向前上方及后上方,常伴有桡腕关节半脱位。

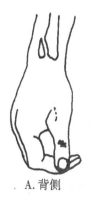 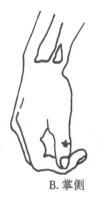

A. 背侧　　　　　　　　B. 掌侧

图2-2-59 巴尔通氏骨折

（一）病因病理

（1）巴尔通（Barton）氏背侧缘骨折　巴尔通（Barton）氏背侧缘骨折与科雷斯（Colles）氏骨折发生机理相似。跌倒时前臂旋前、腕背伸手掌触地，腕骨冲击桡骨远端关节面背侧缘致骨折。折块呈楔形，多向背、桡侧及近端移位。

（2）巴尔通（Barton）氏掌侧缘骨折　巴尔通（Barton）氏掌侧缘骨折与史密斯（smith）氏骨折的受伤机理相似，跌倒时腕掌屈位触地，近侧列腕骨撞击桡骨远端关节面掌侧缘发生骨折。骨折块多为三角形，多向掌、桡侧及近端移位，折块较大时腕骨可随之产生移位，桡腕关节发生半脱位。有人认为，此种骨折也可发生于腕过度背伸位触地，由于桡腕掌侧韧带的强力牵拉致桡骨远端关节面掌侧缘撕脱骨折。

（二）临床表现与诊断

（1）有明显腕部受伤史。

（2）局部肿胀、疼痛、压痛，腕部活动受限。

（3）移位明显时局部可出现相应的"银叉"畸形和"锤状"畸形。

（4）影像学检查　可显示骨折类型以明确诊断。

（三）治疗

巴尔通（Barton）氏骨折系关节内骨折，要求准确对位，早期功能锻炼。

1. 非手术治疗

（1）手法整复　在臂丛神经阻滞麻醉下，两助手分别握持肘部及腕部，于前臂旋前位作对抗牵引3～5 min，术者两手于骨折端侧方作对向推挤，矫正骨块的侧方移位；然后双拇指按住向掌侧或背侧移位的骨块，余四指环抱骨干作对向推压，助手配合作腕背伸或掌屈（掌侧缘骨折背伸、背侧缘骨折掌屈），使骨折块复位。

（2）固定　掌侧缘骨折：用绷带包裹后，在远折端掌侧及近折端背侧各放置一平垫，用桡远夹板、中立板固定。放置夹板时掌侧板应超出桡腕关节1 cm，以防止腕掌屈。背侧缘骨折：其压垫分别置于远折端背侧及近折端掌侧。桡远夹板背侧板应超出桡腕关节，防止腕背伸。最后用前臂中立板，患肘关节屈90°前臂中立位固定悬吊于胸前。

（3）功能锻炼、按摩及药物治疗　参见桡骨远端骨折。

2. 手术治疗

陈旧性巴尔通氏骨折畸形愈合严重影响功能者，可行手术治疗。

五、桡骨茎突骨折

桡骨茎突为桡骨远端关节面外下方锥状突起，根部为肱桡肌附着点，末端是腕桡侧副韧带附着点。桡骨茎突骨折（fracture styloid process of radius）临床较为少见。

（一）病因病理

多为间接暴力撞击所致，如滑冰、跳台跳水、足球等体育项目训练中不慎跌倒时腕背伸，手掌桡侧触地，暴力经腕舟骨作用于桡骨茎突部发生骨折。骨折块多呈三角形，折线多由桡腕关节面斜向桡骨茎突外上方，由于暴力的作用及肱桡肌的牵拉，骨折块向外上方移位。此外，腕部过度的向尺侧偏、腕桡侧副韧带遭受强烈牵拉，可造成桡骨茎突撕脱骨折，一般撕脱骨块较小，多向下或尺侧移位。

（二）临床表现及诊断

（1）有明显的外伤史。

（2）局部肿胀、疼痛、皮下瘀斑，腕关节活动受限，局部可扪及移位的骨折块及骨擦音。

（3）影像学检查　可助明确诊断。

（三）治疗

1.非手术治疗

采用局部麻醉下，两助手分别握持肘部及腕手部，术者双手环抱前臂下端，双拇指推压移位之骨块使之复位。术后用绷带包绕3层或衬薄棉垫，桡侧茎突部放置一合适压垫，用桡远小夹板固定。放置夹板时，背、桡侧板应超出桡腕关节1 cm，以保持腕关节掌屈、尺偏位。最后用中立板固定患肢屈肘、前臂中立位，三角巾悬吊于胸前3周。

撕脱骨折块向下、尺侧移位，可试行用拇、示指夹持骨块归位。固定腕桡偏位2周后，改为中立位固定1周。

2.手术治疗

此处骨折系关节内骨折，要求准确复位，避免创伤性关节炎的发生。若手法整复失败及复位后骨位不稳定者，可行手术切开复位内固定。

六、腕舟骨骨折

腕舟骨（carpal scaphoid bone）不论是解剖形状还是在关节运动方面，都是腕骨中最复杂的。它位于近侧列腕骨的桡侧，形状不规则，似舟，它分为结节、腰和体部3部分。舟骨与桡骨远端关节面接触构成桡腕关节的一部分；远端有2个关节面，分别与大多角骨及小多角骨相接触；尺侧与月骨的关节面较小，与头状骨的关节面较大，由于舟骨周围关节面多，大部分被关节软骨覆盖，仅桡腕背侧附着部、掌侧舟骨结节处的腕横韧带、拇短展肌和桡腕掌侧韧带附着部为舟骨滋养血管进入处，因此舟骨的血供差，尤其在近端更显著。

腕舟骨骨折（carpal scaphoid bone fracture）多见于青壮年人，运动创伤中也时有发生。

（一）病因病理

腕舟骨骨折多系间接暴力所致。在运动创伤中，如体操中的"小翻"、"跳马"等训练，其动作要领错误、训练强度过大或腕部肌力差，或跌倒时前臂旋前、腕背伸桡偏位手掌触地，地面的冲击力由腕部向上传导，舟骨被桡骨远端关节面锐利的背侧缘或茎突缘像利斧一样将舟骨截断（图2－2－60），均可导致腕舟骨骨折。偶可发生由直接暴力打击所致骨折，如汽车摇柄反击等，骨折一般无移位。

按照骨折发生的部位，临床上分为结节部骨折、腰部骨折及体部骨折（图2－2－60）。

（1）结节部骨折　骨折线位于舟骨远端结节部，属关节外骨折，折线两端血运丰富，骨折愈合快，约需6~8周。约占舟骨骨折的12%。

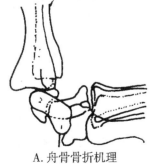

A.舟骨骨折机理

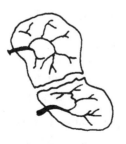

B.结节骨折

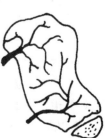

C.腰部骨折

D.近段骨折

图2－2－60　腕舟骨骨折的受伤机理与类型

（2）腰部骨折　骨折线位于舟骨腰部。通常两断端都有丰富的血液供应,仅1/3病例近折端部分血运通路遭到破坏。这是关节内骨折,且骨折部位相当于腕中关节平面,使腕中关节的活动变成通过折线的活动,骨折部所受的剪力大,加上血运较差,是造成舟骨腰部骨折迟缓愈合的主要原因。临床愈合时间一般为8～10周。约占舟骨骨折的50%。

（3）体部骨折　骨折线位于舟骨近端的体部。约2/3的骨折类似腰部骨折,每个断端都有丰富的血供,若关节能适当固定,可在8～10周内修复。1/3的体部骨折近端有血供障碍,修复迟缓,甚至可能发生缺血性坏死。此型约占舟骨骨折的38%。

（二）临床表现与诊断

（1）有明显的受伤史。

（2）伤后腕桡侧疼痛,腕活动轻度受限。

（3）鼻烟窝(snaff box)处肿胀,有明显压痛。腕桡倾挤压时骨折处疼痛剧烈。

（4）影像学检查　摄腕部正位、手尺偏斜位及侧位X线片有助于诊断。部分无明显移位的骨折,早期X片常为阴性;1～2周后,折端骨质吸收,折线方向显示清晰。凡临床检查可疑骨折时,应按照骨折处理,并于2周后再行X线摄片复查。

（三）治疗

1. 非手术治疗

舟骨骨折一般无明显移位,不需手法整复。

（1）固定　用铁丝托板或石膏托置于掌面将腕关节固定在背伸30°,尺偏10°～15°,手指功能位4～8周,以克服骨折端剪力,促使骨折愈合。

（2）药物治疗　参见总论第三章。

（3）物理治疗　直流电离子导入和超声波疗法,对骨折迟缓愈合有一定疗效。

（4）功能锻炼和推拿治疗　参见总论第三章。

2. 手术治疗

此处骨折系关节内骨折,要求准确复位,避免创伤性关节炎的发生。若手法整复失败及复位后骨折端迟缓愈合或不愈合者,可行手术治疗。

第六节　手部骨折

一、手部应用解剖生理

手部由掌骨(metacarpal bones)和指骨(phalanges)组成。掌骨有5块,第1掌骨短而粗,第2、第3掌骨长而细,第4、第5掌骨短而细。握拳击物时重力多落在第2、第3掌骨上,因此,骨折多发生于此。

5个手指共14块指骨,除拇指为两节外,其余各指均为三节。近节及中节指骨背面光滑圆凸,有伸肌腱膜覆盖;掌面平坦微凹,构成屈肌腱的一部分,边沿粗糙,为指浅屈肌附着部,远节指骨最小,底部膨隆,掌侧面微凹为屈指深屈肌腱附着部。

掌指关节(metacarpophalangeal joints)由掌骨头与近节指骨底构成。由关节囊、掌侧副韧带及侧副韧带相连。第1掌指关节为屈戌关节,主要作屈伸关节,当关节微屈时可轻微的侧方运动。

第2～5掌指关节关节囊松弛,背侧较薄弱,借助掌侧韧带、掌骨深横韧带及侧副韧带相连。在额状轴上作屈伸运动,在矢状轴上作内收外展活动。

掌指关节为手指的关键性关节,借手指内、外在肌稳定于功能位,以发挥手指最有效的功能。因此,手部外伤后,需将此关节固定在功能位,且需尽早练习关节功能,否则将造成手指功能障碍。

指骨间关节(interphalangeal joints of hand)即各指骨之间的关节,除拇指只有一个外,其余各指都有近节和远节两个指骨间关节。指骨间关节松弛薄弱,关节腔较宽阔,有掌侧韧带、侧副韧带相连。指骨间关节只有屈伸运动,由于受屈指肌腱及掌侧韧带的限制,屈指范围大于伸指范围。由于指骨骨折或指骨间关节损伤后容易产生关节强直,因此必须注意固定的位置、时间及注重早期功能锻炼。

二、掌骨底骨折

5 块掌骨均为小管状骨,分为掌骨底、掌骨体及掌骨头。掌骨底(base of metacarpal bone)的近端有关节面与远排腕骨相关节。两侧则与相邻的掌骨底相接(第 1 掌骨除外)。第 1 掌骨底呈鞍状,与大多角骨形成腕掌关节。关节囊肥厚而松弛,附着于关节面的周缘。关节的周围有韧带相连。此外,第 1 掌骨底有小结节,为拇长展肌的附着部;内侧粗糙,为拇短伸肌的附着部。

(一)病因病理

1.第 1 掌骨底骨折

临床上多为间接暴力所致。跌倒时,拇指触地,暴力由掌骨干向底部传递,使其与大多角骨相撞,导致骨折。或外力直接作用于第 1 掌骨头部所致。按病理变化可分为两类:

(1)单纯第 1 掌骨底骨折(fracture of the base of the thumb metacarpal)　骨折多为横形或斜形,发生在第 1 掌骨底 1 cm 处。骨折远端拇长屈肌、拇短屈肌及拇收肌的牵拉向掌、尺侧移位;骨折近端受拇长展肌的牵拉向背、桡侧移位。并形成折端向背桡侧的成角畸形(图 2 - 2 - 61)。此型折线一般不波及关节面,属关节外骨折。

(2)第 1 掌骨底骨折脱位　又称本奈特氏骨折脱位(Bennett's fracture dislocation),由本奈特(Bennett)于 1882 年首次报道。在运动创伤中可见于拳击、排球等项目。骨折线由掌骨底内上斜向外下方并通过关节面,在内侧形成一个三角形骨折碎片,其因有掌侧韧带相连而留在原位;远折端由于拇长展肌的牵拉,连同拇指脱向桡、背侧,并由于拇收肌在远端的牵拉杠杆作用,使第 1 掌骨底进一步脱向桡、背侧(图 2 - 2 - 62)。

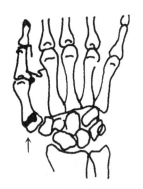

图 2 - 2 - 61　第 1 掌骨底骨折

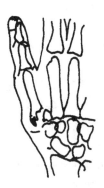

图 2 - 2 - 62　本奈特(Bennett)氏骨折脱位

2. 第 2～第 5 掌骨底骨折

临床上较少见,一旦损伤多为横断骨折,移位一般不严重。

(二)临床表现与诊断

(1)有明显的外伤史。

(2)骨折局部肿胀、疼痛,可见有向桡、背侧的突起畸形。拇指外展、内收和对掌功能活动受限。

(3)骨折局部压痛明显,局部可扪及到移位的骨端,手部握力有减弱。

(4)影像学检查可助明确诊断。

(三)治疗

1. 非手术治疗

此处骨折系关节内骨折,要求准确复位,避免创伤性关节炎的发生。

第 1 掌骨底骨折容易整复,但固定困难,如果处理不当,可造成远折端内收,折端向桡、背侧成角畸形,最后致虎口变窄,拇指外展、背伸功能受限,力量减弱。

(1)手法整复固定 采用臂丛神经阻滞麻醉下,助手握持腕部,术者一手捏住第 1 掌骨头顺势牵引,并逐渐外展(注意不要使指骨外展),另一手拇指由桡、背侧向掌、尺侧按压突出的掌骨底,以矫正成角及脱位。

整复骨位后在维持牵引下,在骨折部桡、背侧及掌骨头掌侧各放置一小平垫,用胶布固定,之后用一块 30°弧形外展板放于前臂下段至第 1 掌骨头桡背侧,弧形部对准掌骨底,将第 1 掌骨固定于外展、背伸,拇指屈曲对掌位(图 2 – 2 – 63)。术后注意观察固定松紧度,避免局部压迫性溃疡的发生。不宜过早作拇指内收活动。4～5 周拆除固定进行功能锻炼。

第 2～5 掌骨底骨折无移位者一般不需整复。可在局部外敷药(见总论第三章),用掌骨夹板固定 3 周,早期功能锻炼,预后良好。

(2)牵引治疗 外展固定不稳定时,可在复位后采用短暂石膏管型固定,以防止再移位(图 2 – 2 – 64)。

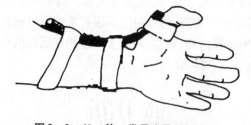
图 2 – 2 – 63 第一掌骨底骨折固定法

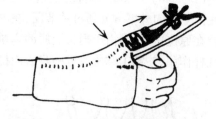
图 2 – 2 – 64 第一掌骨底骨折牵引治疗

(3)药物治疗 参见总论第三章。

(4)物理治疗 参见总论第三章。

(5)功能锻炼和推拿治疗 参见总论第三章。

2. 手术治疗

经上述方法治疗失败者,可在 X 线透视下行撬拨复位闭合克氏针内固定。陈旧性骨折畸形愈合严重影响功能时,可作切开复位内固定或施行矫形手术。

三、掌骨干骨折

掌骨干(metacarpal shaft)较细小,微弯曲,掌面略凹,背面平。掌骨之间有肌肉附着,由于手的屈肌力量较大,骨折端常向背侧成角。

(一)病因病理

直接暴力所致的掌骨干骨折(fracture of metacarpal shaft),以横形和粉碎形骨折多见;传达暴力及扭转暴力所致,多为斜形或螺旋形骨折。

第1掌骨干骨折时,可因外力的方向及拇长屈肌、拇短屈肌及拇收肌的牵拉发生侧方移位及旋转移位,骨折部向背侧成角。

第2~5掌骨干骨折时,由于骨间肌、蚓状肌的牵拉,一般多向背侧成角移位。

(二)临床表现与诊断

(1)有明显的外伤史。

(2)骨折后局部明显肿胀、疼痛,功能障碍。有重叠移位和成角时,可见局部明显畸形。

(3)骨折端有明显压痛,移位明显者可扪及骨擦感。纵向叩击掌骨时骨折部有明显疼痛。

(4)影像学检查 摄手部的正、斜位片可明确诊断。

(三)治疗

1.非手术治疗

(1)骨折整复与固定

①第一掌骨干骨折整复与固定 采用臂丛神经阻滞麻醉下,一助手握持腕部,术者一手握住第一掌骨头,根据远折端旋转的方向作逆向旋转,以矫正旋转移位;接着作顺势牵引并缓缓外展。在牵引下,用捏或推挤手法矫正侧方移位;再用按压手法矫正向背侧成角。

骨折对位后,在掌骨头掌侧和折端背侧各放置一小平垫,然后用弧形外展板固定第一掌骨外展、背伸,拇指屈曲,对掌位4~5周。弧形中点对准骨折端成角部。

对于不稳定的第一掌骨干骨折,可采用拇指远节指骨骨牵引或手术切开复位克氏针内固定。

②第2~5掌骨干骨折整复与固定 采用局部麻醉下,助手握持腕部,术者一手握持手部,一手按压成角部矫正畸形。然后,用夹挤分骨法矫正侧方移位,用提按手法矫正掌、背侧移位。

骨折对位后,在维持牵引下,在骨折成角部放一小平垫,在折端背面两侧骨间隙部放分骨垫,然后用掌骨夹板固定(图2-2-65),将伤肢手部用三角巾悬吊于胸前3~4周。

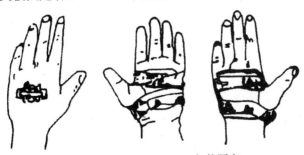

A. 压垫放置　　　　　　B. 包扎固定

图2-2-65　掌骨干骨折固定法

无移位的掌骨干骨折,可用掌骨夹板固定或外敷中药,托板固定即可。值得注意的是,掌骨干骨折后,手指因过度的固定而引起手指僵硬。因此早期功能锻炼十分重要。

(2)药物治疗　参见总论第三章。

(3)物理治疗　参见总论第三章。

(4)功能锻炼和推拿治疗　参见总论第三章。

2.手术治疗

经上述方法治疗失败者,可在 X 线透视下行橇拨复位闭合克氏针内固定。陈旧性骨折畸形愈合严重影响功能时,可作切开复位内固术。

四、掌骨颈骨折

掌骨颈(neck of metacarpal bone)是位于掌骨头(head of metacarpal bone)与掌骨干的移行部位。掌骨头与近节指骨底之间有侧副韧带连接。掌骨头呈凸轮状,当掌指关节伸直时,侧副韧带呈松弛状,允许关节有侧方活动;而当关节屈曲时,侧副韧带变紧张,关节稳定不能侧方活动。

骨间掌侧肌和背侧肌起自掌骨干,止点在掌指关节以远,近节指骨内、外侧并移行于指背腱膜,作用为屈曲掌指关节。蚓状肌有 4 条,起自指深屈肌腱,止于指背腱膜,也有屈掌指关节的作用。

(一)病因病理

直接暴力或间接暴力均可导致掌骨颈骨折(metacarpal cercivcal fractures),但以握拳时,掌骨头受到冲击的暴力较为多见。

由于第 5 掌骨暴露范围大易受到撞击,故掌骨颈骨折易好发于第 5 掌骨,其次为 2、3 掌骨。常发生在格斗或拳击运动中,亦"拳击骨折"(boxing fractures)。

拳击运动时,暴力冲击掌骨头,传导至颈部发生骨折,折线多呈横形。折端因受屈指肌、蚓状肌及骨间肌的牵拉向背侧张口成角,掌骨头向掌侧旋转移位,而掌指关节因受伸指肌腱的牵拉而过伸(图 2 - 2 - 66)。

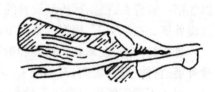

图 2 - 2 - 66　掌骨颈骨折的成角机制

(二)临床表现与诊断

(1)有明显的外伤史。

(2)骨折后局部肿胀、疼痛和明显的背侧成角畸形。

(3)骨折处有压痛,移位明显者可扪及骨擦感。

(4)影像学检查可助明确诊断。

(三)治疗

1.非手术治疗

手法整复与固定　采用局部麻醉下,术者一手于掌部捏住骨折近端,另一手牵引患指,并将掌指关节屈曲至 90°,使侧副韧带紧张。然后,用拇指按压骨折端背侧,即可复位(图 2 - 2 - 67)。复位后,用铁丝指托将患指固定在掌指、指间关节屈曲 90°位 3 周左右。其余手指早期活动。

2.手术治疗

手法整复失败,可用手术切开复位克氏针内固定;或以邻近掌骨作支架,在骨折远、近端各穿一枚钢针固定。

陈旧性掌骨头骨折畸形愈合,致掌指关节功能严重障碍者,可考虑手术切除掌骨头。

五、指骨骨折

指骨(phalanges)共有14节,除拇指为2节外,其余4指指骨均为3节。指骨骨折(fractures of phalange)由直接暴力和间接暴力造成,按其部位分为近节、中节和远节指骨骨折;按骨折形状分为横形、斜形和粉碎形。

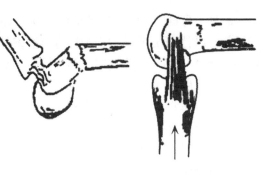

图2-2-67　掌骨颈骨折复位法

(一)病因病理

(1)近指节骨折　指骨骨折中,以近节指骨折最多见,常因间接暴力所致。指骨干骨折时,近、远折端因受骨间肌、蚓状肌、伸指肌腱的牵拉而向掌侧突出成角;折线位于指骨颈部时,因受伸肌腱中央部的牵拉,远折端向背侧旋转可达90°,导致骨折整复困难。

(2)中节指骨骨折　中节指骨骨折后,因受指浅屈肌的影响而发生移位。骨折发生在指浅屈肌止点近侧时,远折端因受该肌的牵拉向掌侧倾斜,断端发生向掌侧突出成角(图2-2-68)。

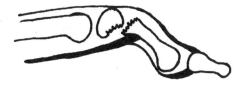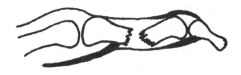

图2-2-68　中节指骨骨折移位与指浅屈肌腱的关系

(3)远节指骨骨折　多为直接暴力打击或挤压所致的远节指骨骨折,多发生在粗隆及骨干部,因无肌腱牵拉移位不明显;间接暴力所致的撕脱骨折则发生在远节指骨底背侧伸指肌腱附着处,因暴力使远侧指间关节猛力屈曲和伸指肌腱的突然牵拉所致。骨折后,因指深屈肌的牵拉,手指远节段呈屈曲"钩状"畸形。

(二)临床表现与诊断

(1)有明显的外伤史。

(2)骨折局部疼痛、肿胀,手指伸屈功能受限。有明显移位时,近、中节指骨骨折可有成角畸形;远节指骨底部撕脱骨折有钩状指畸形,手指不能主动伸直。

(3)骨折端移位明显时可扪及骨擦音,并有异常活动。

(4)影像学检查　可明确骨折部位和骨折类型。

(三)治疗

1.非手术治疗

本部位骨折应尽量达到解剖复位,不能有成角、旋转、重叠移位,以免妨碍肌腱的正常滑动,造成手指不同程度的功能障碍。

(1)手法整复与固定

①近节指骨骨折的整复固定

a. 骨干骨折　采用局部麻醉下,让远近端助手行对抗牵引,术者用拇指置于指骨近折端的尺侧,食指置于远折端的桡侧行对向推挤骨折端矫正侧方移位;术者用拇指置于指骨近折端的背侧,食指置于远折端的掌侧行提按骨折端矫正前后移位;然后用一拇指顶住掌侧成角部向背侧推压,以矫正成角畸形。

b. 近节指骨颈部骨折的整复固定　首先顺势牵引,在牵引下将近折端推向背侧,同时屈曲指间关节按压远折端向掌侧以复位。

骨折复位后,根据成角情况放置小平垫,在掌、背侧各放一小夹板,如有侧方移位需在内、外侧骨折端各放一小夹板,但长度不宜超过指骨间关节,并用胶布固定。将患指屈曲握一缠有纱布的圆棍,用绷带包扎,指尖指向舟骨结节位固定2～3周。

②中节指骨骨折的整复固定

骨折端向掌侧突出成角的整复及固定方法同近节指骨骨折。如骨折向背侧成角,整复时术者两手分别捏持骨折近、远端作顺势牵引,并逐渐伸直,同时按压背侧成角部即可矫正。复位后,用两块小夹板和铁丝指骨托板将患指固定于近节指骨间关节伸直、腕及掌指关节功能位2周。2周后局部改用两块小夹板固定,近节指骨间关节可屈至功能位1～2周。去除固定后,进行指关节功能活动。

③远节指骨骨折的整复固定

采用局部麻醉下,术者双手捏住患指,将近节指间关节屈曲,远节指间关节过伸,并推挤撕脱的骨片归位。

骨折复位后,用铁丝指托板或铅片塑形,将患指固定在近节指骨间关节屈曲位,远节指骨间关节过伸位4～6周(图2－2－69)。

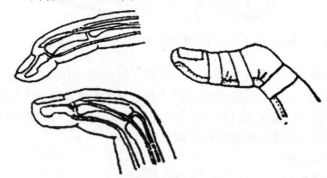

图2－2－69　远节指骨骨折的固定

骨片分离远,手法整复困难时,可手术切开整复内固定。

(2)药物治疗　参见总论第三章。

(3)物理治疗　参见总论第三章。

(4)功能锻炼和推拿治疗　参见总论第三章。

2. 手术治疗

手法整复失败,可用手术切开复位克氏针内固定;陈旧性骨折畸形愈合,致指间关节功能严重障碍者,可考虑手术治疗。

(黎万友)

第三章　下肢骨折

第一节　髋部骨折

一、髋部应用解剖生理

髋部古称环跳。《医宗金鉴·正骨心法要旨·环跳》载："环跳者,有髋骨外向之凹,其形似臼,以纳髀骨之上端如杵者也。"这里说的环跳即髋臼和髀骨上端(包括股骨头、股骨颈和大小转子)。

髋关节由股骨头、髋臼、关节囊和韧带等构成。髋臼系由髂骨、坐骨和耻骨三骨汇合而成,是倒杯形半球凹,其关节面部分呈马蹄形,覆被以关节软骨,其边缘部分较厚,中央部分较薄。髋臼周缘上有纤维软骨形成的关节盂唇,加深了髋臼的深度,可容纳股骨头的2/3。股骨头呈半球形,关节面约占圆球的2/3,在其顶部稍后有一凹陷,名股骨头凹,是圆韧带或称股骨头韧带附着处。股骨头的方向朝上、内、前,通过股骨颈与股骨转子相连。髋关节囊近侧附着于髋臼边缘及髋臼盂唇,远侧在前面止于转子间线,向下达小转子,然后向上、后至股骨颈的后面,止于转子间嵴内侧约1.25 cm处,相当于股骨颈外、中1/3交界处。故股骨颈的前面部分全部在关节囊内,而后面只有内侧2/3在关节囊内。在股骨颈的下部有两个隆起,即大转子和小转子,其上及附近有许多肌肉附着。

股骨颈的轴心与股骨干的纵轴线之间形成了一个夹角,即内倾角(introverison angle)或称颈干角(collodiaphysea angle),正常值为110°~140°(图2-3-1)。儿童约为157.7°;成人约为131.87°。颈干角大于正常值为髋外翻(coxavalga),小于正常值为髋内翻(coxavara)。

自股骨头中心沿股骨颈画一条轴线,与股骨两髁间的连线并不在一平面上,形成一夹角,名前倾角(anteversion angle)或扭转角(torsion angle)。通常为12°~15°(图2-3-2);新生儿为20°~40°。所谓扭转系指股骨颈轴相对于膝关节横轴向前扭转,或在足部向前呈中立位,股骨颈轴与踝关节横轴形成之角(图2-3-3)。在治疗股骨颈骨折及转子间骨折时,必须注意保持这两个角度,否则会遗留髋关节畸形,影响功能。

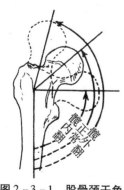

图2-3-1　股骨颈干角

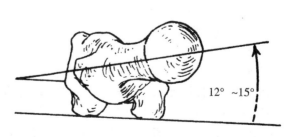

图2-3-2　股骨颈前倾角

将股骨头颈沿冠状面剖开后可见有两种不同排列的骨小梁系统(图2-3-4)。一种起自股骨干上端内侧骨皮质,向股骨颈上侧方做放射状分布,最后终止于股骨头外上方1/4的软骨下方,此为承受压力的内侧骨小梁系统(压力曲线);另一系统起自股骨颈外侧皮质,沿股骨颈外侧上行,与内侧骨小梁系统交叉,止于股骨头内下1/4处软骨下方,此为承受张力的外侧骨小梁系统(张力曲线)。两线之间系梁相连,中间有一密度减低区,称为沃德氏三角(Ward's triangle)。这一区为脆弱区域,在老年人骨质稀疏时,该处仅有脂肪充填其间,更加脆弱。

在股骨干颈连接部的内后方,小转子的深部,有一为多层致密骨构成的纵行骨板,称为股距(calcar temarale),为股骨上段内负重系统的一个重要组成部分(图2-3-5)。有人称之为"真性股骨颈"(true femaralar neck),实际上称为"真性股骨颈根部"似更确切(the root of true femaralar neck)。它的存在,不仅增强了颈干连接部对应力的承受能力,而且还明显加强了抗压力与抗张力两组骨小梁最大受力处的连接,在股骨上段形成一个完整合理的负重系统。

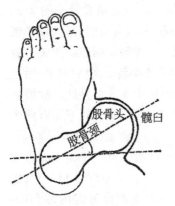

图2-3-3　股骨颈轴与
踝关节横轴形成之角

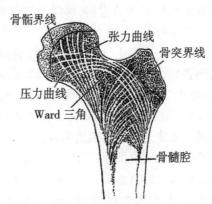

图2-3-4　股骨上端骨小梁排列

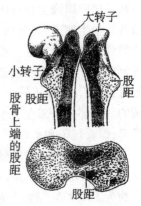

图2-3-5　股距

在转子下方股骨干外侧皮质薄,向下逐渐增厚,故股骨颈骨折的内固定物所处的部位与其固定强度有密切关系。如正位于沃德(Ward)氏三角区,且尾端正处于大转子下股骨干皮质最薄处,就不能起到良好的固定作用。如固定物从大转子下方沿骨皮质较厚处,与股骨干纵轴成30°左右的方向紧贴于股骨距处钉入,此内固定物在牢固致密的内侧骨小梁系统中与髋关节负重力线平行。则所受剪力小,内固定物的尾端嵌在较厚的骨皮质中,可起到较坚强的固定作用。股骨颈的纵径,平均3.08 cm,男性3.13 cm,女性2.70 cm;横径平均为2.17 cm;股骨颈的中轴长度,平均9.56 cm,男性为9.70 cm,女性为8.41 cm。这些数据对内固定有一定参考意义。

股骨头及颈的血液供应主要有3条途径:①关节囊支:经过旋股内侧动脉、旋股外侧动脉、臀下动脉和闭孔动脉的吻合部到关节囊附着部,分为上、下两组,进入股骨颈。上组叫上干骺动脉,在滑膜与骨膜之间走行,进入股骨颈基底部的上外侧;其分支为外骺动脉,供应股骨头的外上2/3~3/4部分;下组叫下干骺动脉,进入股骨颈内下部1/4~1/2的血运(图2-3-6)。②股骨干的滋养动脉,此路血供仅达股骨颈基底部,小部分与关节囊支吻合。③圆韧带支(内侧骨骺动脉),发自闭孔内动脉,较细,仅供应股骨头凹窝部分。股骨颈骨折后,股骨头的血液供应可严重受损,据动物实验所见,头下骨折后股骨头血流可减少83%,颈中骨折则减少52%。

二、股骨颈骨折

股骨颈骨折(fracture of the femoral neck)系指由股骨头下至股骨颈基底部之间的骨折。常发生于老年人,随着平均寿命的延长,其发病率日渐增高。其临床治疗中存在骨折不愈合率(10%~20%)和股骨头缺血坏死(20%~30%)两个主要问题,成为老年医学的重要课题之一。

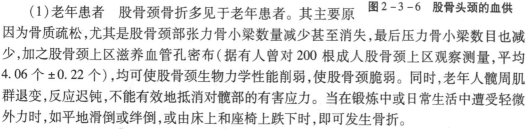

图2-3-6 股骨头颈的血供

(一)病因病理

股骨颈骨折可区分为3种不同情况。

(1)老年患者 股骨颈骨折多见于老年患者。其主要原因为骨质疏松,尤其是股骨颈部张力骨小梁数量减少甚至消失,最后压力骨小梁数目也减少,加之股骨颈上区滋养血管孔密布(据有人曾对200根成人股骨颈上区观察测量,平均4.06个±0.22个),均可使股骨颈生物力学性能削弱,使股骨颈脆弱。同时,老年人髋周肌群退变,反应迟钝,不能有效地抵消对髋部的有害应力。当在锻炼中或日常生活中遭受轻微外力时,如平地滑倒或绊倒,或由床上和座椅上跌下时,即可发生骨折。

(2)青壮年患者 股骨近端骨结构十分坚强,需要较大的暴力才能发生股骨颈骨折,如交通损伤或从高处跌坠落伤等。由于造成骨折的外力较强,故骨折后往往错位明显而致血管损伤严重。

(3)疲劳骨折 因多次重复轻微外伤的积累而逐渐发生骨折者,称为疲劳性骨折(fatigue fracture),如长跑、长途行军等均可引起。其特点是慢性经过,症状不重,骨折线与新生骨痂同时存在,常被误诊为髋部软组织损伤,应仔细观察 X 线片才能发现。此类原因较少见。

(二)病理分型

股骨颈骨折可分为若干类型,其与治疗方法的选择和预后的判断有较密切的关系,常有如下几种分类:

1.按骨折线的部位分类(图2-3-7)

(1)股骨头下骨折 骨折线位于股骨头与股骨颈的交界处。骨折后由于股骨头完全游离,可以在髋臼和关节囊中自由旋转移动,同时股骨头的血液循环大部分中断,即使圆韧带内的小凹动脉存在,也只能供应圆韧带凹周围股骨头的血运。如果小凹动脉闭塞,则股骨头完全失去血供。因此,此类骨折愈合困难,股骨头易发生缺血坏死。

(2)头颈型骨折 骨折线由股骨颈上缘头下开始,

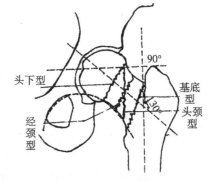

图2-3-7 按骨折部位分类

向下至股骨颈中部,骨折线与股骨纵轴线的交角很小,甚至消失。这类骨折由于剪力大,骨折不稳,远折端往往向上移位。骨折断端移位和它所造成的关节囊、滑膜被牵拉、扭曲等改变,常导致供给股骨头的血管损伤,使骨折不易愈合和易造成股骨头坏死。

（3）颈中型骨折（经颈型） 骨折面完全通过颈部中段，由于关节囊支动脉经关节囊滑膜下进入股骨头，供应股骨头的血液循环，因此骨折尚能愈合。

（4）基底部骨折 骨折线位于股骨颈与大转子间，接近转子间线。由于两端血液循环良好，骨折容易愈合。

前两型为完全囊内骨折，第3型介于囊内与囊外之间，第4型为完全囊外型。

2. 按骨折线走行分类

保弗尔斯（Pauwels）于1935年提出这一分类法，故又称为Pauwels分类法。其依骨折线与两髂嵴的联线所形成的角（Pauwels角）或者骨折线与股骨干垂直所形成的角度（Linton角）分为3型（图2-3-8）：Ⅰ型，角度小于30°最稳定；Ⅱ型，角度在30°~50°之间，稳定性次之；Ⅲ型，角度大于50°者，最不稳定。Pauwels角或Linton角越大，剪力越大，骨折也越不稳定。由于Pauwels角或Linton角易受骨折旋转和嵌插等因素的影响，其术前、术后分型也常不相同，故在临床应用上有一定限制。

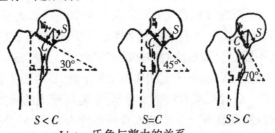

$S < C$ $S = C$ $S > C$

Linton氏角与剪力的关系
S为与骨折斜面平行的剪式伤力，C为与骨折斜面垂直的压缩力

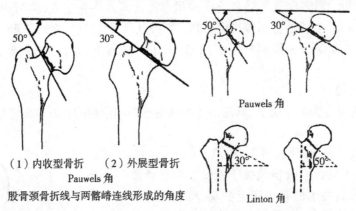

（1）内收型骨折   （2）外展型骨折
Pauwels角
股骨颈骨折线与两髂嵴连线形成的角度

Linton角

图2-3-8 按骨折线走行分类

3. 按骨折移位程度分类

加登（Garden）于1961年提出这一分类法，分为4型（图2-3-9）。

（1）Ⅰ型 不完全骨折。骨折没有穿过整个股骨颈，股骨颈有部分骨质连接，骨折无移位，近折端保持一定血供，这种骨折容易愈合。

（2）Ⅱ型 完全骨折无移位。股骨颈虽然完全断裂，但对位良好。如属股骨头下骨折，仍有可能愈合，但股骨头坏死变形常有发生。如系颈中部或基底部骨折，容易愈合，股骨头血供良好。

（3）Ⅲ型 部分移位骨折。股骨颈完全骨折，并有部分移位，多属远折端向上移位或远折端的下角嵌插在近折端的断面内,形成股骨头向内旋转移位。颈干角变小。

(4)Ⅳ型 股骨颈完全移位骨折。两侧的骨折端完全分离,近折端可以产生旋转,远折端多向后上移位。关节囊及滑膜有严重损伤。经关节囊和滑膜供给股骨头的血管也容易损伤,造成股骨头缺血坏死。

此分类法对估计预后较为合理。

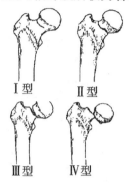

图 2-3-9 加登(Garden)分类法

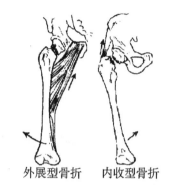

图 2-3-10 按骨折两端的关系分类

4.按骨折两端的关系分类

(1)外展型 在跌倒时下肢处于外展位。两折端呈外展关系,压力骨小梁折断向内成角,颈干角加大,骨折端嵌插,位置稳定,愈合率高(图 2-3-10)。

(2)内收型 在跌倒时,下肢处在内收位。股骨头呈内收,骨折远端向上错位,断端极少嵌插,颈干角减小,愈合率较低。

(三)临床表现与诊断

1.病史

老年人跌倒后诉髋部疼痛,不敢行走和站立,应想到股骨颈骨折的可能。

2.体征

(1)畸形 患肢多有轻度屈髋、屈膝及外旋畸形(图 2-3-11)。跟掌试验(colcaneus-palm test)阳性,即将患足跟置于术者手掌之上,足外旋者为阳性,足不外旋者为阴性(图 2-3-12)。

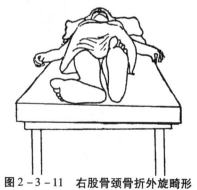

图 2-3-11 右股骨颈骨折外旋畸形

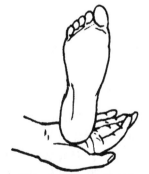

图 2-3-12 跟掌试验

(2)疼痛 髋部有自发疼痛,可放射到大腿内侧和膝部,移动患肢时疼痛加重。腹股沟中点稍下方有明显压痛。在患肢足跟部或大转子局部叩打,髋部也感疼痛。

（3）功能障碍　移位骨折的病人在伤后不能坐起或站立。但也有一些无移位的线状骨折或嵌插病人在伤后仍能走路或骑自行车,应给予注意。

（4）患肢短缩　在移位骨折,远折段被肌群牵引而向上移位。大转子在内拉通线（Nelaton 线）即髂前上棘与坐骨结节中点的连线（图 2 – 3 – 13）之上 1 cm 以上。布赖恩特三角（Bryant 三角）即大转子与髂前上棘间的水平距离,正常人是 5 cm。骨折后底边缩短（图 2 – 3 – 14）。

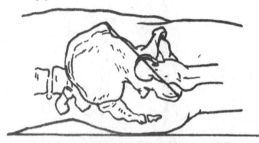

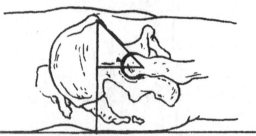

髂、坐骨结节联线（内拉通 Nelaton 线）　　　大转子与髂前上棘水平线的距离

图 2 – 3 – 13　内拉通（Nelaton）线　　　图 2 – 3 – 14　布赖恩特（Bryant）三角

3. X 线检查

摄髋关节正、侧位 X 线片可明确骨折部位、类型和骨折移位情况。值得注意的是,有些无移位骨折在伤后立即的 X 线片上可能看不见骨折线,在 2～3 周后,因骨折处部分骨质发生吸收现象,折线才清楚显示出来。对疑有骨折而初次摄片未见骨折者,应先按无移位骨折处理,1～2 周后再摄片复查。

（四）治疗

1. 非手术治疗

（1）无移位骨折

无移位骨折（包括外展型、Garden Ⅰ、Ⅱ型）可用皮肤牵引持续牵引 6～8 周,维持骨位。老年人应鼓励取半卧位,早期作股四头肌静力收缩,主动活动踝关节和足趾关节。取牵引后为了防止患肢外旋,可在患足穿上有横木板的防旋鞋（图 2 – 3 – 15）。同时做到"三不",即不盘腿、不侧卧、不下地。3 月后可考虑扶拐杖下地行走,但患肢不能负重。以后每 1～2 月拍 X 线片复查 1 次,至骨折坚固愈合,股骨头无缺血性坏死现象时,方可弃拐逐渐负重行走。

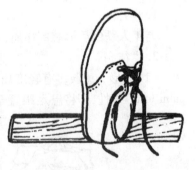

图 2 – 3 – 15　防旋鞋

（2）内收型和移位较少的骨折

对内收型和移位较少的股骨颈骨折,复位和有效固定是治疗的基本原则。

①骨折整复台快速牵引复位法　又称麦克尔文尼（McElvenny）法。复位需在手术室里专用牵引台上进行。麻醉后,患者仰卧于牵引台上,将双足固定于牵引架上,会阴部用立柱挡住,双下肢伸直,各外展约 30° 旋转加牵引至两下肢等长,然后分别将健肢和患肢各内旋 20°,将患肢内收至中立位或稍外展,最后叩击大转子使骨折嵌插。多数骨折皆可用此法达到满意的复位（图 2 – 3 – 16）。

在施行这种方法时,应始终注意保持骨盆在两侧绝对对称的位置上,在牵引患肢时,防止骨盆向患侧倾斜;在内旋患肢时,防止骨盆向对侧倾斜。

②惠特曼(Whitman)法　麻醉后取仰卧位,助手固定骨盆,术者左手托住膝部,右手握踝部,使膝、髋屈曲约20°～30°,大腿外旋拔伸,然后徐徐将患肢内旋伸直,并保持患肢于内旋外展位(图2-3-17)。

③利德贝特(Leadbetter)法　患者仰卧,术者一手握住踝部,使髋和膝均屈至90°,用另一前臂置于患者小腿后侧近端,沿股骨干轴线向上牵引,然后依次内旋、外展髋关节,并伸直髋关节和膝关节,保持患肢于外展位(图2-3-18)。

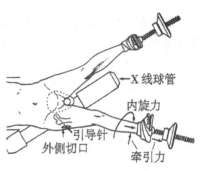

图2-3-16　整复台牵引复位

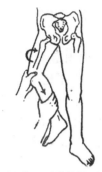 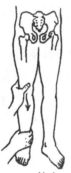 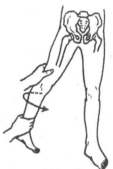

A. 屈髋、屈膝外旋下牵引　　　B. 伸直　　　C. 内旋、外展

图2-3-17　惠特曼(Whitman)复位法

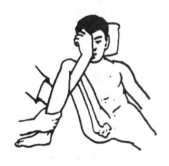 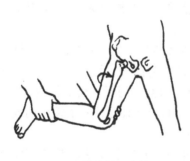 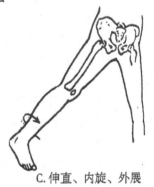

A. 屈髋屈膝、内旋　　　B. 伸髋外展内旋　　　C. 伸直、内旋、外展

图2-3-18　利德贝特(Leadbetter)复位法

④骨牵引逐步复位法　先行股骨髁上或胫骨粗隆牵引。牵引方向先为顺势,如外展型先外展位牵引,内收型先内收位牵引,牵引重量4～8 kg,3～5 d后摄片,如其骨折向上移位基本矫正,则将外展位牵引改为中立位;内收位牵引改为外展或中立位,患肢外旋改为内旋位。若有向前成角,将患肢置于屈髋屈膝位即可矫正。复位一般在1周内完成。此法的优点在于不会加重原有损伤,且无需麻醉,故越来越被广泛应用。

经过上述方法复位后,跟掌试验应为阴性。复位后可选用皮肤牵引或骨牵引,用4～5 kg重量维持牵引,保持患肢外展、中立位或稍内旋位,并注意下肢血液循环情况。3～6月,待X线检查证实骨折临床愈合后才能解除牵引。

⑤判断复位的标准　多用加登(Garden)对线指数判断复位。根据正、侧位 X 线片,将复位结果分为 4 级。正常的正位片上,股骨干内缘与股骨头内侧压力骨小梁呈 160°交角。侧位片上股骨头轴线与股骨内侧压力骨小梁呈一直线(即 180°)(图 2－3－19)。Ⅰ级复位,正位呈 160°,侧位呈 180°;Ⅱ级复位,正位 155°,侧位 180°;Ⅲ级复位,正位小于 155°,或侧位大于 180°;Ⅳ级复位,正位小于 150°,侧位大于 180°。Garden 等报告的 500 例中,复位Ⅰ～Ⅱ级者,仅 6.6% 发生头塌陷,而Ⅲ级者则有 65.4%,Ⅳ级者 100% 发生股骨头塌陷。

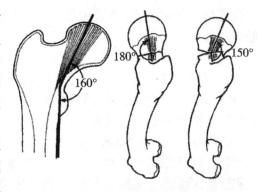

图 2－3－19　加登(Garden)对线指数判断复位

2. 手术治疗

对移位较大及经非手术治疗失败的股骨颈骨折,采用有效内固定手术治疗是较适宜的治疗方法。有人提出,股骨颈骨折应急诊手术(36 h 以内),原则上不超过 2 周。早期治疗,有利于尽快恢复骨折后血管扭曲,受压或痉挛。在移位骨折中,外骺动脉(股骨头主要血供来源)受损,股骨头的血供则由残留圆韧带动脉、下干骺动脉及周围连结软组织和骨折断端的再生血管供养。据动物试验,兔的股骨头完全缺血 6 h,就已造成骨细胞不可逆的损伤。

(1)固定方法的选择

股骨颈骨折的固定方法较多,可选用三翼钉、加压螺丝钉、多针(钉)、里查兹(Richards)钉、皮尤(Pugh)钉内固定等。内固定有利于断端的准确对合和稳定,能提高骨折的愈合率,避免长期持续牵引引起的卧床合并症。在给病人治疗时,应根据年龄、全身情况、骨折移位程度、骨折解剖部位选择固定方法。

①儿童股骨颈骨折　儿童股骨颈的主要血供来自髓内动脉。股骨颈骨折移位使干骺端来的血供中断,颈与股骨头骨骺之间为骺板,无血运交通,造成骨折远侧的股骨颈缺血,其坏死率可高达 40% 以上,因而疗效不理想。对无移位的骨折可采用牵引治疗;有移位者,由于股骨颈细而骨质坚韧,用三翼钉强行打入往往使骨折端分离损伤骨骺,不宜采用。最好采用克氏针或三角针多针内固定,损伤较少。

②高龄老人或全身情况不好的中老年患者,其基底部不完全骨折及外展嵌插骨折,可采用皮肤牵引或骨牵引固定。对股骨颈头下型骨折或头颈型保佛尔斯(Pauwels)角大而有移位者,由于近端缺少血液供应,不但愈合困难,且常发生坏死。其 65～70 岁以上老年人多主张施行人工股骨头置换,对此年龄以下者,宜选择多针或加压针内固定。

③青壮年人,宜使用加压螺钉内固定。这类病人手术耐受性好,骨质多无疏松,加压效果好,可使断端保持紧密接触,在内固定的同时还可取带缝匠肌或带血管的髂骨植骨。

(2)三翼钉内固定

1929 年为史密斯－彼得森(Smith-Petersen)所创用,因而命名为史密斯－彼得森三翼钉(Smith-Petersen nail)。目前仍可采用。骨折复位后,根据 X 线片显示股骨颈的长度,选好合适的三翼钉。三翼钉固定术应在有床边 X 线设备的手术室进行。打入三翼钉时,必须注意:①防止钉向上滑、骨皮质破裂及三翼钉位置过高过低;②角度要稍大于颈干角,最好能紧贴股距上缘打入;③进针过程要防止导针卡于钉道一起捶入及断导针现象;④三翼钉深度为钉尖部距股骨头的关节面软骨约0.2~0.4 cm,钉头部露在骨皮质外约0.5 cm。

三翼钉存在着固定不牢、易致分离和损伤股骨头残存血供等缺点。

(3)多针(钉)的内固定

近年来一个最显著的改变,即由单一内固定物过渡到多个内固定物。其中包括现在仍常用的诺尔斯(Knowles)针、斯坦曼(Steinmann)针等。此类固定钉直径较单钉细,对骨的损伤较小,利用多钉的布局在生物力学上取得优势,疗效较好。有人通过实验研究证明,用3~7根诺尔斯(Knowles)针行内固定,其强度为三翼钉内固定强度的1倍,而占用面积并不超过三翼钉占用面积。

现以斯坦曼(Steinmann)针(简称斯氏针)固定方法为例来认识多针(钉)内固定的问题。复位后,如具备有电视X线透视设备,可在电视监视下进行;如无此设备,可用金属体表定位法进针。先触摸到伤肢腹股沟股动脉搏动点,在此点置一根约2 cm长金属物,再在大腿外侧大转子顶点下方约4 cm处也放一金属物,然后在大腿前侧放1根细金属针,把上述两点金属物连接起来,均用胶布贴好。摄X线正、侧位片,如果腹股沟金属物正好位于股骨头中点,前侧金属针正好位于股骨颈中间,即用龙胆紫顺着金属针画线,固色后,常规消毒铺巾,用手术刀在转子下标记点作一长5 cm的切口,将事先根据X线片选好的长短合适的斯氏针刺入肌肉至骨,用锤子击入骨内,针走行的方向应沿着紫药水的标记指向股动脉搏动点,进针1 cm后暂停,再在这根针的上方和后方各1 cm处,击入另外两根斯氏针,使三根斯氏针略呈三角形,均在进针1 cm处暂停。用无菌巾盖住穿针处,摄X线正、侧位片,根据3针情况调整进针方向和打入的角度,至针尾距皮肤1 cm后,套上与其针尾形状相匹配的方形套筒,将针徐徐旋入深筋膜下,然后再摄X线片,观察针尖深度,一般要求针尖距关节面0.5 cm,最后缝合皮肤。固定中需注意,斯氏针进入1 cm后,应暂停并摄片。如果针进入太深才摄片,针的方向和角度就很难调整。

(4)加压螺丝钉内固定

为瑞士AO学派所设计,利用生物力学的原理测定,较三翼钉稳固。定位方法同前,将导针沿着大腿前侧的标记线钻入,为防止股骨头旋转,可再在导针上方2 cm处,钻入一克氏针至髋臼底固定股骨头。摄X线片证实针位骨位良好,然后在导针处作一长5 cm的切口,分开筋膜至骨,用峨眉凿沿导针在骨上开窗后,将加压螺钉套在导针上,用套筒扳手套住钉尾,徐徐拧入至螺钉尾部弹簧完全压缩为止,最后拔出导针和固定针,关闭切口。固定

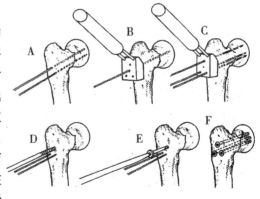

图2-3-20 加压AO螺钉固定

中应注意加压螺钉长短要合适,过长起不到加压效果,过短针尖螺纹未完全通过骨折线,也起不到加压固定的效果(图2-3-20)。

3.功能锻炼

复位固定后,应早期加强全身锻炼,预防因长期卧床发生合并症。早期活动上肢,做深呼吸运动。运用健身球、哑铃等练习上肢力量,做股四头肌静力收缩,伸屈踝关节。中期,可坐位,上肢做哑铃操,膝后垫物逐渐加厚,以增大屈膝角度,髋部可擦舒活酒作抚摩、揉捏按

摩。后期加强髋、膝关节伸屈活动,扶拐行走,半年后方可负重。

4. 药物治疗

早期瘀肿、疼痛较剧,应活血祛瘀、消肿止痛为主,如活血祛瘀汤加三七粉;若有大便秘结,腹胀满等症,可酌加枳实、大黄等通腑泄热;胃中不佳者,佐以开胃健脾药,宜服三七粉加保胃散。中期痛减肿消,宜养气血、舒筋活络加接骨,用舒筋活血汤、接骨丸。后期除用接骨丸外,还须注意补肾壮骨、益肝续筋,服健肾丸、强筋片或虎潜丸。

外用药早期可敷双柏散或一号新伤药以消肿止痛。中期用二号接骨药外敷。后期可用三号熏洗药煎水外洗。

对老年患者应时时把挽救生命放在第一位,要细心观察,防止并发症,切忌麻痹大意。对无移位骨折或嵌插骨折,早期瘀肿不甚,可提早用补肝肾、壮筋骨药物。对出现便秘、腹胀等症,亦不可攻下太过,酌服麻子仁丸通便即可。

(五)骨折的不愈合

由于股骨颈骨折愈合较慢,平均为 5～6 月,因此判定愈合与否不得少于 1 年。在无移位的病例中不愈合甚少,但在有移位的股骨颈骨折中,有 20%～30% 发生不愈合(non-union)。

1. 影响骨折不愈合的因素

(1)年龄 大多数学者认为年龄过高是影响骨折愈合的一个因素,在国外以 75 岁为界,75 岁以下者 18%。国内北京积水潭医院资料表明,70 岁以下患者,不愈合率为 10%,且各年龄组无显著差异;而 70 岁以上者,不愈合率则高达 50%。

(2)骨折移位的程度 骨折移位越严重,其愈合越困难,这已是公认的规律。有人报道,外展型及内收型轻度移位者,愈合率可达 96.6%,中度移位者为 85.7%,严重移位者为 59.2%。

(3)骨折部位 多数人认为除股骨颈基底骨折外,单以囊内骨折而论,骨折部位对愈合无明显影响,或很少影响,但高位骨折股骨头坏死率高。

(4)骨折部位粉碎折片 粉碎折片多发生于股骨颈后侧,且在复位前 X 线片上难以发现,多于复位后,侧位片上呈现一典型的蛇形骨片,对此大多数学者认为,是一个影响骨折愈合的因素。据弗兰加基斯(Frangakis)报告,在加登(Garden)Ⅲ、Ⅳ型骨折中,颈后轻度粉碎者,骨折不愈合率为 5%,中度粉碎者为 21.3%,重度粉碎者为 75%。

(5)骨折复位程度 复位质量直接影响骨折的愈合。复位不良者,不愈合率为 55%,而复位较好者,不愈合率为 35%。准确复位是提高愈合率的重要因素。

(6)手术时间 一般认为早期手术疗效好,强调最好是在伤后 2～3 d 内施行,原则上不超过 2 周。国内过邦辅等报告 150 例,发现在 2 周内手术者,愈合率无差别,而 2 周后手术者,则不愈合率增加。

(7)内固定种类 采用三翼钉,不愈合率接近 50%;用皮尤(Pugh)钉等滑移钉板以及交叉螺钉等,不愈合率降至 30% 以下,多钉类固定不愈合率在 15% 以下。

2. 股骨颈骨折不愈合的表现

临床表现主要有,疼痛多不严重,患肢无力和不敢负重,患肢短缩、下肢旋转受限等。X线表现主要有,骨折线清晰可见;骨折线两侧骨质内有囊性改变;股骨颈逐渐被吸收变短,以致内固定钉突入臼内或钉尾向外退出;股骨头逐渐变位,股骨颈干角变小。

3.陈旧性股骨颈骨折不愈合的治疗

骨折3周以上者,可视为陈旧性骨折。骨折不愈合的治疗包括重新内固定或同时植骨、截骨术、人工股骨头置换以及全髋置换。

(1)重新内固定或同时植骨　股骨颈吸收不严重,股骨头无明显缺血坏死的病例,才可考虑行此类手术。常用植骨术有股方肌骨瓣移植术、缝匠肌股直肌骨瓣植骨术等。

(2)截骨术　通过股骨上端的截骨术达下列目的:重新矫正下肢的负重力线,使之通过股骨头和髋臼;使骨折面变水平,以消除或减少剪应力;恢复臀肌张力等。常用的有孟继懋截骨术,麦氏(Mc Murry)截骨术,保弗尔(Pauwels)截骨术等。

(3)人工股骨头置换　应用人工股骨头治疗股骨颈骨折不愈合有较强的指征,年龄也可适当放宽(60岁以上),但必须具备以下条件:①髋臼骨质完整,关节面光滑无明显增生改变;②股骨干骨质无明显萎缩。当髋臼条件不理想时则需考虑全髋置换。

(六)合并症

股骨颈骨折多见于老年,而这些年老体弱的病人骨折后,长期卧床,容易引起一些危及病人生命的合并症(complication),常见的有肺炎、血管栓塞、心力衰竭、脑血管意外精神失常、泌尿道感染、褥疮等,应积极预防。

(七)缺血性坏死

股骨头缺血性坏死(aseptic necrosis of head of femur)是股骨颈骨折常见的并发症。近年来随着治疗的进展,骨折愈合率可达90%以上,但股骨头缺血性坏死率迄今仍无明显下降,成为决定预后的主要问题。

1.发生率

有人收集了文献报告病例共3600例,其中股骨头坏死830例,总发生率23%。股骨头缺血坏死的发生率,在未移位骨折为10%~20%,移位骨折为15%~35%;巴恩斯(Barnes)统计,在加登(Garden)Ⅰ型骨折16%,Ⅲ、Ⅳ型骨折为27.6%。

2.发生时间

股骨颈骨折后何时发生股骨头缺血性坏死,目前临床诊断主要依据X线片表现,发生时间最早者为伤后1.5月,最晚者伤后17年,其中有80%~90%发生于伤后3年以内。因此,股骨头缺血性坏死的随诊时间,应延长到伤后5年较为合适,而在伤后2~3年内应严密观察。

3.股骨头缺血坏死的有关因素

临床上,股骨头缺血坏死的因素主要有以下几个方面。

(1)年龄　儿童和青壮年股骨颈骨折后,其股骨头缺血性坏死率较老年人高,一般在40%以上。其主要原因是儿童和青壮年股骨颈区骨质坚硬,骨折时暴力大,折端错位程度严重,因而局部血管损伤较重;此外,股骨头圆韧带血供及其吻合支甚少,来自髓内的供血由于骺板阻隔而受影响。

(2)骨折线的高度　骨折部位越高,错位越严重,股骨头缺血性坏死的发生率越高。

(3)复位的质量　影响最明显的为股骨头的旋转,判定方法以加登(Garden)"对线指数"为标准。加登(Garden)对406例股骨颈骨折复位后的对线指数进行了测量,并对照最终临床结果,发现对线指数正常者共57例,均无股骨头坏死。正侧位X线片角度均在155°~180°之间者共242例,股骨头坏死率为6.6%;正侧位片两者之一角度小于155°或大于180°者共81例,股骨头坏死率为65.4%;正位片角度小于150°或大于185°者共26例,股骨头坏死率为100%。

(4)内固定方法　多针内固定大多较三翼钉内固定者股骨头缺血性坏死率为低。可能由于三翼钉体积较大,进一步损伤股骨头内的血供所致。

4. 股骨头缺血坏死的诊断

(1)疼痛　骨折愈合后又逐渐或突然出现髋部疼痛,可为间歇性或持续性,行走活动后加重。

(2)关节僵硬与活动受限　患髋关节屈伸活动不灵活,早期出现的症状为外展、内外旋受限明显。

(3)跛行　为进行性短缩性跛行。

(4)体征　局部深压痛,"4"字试验、托马斯(Thomas)征、艾利斯(Allis)征、特伦德伦伯格(Trendelenburg)试验阳性。患肢可短缩,肌肉萎缩。

(5)X线表现　①早期股骨头密度相对增高,呈斑点状或一致性增高,但整个股骨头的骨纹结构正常。②中期股骨头内出现软骨下区囊变或新月征,并于负重区出现阶梯状塌陷。③晚期全股骨头或部分区域出现不均匀的硬化,死骨破碎,关节间隙狭窄,最后呈肥大蘑菇状或覃状变形。由于头变扁或塌陷,故股骨头外移而呈半脱位影像。

5. 股骨头塌陷的诊断

蔡汝宾等(1980年)通过103例的随访观察提出早期预测股骨头塌陷的方法(图2-3-21)。取正位髋关节X线片,由小转子上缘 O 至大转子连一水平线成 OB 线,再由 O 向上与 OB 线垂直相交于股骨头表面 A,按 X 线片日期顺序,分别测量 AO 和 OB 的长度,如 OB 长度不变,则 AO 长度表示股骨头高度,如 OB 有变化,可取 AO 与 OB 比值,如比值下降,说明股骨头高度有变化。如果股骨头高度动态递减,就表明塌陷。

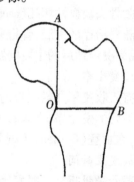

图2-3-21　股骨头高度测量法

6. 股骨头缺血坏死的治疗

(1)中药治疗　祖国医学认为,骨缺血坏死属"骨蚀"范畴,因身体虚弱,寒胜其热,邪气入筋骨,久留而内著所致,应以活血化瘀,益气通络为治则。可使用丹参、蒲黄、川芎、红花、毛冬青、鸡血藤、苏木、山楂、桃仁等内服、外敷。

(2)其他非手术疗法　早期避免患肢承重,待病变自行修复。坏死范围小,变形轻者,预后较好;如坏死范围大,变形严重者,预后不良,常需手术治疗。

(3)手术治疗　常用的手术方法有:①股骨头钻孔,以改善局部血运,早期适用。②病变部刮除植骨,刮除坏死组织及其周围的硬化骨,并用带肌瓣植骨块植骨。适用于股骨头变形轻微者。③关节固定术。④关节成形术。⑤截骨术,改变负重线。⑥股骨头置换术,患者55岁以上,髋臼完整者,可采用此法。⑦全髋关节置换术。

三、股骨转子间骨折

股骨转子间骨折(interochanteric fracture)系指股骨大、小转子间的骨折,是老年人常见损伤,患者平均年龄比股骨颈骨折患者高5~6岁。股骨转子部的结构主要是松质骨,周围有丰富的肌肉,血供充足,骨骼的营养较股骨头优越得多。这些解剖学上的有利因素为股骨转子间骨折的治疗创造了有利条件,骨折后极少不愈合,但更易发生髋内翻,高龄患者长期卧床引起并发症较多。

(一)病因病理

受伤的原因及机制与股骨颈骨折相似,多发生于老年人,国内男多于女,约为1.5∶1。老年人骨质疏松,肢体不灵活,当下肢突然扭转、跌倒或使大转子直接触地致伤,容易造成骨折。由于转子部受到内翻及向前成角的复合应力,引起髋内翻畸形和以小转子为支点的嵌压形成小转子蝶形骨折,亦可由髂腰肌突然收缩造成小转子撕脱骨折。

(二)病理分类

有多种分类方法,一般按骨折线和所处部位分为顺转子间骨折,逆转子间骨折以及转子下骨折。

1.顺转子间骨折

骨折线的走行方向大致与转子间线平行。即自大转子顶点的上方或稍下方开始,斜向内下方走行,到达小转子的上方或其稍下方,约占80%。按照埃文斯(Evans)标准分为4型(图2-3-22)。

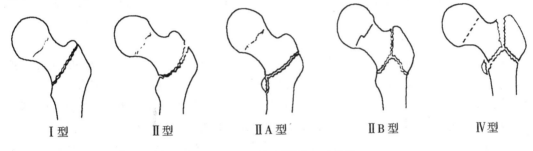

Ⅰ型　　　　Ⅱ型　　　　ⅡA型　　　　ⅡB型　　　　Ⅳ型

图2-3-22　埃文斯(Evans)分类

(1)Ⅰ型　顺转子间骨折,无移位,为稳定性骨折。

(2)Ⅱ型　骨折线至小转子上缘,该处骨折皮质可压陷或否,骨折移位呈内翻变形(骨皮质未压陷者为稳定骨折)。

(3)ⅢA型　小转子骨折变为游离骨片,转子间骨折移位,内翻畸形,不稳定。

(4)ⅢB型　转子间骨折加大转子骨折,成为单独骨折块,不稳定。

(5)Ⅳ型　除转子间骨折外,大小转子各成为单独骨折块,亦可为粉碎骨折,不稳定。

2.逆转子间骨折

骨折线与转子间线方向相反(垂直),即骨折线自大转子下方斜向内上方走行,到达小转子上方,小转子也可能成为游离骨片。骨折近端外展、外旋,远端向内、向上移位。

3.转子下骨折

骨折线经大、小转子下方,可为斜行、横断或锯齿形,亦可轻度粉碎。近折端因髂腰肌、臀中肌、臀小肌及外旋肌牵拉而屈曲、外展、外旋;远折端内移并外旋移位。

对于转子下骨折是否稳定,骨折的原始状态是重要的依据,凡伤后即有髋内翻畸形者,为不稳定型,且原始内翻愈严重,经治疗髋内翻畸形的可能性愈大;反之,原始无髋内翻畸形者为稳定型,髋内翻畸形的可能性大为减少。

（三）临床表现与诊断

临床表现与股骨颈骨折基本相同，在拍摄 X 线片前往往不易鉴别，但仔细分析可发现如下特点：

（1）年龄　平均发病年龄较股骨颈患者为高，65～70 岁。

（2）肿胀　由于骨折在关节囊外，因而局部肿胀较股骨颈明显。

（3）皮下瘀斑　受伤数小时后，即可在髋外侧出现皮下瘀斑，而股骨颈骨折系在关节囊内，则无此体征。

（4）压痛点　多在大转子部，而股骨颈骨折的压痛点多在腹股沟韧带中点的外下方。

（5）患肢外旋　由于骨折线在关节囊和髂股韧带附着点的远侧，故远侧骨折段处于 90°外旋位。而股骨颈骨折一般仅外旋呈 45°～60°位。髋关节正、侧位 X 线摄片可明确骨折类型和移位情况。

本病多发生于年老体弱者，因长期卧床，容易发生各种并发症，如肺炎、血管栓塞、心力衰竭、肾盂肾炎或褥疮等，故临床辨证必须慎重，要注意全身状况，以防贻误。

（四）治疗

由于病人多为老年人，故对转子间骨折的治疗关键有二：一为降低死亡率，二为减少髋内翻的发生率。

1. 非手术治疗

（1）稳定性无移位骨折　卧床休息，足穿"防旋鞋"，用沙袋保持患肢外展 30°～40°，稍内旋或中立位。亦可用皮肤持续牵引，重量 2～4 kg，时间 6 周，做到三不：不盘腿，不侧卧，不下地。6 周后，可在外展板保护下，不负重扶双拐行走。骨折愈合后，患肢才能开始负重。

（2）明显移位的不稳定骨折　行股骨髁上或胫骨粗隆牵引，根据肌力情况及体重而定牵引重量，一般 6～8 kg，患肢置于布朗架或托马架上。若有远端侧向移位，加侧向牵引（用布带牵引远折段的近端），3～5 d 后摄片了解重叠及侧移位的矫正情况，如果重叠已矫正可行手法复位。手法复位步骤：患者仰卧，局部注射 2% 普鲁卡因 20 mL，一助手把住骨盆，另一助手握住股骨髁上或胫骨粗隆牵引弓顺势牵引。术者一手向下推按股骨大转子，另一手使下肢外展，助手同时内旋患下肢，即可复位。若有侧向移位，用提按手法矫正，以维持牵引力量。对骨牵引的要求是：①牵引重量要足够，约占体重的 1/7，否则不足以克服髋内翻畸形；②牵引应维持足够时间，一般应超过 8～12 周，骨折愈合初步坚实后去牵引，才有可能防止髋内翻的发生。③确保牵引的效果，而不为一些假象所迷惑。例如在保持患肢外展位时，应注意其与躯干轴线及骨盆的关系。躯干向患侧倾斜，可使患肢的外展角加大；躯干向健侧倾斜，则可使患肢的外展角减小、消失，以致呈内收位，势必造成髋内翻，因此应向患者讲明保持体位的重要性。

（3）功能锻炼　复位固定后，即应早期行双下肢股四头肌静力收缩、推髌及踝关节伸展活动，配合深呼吸、扩胸、上肢等活动，以预防褥疮、肺炎等。

（4）中药治疗　早期宜活血祛瘀，消肿止痛。对老年体弱者，气血虚衰，不宜重用活血祛瘀、攻破之药，以免伤正气。中后期宜和营生新，补益肝肾。选服正骨丸、接骨丸、壮筋养血汤等。

2. 手术治疗

对经非手术治疗失败的股骨转子间骨折可行手术切开复位内固定术。内固定的优点在于早期离床、负重,避免长期卧床引起的并发症,降低死亡率。同时,功能恢复较快,髋内翻畸形发生率低。手术禁忌症为高龄合并心脏疾病者,心功能失代偿者,急性脑供血障碍者,尿毒症或肝昏迷者,糖尿病尿酮体阳性者。常用的内固定方法有鹅头钉内固定、加压滑动鹅头钉内固定、金切尔(Kuntscher)髓内钉内固定、金切尔(Kuntscher)"Y"形钉内固定、恩德尔(Ender)多针内固定、鹅头钉与骨水泥治疗。

第二节　股骨干骨折

股骨干骨折(fractures of femoral shaft)包括转子下2～5 cm至股骨髁上2～5 cm的骨干骨折,约占全身骨折的6%,男多于女,2.8∶1,多发生于20～40岁的青壮年,其次为10岁以下的儿童。

一、应用解剖生理

《医宗金鉴·正骨心法要旨·大楗骨》曰:"大楗骨,一名髀骨,上端如杵,入于髀枢之臼,下端如锤,接于胻骨,统名曰股,乃下身两大支之通称也,俗名大腿骨。"股骨是人体最大的管状骨,上端呈圆柱形,向下延伸而呈椭圆形,至髁上部位则呈三角形。它的几何构型被描述为"在复杂负荷下最完美而强有力的负重材料"。整个骨干向内倾斜,女性由于骨盆较宽,这个斜度更大。

骨干由坚厚的皮质骨构成,表面光滑,后方有一条纵嵴名股骨粗线,为肌肉附着处,有加强股骨干坚固性的作用。在切开复位时,此嵴可作为骨折复位的标志。

从整体观察,股骨外观呈向前、向外的弧度,于中1/3更为明显。向前的弧度,有利于股四头肌发挥伸膝作用,在整复固定骨折时,应尽可能保持此弧线。

股骨的解剖轴是转子间中点至膝中点的连线,机械轴是股骨头的中心到二髁之间中点的连线,机械轴和解剖轴之间有5°～7°的夹角。股骨干的髓腔略成圆形,上中1/3的内径大体一致,有利于髓内钉固定。向下则渐变宽,在切面上呈卵圆形,髓内针容易移动。

股骨干被3组丰厚的肌肉包围,即伸、屈、内收肌群,伸肌群最大,而内收肌群最小。由于肌群太厚而股骨干的直径太小,单纯外固定不可能保持骨折整复后的位置,因此除不完全骨折外,经手法复位、夹板固定后应加用牵引固定以对抗肌肉的牵拉作用。伸、屈肌群互相拮抗,能较好地保持平衡,但没有足以与内收肌群对抗的外展肌群,故而在骨折远折端常常有向内移位的倾向;当骨折对位后,又常出现向外凸出成角的倾向,对这种移位和成角的倾向,治疗中要特别注意。

股动、静脉,在股骨上、中1/3骨折时,由于有肌肉相隔,不易被损伤,而在其下1/3骨折时,由于血管位于骨折的后方,而且折端常向后成角,故易刺伤该处腘动脉和静脉。

二、病因病理

多数骨折由强大的直接暴力所致,如汽车拉力赛、摩托车赛以及道路交通事故中的撞击(collision)、挤压(crushing)。以成人多见,骨折多为横断、蝶状或粉碎形。间接暴力的杠杆作用、扭转作用所致的多为斜形或螺旋形骨折,儿童可为青枝骨折。

成人股骨干骨折后,内出血量可达500～1 000 mL。出血多者,在数小时可出现休克现象。由挤压所致股骨干骨折,有引起挤压综合征(crush syndrome)的可能。

骨折端因受暴力作用,肌肉收缩、下肢自身重量等影响,可发生不同的移位倾向(图2-

3－23）。

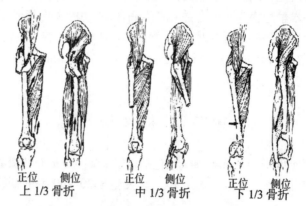

正位　侧位　　　正位　侧位　　　正位　侧位
上 1/3 骨折　　　中 1/3 骨折　　　下 1/3 骨折

图 2－3－23　股骨干骨折移位与肌肉牵拉的关系

（1）上 1/3 骨折　近折端受髂腰肌和臀中、小肌及外旋肌的作用，而产生屈曲、外展及外旋移位；远折端则因内收肌影响向后上、内移位。约占 19.7%。

（2）中 1/3 骨折　骨折端移位无一定规律性，视暴力方向而异，若骨折端尚有接触而无重叠时，由于内收肌的作用，骨折向外成角，一般约占 56.7%。

（3）下 1/3 骨折　远折端因受腓肠肌的牵拉多向后倾斜，有压迫或伤腘动脉、静脉和腓总神经、胫神经的危险，约占 23.6%。

中下段骨折常因暴力方向或搬运不当而致背靠背移位。

三、临床表现与诊断

（1）病史　多有严重的外伤史。如轻微暴力引起骨折，儿童要考虑佝偻病所致，青壮年应充分考虑骨病可能。

（2）伤肢局部肿胀（据估计，周径每增加 1 cm，相当于出血 50 mL 左右）。剧烈疼痛、活动障碍、短缩、成角畸形。

（3）查体　局部可扪及骨擦音，假关节活动，骨传导音减弱或消失。

（4）X 线检查　可进一步确定骨折类型和移位方向。

对下 1/3 骨折，应检查是否合并有血管和神经损伤。

四、治疗

（一）急救

处理股骨干骨折应首先着眼于全身情况，防治创伤性休克。同时，原则上采用最简单、最有效的方法固定。如用合适的木板放于患肢内、外侧各 1 块，内侧板抵住会阴部，外侧板超过骨盆平面，两板下抵踝部或足底，用布带或绷带绑住；如无木板时，可将患肢与健肢用布条或绷带绑在一起搬运。

（二）非手术治疗

1. 成人股骨干骨折的治疗

（1）骨牵引（skeletal-traction）　股骨干在骨折后因受肌肉的牵拉作用可发生畸形。单纯的外固定治疗，即使在成人的无移位完全骨折也不适用，仅偶可用于无移位的不完全骨折。一般的股骨干骨折均需采用牵引。牵引是复位的手段，也是维持复位的一种措施。对于成年患者而论，绝大多数需要骨牵引。

①滑动牵引(sliding traction)　滑动牵引的牵引力来自悬垂重量,而以身体体重为反牵引力。根据骨折的部位和类型,采用不同的牵引。除股骨干下1/3伸直型骨折(即骨折线由前上向后下斜行者)采用胫骨粗隆牵引外,其余骨折均可采用股骨髁上牵引。上、中段骨折屈髋45°外展30°;下段骨折屈髋中立位放置于托马斯(Thomas)架(图2-3-24)或布朗(Braun)架上。开始的牵引重量按患者体重的1/7~1/8计算,最小5 kg,最大10 kg。绝大多数骨折的移位在3 d内得到矫正,之后将牵引重量改为3~5 kg维持,并放好纸压垫,捆上小夹板,让病人进行股四头肌收缩及踝关节屈伸活动,部分患者可在1周内获得满意复位。另一部分不能自动复位者,则加用手法复位或兜布侧向牵引。

②90°-90°-90°骨牵引　特别适用于臀部和腹股沟区有开放伤口的患者。其优点是近侧骨折端的屈曲畸形可被保持垂直位置的远侧折端对合,并利用体重作为反牵引,肢体的对线则通过膝关节牵引的位置来调节,同时便于换药(图2-3-25)。此牵引的缺点是压力集中于小腿肚部位,易引起压疮。

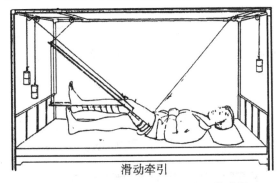

滑动牵引

图2-3-24　托马斯(Thomas)架平衡牵引

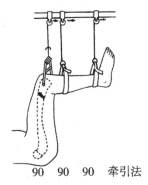

90　90　90　牵引法

图2-3-25　90°-90°-90°牵引

③拉塞尔(Russell)骨牵引　适用于股骨上端骨折。是利用牵引床架进行特殊组装形成合力牵引,肢体无需其他支架托附。悬垂重量约相当于所需牵引力的一半。患者较舒适,且便于坐起。不过,对中、上1/3长斜形或螺旋、粉碎骨折,虽可达到复位目的,但易致成角畸形,对横断骨折则应先行手法复位。

注意事项:①穿牵引针的方向必须正确,必须平行横截面,牵引力的作用线要与中心轴线大体一致。②牵引时经常测量下肢长度,听骨传导音。③在长时间的牵引过程中,随着肢体局部情况的改变以及活动,牵引经常会出现各种变化。如牵引松动、悬垂重量滑脱或着地、托马斯架倾斜、皮尔逊(Pearson)附架的支点移位(图2-3-26)等均会影响牵引的效果,应及时发现,给予调整。④为了增加牵引力,同时减低对会阴部的压迫,可将床脚适当垫高。

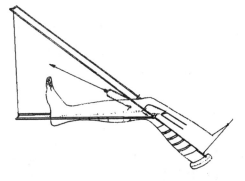

图2-3-26　皮尔逊(Pearson)附架支点移位

(2)手法复位和小夹板固定

①手法复位

在手法整复前,术者应先在骨折部位仔细触摸,辨认骨折的类型和移位的方向,确定整复方案,并与助手一起研究操作方法,以便互相配合,协同完成。现以股骨干中段骨折,且骨折远端向后、外方移位的患者为例来加以说明。

患者取仰卧位,由一助手固定骨盆,另一助手一手握膝部,另一肘挎腘窝,髋关节半屈曲位,屈膝90°,进行顺势拔伸牵引,矫正重叠,术者立于患肢外侧,用双手掌分别摸准内、外侧的骨折端,提远折端向外,推近折端向内纠正侧方移位;接着用一前臂置于骨折远段后方,用另一前臂压住骨折近段前方,向相反方向用力挤压,形成一种剪力,把上移隆起的骨折近端向下压,下移的骨折远端向上提升,纠正前后移位。

股骨上1/3和下1/3骨折的手法整复,基本与中1/3骨折相同。不同的是:在复位过程中,上1/3骨折应注意将远折段充分外展、外旋和屈髋,使之尽量与近段靠拢;下1/3骨折应进行屈膝牵引,使腓肠肌放松以减少骨折远段向后移位的倾向。

如斜形骨折背靠背移位,则需根据骨折发生时的部位、暴力作用方向和X线片的表现,了解远折段是顺或逆时针方向移位,在肌肉放松的情况下使骨折远端按原路返回,使背靠背的骨折面变为面对面,然后行骨牵引或在徒手牵引下复位。

②小夹板固定和持续牵引

上1/3骨折近折端前、外侧,远折端内、后侧放置压垫,小夹板固定(图2-3-27)。患肢置于外展30°,屈髋45°位,用维持重量进行牵引。

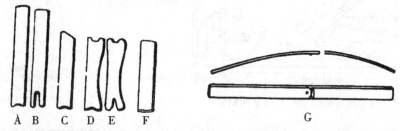

A—外侧板,胫骨结节牵引用,35cm×7cm×0.4cm; B—外侧板,股骨髁上牵引用,35cm×7cm×0.4cm; C—前侧板,(25~28)cm×(6~7)cm×0.4cm; D—内侧板,胫骨结节牵引用,(25~26)cm×(6~7)cm×0.4cm; E—内侧板,股骨髁上牵引用,(25~26)cm×(6~7)cm×0.4cm; F—后侧板,(25~27)cm×7cm×0.4cm; G—外展板,股骨干上1/3骨折用,70cm×7cm×1cm

图2-3-27 股骨小夹板

中1/3骨折小夹板固定后再行患腿髋、膝关节半屈曲位的维持牵引。

下1/3骨折患腿置于髋、膝关节半屈曲位维持牵引。若远折端向前移位者,则需将患肢处于伸膝位维持牵引。

(3)观察护理

复位后,早期注意观察足部有无发绀和麻木等症状,足背动脉是否正常,若发现问题应立即处理。以后要经常检查牵引方向和力线是否正确,重量是否适当,并注意压垫位置和髋、膝姿势。定期摄床边X线片,以便及时发现和处理可能发生的骨折再移位。

(4)功能锻炼

从复位第2天起,可开始练习股四头肌静力收缩及踝关节背伸(图2-3-28)、跖屈活动。如小腿及足部出现肿胀可适当配合按摩;第3周起允许直坐床上,用健足蹬床,以两手扶床练习抬臀,使身体离开床面,以达到使髋、膝关节开始活动的目的(图2-3-29、30);第5周开始,两手提吊杆,健足踩在床上支撑。收腹、抬臀,臀部完全离床,使身体、大腿与小腿成一平线,以加大髋、膝关节活动范围(图2-3-31)。解除牵引后上1/3骨折者加用外展板,在床上活动1周即可扶拐下地患肢不负重的步行锻炼。当骨折端有连续骨痂时,患肢可循序渐进地增加负重,再逐步过渡到单拐行走、弃拐行走。最后经X线片证实,完全愈合后解除夹板固定。

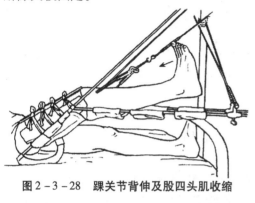

图2-3-28 踝关节背伸及股四头肌收缩

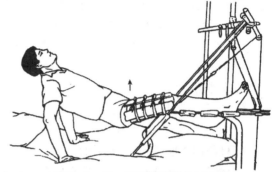

图2-3-29 锻炼膝髋的伸屈功能

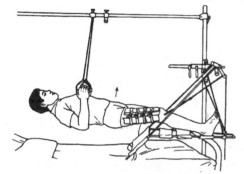

图2-3-30 加大髋膝活动范围

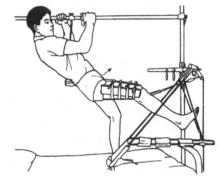

图2-3-31 站立床上锻炼

(5)中药治疗

早期宜活血祛淤、消肿止痛。内服制香片、复元活血汤;外用1号新伤药或新伤药水。中期宜和营生新、续筋接骨,可服接骨丸。后期宜补气血、养肝肾、壮筋骨,可服正骨紫金丹、健步虎潜丸等。解除夹板固定后,可外用1、2号熏洗药,使患肢活动功能尽快恢复。

2.儿童股骨干骨折的治疗

(1)小夹板固定法 对无移位或移位较少的新生儿产伤骨折,将患肢用小夹板或圆形纸板固定2~3周。对移位较多或成角较大的骨折,可稍行牵引,再行固定,因新生儿骨折愈合快,自行矫正能力强,有些成角或移位均可自行矫正。

(2)布赖恩特(Bryant)皮牵引 适用于3~4岁以下患儿。将患儿的两下肢用皮肤牵引,两腿同时垂直向上悬吊,其重量以患儿臀部稍稍离床为度(图2-3-32)。可加夹板固定。为防止骨折向外成角,可使患儿面向健侧躺卧,牵引3~4周后,根据X线片显示骨折愈合情况,去掉牵引。儿童股骨横断骨折,常不能完全牵开而呈重叠愈合。开始虽然患肢短缩,但因

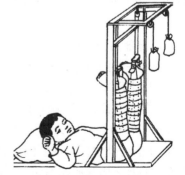

图2-3-32 布赖恩特(Bryant)皮牵引

骨折愈合期,血运活跃,患骨生长加快,约年余两下肢可等长。

(3)水平牵引　适用于4~8岁儿童,手法复位,徒手对抗牵引下,行皮牵引术,用胶布贴于患肢内、外两侧,再用绷带螺旋包扎。患肢放于垫枕上或小型托马斯架上,牵引重量为2~3 kg。上1/3骨折患肢屈髋、屈膝、外展、外旋;下1/3骨折,屈膝加大,以松弛膝后关节囊及腓肠肌,减小远折端后移倾向;中1/3骨折,屈髋稍外展,牵引时,加夹板固定,4~6周后,去除牵引,继续用夹板固定至骨折愈合。

(4)骨牵引法　适用于8~12岁儿童。因胫骨粗隆骨骺未闭,为免损伤,可在胫骨粗隆下2~3 cm处的骨皮质上穿牵引针。牵引重量为3~4 kg。同时用小夹板固定,注意保持双下肢和股骨的等长。

(三)手术治疗

对非手术治疗效果不佳的患者,均可行手术切开复位内固定术。

(四)陈旧性股骨干骨折的治疗

(1)畸形愈合(malunion)　主要是复位不佳或固定不牢,或无保护地过早负重所致。骨折呈成角、重叠、旋转畸形愈合。对成角在15°以上,旋转30°以上,重叠2 cm以上的纤维愈合或不坚强的骨折愈合,可采用折骨术,然后按新鲜骨折治疗。对骨折坚强愈合者可采用截骨术。

(2)迟缓愈合(delayed union)　可见于不适当的手术内固定,或断端间有软组织嵌入等。可取出固定物,清除断端间的纤维肉芽组织,然后行骨牵引,有效的小夹板固定,改善全身营养状态,内服接骨丸等,纵向叩击足底,促进骨折愈合。

(3)不愈合(nonunion)　可采用手术切开植骨及有效的内、外固定。值得注意的是,股骨干骨折后的膝关节功能障碍,是常见的并发症,其发生的主要病理改变是由于创伤或手术所致的股四头肌损伤,又未能早期进行股四头肌及膝关节的功能锻炼,膝关节长期处于伸直位,以致在股四头肌与髌上囊和骨折端之间形成牢固的纤维性粘连。由此可见,早期适宜的功能锻炼是十分重要的。

第三节　膝部骨折

一、膝部应用解剖生理

膝关节为人体中最大、最复杂的关节,属屈戌关节(hinge joint),其主要功能是负重。由股骨髁、胫骨平台、髌骨等骨性结构以及韧带、肌肉、肌腱、关节囊、半月板、滑囊等软组织构成。

(一)膝部的骨性结构

组成膝关节的骨骼有股骨下端、胫骨上端和髌骨。腓骨上端不参与膝关节的组成。

(1)股骨下端　股骨下端向两侧及后方扩大形成内侧及外侧髁,两髁末端为左右前后皆呈弧形的关节面,外髁适应于屈伸,内髁适应于旋转,两髁中间以髁间窝相隔。两髁关节相连处接髌骨的部分称为髌面,外侧髁的髌面大而高凸,与髌骨关节面较大的外侧部相接触,并防止髌骨外脱位。两髁侧面的上方分别有内及外上髁,为内外侧副韧带附着点。内上髁上方有突起之内收肌结节,是内收大肌的止点。在髁间窝内,膝关节的前、后交叉韧带分别止于外侧髁内面及内侧髁外面。

股骨下端的血运主要来自膝上动脉和膝内动脉的深支以及膝上外动脉等。股骨下端骨骺是下肢增长的主要骨骺,损伤后将影响下肢长度。股骨下端骨骺一般19～20岁时始与骨干愈合。

(2)胫骨上端　胫骨上端膨大成为胫骨内、外侧髁,其关节面较为平坦,称为胫骨平台(tibial plateau),约向后倾斜(14°±3.6°)。在胫骨内外髁之间骨质粗糙,其上突出部分为髁间隆起,由两个胫骨髁间结节构成,其高低常有变异。在胫骨髁间结节之前、后,各有平坦小区,名髁间前、后区,为膝关节前、后交叉韧带及半月板附着处。胫骨髁间结节借一小沟分开,一方面作为膝前、后交叉韧带的附着点,另一方面可以防止股骨及胫骨向侧方移动。胫骨上端前侧有一三角形突起,称为胫骨粗隆,为髌韧带的附着处,也是骨牵引的标志。在胫骨外侧髁之外下面有一关节面与腓骨头构成关节,不与膝关节相通。

胫骨上端骨骺也是下肢增长的主要骨骺之一,一般20岁始与骨干愈合。胫骨上端的血运主要来自膝下内、外动脉等。

(3)髌骨　约呈三角形,尖端向下,被包于股四头肌肌腱内,其后方为软骨面,与股骨两髁之间的软骨面相关节。髌骨上缘圆平而厚,称为髌底,为股四头肌腱的主要附着处。髌骨的下端尖起,称为髌尖,其后为粗糙面,为髌韧带的主要起点。髌骨的关节面居髌尖粗面的上方,略呈卵圆形,被两条纵嵴分为内、中、外三个关节面区,中间和外侧两关节面区又以横嵴分为上、中、下三区,以适应膝部不同程度屈曲时髌股关节面接触的需要。膝屈曲20°时,下区与股骨髌面相接触,约45°时中区接触,约90°时上区接触,屈至135°时则股骨内髁髌面与髌骨内侧关节面区接触。

髌骨是人体中最大的籽骨,起保护膝关节,特别是股骨关节面及股骨髁的作用。股四头肌腱至髌骨向下展开变为髌韧带,附着于胫骨粗隆上,可视为一个桥梁,有传递股四头肌力量、保护膝关节在半屈位的稳定性、防止膝关节的异常内收和外展以及前后活动。

(4)腓骨上端　腓骨上端为腓骨小头,仅与胫骨外侧髁构成关节,是膝外侧副韧带及股二头肌抵止点。腓总神经由腓骨颈后绕至前面,潜行于皮下,易被击伤或压迫。

由股骨两髁关节面画一线,另沿股骨干中线画一线,它们在内侧相交成一角,名股内角(medial femoral angle),正常时约100°,股骨机械轴线(即髋关节中心与膝关节中心的连线)应落在膝关节中心,与解剖轴所成角度约为6°。当出现膝外翻(gonycrotesis)或膝内翻(gonyectyposis)时,股骨机械轴将落在膝关节外侧或内侧。

(二)膝关节囊

由纤维层及滑膜层构成。近侧附着于股骨关节面的近侧缘,并向上突出,在股中间肌下形成大的囊袋后与髌上缘相连,远侧附着于胫骨关节边缘。股骨内、外上髁仍留在关节囊以外。膝关节的滑膜层面积较纤维层大,故在关节囊内层常折叠入关节腔内形成滑膜皱襞。膝关节囊本身对于关节的稳定并无多大作用。

(三)膝关节韧带及半月板

(1)胫侧副韧带　分为深浅两层。浅层呈扁宽三角形,由前面的纵形纤维和后面的斜形纤维组成。纵形纤维起于股骨内上髁和内收肌结节附近,止于胫骨上端的内侧面胫骨粗隆水平。斜形纤维又分为后上斜部及后下斜部,前者起于前纵纤维上端后缘,斜向后下,止于胫骨内侧髁后缘,并向后延伸,附着于内侧半月板后缘;后者起于前纵纤维下端后缘,斜向后上,越过半膜肌腱,止于胫骨内侧髁后缘,并附着于内侧半月板后缘。深层较短,呈条索样,附着于股骨与胫骨关节边缘,与关节囊及内侧半月板相连。近来将浅层称为内侧副韧带,深层称为内侧关节囊韧带。膝关节屈曲位时,浅层前纵纤维紧张;伸膝位时,深、浅层韧带均紧张;膝半屈位时,韧带均处于松弛状态。

(2)腓侧副韧带 呈圆条状,起自股骨外髁,止于腓骨头,与关节囊及外侧半月板间有腘肌肌腱相隔。伸膝时紧张,屈膝时松弛。

(3)前交叉韧带 起于胫骨髁间前区,向后上外呈扁形,止于股骨外髁内侧面之后部。其纤维可分为前内侧及后外侧两部分。屈曲时前内侧部紧张,伸直时后外侧部紧张,在膝屈曲 40°~50°较松弛。其主要功能为防止胫骨过度前移,并能制止膝关节过分伸直。

(4)后交叉韧带 起于胫骨髁间后区,向上并向前内,越过前交叉韧带内侧,呈扇形止于股骨内髁外侧面的前部,比前交叉韧带大、短、直,且更为坚强。膝屈曲时可防止胫骨后移;伸直时,可防止膝过伸,并可限制膝内、外旋活动。

(5)髌腱 髌腱上端起于髌骨下缘及后面的下部,向下止于胫骨粗隆。如果认为髌骨是在股四头肌内发生的一个较大籽骨,髌韧带不妨看作是股四头肌腱远端的延长部分。髌韧带与髌骨两侧有髌支持带,它使髌骨两缘胫骨平台边缘及侧副韧带坚强连接,使髌骨下端极为固定,与股四头肌、髌骨、髌腱构成重要的膝关节伸直装置。

(6)半月板 介于股骨和胫骨两关节软骨面之间,是半月形的纤维软骨盘,切面呈三角形,其内部为混有大量弹性纤维的致密胶原纤维,外表覆以薄层纤维软骨。

内侧半月板周径较大,呈"C"形,前端附着于胫骨髁间前区前内侧,居前交叉韧带起点和外侧半月板前角之前,后端附着于髁间后区位于外侧半月板后角及后交叉韧带附着点之间。外侧半月板呈"O"形,较内侧半月板小而略厚,前角附着于胫骨髁间前区前交叉韧带之后,后角附着于胫骨髁间后区内侧半月板后角之前。外侧半月板的外侧有一沟,腘肌腱将外侧半月板与腓侧副韧带隔开。半月板的主要功能为加深胫骨关节面、保护膝关节的稳定性、吸收震荡。

(三)膝关节的血管和神经

膝关节的血液由膝关节动脉网供给,主要有股动脉、腘动脉、胫前动脉、股深动脉等。腘动脉上段与股骨下段紧贴,当股骨下端骨折时,易被伤及。膝关节的神经前部由股神经的肌皮支、闭孔神经前支及隐神经支配;后部由坐骨神经及其分支胫神经以及闭孔神经的后支支配。其中腓总神经沿股二头肌内后缘下行,从股二头肌腱与腓肠肌外侧头间绕腓骨颈,在腓骨长肌与腓骨间分为浅深两支。

(四)作用于膝关节的肌肉

(1)膝前肌 为股四头肌,由股直肌、股外侧肌、股内侧肌和股中间肌组成,在下端汇成肌腱,经髌骨、髌韧带止于胫骨粗隆。主要功能是伸膝,其中股外侧肌是最强大的伸膝肌,而在膝关节伸直最后 10°~15°时,股内侧肌起主要作用。

(2)膝内侧肌 有缝匠肌、股薄肌、半腱肌、半膜肌。其功能除分别有屈膝和内旋小腿的作用外对膝关节内侧的稳定性有十分重要的作用。

(3)膝外侧肌 有股二头肌、腘肌、阔筋膜张肌及髂胫束。主要功能是屈膝、伸膝以及维持膝外侧的稳定性。

(4)膝后肌 为腓肠肌。主要有屈膝和稳定膝关节后侧的功能。

二、股骨髁上骨折

凡发生于股骨髁腓肠肌起始点以上 2～4 cm 范围内的骨折称为股骨髁上骨折（supra-condylar frctures of femur）。好发于 20～40 岁青壮年。

（一）病因病理

本类骨折主要为强大的直接暴力所致，如汽车冲撞、压砸、重物打击和火器伤等，其次为间接暴力所致，如自高处落下，足或膝部着地，或扭转性外力等。此外，膝关节强直的病人，因废用性骨质疏松或老年性骨关节炎及骨质疏松，由于膝部杠杆作用增加，亦容易发生髁上骨折。股骨髁上骨折，根据骨折线和骨折移位方向可分为伸直型和屈曲型，以后者多见。

（1）伸直型　骨折线是由前上斜向后下，也可是横形。骨折远端向前移位。远近折端前后重叠移位（图 2－3－33）。

（2）屈曲型　多为斜形，骨折线从前下斜向后上。其远折段因受腓肠肌牵拉及关节囊的紧缩，向后移位（图 2－3－34）。其锋利的骨折端有刺伤腘动脉的危险。近折端向前下可刺破髌上囊及前面的皮肤。

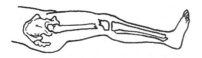

图 2－3－33　伸直型股骨髁上骨折

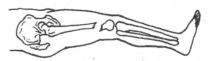

图 2－3－34　屈曲型股骨髁上骨折

（二）临床表现与诊断

（1）病史　伤者常有明确的患侧大腿受到直接打击或扭转性外力，或由高处跌下，足部或膝部着地的受伤史。患肢当即不能站立、行走。

（2）伤侧大腿中下段疼痛、严重肿胀，患肢短缩畸形，功能障碍。

（3）查体时局部有异常活动和骨擦音。屈曲型骨折，有时可扪及在髌骨上方突出的骨折近端，伸直型骨折，可见患处前后径增大。纵轴叩击痛。

（4）局部如出现较大血肿，且胫后、足背动脉搏动减弱或消失，应考虑腘动脉损伤的可能。同时应注意检查有无胫神经的损伤。此外在检查时应防止膝关节过伸，以免加大移位造成血管损伤。

（5）X 线检查　膝部正、侧位 X 线片可确定骨折类型及移位情况。

（三）治疗

1. 非手术治疗

无移位股骨髁上骨折（多为儿童青枝骨折，成人无移位者少见）先将膝关节内积血抽吸干净，然后，采用单纯超关节夹板固定。前侧夹板下端至髌骨上缘；后侧夹板下端至腘窝中部；两侧以带轴活动夹板行超膝关节小腿上端固定。此固定保持膝关节有一定活动度。固定 4～8 周后可除去外固定，练习关节活动，在固定期间应练习股四头肌收缩活动。有移位骨折，用股骨髁上牵引或胫骨粗隆牵引，纠正移位。残余移位，用手法加以矫正，并用夹板外固定。

（1）骨牵引

在骨牵引下，大多数骨折能有效地整复移位。不同类型，应采用不同的牵引方法。

①屈曲型　选用股骨髁冰钳（ice-tongs traction）或克氏针股骨髁或髁上牵引法，膝关节屈曲位，将后移的远折端向前牵引而逐渐复位（图2-3-35）。若远折端向后移位严重，选用双骨牵引法：一牵引弓行股骨髁向上垂直牵引，另一牵引弓作胫骨粗隆水平向前骨牵引（图2-3-36）。

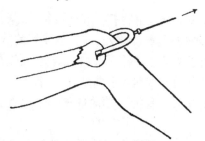

图2-3-35　屈曲型股骨髁上骨折的骨牵引　　　　图2-3-36　屈曲型双骨牵引法

②伸直型　采用胫骨粗隆骨牵引，膝关节稍伸直位。

牵引重量一般为7~10 kg，待骨折端被牵引复位时，应减至5 kg左右，并施用手法纠正残余移位。

（2）手法整复

单纯手法复位，往往因周围的肌肉牵拉而在复位后又重新移位。手法整复一般用于在牵引复位过程中纠正残余移位。如为伸直型股骨髁上骨折，在维持胫骨粗隆牵引下，两助手分别握住大腿中下段及小腿近段对抗牵引，术者一手将近折端向前上提托，另一手置大腿下段前面向后压，同时握远端的助手将膝关节处于稍伸直位，即可复位。屈曲型股骨髁上骨折，在维持股骨髁上牵引下，膝关节处于屈曲位，术者用双手将患肢远端向前端提，助手将骨折近端向下挤按，或用手相对挤压，以纠正残余的前后及侧方移位。

在手法复位时，应注意扪足背动脉搏动情况，以防造成医源性血管损伤。

（3）小夹板固定

在相应骨移位处加压垫，但远端背侧不应放置压垫，以免压迫腘动脉。使用股骨4块夹板固定。前侧板下抵髌骨上缘；后侧板下端抵腘窝中部；内外侧夹板应较长，可将夹板下端中间割开，将牵引针插在割开的缝中进行牵引。牵引6周左右，解除牵引，换超膝关节夹板固定。

（4）功能锻炼

股骨髁上骨折为邻近关节部位的骨折，应强调早期功能锻炼，否则易引起膝关节僵直。复位后，即应鼓励病人作患肢股四头肌静力性收缩，并可推动髌骨防止粘连。随着骨折愈合，可在超膝夹板固定下，进行膝关节屈伸活动，范围由小到大。

（5）药物治疗

可按3期分治原则。该部出血多，故早期采用活血化瘀中药。内服活血祛瘀汤；中、后期给予续筋接骨的接骨丸、虎潜丸内服。

2. 手术治疗

对移位严重或有血管神经压迫症状，估计骨牵引加手法复位有困难或难以成功者，行切开复位内固定。腘窝部血管受压或损伤症状明显，经牵引或手法复位，足背、胫前动脉搏动仍未恢复者，也应及早切开，手术探查修补破损的动脉。此项工作一般应在伤后6 h内完成。胫神经损伤多为挫伤,可逐渐恢复。

三、股骨髁间骨折

股骨髁间骨折(intercondylar fracture of the femur)又称股骨双髁骨折,属关节内骨折,是膝部较严重的损伤。因本病涉及关节面,故复位要求高,预后一般较髁上骨折差。患者多为青壮年男性。

(一)病因病理

股骨髁间骨折多是从高处坠下足着地,身体重力沿股骨干向下传递,地面反作用力经胫骨向上传递交会于股骨髁部,先发生股骨髁上骨折。暴力继续作用,使骨折近端向下,嵌插于股骨两髁之间,将股骨髁劈裂成内、外两块,并向两侧分离。或者膝前部着地,三角形样的髌骨如同楔子将两髁劈开。骨折线常呈"T"形或者"Y"形(图2-3-37),亦可见股骨髁部的粉碎骨折。

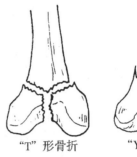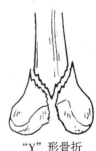

"T"形骨折　　"Y"形骨折

图2-3-37 股骨髁间骨折类型

因骨折线通过髁间窝,故此种骨折为关节内骨折。骨折的近折端可穿破髌上囊、股四头肌腱和皮肤,远折端亦可能刺破腘动脉。远折端常向后成角和移位,或两髁呈旋转移位,或出现重叠移位。在治疗中,如果复位不满意常引起创伤性关节炎(traumatic arthritis)和膝关节僵硬(stiffness of knee)。

(二)临床表现与诊断

(1)病史　都有明确的外伤史,如高处坠落等。伤者以青、壮年居多。

(2)伤侧膝部疼痛、严重肿胀、皮下瘀斑,膝关节呈半屈曲位,患肢缩短,膝部可有横径或前后径增大,下肢功能丧失。

(3)关节内常有严重积血,浮髌试验(floating patella test)阳性。关节穿刺,在抽出的积血中可见有脂肪滴(fat drop)。

(4)局部压痛明显,能扪及两髁间的骨擦音,纵向叩击痛。

(5)膝部正、侧位X线片可明确诊断及骨折类型,并可了解关节腔内是否有骨折块嵌入。

(6)可发生腘窝部神经、血管,以及膝关节韧带、半月板等合并损伤。

(三)治疗

1.股骨髁间骨折疗效不佳的原因

股骨髁间骨折是关节内骨折,其临床上治疗效果往往不佳的主要原因有:

(1)股骨周围有关节囊、韧带、肌肉及肌腱附着,骨折块受这些组织的牵拉不易复位,也不易维持复位。

(2)股骨髁间骨折在伴有相邻支持结构,如侧副韧带、交叉韧带损伤时,可造成膝关节不稳定。也可因股四头肌的损伤、髌上囊的损伤而造成伸膝装置粘连,损害膝关节的伸屈功能。

(3)骨折可造成股骨髁与胫骨平台,髌骨与股骨关节面之间相应关系的破坏,改变了膝关节的正常解剖轴与机械轴,破坏了膝关节的正常负荷传导过程。

治疗时要求:①尽量达到解剖复位(anatomical reduction),恢复关节面的光滑完整,防止创伤性关节炎；②固定要牢靠,要较好地贯彻动静结合的原则,早期进行练功活动,使膝关节功能尽可能恢复。

2. 非手术治疗

(1)超膝关节夹板固定 适用于无明显移位的骨折。在常规消毒铺巾后,行膝关节穿刺,抽出积血加压包扎。用超膝关节夹板和铁丝托板固定患膝于微屈位6~8周。

(2)骨牵引、手法整复加超膝夹板固定 移位骨折先在严格无菌条件下,行膝关节穿刺。根据移位情况行骨牵引,如两髁分离严重,可采用股骨髁冰钳牵引;两髁分离不明显,则行胫骨粗隆牵引。在重叠移位基本矫正后行手法整复。

手法整复:患者仰卧,一助手握住患大腿,另一助手握住小腿下段,拔伸牵引,术者立于患侧,两拇指置于近折端前面,两手余四指环抱远折端后部(即腘窝)。用提按法矫正远折端的后移或后旋。施此手法时不能用力过猛,防止损伤腘动脉。然后双手相扣,两手掌根抱于两髁侧面相对挤压,同时握小腿的助手轻度屈膝,即可复位。超膝关节夹板固定,将小腿放在牵引架上,膝关节保持在屈曲45°位置,使腓肠肌处于松弛状态。6周后可解除牵引,继续用超关节夹板固定。

(3)功能锻炼 应贯穿于骨折治疗全过程,并强调早期功能锻炼。通过肌肉收缩活动时产生的动力、夹板固定的压力及胫骨平台对破裂的股骨髁关节面进行磨造,有效地保持骨折对位以及关节面的平整,矫正残余移位。并可防止关节囊粘连,肌肉、韧带挛缩,有利于骨折愈合及关节功能的恢复。骨折固定后,即可作股四头肌静力收缩。2周后可主动屈伸膝关节,活动范围由小到大,开始时,允许患者以手帮助进行膝屈伸活动2~3周,范围在10°~20°;然后增加到30°~40°,但切忌暴力屈伸;6~8周后取牵引扶拐下地不负重行走锻炼,直至X线片显示骨性愈合,才可逐步下地行走。

(4)药物治疗 与股骨髁上骨折相同。如已形成创伤性关节炎,可服抗骨质增生丸,局部用3号熏洗药熏洗。

3. 手术治疗

(1)钢针经皮撬拨或钢针经皮内固定 患者仰卧于复位台上,股神经根阻滞麻醉或局部浸润麻醉及无菌操作下进行。先通过透视确定需复位的骨片、进针位置和撬拨的方向。如股骨内髁骨折片内旋移位,在股骨内髁内侧面用钢针穿过皮肤,戳住骨折片,撬拨整复旋转移位。若内、外髁两骨片旋转移位,在股骨外髁外侧面和内髁内侧面用两钢针经皮撬拨,对向挤撬或加手挤压复位。对不稳定者可钢针经皮固定,分别在股骨内髁的内下缘和股骨

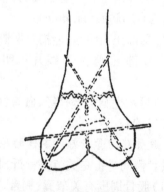

图2-3-38 股骨髁间骨折闭合钢针固定

外髁的外下缘,向上呈45°角各插一根钢针,将移位的骨块固定于骨折近段。如两髁有分离,再由外髁向内侧横插一钢针,将两髁贯穿固定(图2-3-38),针尖要穿过对侧骨皮质3mm,针尾剪断并弯曲,无菌敷料包扎,超膝关节夹板固定。8~12周临床愈合后拔针。

(2)切开复位内固定 严重开放骨折或手法复位失败者,行切开复位内固定。手术采用膝前内侧切口由股直肌与股内侧肌间隙进入显露骨折部位,准确复位,先用一长螺钉或骨栓固定两髁后再用钢板固定髁上部分。术后尽早进行屈、伸膝关节功能锻炼。

四、股骨单髁骨折

(一)病因病理

股骨单髁骨折(unicondylar fracture)主要因直接暴力撞击大腿下端外侧或内侧,发生股骨内髁或外髁骨折。在强力膝内收性损伤时,发生股骨内髁骨折,可合并外侧副韧带和前交叉韧带损伤;反之,如强力膝外展性损伤,则可发生外髁骨折,有时合并内侧副韧带及前交叉韧带撕裂。此外,间接暴力也可导致股骨单髁骨折。如从高处坠落,膝关节处于伸直位,由于体重向下的冲力以及向上的地面反作用力,作用于股骨外髁引起外髁骨折。由于膝关节常有生理性外翻,外髁的应力比内髁集中,外髁与内髁间的应力比为1:1.5,而且外髁的结构比内髁薄弱,故外髁骨折多见。单髁骨折块一般较完整,但侧方移位明显,严重者可有膝关节脱位或侧副韧带损伤。

(二)临床表现与诊断

与股骨髁间骨折相似,只是肿痛等阳性体征局限于股骨髁的单侧。X线片可确诊。

(三)治疗

1.非手术治疗

单髁骨折的治疗原则与髁间骨折相似,但须注意预防因复位不当而产生膝内、外翻,以及创伤性关节炎。以左侧股骨外髁骨折为例,患者仰卧,麻醉后助手一手握踝关节,另一手向外推膝关节,使膝关节内翻,以加大膝关节外侧间隙,术者用双手自上而下地向内推按移位的骨折片,使骨折复位。若骨片向上移位较重,可在行胫骨粗隆牵引情况下,再行手法复位。复位后超膝夹板固定。

2.手术治疗

骨折块有明显移位,手法整复不能达到满意复位者,可采用钢针撬拨,或手术切开复位内固定。

五、髌骨骨折

髌骨骨折(fracture of the patella)又称膝盖损断、膝盖骨破。《医宗金鉴·正骨心法要旨》云:"膝盖骨即连骸,亦名髌骨,形圆而扁,复于胻上下两骨之端,内面有筋联属。"髌骨骨折是常见的关节内骨折,约占全身骨折的2.71%,以青壮年为多,儿童极为少见。

(一)病因病理

(1)直接暴力 常见从高处跌下或失足滑倒,膝关节跪地致伤;或踢伤、撞伤、重物直接打击髌骨等引起(图2-3-39)。骨折多为粉碎形或星形,其髌前腱膜、股四头肌腱及髌两侧腱膜和关节囊多保持完整,骨折移位较小。关节软骨面损伤严重,后期易出现创伤性骨关节炎。

(2)间接暴力 常见于运动或行走时,膝关节呈半屈曲位,髌骨位于股骨滑车面顶点形成支点。此时,股四头肌为了维持关节的位置骤然收缩,髌韧带固定着髌骨下部,而股骨髁部向前顶压髌骨,3种力量同时作用,造成髌骨骨折。间接暴力所致多为横行骨折,移位大,髌前筋膜及两侧扩张部撕裂严重。

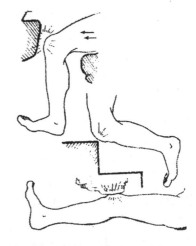

图2-3-39 直接暴力致髌骨骨折

（3）直接暴力和间接暴力共同作用　这种情况在运动创伤中多见。如在足球运动中，两名运动员膝关节顶撞，所致髌骨骨折，看起来是直接暴力，却出现分离的横行或粉碎形折块。

（4）应力积累　当膝关节屈曲时，髌骨紧压在股骨髁关节面上，形成杠杆的支点，髌下极呈"悬空"状态，当股四头肌用力收缩时，髌骨上、下腱极度紧张，在髌骨下段产生一个由前向后的张应力，当应力不断积累超过了骨质所能承受的范围时，髌骨前面的骨小梁可由前至后逐渐折断形成髌骨应力性骨折（stress fracture of the patella）。

髌骨骨折可分为横断、粉碎、纵形和撕脱4类。撕脱者多在髌骨下极，不涉及关节面。

（二）临床表现与诊断

（1）大多有明显的受伤史。

（2）膝部疼痛、无力，不能主动伸膝，或不能站立。

（3）膝关节明显肿胀和皮下瘀斑。可扪及髌前凹陷及骨擦音。

（4）X线片有助于确诊，但应注意：①应采用膝关节侧位及斜位片，而不用前后位。侧位片有助于判明横断骨折以及折块分离情况。内、外旋45°斜位片避免与股骨髁重叠，显示髌骨全貌，有利于诊断纵形骨折。必要时可加摄髌骨切线位X线片。②临床上怀疑有髌骨骨折，而X线片阴性者，还应考虑有股四头肌髌骨附着部或髌韧带髌骨附着部损伤的可能。③二分髌骨多位于髌骨外上极（约占75%），位于内缘及下缘者少见。副髌骨与主髌骨之间的间隙较整齐，临床上局部无压痛。

（三）治疗

1.治疗原则

髌骨骨折的治疗原则是：①恢复髌骨在膝关节伸屈与稳定方面的作用；②最大限度地恢复髌骨关节面的平整与光滑，预防产生创伤性关节炎；③尽可能早地开始关节的伸屈活动，以防止关节僵硬。

2.非手术治疗

（1）手法整复、膝圈外固定　适用于新鲜骨折，分离不超过1.5 cm者。患者仰卧，伤膝伸直，术者一手拇、示二指扶持固定下折块，另一手拇、示二指扶持上折块向远侧推挤，使两折块对位合拢，再以按法矫正向前移位的骨折块（图2-3-40）。复位后用一与髌骨大小相宜的抱膝圈（用棉花及绷带做抱膝圈，圈上系布带4根）、盘形纸壳和铁

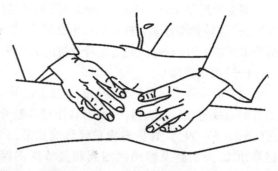

图2-3-40　髌骨骨折的整复手法

丝托板固定于伸膝位4~6周（图2-3-41），但不能过伸，否则易出现远折块向前倾斜。若膝关节肿胀严重，可在无菌操作下抽吸膝关节积血或服用活血化瘀消肿的中药，待肿胀消退后，再行手法复位。固定后，早期抬高患肢，禁做屈膝动作，可主动活动踝及趾关节，活动健肢；中期股四头肌静力收缩；后期解除外固定，加强膝关节伸屈活动。

（2）药物治疗　一般按骨折3期用药原则处理，但髌骨骨折，关节内积血较严重，初期宜大量使用活血化瘀药及渗湿药，如桃红四物汤加薏苡仁、汉防己、车前子等。

3.手术治疗

适用于手法复位失败,或分离大于1.5 cm的新鲜骨折和陈旧性骨折。在股神经阻滞麻醉和大腿上气囊止血带下进行。可采用髌骨下方弧形横切口,切开皮肤、髌前囊,显露髌骨前面、骨折断面及其两旁腱膜,清除骨折块间血肿,冲洗关节腔内的组织碎块,然后选用下列方法内固定:

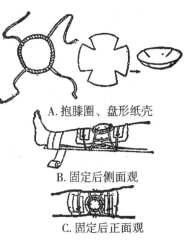

A.抱膝圈、盘形纸壳

B.固定后侧面观

C.固定后正面观

图2-3-41 膝圈固定法

(1)纵行缝合法 用直径2 mm的钻头,距髌骨内、外缘1 cm处,经髌骨内钻两个纵行的洞,两洞均穿过骨折断面前后缘的中点,并相互平行。用10号粗线4~6股或适当粗细的不锈钢丝穿过两洞做"凵"字形襻结,用两把巾钳在髌骨内、外缘钳夹,使两骨块靠拢,完成解剖学复位后,将钢丝或丝线两头拉紧并相互扭结固定(图2-3-42)。然后再逐层缝合撕裂软组织和皮肤。术后铁丝托板固定于屈膝20°左右4~6周,以后下地扶拐行走。

(2)周边缝合法 适用于粉碎骨折者。骨折块手法整复后,以巾钳暂时固定,用22号不锈钢丝或10号粗线紧贴髌骨边缘作荷包式缝合,深度要适中,不可偏浅,以免收紧时关节面的骨折间隙张开。钢丝进入组织部要多些,露出组织外的部分要尽可能少,这样固定比较牢固。在将骨折块轻轻敲击使其更严密地对合操作中,逐渐收紧钢丝或丝线,打结固定,缝合筋膜。

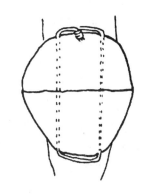

图2-3-42 纵行缝合

(3)AO张力带固定 与纵行缝合法相比,张力带固定法能克服膝关节活动时,产生于髌骨前侧的张应力,使其转变为压应力。

先自远折端骨折面,逆行穿出两枚克氏针,正位上两针各在中1/3与侧1/3交界处,在侧位,针穿过髌骨前后径中点,针自髌腱两侧穿出,至针尾与骨折面相平齐时,将髌骨骨折复位,用两把巾钳在髌骨两侧上、下夹持,暂时固定。检查髌骨关节面平整后,把克氏针回穿入近折端,自股四头肌腱穿出。两针上极弯成钩状,每根针的两端露出骨外,将钢丝绕经此4个外露的针端,然后扎紧,并将钩端击入骨内(图2-3-43)。此手术的关键是使缝合固定的钢丝在髌骨前方形成拉力以抵消骨折前方的分离张力,因此绝不可使纵行跨过骨折线的钢丝过分偏向侧方,从而失去其张力带

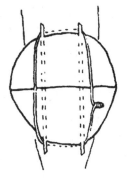

图2-3-43 AO张力带固定法

固定的作用。也可采用两根钢丝分别绕经两枚克氏针的首尾外露针端,然后扎紧。对于有移位的粉碎骨折,可在采用双半环髌骨周围缝合的基础上加张力带固定,其克氏针的方向可根据存在的较大骨折块的位置而加以选择。或横行穿克氏针,钢丝在髌骨前行"8"字形交叉结扎。固定后,再缝合髌前组织及扩张部,在手术台上屈膝90°,检查固定效果。

术后不用外固定,第二天可作股四头肌静力收缩。练习屈膝时间:髌骨横行骨折及下极

骨折在术后 3~5 d,对粉碎骨折在 1~2 周。

(4)髌骨爪固定法　分离移位较明显的髌骨骨折,可采用髌骨爪(抓髌器)固定,疗效颇为满意。

(5)髌骨部分切除术　对于髌骨横形骨折或粉碎形骨折,一骨块较大且完整,另一骨块较小已粉碎无法整复固定者,可切除较小骨块或骨折粉碎部分,将髌韧带附着于髌骨上段,或将股四头肌附着于髌骨下段骨块。

(6)髌骨全切除术　适用于不能复位,不能部分切除的严重粉碎性骨折。切除粉碎骨块时,应尽量保护其股四头肌腱膜。髌骨切除后,要缝合两旁撕裂的扩张部及关节囊,使其恢复到正常松紧度,然后,将股四头肌腱下拉与髌腱缝合。

(7)关于是否髌骨全切除术　王亦璁认为:①完全无痛或偶有轻微不影响日常生活及工作;②股四头肌肌力 5 级;③膝关节主动伸直正常,屈曲受限在 20°以内;④X 线片无明显创伤性关节炎改变。如依上述标准衡量则保留髌骨者疗效最好,部分切除及全切除者均较差。髌骨全切除者主要的问题是股四头肌力弱,其次是伸膝受限,髌骨全切除后,股四头肌力臂明显缩短,必须增加 15%~30% 的肌力才能完成伸膝动作。尽管股四头肌有一定潜力来代偿,但体弱年老的患者,或在站立、行走过久后,很容易出现股四头肌力弱,打软腿以至膝关节不稳。

如在手术时为避免出现伸膝力量偏弱而加强重叠缝合,则又会遗留较多的屈曲受限。

六、胫骨髁骨折

胫骨髁骨折(fracture of condyles of tibia)又称为胫骨平台骨折(table fracture of tibia),好发于青壮年,男性多于女性。因受伤时多为膝外翻位,故胫骨外髁骨折的发生率高于内髁。保罗(Paul,1973 年)报道胫骨髁骨折 260 例,其中外髁占 70%,内髁占 12%,双髁占 18%。由于胫骨髁部为松质骨组成,一旦发生挤压塌陷,则骨折不易整复,因而影响关节面的完整性,成为关节功能失调和创伤性关节炎的诱因。

(一)病因病理

胫骨髁骨折多系严重暴力所引起,常见于行走中跌倒、骑车跌伤以及高处坠下等。在交通发达国家,汽车保险杠的撞击伤更为多见。根据暴力作用的方向其病因可分为外翻应力、内翻应力和垂直压缩力。

1.外翻应力

正常人站立时,膝关节有 10°左右外翻,着力点在外侧平台,故外翻应力损伤常见。如自高处坠落足着地时膝关节强烈外翻,股骨外髁对胫骨外髁的冲击,或直接暴力撞击胫骨外髁部而致胫骨外侧平台骨折。多有以下骨折类型(图 2-3-44):①胫骨外侧平台滑移骨折,股骨外髁冲击引起胫骨外侧平台产生滑移(sliding)骨折,骨折线自胫骨棘向下、向外,而主要关节面保持完整。②胫骨外侧平台塌陷骨折,外翻暴力增加,胫骨外侧平台发生塌陷(collape)骨折,可伴有腓骨颈骨折。严重者,可有胫侧副韧带、交叉韧带断裂和胫骨远端向内侧半脱位。③胫骨外侧平台劈裂骨折,股骨外髁关节面边缘的角(corner)将胫骨平台劈下(spliting)并向外下移位,致腓骨颈骨折。可伴有关节韧带断裂。④胫骨外侧平台挤压凹陷骨折,外翻暴力较大,股骨外髁将部分胫骨平台关节面连同骨折碎片压入劈裂的骨折断片之间,既有关节面的塌陷,又有关节面的劈裂。凹陷的骨碎片常阻止劈裂的骨折片复位,且影响关节面的平整。

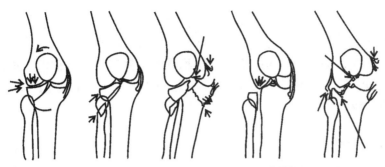

图 2 - 3 - 44　胫骨髁外翻应力所致骨折

2. 内翻应力

膝关节因暴力而致强烈内收或腿内侧受到直接暴力撞击所致胫骨内侧平台骨折。此骨折在临床上较少见。由于内侧平台和股骨内髁的两关节面内缘恰对齐,故股骨内髁撞击内侧平台可引起内侧平台的部分或全部塌陷骨折,或劈裂骨折,折块向内、下移位。同时,内翻暴力尚可引起腓骨头撕脱骨折和腓总神经损伤。

3. 垂直压缩力

多因高处跌下,膝关节伸直位着地,股骨内、外髁向下撞击内、外侧平台,可引起内、外两侧平台骨折。内、外侧平台骨折相互分离移位,可伴有平台下骨折移位,呈倒"T"或倒"Y"形(图 2 - 3 - 45)。垂直压缩力中凡伴有内翻力者,内侧平台损伤较外侧严重;凡伴有外翻力,则外侧平台较内侧更严重。

此外,胫骨平台骨折伴半月板损伤者常见。其中,又以半月板前角、后角或周围附着点的撕裂为多。

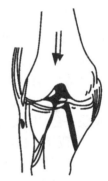

图 2 - 3 - 45　胫骨髁垂直压缩力所致骨折

临床上最常用的胫骨平台骨折分型是是由 Shatzker 在 20 世纪 80 年代提出的。他综合在他之前的 Moore 及 Hole 等人的分型后,并在自己大量的临床病例数据基础上总结了这种分型。该分型纠正了以往分型只注重形态学结构而忽略骨折部位的弊端。Schazker 将平台骨折分成了 6 型:Ⅰ型是外侧平台劈裂型,Ⅱ型是外侧平台劈裂合并塌陷型,Ⅲ型是外侧平台塌陷型,Ⅳ型是内侧平台劈裂或(和)塌陷型,Ⅴ型是双侧平台劈裂或(和)塌陷型,Ⅵ型的骨折涉及干骺端。

(二)临床表现与诊断

(1)有膝部外翻或内翻损伤,或高处坠跌膝部受损的历史。

(2)伤后膝关节肿痛,有广泛皮下瘀斑,严重移位者有关节内外翻畸形或异常侧向活动。

(3)局部压痛明显,可扪及骨擦音。如伴有腓骨头或腓骨颈骨折,可扪及腓骨头压痛及骨擦音。有腓总神经损伤者,可出现"垂足症"(drop feet)。检查时,应注意是否合并有膝关节韧带伤。

(4)X 线片有助于了解骨折塌陷及移位程度。一般说来,实际损伤往往比 X 线片所显示的严重。

（三）治疗

胫骨髁骨折为关节内骨折，折线通过关节面，既不易整复，又不易固定。其治疗目的是：恢复膝关节面的平整，纠正膝外翻或内翻畸形，减少创伤性关节炎的发生；早期活动，防止膝关节粘连，恢复膝关节功能。

1. 非手术治疗

（1）无移位或轻度移位骨折　在无菌操作下，抽吸干净关节内积血或积液，局部外敷新伤药，超膝关节夹板或下肢皮肤牵引固定 4 ~ 6 周。1 周后可作股四头肌绷劲练习，2 周后可作主动屈伸膝关节练习，但患肢不宜过早负重。一般需 6 ~ 8 周折线模糊或消失后才可开始负重。

（2）单侧胫骨髁劈裂骨折　先行跟骨牵引，在腰麻或局部血肿内麻醉下进行手法整复。以外侧髁骨折为例：患者平卧，一助手握大腿下段，另一助手握小腿下段行对抗牵引，在纵向对抗牵引下，握远端助手略内收小腿成膝内翻，若外侧关节囊未破裂，可因其紧张收缩而将骨折块拉向近、内侧；术者立于患侧，用双手拇指按压骨折片向上、内复位，以进一步矫正残余移位。复位后，必须摄 X 线片以了解复位情况。内髁骨折手法相反。复位后用超关节夹板及相应压垫固定，并维持牵引。

（3）平台塌陷骨折　可行单纯的跟骨牵引复位，或在 X 透视下行钢针撬拨复位。常规无菌操作下，用合适细钢针（一般直径为 2 ~ 3 mm）撬拨。以外髁为例，保持膝关节内翻位，在外侧平台前外的下方，离关节面约 3 cm 处，将钢针穿过皮肤，向后上方进针。在 X 线透视下，用针前端抵住平台塌陷骨折块，作撬拨复位。并在撬拨的同时，在胫骨上端外侧，配合手法向中部推挤。复位经 X 线透视满意后，再用一钢钉穿过皮肤，作骨折内固定。

（4）双侧胫骨髁骨折或粉碎骨折　行胫骨粗隆或跟骨牵引，矫正上移位，然后在牵引下行手法复位。两助手分别握大腿下段及小腿下段对抗牵引。术者以两手掌合抱，用大鱼际部置于胫骨内、外髁上端之两侧，相对挤压，使折块复位。随后超膝关节夹板固定。

如果平台粉碎骨折较严重无法复位者，可行跟骨牵引，抽积血后膝关节完全伸直并抬高 30°，牵引重量 3 ~ 3.5 kg。儿童可改为皮牵引。牵引时间 30 ~ 80 d，每天做膝屈曲 90°，然后做伸直的主动活动。经摄片显示临床愈合后，取牵引，下地扶双拐活动，90 d 内患肢不负重。通过早期活动磨造出较理想的关节面，即使是严重的粉碎骨折，远期效果一般仍较理想。

（5）功能锻炼　胫骨髁骨折凡行骨牵引者，复位后在牵引下可主动练习伸屈膝关节，以利于残余移位的整复及关节面的塑形。股四头肌静力收缩主动活动踝关节等。取牵引后，按摩、熏洗，作膝关节功能锻炼，扶拐不负重下地行走，待骨折完全愈合后方可负重行走。

（6）药物治疗　根据骨折 3 期用药原则，参考股骨髁上骨折。

2. 手术治疗

手术治疗的适应证主要为：①胫骨髁骨折合并有关节韧带损伤，目的是修复韧带；②胫骨压缩骨折超过 10 mm，特别是整个髁的压缩而非手术治疗难于复位者，需充填骨质缺损区。采用腰麻或硬膜外麻醉，前内或前外切口。对单侧劈裂骨折，可采用长螺丝钉固定；对"T"和"Y"形采用骨栓固定或用支持骨板加长螺丝钉固定。对严重压缩塌陷骨折，可行软骨板下植骨术，替代损伤的平台关节面。对有韧带断裂且严重影响关节稳定的要及时给予修复。术后托板外固定 4 ~ 6 周,去托板后积极练功。8 ~ 10 周开始负重。

对于胫骨髁骨折,国内有报告指出,非手术疗法的优良率可达 77%,而手术治疗后的优良率仅为 45%。这种情况表明,非手术治疗加上早期功能锻炼仍是胫骨髁骨折的主要治疗方法。

七、胫骨髁下骨折

胫骨髁下骨折(hypocondylar fracture of the tibia)是指胫骨在膝关节平面下 5 ~ 6 cm 松质骨与皮质骨相交处发生的骨折。

(一)病因病理

可由重物打击,汽车碾压、冲撞等直接暴力,或从高处跌下等间接传递暴力所致。骨折远端常向后移位,易发生向前成角或向内成角,或有重叠移位。远折端后移易压迫胫前动、静脉和胫后动、静脉。此处是松质骨,出血多,可渗入小腿后侧肌间隔,引起小腿肌肉间室综合征。严重者引起小腿后群肌缺血性挛缩,甚至出现肌肉坏死。同时,常合并腓骨颈骨折和腓总神经损伤。

(二)临床表现与诊断

(1)有明显的受伤史,多见于青壮年。

(2)患侧小腿上端及腘窝明显肿胀、疼痛,局部皮下瘀斑;如有血管损伤,则远端肢体发生缺血性疼痛,被动牵拉肢体则疼痛加剧。

(3)胫骨上端有明显压痛,纵向叩击痛,骨传导音减弱,可有假关节活动。可见膝关节内、外翻畸形,或膝过伸畸形。

(4)X 线片可确定骨折程度和移位方向。

(5)注意是否合并有小腿筋膜间隔区综合征。表现为小腿中下段以下皮温下降,苍白,足背动脉搏动减弱或消失。胫前区疼痛,远端肢体麻木感,被动伸屈踝关节,疼痛加重。

(三)治疗

1. 非手术治疗

(1)无移位骨折　超膝夹板固定,早期静力收缩股四头肌,主动活动踝关节和脚趾。此处骨质松,血供丰富,愈合快,一般 4 周后可取夹板,逐步加强功能锻炼,骨折线模糊时即可负重行走。

(2)有移位骨折　行跟骨牵引,矫正重叠,再行手法复位。两助手分别牵引大腿和踝部。术者立于患肢外侧,双手拇指置于骨折远折端,余 4 指环抱于骨折近折端,同时用力提近折端,按远折端,矫正前后移位。若有膝内、外翻者,术者一手顶于膝外或内侧,同时小腿外展或内收,即可矫正。

若肢体肿胀严重,早期内服、外敷活血祛瘀、消肿止痛的中药,待肿痛消退后,再行手法复位。如出现小腿间隔区综合征早期症状,应给予脱水剂(20% 甘露醇 250 mL),低分子右旋糖酐 500 mL 静脉滴注,2 ~ 3 h 后可重复使用。如症状无明显缓解,应及时手术减压。

2. 手术治疗

经非手术治疗疗效不佳者,均可考虑行手术治疗。

第四节　胫腓骨干骨折

胫腓骨干骨折(fractures of the tibia and fibula)包括胫腓骨干双骨折、胫骨干单骨折以及腓骨单骨折,在长管状骨折中最常见,约占全身骨折的13.7%。成人以胫腓骨干双骨折(fractures of both tibia and fibula)多见;儿童的骨折以胫骨干骨折(fracture of the tibial shaft)最多,胫腓骨干双骨折次之。

一、应用解剖生理

胫骨和腓骨由上端的上胫腓关节和下端的下胫腓连结以及中间的骨间膜相连。胫骨是承重的主要骨骼;腓骨是肌肉和韧带的支柱,亦担负1/6的承重。

(一)胫腓骨骨性结构和附着肌肉

(1)胫骨和附着肌肉 胫骨在小腿两骨中最重要,其中上段略呈三角形,由前、内、外三嵴将其分为内、外、后三面。前嵴的上端为胫骨粗隆,胫骨内侧面仅有皮肤覆盖。胫骨粗隆及胫骨前嵴均位于皮下,是良好的骨性标志。下段呈四方形。中、下段交界处较细弱,是骨折的好发部位。正常的胫骨干并非完全平直,而是有一向前外侧形成10°左右的生理弧度。运动时,膝与踝关节在同一平行轴上活动。因此,治疗胫骨骨折必须注意防止成角和旋转移位,以保持正常的生理弧度和使膝、踝关节能够平行一致,以免继发创伤性关节炎。胫骨上端有股四头肌及内侧腘绳肌附着。此二肌有使近侧骨折端向前、内移位的倾向。此外,附着于胫骨的肌肉主要于胫骨后外侧,中、下1/3无肌肉附着,仅有肌腱通过。因此,小腿中、下段骨折时,易向前、内侧成角,穿破皮肤形成开放性骨折。

(2)腓骨和附着肌肉 腓骨是附着小腿肌肉的重要骨骼并起支持胫骨的作用;其下端为外踝,对维持踝关节的稳定有着举足轻重的地位。其上端与胫骨构成胫腓关节,为膝关节腓侧副韧带及股二头肌附着处。腓总神经由后外侧经皮下贴骨绕过腓骨头到前面进入肌肉下行,当腓骨颈骨折时,易损伤此神经。腓骨上有9块肌肉附着,除股二头肌向上外,其他各肌方向均向下。前侧向下者有趾长伸肌、踇长伸肌及第三腓骨肌;外侧向下者有腓骨长、短肌;后侧向下者有比目鱼肌、踇长屈肌及胫骨后肌。由于胫腓骨间的骨间膜向上牵拉,阻止了腓骨向下滑脱的趋势。

(二)肌肉与肌间隔

小腿肌肉分为前、外、后3群,表面为致密的深筋膜所包绕,分布在4个间隔区内。

(1)前间隔区 内有胫骨前肌、长伸肌、趾长伸肌,由腓深神经分支支配。胫前动脉、腓深神经在此区通过。

(2)外间隔区 内有腓骨长、短肌,由腓浅神经支配。

(3)后间隔区 分为深、浅二层。浅层内有腓肠肌、比目鱼肌、跖肌,由胫神经支配。深层有腘肌、趾长屈肌、踇长屈肌及胫后肌,由胫神经支配。胫后动脉、胫神经、腓动脉在此间隔区通过。后深间隔区上通腘窝,下达足底,一旦感染可沿血管、神经鞘互相蔓延。

(三)血液供应

小腿血液供应,主要来自胫前动脉和胫后动脉,胫前动脉主干与腓深神经伴行,上端行于胫前肌与趾长伸肌之间,下端行于胫前肌与踇长伸肌之间,穿长伸肌深面,自外下至足背,更名为足背动脉;胫后动脉与胫神经伴行,穿比目鱼肌腱弓,行于后深间隔区内,胫后动脉位于胫神经外侧,后行其内侧,两者向下内方经踝管各分两支至足底;腓动脉由胫后动脉起端以下约5cm处分出,它紧贴腓骨的后内侧,分支营养腓骨,行于腓骨与踇长屈肌之间,向下至外踝后方终于外踝后动脉。

胫骨的营养血管由胫骨干上1/3后外侧穿入,在致密骨内下行3~4cm后进入骨髓腔。

胫骨干中、下段骨折时,营养血管易受伤,导致下骨折段供血不足,发生迟缓愈合或不愈合。

(四)神经支配

腓总神经,在骨盆内与坐骨神经分开,走行在同一神经鞘内下行至股骨后面的中部完全与坐骨神经分离,沿股二头肌内侧下行,至腓骨头的外侧,分出腓浅神经和腓深神经,分布于小腿前外侧面及足背皮肤。腓深神经皮支仅分布在足背第一、二趾间皮肤,其余足背皮肤均为腓浅神经分布。腓总神经在下行途中发出分支支配胫骨前肌、长伸肌、趾长伸肌以及腓骨长、短肌;胫神经为坐骨神经的终末端,自腘肌下缘穿比目鱼肌腱弓,进入小腿深间隔区,支配小腿所有的后群肌肉,最后以足底内、外侧神经而终。

二、胫腓骨干双骨折

(一)病因病理

直接暴力和间接暴力均可造成胫腓骨干双骨折(fractures of both tibial and fibula)。

(1)直接暴力 暴力多由外侧或前外侧作用,如重物打击、跌伤、撞伤或车轮压伤,或足球运动员在训练和比赛抢球时受到的蹬踏伤等。骨折一般为横断、短斜形,严重者可成粉碎骨折。胫腓两骨的骨折线都在同一水平,多向前、内成角,且在暴力作用侧有一三角形碎骨片。因胫骨位于皮下,所以穿破皮肤的可能性大,肌肉等软组织被挫伤的机会较多。除上1/3骨折外,血管、神经同时受伤的机会较少。

(2)间接暴力 由高处落下、旋转或滑倒时的传递暴力或扭转暴力所致。多为长斜形或螺旋形骨折。两骨骨折线不在同一平面,一般胫骨骨折见于中下段,腓骨骨折见于中上段,甚至高达腓骨颈。骨折端可出现重叠、成角、旋转等改变。软组织损伤较轻,偶因骨折移位,骨片穿破皮肤而成开放骨折。开放者多是由里而外,污染较轻。儿童胫腓骨双骨折时,可为青枝骨折。高位的腓骨颈骨折可合并腓总神经损伤(图2-3-46)。

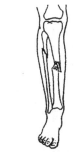

直接暴力骨折型　　　间接暴力骨折型

图2-3-46 不同暴力所致胫腓骨双骨折

(二)骨折分型

1.按骨折稳定程度分型

可分为稳定性骨折和非稳定骨折。

(1)稳定性骨折 包括横断形、锯齿形、青枝形及裂纹形等。

(2)非稳定性骨折 包括螺旋形、粉碎形、蝶形及多段骨折等。

2.按损伤的严重程度分型

可分为轻度损伤、中度损伤和重度损伤3类。

(1)轻度损伤 骨折无粉碎骨片或仅有极小的粉碎骨片,骨折的移位程度小于骨干横断面的1/5。软组织损伤程度较轻,无开放伤口或仅有极小的开放伤口。

(2)中度损伤 骨折粉碎骨片较小,骨折移位程度在1/5~2/5的骨干横断面。软组织损伤程度中等,开放伤口较小,污染不重。

(3)重度损伤 骨折常为严重粉碎,完全移位,软组织损伤严重,有较大的开放伤口,皮肤有时有缺损,污染程度较严重。

损伤的程度不同,预后也有很大的差别,一般轻度损伤90%以上的病例能正常愈合,迟缓愈合或不愈合率仅在9%左右。而严重损伤,正常愈合率在70%以下,迟缓愈合或不愈合率在30%~50%。且有各种不同程度的合并症,如骨缺损、骨髓炎、慢性的皮肤窦道等。

（二）临床表现与诊断

（1）有明显高处跌下、扭转或小腿被撞击的受伤史。伤后不能站立或行走。

（2）伤小腿肿胀、疼痛,可出现小腿短缩、成角及足外旋畸形。

（3）局部有明显和剧烈压痛。非青枝骨折者可有骨擦感和假关节活动。纵向叩击痛明显,骨传导音减弱或消失。

（4）摄X线正、侧位片可确诊。摄片应包括胫腓骨全长。因间接暴力引起的胫腓骨双骨折,骨折常不在同一平面,如胫骨下段骨折时,腓骨骨折可高至腓骨颈,只摄小腿下半部分的X线片,就可能发生漏诊。

（5）注意骨折合并症。损伤严重者,在小腿前、外、后侧间隔区单独或同时出现极度肿胀,扪之坚硬。肌肉紧张而无力,有压痛和被动牵拉痛。胫后或腓总神经分布区的皮肤感觉丧失,即属筋膜间隔区综合征(Volkmann's syndrome)的表现。此外,胫骨上1/3骨折者,应注意腘动、静脉的损伤,腓骨上端骨折时,要注意腓总神经损伤。

（三）治疗

1. 治疗原则

胫腓骨双骨折治疗目的,主要是恢复小腿长度和负重功能。因此在治疗中遵循以下的原则:

（1）以胫骨的复位与固定为主　小腿是以胫骨承重,腓骨只是肌肉和韧带的支柱,在治疗时应着重胫骨的复位与固定。

（2）要认真矫正成角和旋转畸形　胫骨上、下端的承重关节面与胫骨干的轴线垂直,胫骨干有任何程度成角畸形均可使关节面倾斜,承重力不均;又由于膝、踝只有屈伸功能,并且在同一平面和同一轴线上,骨折在旋转位畸形后,膝和踝关节功能失调,行走不便。同时,易继发创伤性关节炎。治疗时,必须保证骨折的正确对位、对线。一般认为成年患者,应使患肢短缩不超过1cm,成角畸形弧度不超过10°,两骨折端对位至少应在2/3以上。

（3）外固定后要防止成角和再移位　胫骨周围肌肉附着不均,肌肉收缩运动和骨折远段重力均直接影响骨折的稳定性,骨折外固定后要注意防止成角和再移位。

2. 非手术治疗

（1）稳定性骨折

小儿青枝骨折及成人无移位的稳定性骨折,不需整复,小腿包棉垫后,用5块小腿夹板和铁丝托板固定。将小腿抬高置于布朗(Braun)氏架上或垫高。移位不大的稳定性骨折,则需手法复位后,再行小夹板固定等治疗。

（2）不稳定骨折

如无移位者,应行皮牵引或跟骨牵引维持骨位,其余治疗同稳定性骨折;有移位者,可用跟骨牵引、手法复位和小夹板固定。

①跟骨牵引(skeletal traction of calcanei)　先选定进出针点,一般以内踝尖下3cm,向后3cm(或内踝尖至足跟后下缘连线的中点)为进针点;外踝尖下1cm,向后2cm为出针点。常规消毒铺巾、局部浸润麻醉后,选一粗细适度的克氏针,由内向外穿针。克氏针与胫

骨纵轴垂线成15°倾斜角,当垂直牵引时,倾斜角变为平行,这样使其力量向上传导,集中于骨折部,使骨折线对合更加稳定,并可恢复小腿的生理弧度。然后,置患肢于布朗架上,小腿中立位,膝关节半屈曲位。复位前牵引重量以4~6 kg为宜。

②整复手法　患者仰卧,膝关节半屈曲(屈曲20°~30°)位。一助手用肘关节套住患者腘窝部,固定大腿下段,另一助手握住足部,沿胫骨长轴拔伸牵引3~5 min,矫正重叠、旋转及成角移位。术者以双手拇指分别置于胫骨两断端的胫骨嵴的内外两侧骨凸处,对向推挤,矫正左右移位;再以双手拇指置于近折端前侧,余4指置于远折端后侧,用提按法,矫正前后移位。然后,用类似手法整复腓骨骨折的各向移位。若为螺旋形、斜形骨折,患肢远端易向外侧移位,术者用分骨挤压,同时嘱握持足踝部的助手将远端稍稍内旋或外旋,便可达到满意效果。最后用拇指及示指沿胫骨前嵴和内侧面来回触摸骨折部,确认是否平整,对线是否良好。

③小夹板固定

a.固定器材　小夹板共5块,外、后、内侧板各1块,前侧板2块,适用于中1/3骨折;带有活动关节的超膝外、后、内侧夹板3块,加上通用前侧板适用于上1/3骨折;超踝关节夹板,内、外侧超踝且各结一布带,其他夹板同前,适用于下1/3骨折(图2-3-47)。纸压垫、绷带、棉垫、布带等根据需要选用。

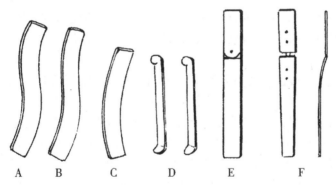

A、B—外、后侧板,34 cm×4.5 cm×0.35 cm; C—内侧板,32 cm×4.5 cm×0.35 cm; D—前侧板(两块),30 cm×2.5 cm×0.35 cm; E—上段骨折用板,股骨段(10~15)cm×4.5 cm×0.35 cm,小腿段(30~32)cm×4.5 cm×0.35 cm; F—上段骨折后侧板(正、侧面观),股骨段(10~15)cm×4.5 cm×0.3 cm,小腿段(30~32)cm×4.5cm×0.35cm

图2-3-47　小腿固定夹板

b.固定方法　骨折整复后在维持牵引下,术者将患者小腿缠绕1~3层绷带,或用一块棉垫包扎,根据骨折类型及移位方向不同,放置压垫(注意胫骨前内侧位于皮下,不宜放压垫,以免引起压迫性溃疡),然后上小夹板。对上1/3骨折(包括胫骨髁下),应超膝固定,屈膝30°~50°。内、外侧夹板下达内、外踝上4 cm,上端超过膝关节10 cm;前侧两块夹板上平胫骨内、外髁,下达踝上4 cm;后侧夹板上端超过腘窝部。注意在腓骨小头处应以棉垫保护,避免夹板压迫腓总神经。对中1/3骨折,内、外侧板下平内、外踝,上达胫骨内、外髁上缘;后侧板下端抵于跟骨结节上缘,上达腘窝下2 cm,以不妨碍膝关节屈曲90°为度;两前侧板下达踝上,上平胫骨粗隆。对下1/3骨折,内、外侧板上达胫骨内、外髁平面,下平齐足底;

后侧板上达腘窝下 2 cm,下抵跟骨结节上缘;两前侧板与中 1/3 相同(图 2 - 3 - 48)。夹板固定后,将患肢放于布朗氏架上,维持牵引,重量 2~3 kg。

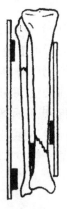 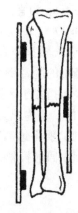 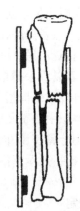

斜形骨折　　　　横断骨折达到解剖对位者　　　横断骨折未达到解剖对位者

图 2 - 3 - 48　小腿压垫及小夹板的固定

在复位后 3~4 周,骨折初步愈合后,即去除牵引,采用小夹板加钢托固定,不负重进行功能锻炼。

若患肢严重肿胀,或大量水泡,广泛皮肤擦伤及开放骨折伤口较大者,则不宜用夹板固定。可暂时采用跟骨牵引,待消肿后,再加夹板固定,残余移位用手法矫正。

(3)功能锻炼

早期活动踝关节及股四头肌静力收缩。稳定性骨折 3 周后,在医师指导下进行伸屈膝关节活动及抬腿练习,4 周后扶拐不负重行走;不稳定性骨折根据骨痂生长情况及稳定程度而定。一般 4 周后取牵引,床上练习 1 周后扶拐不负重行走。注意行走时足底放平,不能单足尖着地,更不能由患肢单独支撑,否则引起骨折旋转和成角。如伤部不痛,自觉有力,骨痂中量以上,可逐渐负重行走。若患肢于取牵引后出现成角,可用两枕法矫正。对生理弧度减少消失,甚至有轻度内成角者,可令患者屈膝 90°,髋屈曲外旋,将患足放于健肢的小腿上,呈盘腿姿势。用肢体本身的重力来恢复胫骨的生理弧度及纠正向内成角。

(4)药物治疗

按骨折 3 期辨证施治。早期注重活血化瘀,后期采用固本培元、补益肝肾、强筋壮骨等药物。

近年来,国内开展用胫腓骨骨折复位固定器、平衡牵引固定器等治疗胫腓骨不稳定性骨折,其简化了复位、固定,以局部牵引固定代替了重力牵引固定,有利于早期功能锻炼。

3. 手术治疗

非手术治疗失败者,可行手术切开复位内固定治疗。

4. 开放性胫腓骨干骨折的治疗

开放性骨折,首先应彻底清创,力争创口迅速愈合,开放骨折即转变为闭合骨折。清创术后,往往由于软组织的挫伤肿胀,伤口不能直接缝合,则可用游离植皮、减张切口或局部皮瓣转移等消灭创面。如创面污染严重,感染的可能性较大时,可以延迟缝合。开放性骨折在清创后,如骨折端经整复后稳定,用长腿石膏固定。如骨折断端不稳定者,周围软组织清创彻底,血供良好,可选用不同类型的内固定维持整复后的准确对位,亦有利于术后的早期功能锻炼。长斜形骨折可用螺丝钉内固定;横形或短斜形骨折可用钢板螺丝钉内固定。不宜内固定者,可在布朗氏架上作跟骨牵引,便于软组织损伤的处理和防止血循环的继发破坏。近年实践证明,采用胫腓骨骨折复位固定器等外固定法,稳定了骨折,又便于创口的观察和处理,是胫腓骨开放性骨折的一种理想的治疗方法。

三、胫骨干单骨折

单纯胫骨干骨折(fracture of the tibial shaft)约占胫腓骨干骨折中的50%左右,最多见于10岁以下的儿童。由于儿童腓骨富有韧性,故遭暴力时腓骨常完整无损,仅发生胫骨骨折。

单纯胫骨干骨折,多系不很大的直接暴力或间接暴力所致。直接暴力多发生横形骨折或有1~2个碎骨片的粉碎骨折,局部可有轻重不等的软组织损伤;间接暴力所致多呈斜形骨折或螺旋形骨折。由于有完整腓骨支持,不会发生明显的移位,但斜形或螺旋形骨折时,可发生轻度的向外移位和短缩。若骨折段重叠较大,则腓骨多发生弯曲或腓骨头向上脱位。小儿常见胫骨干青枝骨折和骨膜下裂隙骨折,骨折端无移位,也称为骨膜下骨折(subperiosteal fracture)。因此类骨折有腓骨支持,无需行跟骨牵引,用手法整复,小夹板固定,内服中药以及功能练习即可。胫骨干中、下1/3交界处骨折,常使骨滋养血管断裂,局部血供较差,再加上腓骨的支撑形成骨折处的应力遮挡,导致骨折迟缓愈合。治疗时需用有效的合理的固定,指导病人正确练功以增强肌力,及早扶拐行走,或纵向叩击,使骨折端受到纵向压力刺激,促进骨痂生长,最后多数迟缓愈合可获得骨性愈合。

四、腓骨干单骨折

单纯腓骨干骨折(fracture of the fibular shaft)较为少见。一般是较小的直接暴力所致。如暴力作用于腓骨头,常合并有腓总神经损伤,骨折多是横形或粉碎形。由于无骨折的胫骨起了支持作用,腓骨骨折移位很轻。骨折发生在中、上段,无需特殊护理,可外敷中药、绷带包扎保护,早期扶拐行走。腓骨不是主要负重骨,中、上段只是作为肌肉和韧带的附着部,即使畸形愈合也不影响功能。若骨折发生在中、下段,则需复位,恢复其正常形态。腓骨下段参与踝关节的组成,如对位、对线不良,将影响踝关节的正常结构,从而改变负重力线,晚期易发生创伤性关节炎。

五、胫腓骨应力性骨折

胫腓骨应力性骨折(stress fractures of tibia and fibula)又称为胫腓骨疲劳性骨折(fatigue fractures of tibia and fibula),是指胫骨或腓骨受到多次或长期积累性的应力损伤,造成受伤处的骨骼发生骨膜下骨折甚至完全的骨折。多见于运动员、新战士、芭蕾舞演员以及需终日奔走劳作的中年妇女。

(一)病因病理

1.胫骨应力性骨折

胫骨应力性骨折主要是小腿后群肌肉和身体活动中的重力与地面的反作用所致。在运动中,小腿三头肌收缩和身体重力与地面反作用力使胫骨的前方受到拉伸应力,后方则受到压缩应力的作用;此外,频繁的旋转动作,也可使胫骨受到反复扭转应力的作用。反复的低负荷作用于胫骨,使胫骨在承受拉伸应力和扭转应力处产生积累性骨小梁骨折而最终出现骨折。Davas 分析认为新兵多发生在胫骨上段,芭蕾舞演员多见于胫骨中段,运动员多为胫骨下段。

胫骨应力性骨折可分为3种类型:

（1）Ⅰ型　胫骨上、下端松质骨与皮质骨的交界处；

（2）Ⅱ型　胫骨纵轴螺旋形骨折，有时可波及中段全长；

（3）Ⅲ型　胫骨中下 1/3 横形骨折，形成鸟嘴样增生。

最后 1 型预后较差。

2.腓骨应力性骨折

腓骨应力性骨折主要是跑跳时足向后蹬，足跖屈肌和长屈肌不断收缩作用于腓骨上，或者因腓骨长肌和胫骨后肌疲劳，丧失了对腓骨的保护作用而逐渐发生骨折。

（二）临床表现与诊断

（1）均无明显受伤史，而有下肢过度训练、行走过多的历史。

（2）早期可在运动或行走后逐渐出现局部疼痛，活动时加重，休息后缓解。局部有压痛和凹陷性肿胀。晚期运动或行走时疼痛，休息后无明显缓解。局部可有硬结、隆起或串珠样改变。嘱患者用足尖起跳和着地以及作下蹲与起立动作时疼痛加重。

（3）X 线检查摄常规正、侧、斜位片，可见折线呈横形、斜形或鸟嘴形。常可见骨膜增生、新生骨及骨折线并存。

（三）治疗

一经确诊应立即停止患肢劳作，给予必要的制动，用铁丝托板固定伤肢 4～6 周，在此期间应作踝关节的屈伸活动和股四头肌静力收缩。固定期间，外敷鸡血藤、黄芪、儿茶、没药、象皮、秦皮、自然铜、骨碎补、白芨、制首乌等。内服接骨丸，每次 6 克，每日 3 次。也可采用按摩和理疗等。对Ⅲ型胫骨应力性骨折确属不愈合者，必要时可手术植骨。

第五节　踝部骨折脱位

踝部骨折脱位（fracture-dislocation of the malleolus）甚为常见，包括单踝（monomalleolus）、双踝（bimalleolus）和三踝（trimalleolus）骨折。常合并踝关节韧带断裂及距上关节脱位（dislocation of the supratalus joint）。由于踝关节是一个负重较大的关节，故在治疗时要求骨折对位良好，否则可因遗留轻度的移位而妨碍关节活动，或引起晚期创伤性骨关节炎。

一、应用解剖生理

（一）踝部的骨性结构

《医宗金鉴·正骨心法要旨·踝骨》说："踝骨者，胻之下，足跗之上，两旁突出的高骨也。在内者名内踝，俗名合骨；在外者为外踝，俗名核骨。"踝关节（ankle joint）又称距小腿关节（talocrural joint），由距骨、胫骨及腓骨构成。胫骨下关节面、内踝及腓骨延伸的外踝构成踝穴（malleolar hollow），容纳距骨。

（1）踝穴　由胫骨下关节面、内踝及外踝构成。胫骨下关节面约呈四边形，中央有一前后方向隆起的嵴，与距骨滑车的凹槽相一致，如距骨侧向移位，两骨接触面积减少，易导致创伤性关节炎；内踝的关节软骨与胫骨下关节面的关节软骨相连；胫骨下关节面自前向后凹成弧形，侧面看可见关节面的后缘更向远侧，形成一个后唇，习惯称为后踝（posterior malleolus）；外踝比内踝宽而长，其尖端在内踝尖端下 0.5 cm，且位置较内踝偏后 1 cm。其内侧关节面与距骨外侧关节面相对。

（2）距骨　距骨位于踝穴中，分为距骨头、距骨颈及距骨体。距骨体上面的关节面称为滑车面,与胫骨下关节面相适应。距骨体滑车面前宽后窄,其横径之差为 0~6 mm,平均为2.4 mm,并形成向前开放的 24°~25°。胫骨下关节面也是前宽后窄,允许踝关节背伸时,较宽的距骨进入踝穴。如果在治疗踝部骨折时,踝穴的前部分处于狭小的范围,将妨碍较宽的距骨体前部进入踝穴,必然使踝关节背伸活动受阻。为了防此不良结果,手术时,先将踝关节置于 90°位,让较宽的距骨前部在踝穴内,然后再固定骨折的内、外踝,这样就不会造成踝穴缩小。距骨体两侧关节面分别与内、外踝关节面相对。

(二)踝关节的关节囊和韧带结构

踝关节的关节囊前后松弛,两侧较紧。踝关节的韧带对踝关节的稳定性有举足轻重的作用。主要有内侧韧带、外侧韧带、胫腓前后韧带、骨间韧带。内侧韧带又称三角韧带(tri-angular ligament),呈三角形,尖朝上,基底朝下,分别止于跟骨载距突的上部、距骨颈和体以及舟骨内侧。可分为胫舟部、胫跟部、胫距前部、胫距后部。外侧韧带有 3 条,即跟腓韧带、距腓前韧带和距腓后韧带。外侧韧带不如内侧韧带坚强。

胫腓二骨下端被坚强而有弹性的骨间韧带、胫腓前、后韧带连结在一起。当踝背伸时,因较宽的距骨体前部进入踝穴,胫腓二骨可稍稍分开,跖屈时,二骨相互接近。

(三)踝关节活动

胫骨下关节面弧度为 70°,而距骨滑车关节面弧度为 140°~150°,因此踝关节屈伸范围为 70°~80°,背伸为 20°~30°,跖屈为 30°~50°。

(四)腓骨在踝关节中的生理功能

(1)负重功能　在踝关节负重时,一部分负荷由距骨传导到腓骨,由于关节面通常是倾斜的(外踝的轴线与腓骨干的纵轴相交成向内的 10°~15°),其作用可分为水平部分与垂直部分,垂直部分即腓骨负荷。兰巴特(Lambert)证明,腓骨承受体重的 1/6。

(2)腓骨缺损对踝关节的影响　历来认为只要腓骨下端部分保留就不会影响踝关节功能。近年来,国内有人利用离体新鲜肢体证明,在腓骨中 1/3(离胫腓下联合 12 cm),并保持胫腓连结及骨间膜完整。踝关节摄内收、旋后应力作用下的 X 线片,亦无骨折移位;而在踝关节外展位,发现腓骨远折骨片之近端向胫骨倾斜,骨间隙缩小;踝背伸时,腓骨远折骨片的近端向后倒;踝跖屈时又向前旋。在腓骨部分切除后残留之远端腓骨将以胫腓连结为支点,在矢状面及额状面上移动,久之,胫腓连结韧带松弛,踝关节发生不稳,严重者将继发创伤性关节炎。

(五)踝关节负重

完全负重时,距骨滑车关节面的大约 2/3 与胫骨下端关节面相接触。静止情况下以全足放平站立负重时,踝关节承受的压缩应力相当于体重的 2 倍。如果在踝穴内有轻度倾斜,关节面所受到的应力由于承重面积变小而明显增加。这是导致踝关节创伤性关节炎的原因。

二、病因病理和分型

踝部骨折脱位多见于青壮年,男性多于女性。可因外力作用的方向、大小和受伤时肢体所处位置的不同,造成各种不同类型的骨折、韧带损伤和关节脱位。尤以从高处坠下、下楼梯、下斜坡及走崎岖不平的道路时踝关节突然扭转等间接暴力,更易引起踝关节损伤。直接暴力如挤压等亦可引起踝部骨折、脱位。

踝关节的分类非常重要。一个良好的分类,有助于临床医生分析损伤程度、损伤种类,以及损伤的机理。因而能指导医生选择恰当的治疗措施。

目前临床上踝关节骨折脱位的分类方法很多,有按伤力分类(如 Ashhurst)、按伤力及损伤时足的位置分类(如 Lauge-Hansen)、按人名命名分类(如 Pott 骨折、Dupuytren 等)等。

中国医学百科全书骨科学卷则是根据按伤力及损伤时足的位置分类(即 Lauge-Hansen)将踝部骨折脱位分为 5 型。各型骨折的命名,由两部分组成:前半部表示受伤时足处的位置;后半部表示暴力作用的方向。

(一)旋后(内翻)–内收型(supination-adduction type, SA)

受伤时,足处于内翻位,距骨受到强大的外力,使距骨内收(即进一步内翻),外踝受到牵拉,内踝受到挤压外力所致。

Ⅰ度 外踝韧带断裂或外踝撕脱骨折,外踝骨折常低于踝关节水平间隙。

Ⅱ度 Ⅰ度加内踝骨折。骨折位于踝关节内侧间隙与水平间隙交界处,斜向内上方,常合并踝穴内上角关节软骨下方骨质的压缩或软骨面损伤(图 2-3-49)。

(二)旋后(内翻)–外旋型(supination-eversion type, SE)

受伤时,足处于内翻位,暴力使距骨沿其垂直轴外旋(或小腿内旋而距骨受到相对外旋的应力)冲击外踝,使之向后外方脱位。

Ⅰ度 下胫腓前韧带断裂或胫骨前结节撕脱骨折(Tillaux 骨折)。

Ⅱ度 Ⅰ度加外踝螺旋形骨折,从胫骨关节面水平处向近端后方延伸,很少移位,属稳定型。

Ⅲ度 Ⅱ度加后踝骨折(多为撕脱骨折),或胫腓后韧带撕裂,不稳定。

Ⅳ度 Ⅲ度加内踝骨折或三角韧带断裂,不稳定(图 2-3-50)。

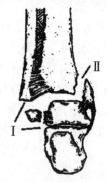 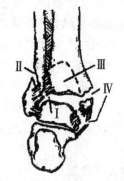

图 2-3-49 旋后–内收型   图 2-3-50 旋后–外旋型

(三)旋前(外翻)–外展型(pronation-abduction type, PA)

受伤时,足处于旋前(外翻)位,距骨在踝穴内受到强烈外展(进一步外翻)暴力,内踝受到牵拉,外踝受到挤压所致。

Ⅰ度 内踝撕脱骨折或三角韧带断裂。内踝骨折位于踝关节水平间隙以下,骨折可呈横形。

Ⅱ度 Ⅰ度加胫腓前、后韧带断裂或在胫骨止点处撕脱骨折。

Ⅲ度 Ⅱ度加外踝在踝上部位的短斜形骨折,或伴有小蝶形骨片的粉碎骨折。蝶形骨折位于外侧,为严重不稳定型(图 2-3-51)。

（四）旋前（外翻）－外旋型（pronation-evertion type，PE）

受伤时，足位于旋前（外翻）位，距骨受到外旋应力，以外侧为轴，向前外侧旋转移位。

Ⅰ度　三角韧带撕裂或内踝撕脱骨折（内踝骨折线可呈斜行，在矢状面自前上斜向后下，于侧位 X 线片上显示更为清楚）。

Ⅱ度　Ⅰ度加胫腓前韧带和骨间韧带断裂，或胫骨前结节撕脱骨折。

Ⅲ度　Ⅱ度加外踝上方 6～10 cm 处短螺旋形或短斜形骨折，属不稳定型。

Ⅳ度　Ⅲ度加胫腓后韧带断裂，导致下胫腓连结分离或后踝骨折，合并踝关节向外脱位（Dupuytren 骨折）（图 2－3－52）。

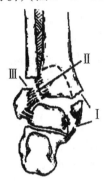

图 2－3－51　旋前－外展型

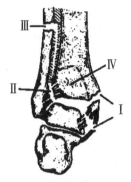

图 2－3－52　旋前－外旋型

（五）垂直压缩型（vertical-compression type，VC）

依受伤时踝及足所处位置不同又可分为背伸型损伤（胫骨下端前缘压缩骨折）、跖屈型损伤（胫骨下端后缘骨折）以及垂直损伤（胫骨下端粉碎骨折），常同时合并有腓骨下端粉碎骨折或斜形骨折。

此外，垂直压缩外力还可与内收、外展以及外旋等外力相复合而发生不同类型的骨折脱位。

三、临床表现与诊断

（1）有典型的踝部极度内翻或外翻及旋转等受伤史。

（2）伤后踝部剧烈疼痛、肿胀以及皮下瘀斑。踝关节功能丧失或部分丧失。

（3）查体时可有内、外翻畸形；局部有剧烈压痛，可扪及明显骨擦音；纵向叩击跟骨，局部疼痛加重。

（4）X 线片可确诊，并有助于了解骨折脱位程度和损伤类型。良好的 X 线片是判断踝部骨折类型的重要依据。踝部损伤时所摄 X 线片应根据情况采用：

①常规正位片和侧位片。

②踝关节休息位的前后位片，即双踝横轴外旋 15°～20°，可观察内侧间隙及发现距骨有无半脱位。

③外旋侧位片，常规侧位片上，胫骨后踝常被腓骨后缘所遮盖，可将足稍外旋摄侧位片，即可清楚显示胫骨后踝的骨折。

④踝穴位片，将足内旋 20°，可清楚显示下胫腓连结及距骨与腓骨的关系。

⑤应力 X 线片，可与健侧对比。

在胫骨或腓骨单独骨折的病例，尤其是螺旋形骨折，若仔细检查，可在相当的病例

（17%～33%）中发现有踝关节损伤。例如单独腓骨干螺旋形骨折,往往伴有胫腓连结的韧带损伤,至少有胫腓前韧带损伤。

四、治疗

由于踝关节面积较髋、膝关节为小,而承受的体重却较髋、膝为大,加上踝关节接近地面,对承重应力的缓冲能力较差,因此对踝关节骨折的治疗较其他部位要求更高。踝关节骨折解剖复位的重要性越来越被人们所认识。骨折后,如果关节面稍有不平或关节间隙稍有增宽,均可发生创伤性关节炎。拉姆齐（Ramsey,1976年）等指出,距骨向外错位1 mm,即可使胫距关节面的接触减少42%。威尔逊（Wilson,1966年）对距骨有倾斜或移位者进行追踪,发现创伤性关节炎者占75%,只有精确复位,才能得到良好的治疗效果。近十多年来大量实验证明,外踝是否达到解剖复位,是治疗踝关节骨折脱位的关键。治疗方法应根据损伤类型及损伤程度进行选择。大多数踝部骨折脱位,采用手法整复加小夹板固定可获得满意的结果。

（一）非手术治疗

1.整复手法

整复手法施行原则:按暴力作用相反的方向进行复位和固定。

（1）拔伸牵引　采用腰麻或坐骨神经阻滞麻醉,患者平卧,屈膝90°,一助手用肘部套住患肢腘窝,另一手抱于膝前部向上牵引。另一助手一手握前足,一手托足跟,使足略跖屈,徐徐循原来骨折移位方向行纵轴牵引。牵引不可用力过猛,以防加重韧带损伤。旋后（内翻）骨折使踝部旋后;旋前（外翻）骨折使踝部旋前;无旋后、旋前畸形时（即两踝各向内、外侧方移位者）,则垂直牵引。

（2）纠正内收、外展及旋前、旋后移位　在矫正旋前、旋后畸形前,先矫正内收、外展畸形。握患足的助手在顺势牵引后,改变牵引方向。旋前骨折者,由旋前牵引逐渐改为旋后;旋后骨折者,牵引方向由旋后逐渐改为旋前。同时术者两手在踝关节上、下方对向挤压,促使骨折复位。一般来说,踝部骨折段与距骨和足的关系常无变化,复位主要是恢复足与胫骨的对线关系,因而应先整复脱位,后整复骨折。如果脱位整复后而骨折未还位者,则应考虑有软组织嵌入折缝内,应以拇指由骨折线分别向上、下轻轻推挤内、外两踝,以解除韧带或骨膜的嵌入。

（3）纠正前、后移位　若距骨前脱位,一手提小腿后面,一手握足,以拇指按压距骨前上方向后,使之回位。若距骨向后脱位,一手推小腿前面向后,一手托足跟向前,使其还入踝穴。

（4）纠正胫腓下连结分离　踝关节背伸90°,术者两手分别置于内、外踝上方对向挤压,使之复位。

（5）三踝骨折的整复　如果后踝骨折块不超过关节面1/3,可用手法复位。在先复好内、外踝的基础上,捆好两侧夹板。握患足的助手用力挤压已捆好的两侧夹板,术者一手握胫骨下端向后推,一手握足向前拉并徐徐背伸,利用紧张的关节囊将后踝拉下,使其复位。若后踝骨折超过胫骨下关节面1/3以上时,因距骨失去支点,踝关节不能背伸,越背伸距骨越向后移位,后踝骨折块随脱位的距骨越向上变位。可采用长袜套悬吊牵引（long stockings traction）,袜套上达大腿根部,用宽11 cm的黏膏固定,黏膏一半粘在皮肤上,一半粘在袜套上,作周围环形固定。袜套下端超过脚尖20 cm,用线绳结扎,作悬吊滑动牵引（图2－3－

53)。膝关节置于屈曲位,用牵引兜布于腘窝部作悬吊牵引,利用肢体重量使后踝逐渐复位。

(6)垂直压缩骨折 纵向挤压骨折、关节面紊乱者,经手法整复后,除应用纸压垫、夹板固定外,还须行跟骨牵引,防止其近段重叠、成角移位。另外可在骨牵引维持下,早期主动伸屈踝关节,利用距骨磨造作用,使关节面恢复平整。

2. 固定方法

在维持牵引下,踝部松松缠4~5层绷带,内、外踝处各放一塔形垫,两踝下方各放一梯形垫。如旋前骨折,外踝下方的梯形垫加厚,使足轻度旋后;旋后骨折,放在内踝下方的梯形垫要适当加厚,使跟、距骨外移,足轻度旋前。纸压垫的厚度一定要适当,切忌矫枉过正或压伤踝部皮肤。压垫放好后,用黏膏固定好压垫,再用5块夹板固定(图2-3-54),内、外、后侧3块等长,上自小腿上1/3,下齐足跟。前侧两夹板较窄,置于胫骨嵴的两侧,上自小腿上1/3,下到踝关节上2 cm,以不妨碍踝关节背伸至90°为准。夹板放妥后,先结扎小腿部的4道布带,而后捆远端足底的1道,最后用铁丝托板固定。骨折原无旋前、旋后畸形者,将足固定在中立位;旋后型骨折者,固定在旋前位;旋前型骨折,固定在旋后位。卧床休息,抬高患肢。最初2周内,应每隔2~4 d透视检查一次,如发现再移位,应立即手法整复。4~5周解除外固定。三踝骨折须要袜套牵引者,4周解除牵引,再单纯用小夹板固定2周。

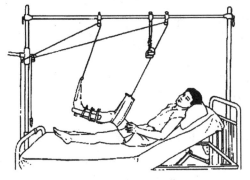

图2-3-53 袜套悬吊牵引

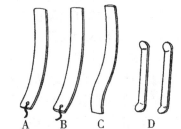

A—内侧板,32cm×5cm×0.4cm;B—外侧板,32cm×5cm×0.4cm;C—后侧板,32cm×5cm×0.4cm;D—前侧板,18cm×2.5cm×0.25cm

图2-3-54 踝部骨折固定小夹板

3. 功能锻炼与按摩

复位固定后,即可开始屈伸足趾和无疼痛范围内的踝关节伸屈活动,股四头肌静力收缩。2周后,辅以被动伸屈踝关节(但必须握紧内、外侧夹板)及膝关节活动。3周后,可将外固定打开,对小腿及踝关节周围的软组织用捏、揉捏、揉等手法进行按摩。解除固定后,加用摇晃手法,恢复踝关节功能。

4. 药物治疗

早期活血化瘀,消肿止痛,内服桃红四物汤;中期续筋接骨,内服正骨紫金丹;后期先用六味地黄丸或金匮肾气丸,外用一号、三号熏洗药熏洗。

(二)手术治疗

有下列情况者可考虑切开复位内固定:①严重开放性骨折,在清创时,顺带将骨折整复内固定;②闭合复位后距骨及外踝外移2 mm以上者;③闭合复位后距骨与内踝间的间隙大于3 mm;④胫骨后踝骨折片超过关节面1/4~1/3,闭合复位后关节面不平整,距骨向后脱位。术后可选用铁丝托板或石膏托固定。陈旧性骨折超过2月,复位效果不佳而有严重创

233

伤性关节炎者,可作关节融合术。

第六节　足部骨折

一、足部的应用解剖生理

足(feet)是由26块骨骼以及肌肉、韧带、神经和血管等构成的一个统一体。在人体正常的步态行走及跑跳活动中具有十分重要的作用。

(一)足部的骨性结构

足骨由7个跗骨(tarsal bones),5个跖骨(metatarsal bones),14个趾骨(phalanges)所组成。7块跗骨分为近侧列及远侧列,前者有距、跟骨,后者有足舟骨、第1~3楔骨及骰骨。

(1)距骨(talus)　分为头、颈、体3部分。距骨体的上、内、外在3个关节面共同构成距骨滑车。距骨体下面有与跟骨上面相应的前、中、后关节面。距骨头呈半球形,与舟骨相关节。距骨体下方有一条自后内向前外的距骨沟(groove of talus),与跟骨相应的深沟合成一个骨性管道称为跗骨窦(tarsal sinus)。

(2)跟骨(calcaneus)　跟骨前2/3为跟骨体,其上面有斜向前外与距骨沟相应的跟骨沟(calcanean groove)。跟骨体的后部有肥厚粗涩的跟结节(calcanean tubercle),其下部为跟腱附着处。跟骨之内侧有载距突,下面有<ruby>踇<rt></rt></ruby>长屈肌腱通过,外侧有滑车突,其下有腓骨长肌腱绕过。自跟骨结节后上缘中点到后关节突的连线与前后关节突的连线交叉成角称为伯勒尔(Böhler)角或结节关节角,正常时约为40°(图2-3-55)。跟骨骨折、先天性跟骨畸形、扁平足时,此角度数减少。

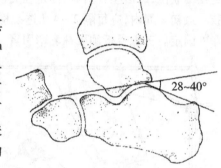

28~40°

图2-3-55　伯勒尔(Böhler)氏角

(3)舟骨(navicular bone)　前凸后凹,后面与距骨头相接前面与内侧、中间、外侧三楔骨相接。内侧面有一向下方的圆形粗隆,称为舟骨粗隆(tuberosity of navicular bone),为胫骨后肌腱附着处。

(4)骰骨(cuboid bone)　后面接跟骨,前面接第四、五跖骨,下面有一圆形的骰骨粗隆(tuberosity of cuboid bone)。

(5)楔骨(cuneiform bone)　内侧楔骨最大,外侧次之,中间最小。内侧楔骨窄面朝上,而中间和外侧楔骨宽面朝上,相互嵌合稳定。

(6)跖骨(metatarsal bones)　为短管状骨,第一跖骨最短而坚强,其跖骨头跖面常有并行排列两籽骨。第五跖骨底的外侧有一乳头状突起,称为第五跖骨粗隆(tuberosity of fifth metatarsal bone),为腓骨短肌附着点。跖骨前端为小头,后端膨大为底,其间为体部。

(7)趾骨(bones of toes)　除<ruby>踇<rt></rt></ruby>趾为两节外,其他各趾均为3节。与指骨相似,有底、体、滑车之分。<ruby>踇<rt></rt></ruby>趾的趾骨粗壮,其余趾的趾骨远比指骨为小。第五趾中、末两节常融成一块。

(二)足部的关节和足弓

(1)足部的关节　较大的关节有踝关节、距下关节(subtalar joint)、跗横关节(transverse tarsal joint)、跗跖关节(tarsometatarsal joints)等。骨间联结十分稳固,除关节囊外,尚有许多韧带加强。

(2)足弓　人类进化过程中为了负重行走和吸收震荡,足部形成了内、外 2 个纵弓和 1 个横弓。内侧弓较高,由跟骨、距骨、舟骨、楔骨和第一、二、三跖骨组成,外纵弓较低,由跟骨、骰骨和第四、五跖骨组成。在足的前部,3 个楔骨和 5 个跖骨底部背宽跖窄呈拱桥式排列,形成横弓。

维持足弓的要素为足骨、韧带和肌肉。韧带主要有跟舟跖侧韧带、跖长韧带、跖短韧带以及众多的骨间韧带。跖腱膜在足底起弓弦作用,对维持足弓极为重要。胫骨后肌及腓骨长肌腱对纵弓的中点起悬吊作用,又相互拮抗维持平衡。此外,胫骨前肌也参与了足弓的维持。

(三)足部的肌肉

控制足部活动的肌肉来自足内在肌及外在肌。足内在肌多集中在足底,由浅到深可分为 4 层。第一层有趾短屈肌、小趾展肌、姆展肌;第二层有足底方肌、蚓状肌;第三层有姆收肌、姆短屈肌、小趾短屈肌;第四层有骨间背侧肌和骨间足底肌。足背肌有姆短伸肌和趾短伸肌。足外在肌有胫骨前肌、胫骨后肌、姆长屈肌、趾长屈肌以及腓骨长肌的肌腱等。

(四)足部的功能和运动

足部功能主要为支持体重,它如同一个杠杆,使身体抬起作各种运动(如行走、跑步或跳跃),对突然意外的撞击能吸收震荡。足部无论在休息或运动时,均起支持作用。体重经踝关节至距骨,以后经足弓分布于 3 个负重点,即跟骨结节、第一跖骨头及第五跖骨头。两足的三点合成一强有力的支柱。足的主要运动有背伸、跖屈、外展、内收、内翻、外翻。足的背伸、跖屈发生在踝关节。内、外翻运动发生于距下关节,包括距跟关节和距跟舟关节。内收、外展则发生在跗横关节(又称 Chopart 关节)。一般来说,内翻活动时,前足必然同时内收;外翻动作则必然同时伴有前足外展。

二、跟骨骨折

跟骨骨折(calcaneal fracture)多由高处跌下、足部着地,足跟遭受垂直冲击力而损伤。跟骨又名立骨、踵骨,是足的主要承重骨。骨呈弓形,可分为体部及跟骨结节。体的上面有前、中、后关节面与距骨相对应。在跟骨前内侧缘的载距突,是坚强的胫跟韧带附着处,载距突状如木架,支持距骨体和颈的一部分。跟骨骨折是跗骨骨折中常见的骨折之一。常因伯勒尔氏(Böhler)角变小而影响足的功能。

(一)病因病机

跟骨因所受的暴力不同,而产生不同的骨折。产生跟骨骨折的暴力,可分为 3 种。

(1)牵拉暴力　从高处跌下或踝关节跖屈时,足因暴力作用而突然背伸或躯干突然前倾的同时用力伸膝而致小腿三头肌猛烈收缩,跟腱牵拉跟骨结节引起撕脱骨折。若足突然旋后(supination),分歧韧带(bifurcated ligament)的强烈牵拉会引起前突骨折。

(2)垂直压缩暴力　自高处跌下,足跟垂直着地,身体的重力与地面反作用力,对跟骨形成压缩力而引起跟骨体发生压缩骨折或粉碎骨折,常波及跟距关节面以及使结节关节角发生改变。15% 患者合并有胸腰交界处的脊柱压缩骨折。

(3)剪式暴力　高处跌下时,足跟是在内翻位或外翻位着地,距骨和地面对跟骨所产生的剪式暴力可使跟骨在纵轴的外侧或内侧发生骨折。

(二)病理分类

根据骨折线是否波及距下关节(talocalcaneal joint)而分为两大类(图2－3－56)。

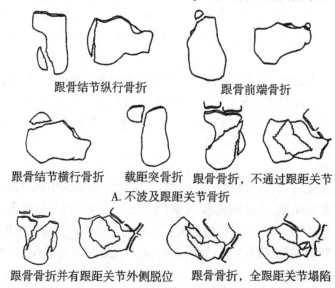

跟骨结节纵行骨折　　　　跟骨前端骨折

跟骨结节横行骨折　　载距突骨折　跟骨骨折，不通过跟距关节

A. 不波及跟距关节骨折

跟骨骨折并有跟距关节外侧脱位　　跟骨骨折，全跟距关节塌陷

B. 波及跟距关节面骨折

图2－3－56　跟骨骨折的分类

1. 不波及距下关节面的跟骨骨折

(1)跟骨结节的纵形骨折　这种骨折是由于跟骨外翻时遭受剪式暴力所致。跟骨内侧纵形骨折,愈合后由于跟骨内侧结节的骨质增生,形成骨刺,在行走时产生疼痛。

(2)跟骨结节横形骨折　又称为"鸟嘴"形骨折,可因撕脱或直接暴力所致,骨片常向上移。

(3)载距突骨折(fracture of sustentaculum tali)　足外翻,暴力加在载距突上所致,较少见,多无移位。

(4)跟骨前端骨折　足强力内翻所致,常波及跟骰关节,但很少移位。

(5)接近距跟关节的骨折　为跟骨体骨折,折线斜行,从正面观骨折由内后斜向外前,但不通过外侧的距跟关节面。可有跟骨体增宽及结节关节角减小。

2. 波及距跟关节面的跟骨骨折

(1)外侧距跟关节面塌陷骨折　与接近距跟关节的骨折相似,只是骨折线通过距下关节面外侧,亦因重力使跟骨外侧距跟关节面塌陷。

(2)全部距跟关节塌陷骨折　是常见的骨折类型。跟骨体部因受挤压完全粉碎下陷,跟骨体增宽,距跟关节面中心塌陷,跟骨结节上移,体部外翻,跟骨前端亦可能骨折,折线波及跟骰关节。极易产生创伤性关节炎,治疗较困难,常遗留一定程度的病废。

(三)临床表现与诊断

(1)有从高处坠落的受伤史。

(2)伤后跟部疼痛、肿胀、瘀斑及压痛明显,不敢触地。足跟部横径增宽,严重者足弓变平。

（3）X线检查　摄跟骨侧位片和轴位片。轴位片有助于观察跟骨体、载距突、前距跟关节、后距跟关节的情况。摄轴位片时，球管与垂直线呈40°角投照。

（4）应常规询问和检查脊柱和颅脑的情况，以防漏诊和误诊。

（四）治疗

跟骨骨折类型不一，治疗方法各异，但总的原则是：恢复Böhler角，尽量恢复跟距关节面平整，矫正跟骨体增宽的畸形。

1. 非手术治疗

（1）无移位骨折

无移位骨折或移位不多又未影响跟骨结节角，不波及距跟关节面以及跟骨体增宽不明显者，外敷新伤药，加三棱、莪术、红花、大黄等，用弹力绷带包扎或铁丝托板固定踝关节于中立位，局部制动，扶拐不负重行走3~4周即可。

（2）手法复位

有移位骨折需要考虑手法整复。整复最好在48 h以内进行，且越早越好，否则可能因局部肿胀严重或张力性水泡而使手法复位难以进行。

①跟骨结节纵形骨折　若移位不大可不整复。跟骨结节骨骺分离，骨折片明显上移，如不整复则日后跟骨底不平，影响行走和站立。整复时取仰卧位，屈膝90°，两助手分别握住小腿及前足，并使足呈跖屈位。常规无菌消毒操作下，用细钢针穿过结节中部，上好牵引弓，术者手拉牵引弓向后牵引，先松解骨折面的交锁，然后向下牵拉直至骨折片复位为止，并用钢针将骨折片固定。

②跟骨结节横形骨折　患者仰卧，微屈膝，助手使足跖屈，术者以两拇指在跟腱两侧用力向下推挤跟骨结节之骨折块而复位。

③载距突骨折　助手拔伸患者𧿹趾，使𧿹趾跖屈松弛对骨折块有影响的𧿹长屈肌，术者用拇指在内踝下方推顶按压骨折片，使之复位。

④接近跟距关节面的骨折　跟骨结节上移且结节关节角变小，跟骨体增宽，都必须整复。平卧位，屈膝90°，一助手握住小腿，另一助手握前足，呈极度跖屈，术者两手交叉于足跟底部，用两掌之鱼际叩挤跟骨内外两侧，纠正增宽的跟骨体，同时尽量向下牵拉以恢复正常之Böhler角。若手法不满意，可用Böhler夹来纠正跟骨体的增宽（图2-3-57）。在使用Böhler夹时，跟骨两旁必须用软棉垫或海绵保护皮肤。也可用细钢针牵引复位，但细钢针应穿在结节的后上方。

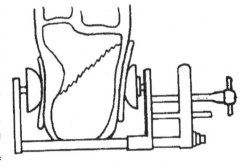

图2-3-57　伯勒尔（Böhler）夹

⑤波及距跟关节面的骨折　处理一般与接近距跟关节面的骨折相同。关节面塌陷及粉碎移位不多者可不复位。如移位过多，可用手掌叩挤足跟，尽量纠正跟骨体增宽以及恢复Böhler角。对于关节面塌陷严重而关节面不粉碎者，最好采用手术治疗。

（3）固定方法

手法复位成功后采用铁丝托板或石膏托固定4~6周。跟骨结节纵形骨折将踝关节固定在中立位；跟骨结节横形骨折固定在患膝半屈，踝关节跖屈位；体部关节处骨折将踝关节固定于跖屈位。

（4）功能锻炼与按摩

骨折经整复固定后，早期即作未固定关节的功能锻炼。解除外固定后，应循序渐进地做力所能及的功能活动。凡有 Böhler 角改变的各类骨折，在解除外固定时，早期不可做过量的足背伸活动。后期功能锻炼均以患足无锐痛，练后无不适感为度。解除固定后，即可作小腿和足部的按摩，以揉、捏手法为主。

（5）药物治疗

早期肿胀严重，疼痛剧烈，内服复元活血汤，加三七、牛膝、泽兰等。中后期内服正骨紫金丹或健步虎潜丸、六味地黄丸，外用一号、三号熏洗药熏洗。

2. 手术治疗

跟骨骨折非手术治疗疗效不佳时，可考虑行手术治疗。

3. 跟骨骨折后遗症

由于跟骨骨折主要后遗症为畸形愈合及行走痛，因此不少人主张负重时间至少为 8～12 周。林赛（Lindsay）及迪尤尔（Dewar）认为，至少需 18 月，症状始能稳定。有的患者恢复原工作 4～6 月后仍有残余症状，有的病人随访 10 年，其症状仍在逐步改善。对残留症状的手术治疗，应在自觉症状不再改善后始可考虑。

三、距骨骨折

距骨骨折（fracrures of the talus）在跗骨损伤中占第 2 位，多见于男性青壮年。距骨又名京骨，是足的主要承重骨之一，分为头、颈、体 3 部分。距骨体被夹在内、外踝中间，上面与胫骨构成踝关节，下面与跟骨构成距下关节，有 6 个关节面，故大部分骨质覆被以软骨。距骨体后面有一突起，称为距骨后突，当其与距骨体未融合时，则形成游离三角骨。距骨本身无肌肉及肌腱附着，仅由滑膜和关节囊与邻近组织相连。进入骨的血管必然经由这些组织，而一些创伤可引起关节囊的撕裂，易导致距骨的缺血改变。

（一）病因病理

多因从高处跌下足先着地而受伤。但因着地姿势不同，产生各种类型的距骨骨折。

（1）距骨后突骨折（fracture of posterior process of talus）　发生于足部强烈跖屈时，胫骨后撞击距骨后突，或暴力向上传递时，距骨后突被跟骨冲击而折断，多为小骨块，不移位。

（2）距骨颈骨折（talar meck fracture）　骨折多为高处跌下，足部着地时处于背伸位引起，也可发生于撞车事故时，足踏板撞击于足的跖面，胫骨下关节面前缘像楔子一样插入距骨颈、体之间，造成距骨颈骨折。按骨折移位情况，分为三型。

Ⅰ型：为单纯的距骨颈骨折，无移位，骨折线垂直。只有通过距骨颈的血供受到影响，缺血性坏死的发生率达到 10%。

Ⅱ型：距骨颈骨折合并距下关节脱位（或半脱位）。距骨颈发生骨折后足继续背伸，距骨体被固定在踝穴内，足的其余部分过度背伸导致距下关节脱位。同时距骨头与舟骨和跟骨的关系仍保持正常，并与它们一起向前半脱位。由于从距骨颈和跗骨窦来的血液供应都受阻，因此缺血性坏死的发生率可达 50%。

Ⅲ型：距骨颈骨折合并距骨体脱位。距骨颈骨折后背伸外力继续作用，距骨体向内后方旋转而脱位，并交锁于载距突的后方，常同时合并内踝骨折。也常为开放性损伤。由于 3 条血供的通道均受损，因此缺血性坏死的发生率可达 85%（图 2 - 3 - 58）。

（3）距骨头骨折（fracture of head of talus）　较距骨颈骨折少，多为高处跌下，暴力通过舟状骨传至距骨而致距骨头骨折。多为粉碎形，一般移位不明显。

（4）距骨体骨折（fracture of body of talus）　多为高处跌下，暴力直接冲击所致。距骨体可在横的平面发生骨折，也可形成纵的劈裂骨折。骨折可呈线状、星状或粉碎型。距骨体骨折往往波及踝关节及距下关节，虽然移位很轻，但可导致上述关节的阶梯状畸形，最终产生创伤性关节炎，其预后比距骨颈骨折更差。

（二）临床表现与诊断

（1）有明显的高空坠落外伤史。

（2）踝关节肿痛，不能行走和站立，严重者可有畸形。常见体部向后移旋转所致内踝后方高突畸形。局部明显压痛，踝关节活动障碍。

（3）X线检查　摄踝部与跗骨正、侧位片，可明确骨折类型、移位情况以及有无合并其他骨折脱位。距骨后突骨折，诊断时应与先天性距骨后三角骨相鉴别。鉴别点为三角骨与距骨后侧紧密相连，骨片界线清晰、光滑，且多对称。

此外，在距骨颈骨折时，需鉴别Ⅰ型与Ⅱ型损伤。若有疑问，需摄背伸与跖屈两个位置的侧位片进行对比，若见距下关节半脱位者为Ⅱ型。

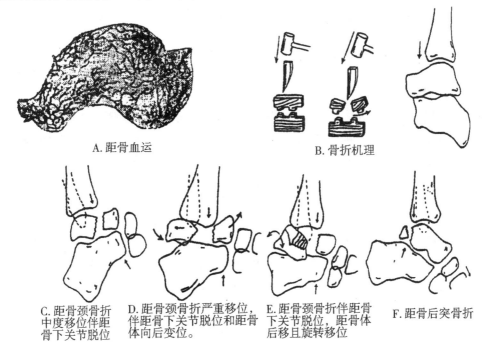

A. 距骨血运　　　　　　　　　　　B. 骨折机理

C. 距骨颈骨折中度移位伴距骨下关节脱位　　D. 距骨颈骨折严重移位，伴距骨下关节脱位和距骨体向后变位。　　E. 距骨颈骨折伴距骨下关节脱位，距骨体后移且旋转移位　　F. 距骨后突骨折

图2－3－58　距骨血运、骨折机理及骨折移位情况

（三）治疗

1. 非手术治疗

（1）距骨后突骨折　一般不需复位，用铁丝托板或短腿石膏托固定于足背伸位4～6周。

（2）距骨体骨折　无移位者，铁丝托板固定4～6周，直至骨愈合即可。对有移位者，应试着手法复位。在腰麻下，膝关节屈曲位，由助手固定小腿，术者一手握住胫骨下端向前拉，同时另一手握住足,先轻度外翻,然后强力跖屈再推足向后,使半脱位复位,骨折也随之复位。将足固定于跖屈、外翻位。6～8周后改为功能位固定。骨折需3～4月始能愈合,故不能早期负重,不能强力背伸足,否则将引起缺血性坏死或骨折再移位。

(3)距骨颈骨折

Ⅰ型骨折,用铁丝托板或短腿石膏托固定于功能位6～8周。1周内抬高患肢,然后开始不负重扶拐活动。在6～8周内不可负重,以免发生无菌性坏死。Ⅱ型骨折,必须予以整复。腰麻或坐骨神经阻滞麻醉下,助手握住小腿,术者一手握住胫骨下端向前拉,另一手握住前足,先将前足轻度外翻,尔后强力跖屈,再向后推,拇指移于距骨头前上向后压迫而复位。这样可使距骨头与距骨体两骨块对合,同时整复距下关节。经X线证实复位满意后,用铁丝托板或短腿石膏托固定踝关节及足部跖屈轻度外翻位6～8周。再固定于功能位,直至骨性愈合。一般固定时间同距骨体骨折。Ⅲ型骨折,复位较困难,可先试行手法复位。腰麻下一助手牵拉小腿并固定,另一助手牵拉足并使之背伸,同时外翻足跟,增大胫距关节间隙,以便解除载距突与距骨的交锁。术者双拇指由距骨体背侧,即内踝后部用力向外方推,使距骨的旋转得到矫正,并进入踝穴。最后推内踝后方向前下,同时足跖屈,整复距骨下脱位。然后用铁丝托板或石膏托将踝足固定于跖屈位。

若手法复位失败,可行跟骨牵引,增加胫骨与跟骨之间的空隙,然后用以上手法复位,若仍不成功应及时手术切开复位内固定。

(4)功能锻炼与按摩　固定期间,应作足趾、膝关节屈伸锻炼,因骨折一般需要3～4月才能愈合,故在固定期间不宜过早负重。解除固定后应施行局部按摩,配合踝关节屈伸、内翻、外翻活动锻炼,并开始扶拐不负重步行锻炼。

(5)预后　距骨颈骨折预后较差,若伴体部脱位者则更差。由于滋养动脉和韧带断裂,使距骨体血供受到影响,易出现缺血性坏死或骨折不愈合。若出现坏死,早期仍需固定直至替代化骨作用完成为止。晚期因骨折不愈合,缺血性坏死,引起严重的创伤性骨关节炎,则可行距小腿和距下关节固定术,或三关节融合术。

2.手术治疗

距骨骨折非手术治疗失败者,应考虑手术治疗。

四、足舟骨骨折

足舟骨位于跗骨中部,为内侧纵弓之顶,前面与楔骨相关节,后面接距骨头;内侧有一向下的隆起,为舟骨粗隆(tuberosity of navicular bone),在活体上容易扪及,为胫后肌附着处。

(一)病因病理

足舟骨骨折(fracture of navicular bone)较少见,可因遭受直接暴力的打击或间接暴力作用所致。根据骨折部位分为三类。

(1)舟骨粗隆骨折　好发于青年及成年人,多为体育活动中,足被暴力强迫外翻,而胫后肌反射性猛烈收缩,将舟骨粗隆撕脱。也可于强迫内翻,使内踝尖与舟骨粗隆发生撞击,产生骨折,这种骨折多无明显移位。

(2)舟骨背侧边缘骨折　当足处于跖屈位,重物打击或车轮轧于舟骨部位,致舟骨背侧缘产生裂隙骨折。当足部遭受猛烈跖屈暴力,可使舟骨背侧缘产生小片撕裂骨折。

(3)舟骨横形骨折　前足遭受强烈背伸暴力,使舟骨受到距骨头和楔骨的夹挤,产生舟骨水平位横断骨折(图2-3-59)。骨折线常为水平方向,背侧块较大向足背移位,此骨块上仅有少许未撕裂的韧带附着,故血运极差,易发生缺血性坏死,晚期产生创伤性关节炎。

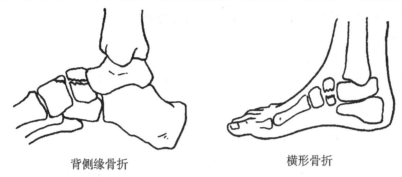

背侧缘骨折　　　　　　　　　　　横形骨折

图 2-3-59　足舟骨骨折类型

(二)临床表现与诊断

(1)患足有明显外伤史。

(2)患足疼痛,着地时疼痛加剧;患处肿胀,有皮下瘀斑。

(3)结节部撕脱骨折,局部压痛明显,且较隆起;横断骨折局部隆起明显。对内、中、外侧楔骨纵向挤压时,舟骨部疼痛加剧;足内、外翻时亦可引起剧痛。

(4)X 线检查　摄足部正、侧位 X 线片有助于诊断及了解移位情况。粗隆部骨折应与副舟骨区别,后者骨面较整齐光滑,且为双侧性。可摄健侧足部 X 线片作比较鉴别。

(三)治疗

1.非手术治疗

(1)手法复位

①足舟骨粗隆骨折　局麻下,一助手握住患者足前部并使足内收、内翻、跖屈,术者用拇指推按骨折片,使之复位。

②足舟骨背侧缘骨折　局麻下,一助手握住患者足前部作跖屈位牵引,术者用拇指向下推按移位的骨折片,即可复位。

③足舟骨横形骨折　局麻下,一助手握住患者足跟部,另一助手握住其前足部,在跖屈、外翻位牵引,术者以拇指向下按压背侧移位的骨折块,即可复位。复位后术者不能立即松手,应继续按住骨片,以待固定。如果复位后立即松手,骨折片会再次弹出而移位。

(2)固定方法

①无移位骨折　局部外敷新伤药,用铁丝托板固定患足于中立位 4~6 周。

②有移位骨折　手法复位后,于骨折片部位置一棉垫,扇形足背夹板加铁丝托板固定。舟骨粗隆骨折,固定于内收、内翻、跖屈位 4 周后,改为中立位 2 周;舟骨背侧缘骨折,将患足固定在中立位 4 周;舟骨横形骨折,则应将患足于跖屈、外翻位固定 3 周后,再逐渐改为中立位固定 3 周。

(3)功能锻炼与按摩

固定期作足趾活动及股四头肌静力收缩膝关节伸屈活动。解除固定后,加强足、踝功能练习。配合按摩以捏、揉、推手法为主。

(4)药物治疗

早期内服桃红四物汤。中、后期内服正骨紫金丹,外用一号、三号熏洗药熏洗。

2. 手术治疗

非手术治疗效果不佳者,均应行手术切开复位内固定治疗。

五、跖骨骨折

跖骨骨折(metatarsal fracture)是足部常见的骨折。跖骨主要参与足弓的组成,且第1与第5跖骨头为足的负重点。故第1与第5跖骨骨折时,要求良好复位。

(一)病因病理

引起跖骨骨折的原因常可见于三种情况。

(1)直接暴力 足部被重物砸伤、车轮碾压伤,可发生斜形、横形或粉碎性骨折,以跖骨底部骨折多见,骨干骨折次之。第2~4跖骨发生率较高,可几根跖骨同时骨折或合并其他足骨骨折。

(2)肌肉牵拉暴力 足部内翻、旋后扭转时,附着于第5跖骨粗隆的腓骨短肌和第3腓骨肌强烈收缩,肌肉牵拉而使第5跖骨粗隆骨折。

(3)应力积累 多见于长途行走或缺乏训练的人参加长跑等情况。以第2跖骨发生率最高,其次为第3跖骨。主要是由于肌肉疲劳过度,足弓下陷,第2、3跖骨头负荷增加,应力的积累超过了骨皮质及骨的承受能力,而逐渐发生骨折。此类骨折又称为疲劳骨折(fatigue fracture)或行军足(march feet)。

(二)临床表现与诊断

(1)有明显外伤史或长途步行、跑步史。

(2)伤后局部疼痛、肿胀、压痛、纵轴叩击痛及骨擦音,功能活动障碍。

(3)疲劳骨折最初为前足痛,劳累后加剧,休息后稍减,2~3周后在局部可摸到有骨性隆凸。

(4)X线检查 摄X线正、斜位片,一般骨折可确诊。第5跖骨粗隆撕脱骨折应注意与第5跖骨粗隆骨骺未闭合、腓骨长肌腱籽骨相鉴别,后两者肿胀、压痛不明显,骨片光滑、规则,且为双侧性。疲劳骨折早期X线检查常为阴性,2~3周后跖骨颈出现骨膜反应,骨折线多不明显。晚期可见骨折线。

(三)治疗

1. 非手术治疗

(1)无移位骨折 不需整复。早期局部外敷新伤药。疲劳性骨折外敷鸡血藤、黄芪、儿茶、没药、象皮、秦皮、自然铜、骨碎补、白芨、制首乌等。铁丝托板超踝关节中立位固定4~6周。

(2)移位骨折 应手法复位。患者仰卧屈膝,一助手握小腿,另一助手握趾部,对抗牵引。术者两手拇指置于足背骨折部的骨凸处,余4指置于足底折端突起处,对向提按,矫正向跖侧或背侧移位,再以两拇指置于足背的骨折端的骨间隙,以推挤法矫正侧方移位。如向跖侧成角,以双手置于足底的角顶处向足背方向提起,同时握足趾的助手将趾部向跖屈位牵拉。如伴有跗跖关节脱位,应先整复脱位。复位后,在骨折端足背面的骨间隙放置分骨垫,再以瓦形硬纸壳或压板压迫骨折部,然后用扎带捆扎固定。铁丝托板固定踝足于中立位。第5跖骨粗隆骨折,则固定于外翻中立位。

跖骨骨折上下重叠移位,或向足底突起成角必须矫正,否则会妨碍将来足的行走功能,而侧方移位则对功能影响较小。

（3）功能锻炼与按摩　早期抬高患肢，主动直腿抬高，伸屈膝关节，股四头肌静力性收缩。中期去除托板，扶拐不负重行走，主动活动踝关节，按摩局部。晚期按摩，负重行走。

（4）药物治疗　新伤骨折早期内服桃红四物汤加减。中、后期及疲劳性骨折选服正骨紫金丹、接骨丸、劳损丸。骨折解除固定后，用一号、三号熏洗药熏洗。

2.手术治疗

经闭合复位不成功或有开放伤口者，可行开放复位内固定。如系陈旧性骨折畸形愈合，跖骨头向跖侧凸出影响行走和疼痛者，可考虑跖骨头切除术。

六、趾骨骨折

趾骨骨折（phalangeal fracture）是足部常见骨折之一，占足部骨折的第 2 位。趾骨骨折多由重物压砸等直接暴力引起，一般为横形或粉碎形；也可由踢触硬物等间接暴力所致，骨折多为横形或斜形。常合并有趾甲及皮肤损伤，呈开放性骨折，应注意防治感染。伤后局部肿痛，皮下瘀血或甲下血肿，患趾不能用力，触诊时可觉有骨擦感或骨擦音。X 线片有助于诊断及了解骨折移位情况。移位骨折，应予以手法整复，特别是向跖侧成角与旋转畸形必须矫正。术者可用双手拇、示指分别捏住骨折远、近端，在拔伸下推按整复。对甲下血肿严重者，应放血或拔甲。𧿹趾骨折整复后用竹片夹板固定。第 2～5 趾骨骨折整复后，可用夹板或邻趾固定法固定，固定时间约为 3～4 周。解除固定后，可用一号、三号熏洗药熏洗。

（凌蜀琪　王　煜）

第四章 头颅部损伤

第一节 头颅部损伤概述

头颅部损伤在运动创伤中的发生率次于四肢损伤,但是其死亡率和致残率高居身体各部位损伤之首。Müller 和 Blyth(1987 年)提到1945—1984 年的 40 年间,美式橄榄球项目中有 433 人直接死于头部创伤。在不同的运动项目中,急性闭合性头颅部损伤的危险性有显著的不同。橄榄球、垒球、冰球、高尔夫球、公路自行车、摩托车、赛车、马术及体操等项目是头颅部损伤的高发项目。

一、损伤机制

其损伤机制一般有两种方式:一种是直接暴力,另一种为间接暴力。

直接暴力多由于跌倒、两名运动员相撞,或运动员与运动场壁、球门柱等碰撞时的直接暴力造成的。这种方式所致的损伤不仅发生于着力部位,而且常发生于着力部位的对侧,即对冲伤(contrecoup injury)。另外运动员与冰球、垒球或高尔夫球、高尔夫球杆相撞也可导致头部和/或脑损伤。第一类碰撞是低速的钝性撞击,而第二类则是高速的、穿透性的锐利撞击。

间接暴力多由于坠落时双足或臀部着地,外力经脊柱传导至颅底引起颅底骨折和脑损伤。或外力作用于躯干,引起躯干突然加速运动时,头颅由于惯性,其运动落后于躯干,于是在颅颈之间发生强烈的过伸或过屈,或先伸后又回跳性的过屈,犹如挥鞭样动作,造成颅颈交界处延髓与脊髓连接部的损伤,即挥鞭伤(whiplash injury)。

二、损伤程度判断

目前国际上较通用的一种方法是根据格拉斯哥昏迷计分(Glasgow coma scale,GCS)作为伤情分类。对伤员的运动、言语、睁眼反应评分(表2-4-1),再累计得分,作为判断伤情的依据。轻型:13~15 分,伤后昏迷时间小于 20 min;中型:9~12 分,伤后昏迷时间 20 min至 6 h;重型:3~8 分,伤后昏迷时间超过 6 h,或在伤后 24 h 内意识恶化并昏迷超过6 h。

表2-4-1 格拉斯哥昏迷计分(GCS)

运动反应	计分	言语反应	计分	睁眼反应	计分
按吩咐动作	6	正确	5	自动睁眼	4
定位反应	5	不当	4	呼唤睁眼	3
屈曲反应	4	错乱	3	刺痛睁眼	2
过屈反应(去皮层)	3	难辨	2	不睁眼	1
伸展反应(去脑)	2	不语	1	无反应	1

三、损伤防护

运动创伤中对头颅部损伤最有效的预防措施是避免对头颅部的撞击。有学者建议应告知所有运动员每一危险的运动项目中"特别危险的动作",如足球高速飞行时,建议运动员不要用头去顶球;过于坚硬或因雨水而变重的足球应该禁止使用,运动员应学会避免这些动作。同时应该认识到佩戴头盔是必须的、亦是有效的防护措施。

四、重返赛场的标准

头部创伤后重返比赛的一些判断标准为:

(1)曾遭受严重头部创伤且必须脑外科手术治疗的运动员应限制其继续参加有身体接触的运动项目。

(2)曾遭受轻度闭合性头部创伤的运动员经过1周观察和正规的神经病学检查后,通常可以重返赛场。

(3)受到极轻度闭合性头部创伤(未出现昏迷)的运动员在球场线外经过短暂观察若完全无症状,通常可以重返赛场。

第二节　头颅部应用解剖生理

一、头皮

头皮较厚。分为皮肤层、皮下层、帽状腱膜层、腱膜下层(蜂窝组织层)和颅骨外骨膜5层。头皮有丰富的血液循环,其主要动静脉位于皮层与帽状腱膜层之间,神经血管并行。头皮内的静脉通过导静脉与板障静脉和颅内静脉相通(图2-4-1)。

二、颅骨

颅骨大部由致密的内外板组成,其间为板障,内有红髓及板障静脉。颅骨分颅盖及颅底两个部分。

(1)颅盖　由额、顶、枕、颞骨组成。其连接部称骨缝。

(2)颅底　由前中后三个颅凹组成,其骨质厚薄不均,高低不平(图2-4-2)。

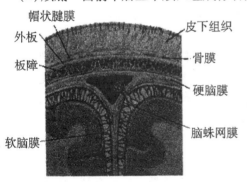

图2-4-1　头皮、脑膜组织

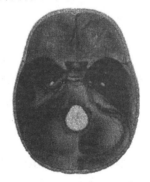

图2-4-2　颅底结构

三、脑膜组织

脑与脊髓一样其表面有3层膜覆盖(图2-4-1):

(1)软脑膜　紧贴于脑的表面。

(2)蛛网膜　薄而透明,与软膜之间为蛛网膜下腔,内有脊髓液循行。

(3)硬脑膜　在蛛网膜与颅骨之间有2层。颅内静脉窦位于两层硬脑膜之间。硬脑膜的内层皱襞形成大脑镰(在大脑两半球之间),小脑幕(在枕叶与小脑之间)及小脑镰(小脑两半球之间）。

四、脑组织

分大脑半球、间脑、小脑和脑干几部分。

（1）大脑半球　由额叶、顶叶、颞叶、枕叶、基底节及内囊等组成，为运动、感觉、视觉、听觉、语言嗅觉等的皮层中枢。

（2）间脑　位于大脑两半球的中心，中线两旁，中脑上方。期间为第三脑室。间脑包括丘脑与丘脑下部。丘脑是一切感觉纤维的汇集点，在丘脑更换神经元，传入大脑皮质，负伤后有感觉障碍。丘脑下部为调节内脏、内分泌及植物神经活动的重要皮质下中枢。

（3）小脑　位于后脑凹。控制人体的平衡协调功能。

（4）脑干　包括中脑、桥脑及延髓。位于后颅凹，上接间脑，下接脊髓。背面为第四脑室及小脑。脑神经除嗅神经、视神经及副神经外，其他脑神经的核都位于脑干。除核以外，主要包括皮质脊髓束及其他脑与脊髓间的上下行纤维。

五、颅内血管

脑组织仅由 2 对动脉即颈内动脉及椎动脉所供应（图2-4-3）。

脑膜动脉：为骨膜动脉，来自颈外动脉、椎动脉及眼动脉的分支，包于硬脑膜外层之内，供应脑膜、颅骨内板及板障。

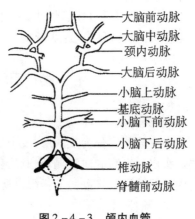

大脑前动脉
大脑中动脉
颈内动脉
大脑后动脉
小脑上动脉
基底动脉
小脑下前动脉
小脑下后动脉
椎动脉
脊髓前动脉

图2-4-3　颅内血管

脑膜静脉与动脉伴行。

静脉窦：位于硬脑膜内外层之间或重叠的内层之间。所有的窦最后都汇入颈内静脉。

第三节　颅骨骨折

颅骨骨折（skull fracture）是一种较严重的创伤，由于外力作用于头部，使颅骨产生弯曲变形，如果外力较大，颅骨的变形超过其弹性限度，即发生骨折。颅骨骨折的重要性不在于骨折的本身，而在于可能同时并发脑膜、脑、颅内血管和脑神经的损伤。运动损伤中，多见于公路自行车、摩托车、赛车、马术、高尔夫及体操项目。

颅骨遭受外力时是否造成骨折，主要取决于外力大小、作用方向和致伤物与颅骨接触的面积及颅骨的解剖特点。致伤物体积大，速度慢，多引起线性骨折；体积大，速度快，易导致凹陷骨折；体积小，速度快，则可导致圆锥样凹陷骨折或穿入性骨折。垂直打击于颅盖的外力常引起着力点处的凹陷或粉碎性骨折。斜向外力作用于颅盖部位，常引起线形骨折。此外，伤者的年龄、着力点的部位、着力时头部固定与否与骨折的关系也很密切。

分类：①按照骨折的部位分　颅盖骨折、颅底骨折。②按照骨折形态分　线形骨折、凹陷骨折、粉碎骨折、洞形（穿入）骨折。粉碎骨折多成凹陷性，一般列入凹陷骨折内。洞形（穿入）骨折多见于火器伤。③按创伤的性质，依骨折部位是否与外界相通来区分　闭合性骨折、开放性骨折。颅底骨折虽不与外界相通，但常伴有硬脑膜破损引起脑脊液漏或颅内积气，一般可视为开放性骨折。

一、颅盖骨折

颅盖骨折(skull calvaria fracture)按形态可分为线形骨折(linear fracture)和凹陷骨折(depressed fracture)两种。

(一)病因病理

(1)线形骨折 线形骨折包括颅缝分离,较多见。几乎均为颅骨全层骨折,个别仅为内板断裂。骨折线多为单一者,也可多发,呈线条状或放射状,长短不一。有的骨折线可从颅盖延伸至颅底,称联合骨折。宽度一般为数毫米,偶尔可达 1 cm 以上。骨折一般无错位。

(2)凹陷骨折 凹陷骨折多为颅骨全层凹陷,个别仅为内板内陷。陷入骨折片周边的骨折线呈环状或放射状。凹陷的范围和深度多不相同。骨折片可刺伤硬脑膜或血管,亦可挫伤脑组织。婴幼儿骨质较软,可产生看不到骨折线的乒乓球样凹陷。

(二)临床表现和诊断

(1)线形骨折 有外伤史,头部疼痛和局部压痛外,无明显其他体征。除可能伴有的头皮损伤(挫裂伤、头皮血肿)外,骨折本身仅靠触诊很难发现,常需要依赖 X 线片或 CT 骨窗相,但纤细的骨折线有时仍可能被遗漏。

(2)凹陷骨折 范围较大和明显的凹陷骨折,软组织出血不多时,触诊多可确定,但小的凹陷骨折易与边缘较硬的头皮下血肿混淆,须经 X 线片方能鉴别。尤其损伤部位切线位摄片可以了解骨片凹陷程度。凹陷骨折因骨片陷入颅内,使局部脑组织受压或产生挫裂伤,临床上可出现相应的病灶症状和局限性癫痫。如并发颅内血肿,可产生颅内压增高的症状。凹陷骨折刺破静脉窦可引起致命的大出血。

(三)治疗

1. 非手术治疗

线形骨折本身无需处理,嘱病人安静休息,但应警惕是否伴有脑损伤和血管损伤,骨折线通过脑膜血管沟或静脉窦时,须防止颅内血肿的可能。可内服云南白药,或内服小蓟饮子。

2. 手术治疗

凹陷性骨折是否需要手术,意见尚不一致。目前一般认为,深度未超过 0.5 cm,无神经症状及婴幼儿的凹陷性骨折无并发症者,均可按单纯骨折处理。①凡凹陷深度大于 1 cm;②位于重要功能区;③骨折片刺入脑内,使颅腔缩小引起颅内压增高;④骨折引起瘫痪、失语等功能障碍或局限性癫痫者,应手术治疗。手术方法可采取在凹陷骨片附近正常骨组织上钻孔,将骨片撬起复位。开放性粉碎骨折,因其易感染,故应全部取出,修补或缝合破裂的硬脑膜。手术过程中高度警惕难以制止的大出血发生。

二、颅底骨折

颅底骨折(skull base fracture)常为间接暴力所伤,大多由颅盖骨折延伸而来,少数可因头部挤压或着力部位于颅底水平的外伤所造成。因其骨折线常通过鼻窦或岩骨,故多为开放性线形骨折。颅底骨折可根据临床表现进行诊断。在病情许可并有必要时,可借助头颅 X 线片、CT 扫描等检查,以确定骨折和了解其他详细情况。根据骨折部位可分为颅前窝骨折(fracture of anterior fossa)、颅中窝骨折

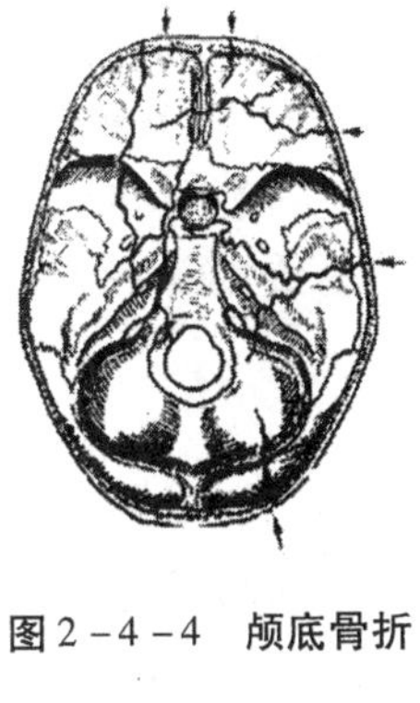

图 2-4-4 颅底骨折

(fracture of middle fossa)及颅后窝骨折(fracture of posterior fossa)3 种。颅底骨折常造成其上穿行的神经、血管的孔道结构组织受损,临床表现比较复杂(图 2 - 4 - 4)。

(一)临床表现与诊断

(1)颅前窝骨折　骨折常可累及筛骨及眶板。骨折出血可经鼻流出或进入眶内在眼睑和球结膜下形成瘀斑,俗称"熊猫眼"或"眼镜征"。若有脑膜、骨膜均破裂则表现为鼻出血并混有脊髓液,形成脑脊液鼻漏(CSF rhinorrhea),空气也可经此途径进入颅腔形成颅内积气。骨折出血一般能较快停止,脑脊液的流出可持续 10 d 左右。若有视神经管的骨折可合并视神经的损伤而出现视力减退或丧失。亦可能相应的损害嗅神经导致嗅觉丧失。

(2)颅中窝骨折　常累及蝶骨及颞骨岩部。血液和脑脊液经蝶窦流入上鼻道,再经鼻孔流出,形成脑脊液鼻漏和(或)颅内积气。若折线累及颞骨岩部,血液和脑脊液可经中耳和破裂的骨膜由外耳道流出,形成脑脊液耳漏;如骨膜未破,则可沿耳咽管入鼻腔形成鼻漏。颞骨岩部骨折,常合并听神经和面神经损伤。如骨折线居于内侧,亦可累及视神经、动眼神经、滑车神经、三叉神经和展神经。靠外侧的颅中窝骨折可引起颞部肿胀。

(3)颅后窝骨折　其症状多不明显。骨折累及颞骨岩部后外侧时,在伤后数小时内出现乳突部皮下瘀斑。若骨折发生在枕骨基底部,可在伤后数小时出现枕下部肿胀及皮下瘀斑。对脑神经也可发生损伤。

(4)影像学检查　X 线片有助于诊断,特别是可以观察颅内积气。由于颅底结构复杂或高低不平,影像常有重叠致骨折线不易显示或被辨认,故为避免加重病情,非特殊需要一般不列为常规检查。

CT 检查有助于对眼眶和视神经管的骨折的诊断,并可进一步了解有无脑损伤。

必要时可作 MRI 检查。

(二)治疗

其治疗原则主要是采用非手术对症治疗,对于开放性骨折,有部分病例的脑组织与外界相通,应常规使用抗生素,预防感染。颅骨骨折本身无需特殊处理。

1. 非手术治疗

(1)合并脑脊液耳、鼻漏时,头部抬高 45°位卧床,不应冲洗或填塞耳鼻道,以免引起感染。也不应给氧,避免用力咳嗽、打喷嚏及擤鼻,以防脑气栓。注意保持口腔卫生。用无菌棉球松松的放在外耳道口或鼻孔处。

(2)药物治疗　初期内服云南白药,后改为黎洞丸,1 周后服用正骨紫金丹。

2. 手术治疗

(1)如超过 3 周没停止脑脊液漏,视情况考虑手术修补硬脑膜。

(2)对伤后大量致命鼻出血病人,立即气管插管或气管切开保持呼吸通畅。

(3)合并脑损伤或有大的骨折碎块陷入颅腔且有神经症状者,需手术治疗。开放性骨折碎骨片易致感染,手术时应全部取出。

第四节　鼻骨骨折

鼻为颜面部突出的器官,最易遭受外伤。鼻骨骨折(fracture of nasal bone)多见于足球、篮球、拳击、散手等运动项目中。

（一）病因病理

鼻骨骨折一般由直接暴力作用于鼻部致伤，因暴力的方向、强度和作用点的不同而引起的骨折和畸形不同。侧方暴力造成骨折侧向移位，出现"S"形畸形；前方暴力可引起鼻桥的压扁和增宽，严重的可导致泪骨和内眦韧带的侧向移位。一般情况下，鼻骨骨折单纯出现，但严重损伤亦可合并上颌骨鼻突骨折等损伤。

（二）临床表现与诊断

（1）有明显的直接暴力打击受伤史。

（2）症状及体征：伤后鼻衄，鼻梁部肿胀，皮下有瘀斑，有时眼睑部呈青紫色瘀斑。鼻腔有血凝块堵塞，鼻部通气差。用手指触诊，骨折处压痛明显，有时可感觉骨擦音。鼻骨畸形，一侧鼻骨塌陷性骨折，伤侧鼻骨塌陷，暴力较大时，对侧鼻骨可呈一隆起，表现出"S"形畸形。若外力来自前方致鼻桥骨折，鼻骨上部内陷，下方翘起；打击部位低时，可引起两侧鼻骨分离，使鼻梁变宽，继而鼻骨软组织发生肿胀。鼻中隔移位，偏斜。

（3）影像学检查　摄鼻部侧位片、咬合位片、顶颌位片等可显示鼻骨骨折的部位、性质、移位的方向和程度。CT摄片可以明确诊断。

（三）治疗

1.非手术治疗

（1）无移位骨折　不需复位，肿胀和瘀斑按软组织挫伤处理即可。

（2）有移位骨折　应早期复位，复位后用凡士林纱布条填塞以止血和固定。复位方法：一侧鼻骨塌陷性骨折的复位：用1%的地卡因做鼻黏膜表面麻醉，以鼻骨复位钳或直血管钳，在其前部套上橡皮管，表面涂抹凡士林，一叶深入鼻腔，一叶在外夹住下陷的鼻骨向外拧动即可复位（图2-4-5）。若伴有对侧鼻骨向前外隆起，可用一手拇指在鼻外侧按压使之复位。再用拇指捏鼻梁，使两侧鼻骨合缝，并矫正鼻梁歪斜畸形。

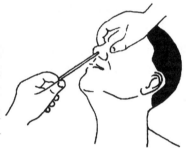

图2-4-5　鼻骨复位

（3）药物治疗　早期可服小蓟饮子，中后期内服接骨丸。

2.手术治疗

（1）若移位骨折时日已久形成了骨痂，则需手术纠正。

（2）对鼻中隔的血肿，宜及时切开引流。

第五节　颧骨骨折

颧骨（zygomatic bone）位于眼眶外下方，呈菱形，构成面颊部的骨性突起。颧骨的颞突向后接颞骨的颧突，构成颧弓（zygomatic arch）。颧骨位于颜面的中部偏上，是颜面部横径的最宽点。由于其位置比较突出，故易遭受暴力损伤。多见于橄榄球及拳击运动中。应用头盔防护可减少这类损伤。

（一）病因病理

颧骨骨折多为直接暴力致伤，以颧弓骨多见，骨折的移位和严重程度与外力作用的大小和方向有关,轻者仅有骨裂,重者骨折片可向内、后、下方移位。这些骨片的移位可以压迫颞肌及阻碍下颌骨髁突运动,造成张口受限和张口疼痛。此外,局部的严重打击可造成颧弓的多段骨折或窦前壁的粉碎骨折,有时可伴发上颌骨骨折或鼻骨骨折,形成较严重的开放性骨折。

(二)临床表现与诊断

(1)有明显的外伤史。早期由于颧骨的骨折片向内、向后移位,颧部出现凹陷畸形,当颜面部肿胀时,畸形可被掩盖而不明显。

(2)局部肿胀、疼痛,颧弓及眼眶上下方压痛。骨折移位时,可摸到骨折处凹凸不平。

(3)合并上颌骨骨折时,可有不同程度的面部麻木,伤侧鼻衄、复视、眼球凹陷、睑裂狭窄、眼球下垂等。由于颧骨下陷,可影响下颌关节运动,病员张口困难。

(4)影像学检查 颅骨正位、颏顶位(图2-4-6)X线片或CT检查可明确诊断。

(三)治疗

颧骨骨折若有移位,应及时冰敷,尽早复位撬起塌陷部位。若延误时间可造成复位困难,遗留面部畸形。

1.非手术治疗

(1)手法复位固定 用手指或用包有纱布的圆头小木棒伸入口腔前庭,推顶下陷的颧骨骨折部向前外,使之复位,一般不需特殊固定,骨折即可保持复位状态。若有移位,可用口腔铸模,以准确合适的早期固定,避免晚期施行矫形手术。

(2)巾钳复位 适用于颧弓骨折,用2%利多卡因4~6 mL,作局部浸润麻醉,以大号巾钳尖端刺入下陷的颧弓上下缘的皮肤和皮下组织,当巾钳的钩端至颧弓的内面时合紧巾钳,用力向前外方牵拉下陷的骨折片,使塌陷的颧弓复位(图2-4-7)。

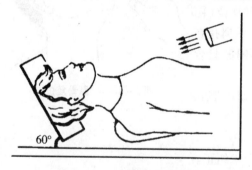

图2-4-6 颧骨颏顶位摄片

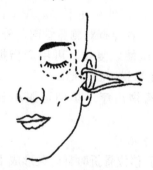

图2-4-7 颧弓巾钳复位

(3)药物治疗 早期内服活血止痛汤;中、后期内服接骨丸。若有开放性损伤,应给予预防性抗生素治疗。

2.手术治疗

适用于手法复位无效者。2%利多卡因麻醉,于颧弓上方,颞部发际前缘作与颧弓平行的切口,长2~3 cm,避开颞浅动、静脉及面神经颧支,切开皮肤、颞筋膜,用骨膜剥离器或Bristow起子沿颞肌表层伸入颧弓深处下方和窦壁以下,以拳作为支点,将骨折片向外上方撬起,即可复位。复位后骨折片常嵌插稳定,不易再移位,无需固定。若有粉碎骨折须采用内固定。

第六节　下颌骨骨折

下颌骨(mandible)位于面部的前下方,是口腔下部和面颊部的支架。在下颌骨的内、外均有肌肉附着。在其内部有齿槽神经和血管穿过。当下颌骨骨折(fracture of mandible)时,由于肌肉作用可致骨折移位,并可损伤神经。

(一)病因病理

下颌骨是颜面部最突出的骨骼,由于遭受暴力损伤的机会较多,故为面部骨折中发生率最高者。骨折多发生在下颌角区、颏孔区、髁突颈部及正中联合部等。若上下牙床咬合时,作用于颌部的暴力直接传到颅骨和颈部肌肉;若颌部处于休息位置,而上、下牙齿略分开时,则同样的暴力可以引起下颌骨骨折。此外,由于下颌骨成 U 形,故当受外力打击时,除受力部位发生直接骨折外,还可在对侧发生传导性间接骨折。例如,正中部受到撞击发生骨折外,还可发生对侧髁突颈或对侧下颌角部间接骨折。

骨折块移位的方向和程度,取决于暴力的强度、方向及肌肉的牵拉作用。骨折断端可因致伤暴力而移位,畸形可因肌肉牵拉而增加。附着下颌骨体的肌肉向下拉,而附着于支上的肌肉则向上向内牵拉。下颌体两侧骨折时,颏部断端则向下凹陷。下颌骨的一支骨折,由于翼内肌的作用,使骨折的后段向内上方移位或向上、向下旋转。

(二)临床表现与诊断

(1)有明确的外伤史。面部有畸形,局部肿胀、疼痛、压痛及皮下瘀斑。

(2)常呈半张口状,可有染血唾液自行流出,或有口臭,关节活动和吞咽均有困难。上下颌咬合紊乱或不能咬合。骨折片有异常活动和骨擦音。

(3)影像学检查　应摄后前颅位,右外侧下颌位和左外侧下颌位,必要时摄下颌骨咬合位以确诊。

(三)治疗

1.现场急救

先用绷带将下颌骨作临时固定。口腔中如有分泌物、血凝块或异物,应尽快清除,以免影响呼吸。

2.非手术治疗

(1)手法整复　新鲜下颌骨骨折,应及时正确复位,并给予坚强固定,否则将会影响咬合,造成永久性的咀嚼困难。整复方法:患者端坐,以 2% 利多卡因作局部浸润麻醉。术者用双手拇指捏住移位的骨折片稍予牵拉,再将移位的骨折片推送回原位即可,然后予以固定。

(2)中药治疗　初期内服活血止痛汤,中、后期内服接骨丸。

3.手术治疗

(1)手术固定方法　常采用齿间结扎法固定。即用 24～26 号不锈钢丝 4 节,每节长约 10 cm,分别将骨折线两侧各两个相邻牙齿的颈部栓紧,待骨折复位后,再将骨折线两侧的牙齿互相结扎在一起,拧紧钢丝,剪去多余的钢丝,将其尖端弯向牙齿间隙,靠近骨折线的牙齿最好不利用,因为该牙齿不牢固,以后若感染还需将其拔出(图 2－4－8)。

(2)术后处理　术后应给予软食或流质饮食。避免咬合牙齿,注意口腔卫生,必要时给予抗生素防治感染。

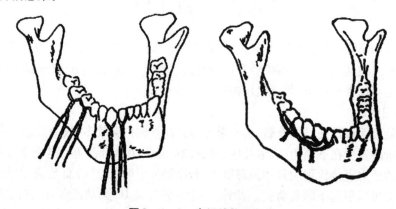

图2-4-8 齿间结扎固定法

（胡毓诗）

第五章　脊柱骨折脱位

第一节　脊柱的应用解剖生理

脊柱(verteral column)颈椎向下至骶尾骨一起构成人体的躯干,四肢与头颅均间接或直接的附着在脊柱上,任何部位的负重受冲击和压迫,外力均可传达到脊柱。其胸椎段与肋骨、腰段和骶尾段与髂骨分别构成胸腔、腹腔和盆腔的一部分;脊柱椎管内容纳脊髓(spinal cord)。由于脊柱具有保护支持胸、腹、盆腔内脏器,保护脊髓以及进行多种运动功能,因此脊柱的损伤可严重的影响内脏的解剖和生理。脊柱的骨折脱位可造成脊髓损伤,严重者可以引起截瘫甚至死亡。

成人脊柱有26块椎骨(vertebrae)即颈椎(cervical vertebra)7个,胸椎(thoracic vertebra)12个,腰椎(lumbar vertebra)5个,1个骶椎(sacral vertebra)(小儿为5块,成人融合成1块)和1个尾骨(coccyx)(小儿3~5块,成人融合为1块)组成。它有4个像弹簧样的生理弧度,23个有弹性的椎间盘(intervertebral discs)占脊柱长度的1/4左右。各部椎骨,都各有特点,但结构上也有共同处。1个标准的椎骨由1个椎体(vertebral body)和1个椎弓(vertebral arch)组成。椎体是椎骨负重的主要部分,内部为松质骨,表面为薄层密质骨;椎弓位于椎体后方,是弓形的骨板,由1对椎弓根(pedicle of vertebral arch)和1对椎弓板(lamina)构成:椎弓根是椎弓连于椎体的缩窄部分,椎弓根的上、下缘各有1切迹,邻位椎骨的上下切迹参与椎间孔(intevertebral foramen)的构成。两侧的椎弓根伸向后内的1对骨板及椎弓板,它们在中线彼此结合。椎体和椎弓围成椎孔(vertebral foramen),各椎骨的椎孔连接起来构成容纳脊髓的椎管(vertebral canal)。椎弓发出7个突起:①棘突(spinous process)一个从椎弓后方正中向后方或后下方伸出,有肌肉和韧带附着。②横突(transverse process)左、右各一个,从椎弓根与椎弓板结合处伸向外侧,亦有肌肉和韧带附着。③上关节突(superior articular process)和下关节突(inferior articular process),为椎弓根和椎弓板结合处分别向上方和下方的左右各有一对突起。上关节突与上位椎骨的下关节突相关节,而上一位椎骨的下位关节突与下位椎骨的上关节突相关节(图2-5-1)。两个椎骨之间为椎间盘,由上下两个软骨

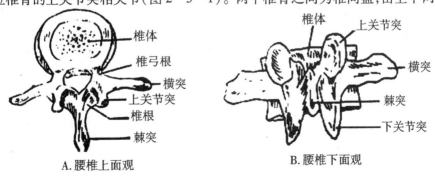

A.腰椎上面观　　　　　　　　B.腰椎下面观

图2-5-1　腰椎外形

盘、纤维环(anus fibrosus)和髓核(nucleus pulposus)所构成(图2-5-2和图2-5-3)。

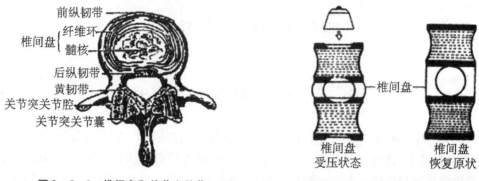

图2-5-2　椎间盘和关节突关节　　　图2-5-3　椎间盘作用示意图

颈椎(cervical vertebra)2~6关节突关节面排列近乎水平位,颈椎关节的关节囊较为宽大,颈椎屈伸及旋转活动都较灵活,活动范围较大,故容易发生关节脱位。第7颈椎与其他颈椎不同点是棘突特长而无分叉,近似水平位,横突变异较大,多数无椎动脉通过。

胸椎(thoracic vertebra)关节突关节面与水平面几乎垂直,即一前一后,较适合于屈伸及侧屈,不易脱位。

腰椎(lumbar vertebra)关节突关节面排列则一内一外,即是一左一右,上关节突在外,下关节突在内,关节囊较窄小,关节突易发生骨折,而不容易发生单独脱位(图2-5-4)。

各椎骨之间由韧带连接,脊柱韧带众多,长短不一,具有强大的韧性。在椎体前后侧,上起枕骨下至骶骨,在椎体前后各有一条坚韧的韧带把椎体连在一起。在椎体前方为前纵韧带(anterior longitudinal ligament),包绕椎体前方之大部,与椎体密切相贴,但与椎间软骨不甚紧密。在椎体后方为后纵韧带(posterior longitudinal ligament),与椎间软骨紧密相连,但与椎体连接不紧,两侧未将纤维环完全覆盖,后纵韧带上窄下宽,呈扇形,两侧较中央部为弱,故在压力作用下,多数情况下髓核可自韧带之侧方向椎管外侧突出。这两条韧带十分坚强,能承受1 470 N以上的牵拉力。黄韧带(ligamental flava)是连接各椎板之间的韧带,富有弹性,由弹性结缔组织构成,呈淡黄色,左、右各一个,起于上位椎板的前下方,止于下位椎板的上缘,外侧止于关节突。在横突和棘突之间,也有坚强的横突间韧带(intertransverse ligaments)、棘间韧带(interspinal ligaments)和棘上韧带(suprasprinal ligament)(图2-5-5)。

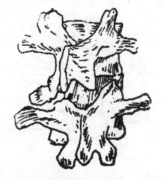

图2-5-4　腰椎关节突间关节脱位并关节突骨折

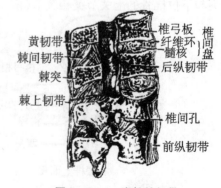

图2-5-5　脊柱的韧带

第1、2颈椎与其他颈椎不同。第1颈椎即寰椎(atlas),呈椭圆形,无椎体和棘突,其两侧粗厚坚固,称为侧块(lateral mass),斜向前内方。两侧块前、后方分别为前、后弓所连接,前、后弓细弱,在外力作用下较易发生骨折。椎弓的两侧伸出横突,颈椎的横突短而宽,根部有横突孔,为椎动、静脉穿行;横突末端的上面有一深沟,为脊神经通过处。前弓后面中部有一关节面,与齿突相连,称为寰枢正中关节(median atlantoaxial joint)。侧块上方有关节面与枕骨相连接,称为寰枕关节(atlantooccipital joint)。第2颈椎即枢椎(axis),椎体小而棘突特大,椎体上有一齿突(dens),向寰椎的环内前部突起。寰椎有一坚强韧带固定齿突,限制其向后即椎管内的移位(图2-5-6)。

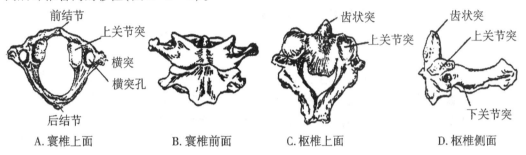

A.寰椎上面　　　　B.寰椎前面　　　　C.枢椎上面　　　　D.枢椎侧面

图2-5-6　寰椎和枢椎

寰椎、枢椎的特殊结构,适应头部运动方向多、范围大等的需要。头部旋转功能约90%发生于寰枢关节。颈椎3~7负责屈、伸、侧弯等活动。

胸椎1~10的活动范围极小,略有屈伸和旋转活动。胸椎11~12和腰椎的活动范围仅次于颈椎,它的主要作用是背伸、前屈和侧弯。

在发育过程中脊柱的生长速度超过了脊髓,所以在成人中,脊髓的末端未达第一腰椎体的下缘或第二腰椎的上缘,第二腰椎以下为马尾(cauda equina)。脊髓内部运动和知觉的分节及其神经的分出均与相对的脊椎平面不符合,脊髓的节段高,脊椎的平面低。临床上常用以下规则来计算脊髓节段平面:在颈椎部位,脊髓节段平面等于颈椎的数目加1;胸椎1~6部位等于胸椎数目加2;胸椎7~11部位等于胸椎数目加3;胸椎10~12的上半部相当于整个腰脊髓平面;胸椎12下半部至腰椎1的全部相当于整个骶脊髓的水平(图2-5-7)。

脊髓有两个扩张部,一个在颈椎3~7之间,成为颈膨大(cervical enlargement),上肢的运动和感觉中枢集中于此。另一个在胸椎10至腰椎1之间,称为腰骶膨大(lumbosacral enlargement),下肢的运动和感觉中枢以及膀胱自主排尿中枢集中于此。

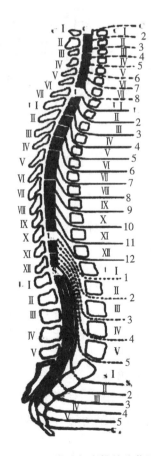

图2-5-7　脊髓与脊椎的分节平面

由于大脑通过锥体束(pyramidal tract)控制脊髓中枢,而锥体束控制上肢脊髓中枢的神经纤维排列在外围,控制下肢脊髓中枢的神经纤维排列在内侧,因此颈部脊髓受到损伤时,则可出现上肢麻痹,而下肢活动正常。

第二节　颈椎骨折与脱位

颈椎损伤(injury of cervical vertebra)患者绝大多数为青壮年,40%系从高处跌下所致,体育活动项目(体操、跳水)及各种技术表演等造成颈椎损伤也较多见。颈椎损伤常合并肢体瘫痪(acroparalysis),后果严重,应积极进行处理。

一、寰椎骨折

(一)病因病理

间接或直接暴力均可造成。如杂技演员高空翻腾不慎坠下时头朝下顶部触地,或头顶部直接遭受暴力冲撞或打击,撞击力通过颅骨传导到寰椎的两个侧块,迫使其分开,以致在一个弱点即常见的是在后弓上造成骨折(图2-5-8)。单纯的寰椎骨折(fracture of atlas),一般没有脊髓损伤(spinal cord injury),很少导致生命危险。

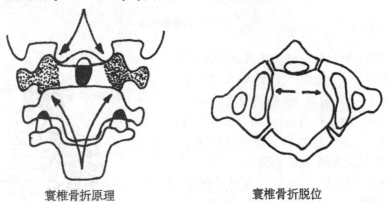

寰椎骨折原理　　　　　　　　　　　　寰椎骨折脱位

图2-5-8　寰椎骨折

(二)临床表现与诊断

(1)有典型的头颈部外伤史。

(2)颈部疼痛,肌肉痉挛,患者常用双手托住下颌,以平衡头部的重量。

(3)检查时可见寰椎部有明显压痛,头颈部伸屈及旋转活动受限,头颈部叩击有寰椎部疼痛,枕大神经(greater occipital nerve)支配区有时会发生放射性疼痛或感觉障碍。

(4)影像学检查　在张口正位X线片和侧位X线片上,可显示骨折部位和移位情况。

(三)治疗

1.非手术治疗

(1)石膏固定　骨折无移位和无脊髓损伤者,可采用头颈胸石膏固定2~3月,配合药物治疗,如早期服用活血化瘀、消肿止痛的中成药(七厘散、三七片等),中后期内服接骨丸等。

(2)牵引复位　对骨折有明显移位,并有脊髓损伤症状者,应做颌枕套或必要时颅骨牵引(skull traction)复位(图 1 - 3 - 19),待 X 线片检查已复位后,再用头颈胸石膏固定 2 ~ 3 月。

2. 手术治疗

对于骨折不愈合,伴有颈痛明显、活动受限者,应考虑颈枕融合术(cervico-occipital fusion)。

二、寰椎脱位

寰椎脱位(dislocation of atlas)是一种严重的损伤,在日常生活工作或体育运动中可发生损伤性脱位,10 岁左右的儿童可因上呼吸道的感染和局部的感染发生自发性脱位(spontaneous atlanto dislocation),临床上对此种情况应给以足够的重视。

（一）病因病理

(1)损伤性寰椎前脱位　可因颈部过度屈曲位致伤引起。造成寰椎横韧带(transverse ligament of atlas)断裂,齿突后方失去阻挡,寰椎向前脱位,而齿突则相应向后移位(图 2 - 5 - 9)。如跳水运动员入水时,颈部过度屈曲,头后部接触水面,受到强烈冲击力;骑摩托车高速行驶,颈部过度屈曲,跌倒时头后部触地,均可造成寰椎向前脱位。

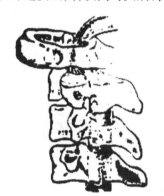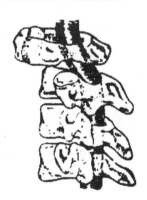

图 2 - 5 - 9　寰椎横韧带断裂,寰椎向前脱位

(2)自发性寰椎脱位　可无明显外伤史,患者多为 10 岁左右的儿童,患有或曾经患有上呼吸道感染或颈部感染,如扁桃体炎、咽炎、颈部淋巴结核、乳突炎、咽喉脓肿、颈椎风湿性关节炎、颈椎结核及寰椎发育异常等病史。

关于自发性寰椎脱位的机制仍不甚明了,多数学者认为与下列因素有关:①颈部的炎症常使局部充血水肿,导致血运不良,引起寰椎脱钙,偶因轻微外力即可使寰椎横韧带从附着点撕脱。②炎症引起邻近组织水肿,有时关节突关节内积液,使关节囊扩大并松弛。炎症常致颈部肌肉痉挛,因肌肉的牵拉力量可致寰椎横韧带从其附着点撕脱,造成寰椎脱位。③儿童各韧带松弛,颈部活动范围大,加上齿突发育不良等因素可发生寰椎前脱位。

（二）临床表现与诊断

(1)损伤性脱位　有明显外伤史,如寰椎移位较少,脊髓神经末梢受压者,多有上颈部疼痛,寰椎脱位患者的头部因重力作用倾向前方,颈椎各方向活动均受限,可有颈部麻木或有神经刺激症状。当寰椎脱位严重,损伤或压迫脊髓者可发生高位截瘫。

(2)自发性寰椎脱位　可无明显外伤史,而有上呼吸道或颈部感染史,逐渐出现颈部僵硬,活动受限,白细胞总数升高等。

（3）检查时可有寰椎结节及寰椎部压痛　头向前倾斜,张口常受限,但进行张口检查时有时可见或手摸到寰椎前结节;因鼻咽部受压,说话常有鼻音;向一侧脱位时,头多向健侧旋转倾斜。

（4）影像学检查　可摄张口正位、侧位片。两侧脱位时在侧位上显示寰枢正中关节间隙增宽,寰椎倾向前下方。一侧脱位时在正位片上可见寰枢外侧关节位置不对称,其间隙不等宽,正常成人其宽度应为 2～5 mm,儿童为 2～3 mm,寰椎下关节面与枢椎上关节面不平行。

如张口位片上疑有寰椎前脱位而侧位片表现不明显,对诊断有困难的病例,可在 X 线片上作如下测量:在正常张口正位片,齿突轴线应通过寰椎轴线(从寰椎两侧下关节突最外缘连线中点所作的垂线),如两线不一致,说明有寰椎脱位。在正常颈椎侧位片,寰枕线(枕骨大孔后缘与寰椎前结节下缘连线)应通过齿突,此线前段即寰齿间距(自齿突后缘至寰椎前结节的距离)应为全线的 1/3。齿突轴线与寰枕线相交之角应为 70°～80°,如前段超过1/3,多表示齿突后移,寰椎向前脱位。必要时行 CT 检查。

（三）治疗

1. 非手术治疗

（1）牵引复位　寰椎脱位可采用颌枕套或颅骨牵引复位,其牵引位置以后伸 15°～22°为宜,当脱位纠正后,用头颈胸石膏或颈托固定。解除固定后,可在颈部擦舒活酒作轻手法按摩,忌用暴力(图 2－5－10)。

（2）药物治疗　早期内服七厘散,三七伤药片等;中后期可内服强筋壮骨药物如强筋丸等。

（3）自发性寰椎脱位　首先要积极治疗颈部及咽部的感染,同时施以颌枕套或颅骨牵引复位治疗。

2. 手术治疗

对于脱位严重经上法治疗效果不佳,脊髓受压症状继续加重者,根据情况进行 1～3 颈椎融合术或做寰椎后弓切除减压术等。

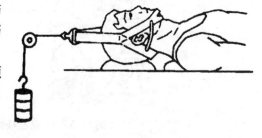

图 2－5－10　颌枕套牵引法

三、枢椎齿突骨折合并寰枢关节脱位

寰椎、枢椎是由横韧带、翼状韧带(alar ligaments)齿突尖韧带(apical ligament of dents)和纵束(longitudinal band)连接并加强其稳定性。齿突与寰椎前弓构成寰枢正中关节,寰椎绕齿突旋转,故齿突骨折常合并有寰椎脱位。齿突骨折(fracture of dens)的发病率占颈椎损伤的 13% 左右。

（一）病因病理

枢椎齿突骨折合并寰椎脱位,因受伤机理不同,而在临床上分为伸直型和屈曲型两类:

（1）伸直型　齿突骨折合并寰椎向后脱位,即称为伸直型。其受伤机制是跌倒时颈部伸直,额面部着地,暴力迫使头颈过伸,寰椎前弓撞击齿突或因韧带对齿突的过度牵拉,致使齿突骨折,并使寰椎向后脱位(图 2－5－11)。

（2）屈曲型　齿突骨折合并寰椎向前脱位,即称为屈曲型。损伤时常见于跌倒时颈部处于过度屈曲位所致。头后部触地或头后部遭受重物打击,导致齿突骨折并使寰椎向前脱位。在体育运动中,如体操运动员、舞蹈演员等,颈屈曲位,头后部触地则有可能引起此种损伤(图2－5－12)。

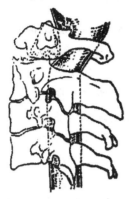

图2－5－11　齿突骨折合并寰椎后脱位

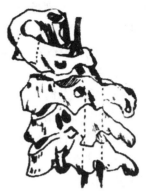

图2－5－12　齿突骨折合并寰椎前脱位

(二)临床表现与诊断

(1)有明显头颈部外伤史。

(2)颈枕部疼痛、肌肉痉挛,颈部僵直,活动受限。

(3)有脊髓神经受压者,可有枕部疼痛,四肢发软无力,上肢感觉和运动功能障碍,严重者可出现高位截瘫,甚至死亡。

(4)如单纯的齿突骨折临床表现不很明显,常易被人忽略。

(5)影像学检查　颈部张口正位片上可显示齿突骨折;侧位片上可见齿突骨折块与寰椎一起向前或向后移位。

(三)治疗

1.非手术治疗

(1)治疗原则　齿突骨折合并寰椎脱位治疗的基本要求是:①保护脊髓,勿使其再受损伤;②复位需完善,否则以后可有疼痛复发现象;③固定要可靠,否则愈后不良。

(2)牵引复位　临床上常用的治疗方法是采用颌枕套或颅骨牵引复位,前脱位在伸直位牵引,后脱位在屈曲位牵引,一般牵引4～6周复位后,改用石膏领或硬领圈固定(图2－5－13与图2－5－14),X线检查证实骨折已愈合,才能解除外固定。

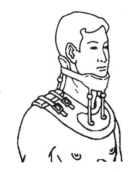

图2－5－13　金属支架固定

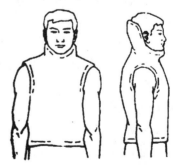

图2－5－14　头颈胸石膏固定

(3)功能锻炼及药物治疗　功能锻炼、药物治疗(方法见总论第三章)。

2.手术治疗

经上述方法治疗后,骨折脱位未得到矫正或骨折不愈合者,需进行颈椎或颈枕融合术。

四、第3~7颈椎屈曲型骨折

本病系指第3~7颈椎单纯的椎体压缩骨折(compression fracture of vertebral body of the 3rd-7rd verbra)。此种损伤有可能合并椎间盘组织向后突出,压迫脊髓神经。

(一)病因病理

损伤机制多在屈颈位时头部遭受外力所致,因挤压力量迫使椎体前部成楔形变,后部结构多保持完整。常发生在第5~7颈椎,可为1~2个椎体受累,极少数病例为多个椎体同时损伤,椎间盘组织可向后挤出,导致脊髓神经受压而出现相应症状。

(二)临床表现与诊断

(1)有明显受伤史。

(2)伤后颈部疼痛,伸屈活动受限,受伤椎体之棘突高突畸形并有压痛,相邻棘突间距加宽,且有叩击痛。

(3)如有椎间盘组织向后挤出者,有可能出现肩臂部的神经刺激症状。

(4)影像学检查　摄颈椎正、侧、斜位片,即可显示骨折的部位和损伤程度,必要时行CT或磁共振检查。

(三)治疗

1.非手术治疗

(1)手法复位

①坐位复位法　复位时患者取坐位,术者一手用前臂中、上段托住患者下颌部,上臂部挟住枕部,缓缓用力牵引,使颈椎由微屈位逐渐变为过伸位,同时用另一手拇指按住颈椎棘突高突部向前推按,矫正后突畸形,使颈椎生理弧度恢复。

②卧位复位法　患者仰卧于硬板床上,两肩与床头平齐,助手双手扳住患者双肩,术者一手托住病人后枕部,一手托住下颌部,双手扣紧,缓慢的在中立位进行拔伸牵引,并逐步使头颈部后伸,恢复颈部正常生理弧度,并进行X线片检查。

(2)固定

骨折复位良好后,给以颈托或带领石膏背心固定颈椎于过伸位6~8周,疼痛缓解后,进行适当的按摩、理疗及功能锻炼(方法见总论第三章)。

(3)牵引复位

对有脊髓神经症状者,则需要进行颅骨牵引或颌枕套牵引复位(一般为2~4周)。待颈部神经症状基本消除后,再用带领石膏背心固定,直到X线检查基本愈合为止。

(4)药物治疗

详见总论第三章。

2.手术治疗

经过上述治疗,颈部仍有疼痛,影响正常生活工作者,可考虑行颈椎融合术。

五、第3~7颈椎屈曲型脱位

因颈椎活动度较大,关节突排列方向接近水平位,与人体纵轴交角较大,易发生颈椎第3~7屈曲型脱位或半脱位(dislocation and subluxation of 3rd-7rd cervical vertebra)。

（一）病因病理

（1）颈椎3~7屈曲型半脱位　常发生在第4、5或第5、6颈椎，因该部活动度最大。多因颈椎屈曲位遭受暴力或因颈部"挥鞭样"损伤所致引起。如因乘车高速行驶，突然急刹车，颈部因惯性作用继续冲向前方，使颈部极度屈曲前倾，若暴力较小，不足以发生压缩性骨折（少数患者也有可能发生），但椎体后软组织，如小关节囊、棘间韧带、黄韧带，有时甚至后纵韧带可发生撕裂及出血。颈椎半脱位是上一椎体的下关节突向前轻度移位，棘突间距离加宽，受累的关节突关节面排列与正常比较失去平行关系（图2-5-15）。

（2）颈椎前脱位或颈椎关节突跳跃征　当头颈部屈曲损伤时，其活动支点系在椎间盘后部，由于重心位置关系，颈椎屈曲必然使上位颈椎的下关节突掀起，此时再加上外力的作用，使后关节囊及棘间韧带撕裂；又因颈部肌肉不足以维持其稳定性，导致上位椎体完全前移发生全脱位。因上一椎体的下关节突位于下一椎骨的上关节突之前，呈跳跃状（图2-5-16），故称为颈椎关节突跳跃征（shipping sign of cervical vertebral process）。

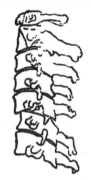 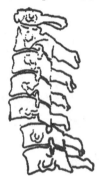

图2-5-15　颈椎关节突半脱位　　　　　　　图2-5-16　颈椎关节突跳跃征

（二）临床表现与诊断

（1）颈椎半脱位通常症状较轻，主诉颈部疼痛，转动不便。检查时发现颈部肌肉稍有痉挛，头略向前倾。损伤平面的棘突有不同程度的压痛。

（2）颈椎屈曲型全脱位的症状体征与寰椎脱位相似，仅发生平面较低。神经根受压或受牵拉，症状因受累部位而异；第3、4颈神经受累时，有颈部肌肉痉挛，一侧或两侧颈外侧三角区（lateral region of neck）疼痛，并向两肩放射；第5颈神经受累时，前臂和手掌的桡侧麻木疼痛；第6颈神经受累时手的桡侧、拇指、示指麻木、疼痛和放射痛；第7颈神经受累时，可沿中指放射；第8颈神经受累时，环指和小指疼痛并有感觉障碍。

（3）影像学检查　颈椎屈曲型半脱位，有的患者常因颈后肌、黄韧带等的回弹作用，使半脱位自行复位。普通的X线侧位片上难以发现，常被误诊为颈部软组织扭伤。此时应摄颈椎屈曲位侧位片，即可发现损伤的关节突间关节的排列及棘突间距有所改变。

颈椎屈曲型全脱位，在正位X线片上，可见受累平面的棘突及椎板间隙加大，侧位片上可见上一椎体前移，上一椎体的下关节突位于下一椎体的上关节突之前方，两棘突间距离加宽。必要时行CT检查。

（三）治疗

1.非手术治疗

（1）颈椎屈曲型半脱位　采用手法复位较容易。患者仰卧于检查床上，术者站于患者头侧,两手分别置于患者头颈部左右侧,缓慢用力牵引,使颈部伸直,即可复位。复位后用颈托或带领石膏背心固定颈部于伸直位4~6周,直到损伤的韧带、关节囊等愈合为止,否则可能导致复发脱位。

(2)颈椎屈曲型全脱位 采用手法复位较难,并有造成脊髓损伤的危险。需采用颅骨牵引,牵引时颈部不能过伸,这样会使上、下关节突嵌顿更紧,不但达不到复位的目的,还可能加重脊髓的损伤。牵引重量应根据患者颈部肌力与关节突交锁程度而定,原则上是采用在短时间内大重量快速牵引复位,可从4~7 kg开始,逐渐增加重量到10~15 kg;开始保持中立位直线牵引或屈曲10°~20°位牵引,牵引后每半小时摄片检查一次,直到跳跃的关节突被牵拉开后,再在肩后垫枕,使颈部渐渐过度伸展,一般需数小时才能达到目的。复位后可用1~3 kg维持牵引1~2周。再改用石膏领或硬领圈固定6~8周。

(3)药物治疗 早期内服活血化瘀、消肿止痛药,如三七伤药片等,中、后期内服正骨紫金丹,有骨折者内服接骨丸等。

推拿及功能锻炼

(4)去除外固定后,可配合按摩及适当功能锻炼治疗,则对恢复功能有较好帮助。

2. 手术治疗

经上述治疗无效者可考虑手术治疗。

六、第3~7颈椎旋转性脱位

颈椎旋转性脱位(rotation dislocation of cervical vertebra),常发生在第4、5颈椎,其次为第5、6或第6、7颈椎。

(一)病因病理

颈椎旋转性脱位,多为间接暴力引起,如侧屈暴力再加旋转暴力所致,使颈椎一侧关节突关节发生脱位,对侧关节突关节也有一定影响。

(二)临床表现与诊断

(1)有明显外伤史。

(2)颈部疼痛,活动受限,头部偏向一侧等。

(3)影像学检查 在颈椎正位片上,可见损伤平面的上、下棘突排列不整齐,上部棘突多偏向患侧,上、下椎板间隙变得较宽;在侧位片上,可见上、下棘突间距稍变窄,损伤平面有成角畸形,上位椎体稍向前移位。如以上X线片显示不能说明问题,宜摄颈椎斜位片或颈椎屈曲位斜位片,即可发现一侧下关节突向前移位,必要时行CT检查。

(三)治疗

1. 非手术治疗

(1)牵引复位 颈椎旋转性脱位,可先进行颅骨牵引复位,一般牵引2~4周后,改用石膏领圈固定3~6周。

(2)按摩、功能锻炼及药物治疗

解除固定后,可配合按摩、功能锻炼及药物治疗(参见总论第三章)。

2. 手术治疗

对部分患者经牵引后仍不能达到满意复位的,则需进行切开复位或进行颈椎融合术等。

七、颈椎后脱位

颈椎后脱位(backward dislocation of cervical vertebra),亦称为颈椎伸展型脱位(extension dislocation of cervical vertebra),临床上较少见。

（一）病因病理

颈椎后脱位多由于颈部处于过伸位损伤所致。如直接打击头部前方或从高处坠落时，前额撞击地面等。由于上一颈椎的下关节突位于下一颈椎的上关节突之后，当暴力作用于额面部，水平分力（脱位分离）较大，即可造成上一颈椎向后脱位。如果暴力较大，可使前纵韧带及椎间盘撕裂，椎间盘组织可向后突出，后纵韧带可从下一颈椎的附着部剥离。椎体向后脱位，脊髓可能会被挤压，严重者可出现高位截瘫。

由于颈部肌肉韧带的回弹作用，故头颈部损伤后又可恢复前屈，脱位多可自行复位。

（二）临床表现及诊断

（1）一般均有明显外伤史。

（2）颈部疼痛，肌肉痉挛，伸屈活动受限。由于颈部肌肉韧带的回弹作用，有的病例在损伤后，又可自然恢复前屈位，故脱位自行复位。

（3）可合并有脊髓损伤，其范围较广，有时与脊柱外伤平面不一致。

（4）影像学检查　一般在颈椎侧位片上看不出脱位的征象。如在谨慎扶持下，使颈椎伸展，再摄颈椎侧位片，可发现损伤情况。有时在前纵韧带断裂处，脱位椎体前缘有小骨折片影，有时还伴有颈椎附件的骨折。必要时行 CT 或 MRI 检查。

（三）治疗

1. 非手术治疗

（1）牵引复位与固定　可采用颌枕套或颅骨牵引，一般在颈屈曲位牵引约 1 ~ 2 周，重量 2 ~ 3 kg，当脊髓挤压症状消失后，改用石膏领圈或颈托固定。

（2）功能锻炼　功能锻炼方法见总论第三章。

（3）药物治疗　见总论第三章。

2. 手术治疗

经上述方法治疗失败者，需行切开复位，在椎体之间行植骨融合术。

第三节　胸腰椎体骨折

在脊柱损伤中，大部分患者均为胸腰椎骨折，单纯胸腰椎体骨折（simple fracture of thoracolumbar vertebral body）好发于胸 12 至腰 2 椎体，此区是活动较少的胸椎与富于活动的腰椎移行部。临床上根据损伤时的体位和损伤的程度分为屈曲型、伸展型和粉碎性骨折。

一、胸腰椎屈曲型压缩性骨折

胸腰椎屈曲型压缩性骨折（flexibility compression fracture of thoracolumbar vertebral body），系指单纯性胸腰椎体压缩性骨折，好发于胸 12 至腰 2 椎体。

（一）病因病理

都是由于间接外力使脊柱胸腰段过度前屈，对椎体产生挤压而引起，如从高处坠落或不慎跌倒时，以足跟或臀部着地，脊柱处于过度屈曲位；在站立位时，肩部遭受外力的突然打击，脊柱骤然过度屈曲，导致胸腰椎体压缩性骨折；中年和老年人，由于有骨质疏松和骨软化症，在举提重物时脊柱的突然屈曲，也可导致胸腰椎体的压缩性骨折。

受伤时，如果脊柱前屈的角度较小，仅使 1 ~ 2 个（严重时可有 2 ~ 3 个）椎体前缘纵向挤压呈楔形（wedge）。压缩程度一般不超过椎体厚度的 1/2 左右，无附件损伤者，属于稳定性骨折，如果脊柱前屈的角度大，致伤暴力也大，则可造成胸腰椎不稳定压缩性骨折（图 2 - 5 - 17）。

（二）临床表现于诊断

（1）有典型的脊柱屈曲受伤史。

（2）伤后胸腰部剧烈疼痛，活动受限，行走困难或不能行走。

（3）检查时可见胸腰部正常生理曲线改变，局部肿胀，受伤之脊椎棘突有后突畸形，受伤椎骨的棘突部有明显压痛和叩击痛，相邻椎骨棘突之间距离加宽。另外，检查时应注意是否有脊髓损伤。

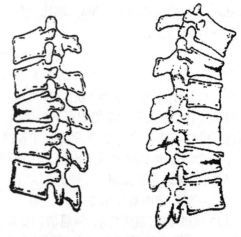

图 2 - 5 - 17　椎体压缩性骨折

（4）影像学检查　摄胸椎下段及腰部正、侧位 X 线片，可显示骨折的部位、类型，也可加摄斜位片以助诊断。必要时行 CT 或 MRI 检查。

（三）治疗

胸腰椎骨折的治疗在我国历史上早有记载。元代著名医学家危亦林（1277—1347）在《世医得效方》中指出："凡锉脊骨不可用手整顿，须用软绳从脚吊起，坠下身直，其骨使自归巢。未直则未归巢，须要坠下，待其骨直归巢。然后用大桑皮一片，放在背皮上，杉树皮两三片，安在桑皮上，用软物缠夹定，莫令屈，用药治之。"

1. 急救

胸腰段脊柱损伤的治疗应从伤后现场急救开始。对于胸腰椎骨折者，搬运中要注意做到头、背、腰、下肢在一条线上，滚动翻身。运送时要平抬搬动，禁忌脊柱旋转或向前屈曲活动。

2. 非手术治疗

（1）手法复位、垫枕卧床

目前对单纯椎体压缩性骨折的治疗有两种意见：一是早期快速过伸精确复位，腰围带或石膏背心固定，以及逐渐进行背伸肌锻炼等综合治疗；另一种方法主张既不复位，也不固定，患者需卧硬板床休息，早期进行功能锻炼，3~4 周可下床活动。郑怀贤教授主张宜早期手法复位，其方法是让患者俯卧于检查床上，嘱两助手分别握持两腋下和踝部，进行对抗牵引 3~5 min，术者两手掌重叠于骨折部用力持续向下按压，同时嘱握踝部牵引之助手逐渐将两下肢向后抬起，使腹部离开床面，即可使骨折复位。过伸复位后，患者仰卧于硬板床上，并在背部骨折处垫枕，一般需卧床 4~6 周后，即开始下床活动（图 2 - 5 - 18）。还可以采用悬吊过伸牵引法，三点俯卧躯干悬空复位法等治疗。

（2）药物治疗　早期可内服桃红四物汤加减，骨折局部贴敷新伤药；中、后期选服接骨丸、正骨紫金丹、六味地黄丸等，患部贴敷活络膏或旧伤药等。

（3）按摩治疗　早期外擦舒活酒，用表面抚摸、揉、搓等手法在腰背部按摩。中、后期用揉、叩击、推压等手法按摩，还可配合针灸及理疗治疗。

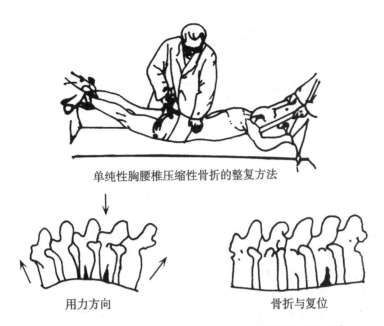

单纯性胸腰椎压缩性骨折的整复方法

用力方向　　　　　　　　　　骨折与复位

图2-5-18　单纯性胸腰椎压缩性骨折的整复用力方向示意

(4)功能锻炼　复位后一周,疼痛有所缓解,即可在保持脊柱过伸位的情况下,逐渐进行仰卧三点或五点支撑拱桥练习,也可采用俯卧位飞燕点水动作练习,这样可增加前纵韧带及椎间盘张力,使压缩的椎体受到牵拉力,骨折的畸形得到矫正,形态逐渐恢复。同时,可预防骨质疏松,肌肉萎缩的发生,促进腰背部功能的康复(图2-5-19)。

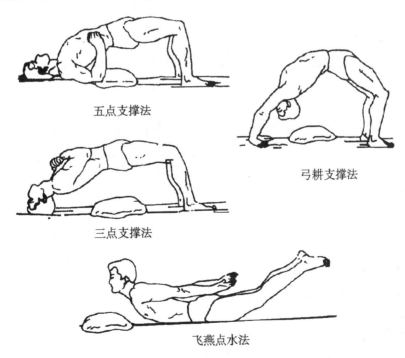

五点支撑法

弓耕支撑法

三点支撑法

飞燕点水法

图2-5-19　单纯性胸腰椎压缩性骨折的功能锻炼

3.手术治疗

对于不稳定性骨折可考虑行内固定手术治疗。

4.预防并发症

对胸腰椎骨折的卧床病人,应尽量多做呼吸运动,肢体活动,多饮水,勤擦洗腰骶部,以预防血栓形成、肺炎、尿路感染及褥疮的发生。

二、腰椎伸展性骨折

腰椎伸展性骨折(extensibility fracture of lumbar vertebra)临床多见于第4、5腰椎。

(一)病因病理

胸腰椎后方遭受强大暴力使脊柱发生极度过伸而致伤。一般由间接暴力所致,常见于跳水、举重运动员和杂技、武术演员等。也可由直接暴力作用于腰部或仰面从高处坠落,腰部撞击在坚硬物体上,使脊柱骤然过度后伸,造成腰椎伸展性骨折(图2-5-20)。此种骨折,可能是单纯性椎体前缘撕脱性骨折,也可合并前纵韧带撕裂、椎弓根骨折、关节突或棘突骨折。如有椎板骨折,其骨碎片挤入椎管内,则可产生严重的脊髓神经压迫症状。

(二)临床表现与诊断

(1)有典型的脊柱过伸外伤史。

(2)伤处疼痛,腰部活动受限。如有脊髓神经压迫者,可在损伤平面以下出现完全性或不完全性截瘫。

(3)影像学检查　通过摄腰部正位、侧位和斜位片,必要时行 CT 或 MRI 检查。以助明确诊断。

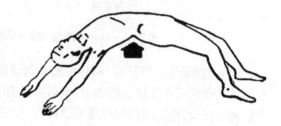

图2-5-20　腰椎伸展性骨折

(三)治疗

1.急救搬运

在急救搬运时,应将病人由两人轻轻滚动移在木板或担架上,尽量避免骨折处有移动而加重损伤。

2.非手术治疗

治疗时应卧硬板床,在头颈部用枕垫高,膝后部垫枕使髋和膝关节屈曲,脊柱呈轻度屈曲位,使骨片相互靠近,疼痛缓解后,宜用石膏背心或钢皮背心将腰部固定于中立位或轻度屈曲位2~3月。可以内服中西药物(见胸腰椎体压缩性骨折)。到中、后期配合按摩、理疗及功能锻炼等治疗。

3.手术治疗

对合并有关节突或椎板骨折,经过1~2月固定治疗后,仍有脊柱不稳定或疼痛较重者,可行脊椎融合术。

三、胸腰椎粉碎性骨折

胸腰椎粉碎性骨折(comminuted fracture of thoracolumbar vertebral body)系不稳定性骨折,临床上较多见。

(一)病因病理

受伤机理与单纯性椎体屈曲性压缩性骨折基本相同,只是暴力与脊柱屈曲度均较大。伤时棘上及棘间韧带多有撕裂;椎间盘也多被撕裂,并突向两侧及前、后方,也可向上、下突出至粉碎的椎体内。骨折部大多累及椎体前部,也可累及椎体后部(图2-5-21)。

（二）临床表现及诊断

与胸腰椎屈曲性压缩性骨折基本相同,只是损伤程度较重。

（三）治疗

1. 非手术治疗

根据损伤情况不同,治疗上分为以下两种情况:

（1）相对稳定的椎体粉碎性骨折　椎体粉碎性骨折只累及椎体的前部,椎体的后部尚完整,棘上及棘间韧带无严重撕裂,此种情况可按单纯椎体压缩性骨折处理。

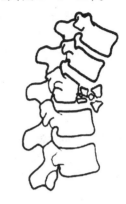

图2-5-21　椎体粉碎性骨折

（2）不稳定的椎体粉碎骨折　椎体粉碎性骨折已累及椎体后部,棘上及棘间韧带有严重撕裂者,仍需进行手法复位,复位后卧硬板床,腰部垫枕,4~6周后开始下床活动。药物、按摩、功能锻炼等与胸腰椎屈曲性压缩性骨折相同。

2. 手术治疗

有的学者主张对上述第二种情况采用伤椎与邻近健椎植骨融合术;还可以用哈氏棒内固定,这样可使畸形得到矫正,也可避免将来产生慢性腰背痛。

第四节　胸腰椎骨折脱位

胸腰椎骨折脱位(fracture-dislocation of thoracolumbar vertebral body)是脊柱的一种严重损伤,属于不稳定性脊柱损伤,有造成脊髓损伤的危险。

（一）病因病理

此种骨折脱位多为肩、背部突然遭受猛烈的暴力撞击,首先使脊柱极度屈曲造成椎体骨折和棘上、棘间韧带的严重撕裂,在暴力的继续作用下,迫使上位椎骨向前移位或造成脱位。同时可伴有椎弓根骨折,小关节突脱位和交锁征。如暴力带有旋转,可使上位椎骨向左或右旋转,使一侧相应的关节完全脱位,或关节突交锁征,也可有脊髓受压或损伤(图2-5-22)。

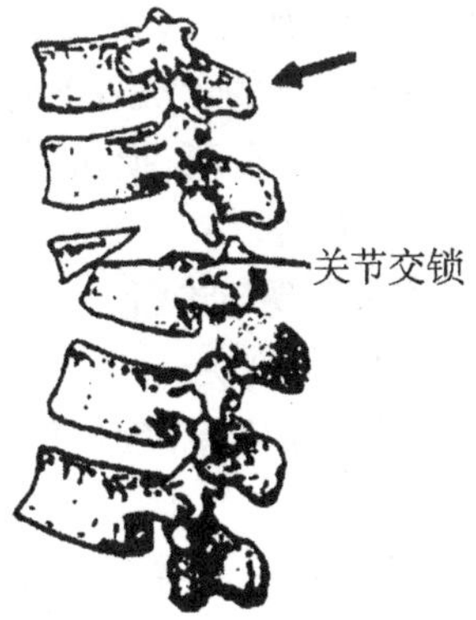

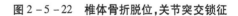

关节交锁

图2-5-22　椎体骨折脱位,关节突交锁征

（二）临床表现与诊断

（1）有明显肩、背部受伤史。

（2）骨折部肿胀、疼痛,并有后突畸形,脊柱活动明显受限,患者一般不能翻身和站立。

（3）如合并有脊髓神经损伤者,可出现相应的神经支配区的感觉或运动障碍。

（4）影像学检查　在正位、侧位、斜位片上,可显示骨折脱位的部位、类型和移动程度,必要时行CT检查以助明确诊断。

（三）治疗

1. 非手术治疗

（1）逐步恢复法　一般不采用一次性过伸快速复位法，而采用仰卧位逐渐适当的在腰部加高垫枕，达到逐步过伸复位后用夹板腰围或石膏固定。如处理不当，有造成脊髓损伤的危险。

（2）药物、按摩、治疗和功能锻炼方法与胸腰椎体屈曲性骨折处理相似。

2. 手术治疗

有相当一部分患者，为早期使骨折脱位复位，增加脊柱的稳定性，避免新的移位和脊髓损伤，仍采用切开复位、棘突双钢板固定或哈氏棒内固定（Harrington's stick fixation）及脊柱融合术等。

第五节　脊椎附件骨折

脊椎附件骨折（fracture of vertebral appendage）常与椎体压缩性骨折合并发生，如关节突骨折、横突骨折、棘突骨折，椎弓根骨折、椎板峡部骨折等。

一、腰椎横突骨折

腰椎横突骨折（fracture of transverse process of lumbar vertebra），腰椎 2、3、4 为好发部位，在运动创伤中较常见，可为单侧或双侧发生骨折（图 2 - 5 - 23）。

（一）病因病理

因受伤时腰方肌、腰大肌及背伸肌的深部纤维强烈收缩而致，横突为以上肌肉的附着点，此骨折多为撕脱骨折。因肌肉的强烈收缩，造成腰椎两侧的 1 个或多个横突骨折。由于肌肉的牵拉力不同，少数骨折可无移位，但多数可发生骨折块分离，损伤严重者，可合并肌肉、筋膜、血管和神经损伤等。

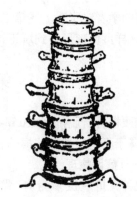

图 2 - 5 - 23　胸腰椎横突骨折

（二）临床表现与诊断

（1）有明显外伤史。

（2）伤后腰部疼痛，旋转活动受限，局部轻度肿胀，压痛，当主动伸屈髋时疼痛更加明显。

（3）影像学检查　摄腰部正、侧位片可明确骨折部位及移位情况。

（三）治疗

一般不需要复位，仅卧床休息 2～3 周，疼痛减轻后即可下床活动。可根据伤情采用药物、按摩及功能锻炼疗法，其方法与胸腰椎屈曲性压缩性骨折相同。

二、棘突骨折

单纯性胸腰椎棘突骨折（fracture of spinous process）较少见，多由于脊柱前屈时，棘上和棘间韧带强烈牵拉棘突而使其在根部断裂，分成上、下两半，属于撕脱骨折。

（一）临床表现与诊断

（1）有脊柱前屈受伤史。

（2）受伤的棘突压痛，弯腰活动时疼痛加重。

（3）影像学检查　摄腰部正、侧位片可以明确骨折部位及移位情况。

（二）治疗

1. 非手术治疗

可卧床休息，使脊柱处于过伸位，局部早期外敷新伤药，中、后期贴活络膏，内服药与胸腰椎体屈曲性骨折处理相似。还可配合按摩、理疗和功能锻炼。

2. 手术治疗

对于下腰部棘突骨折如长期不连而致腰痛者，可考虑手术切除棘突。

三、腰椎关节突骨折

腰椎关节突骨折（fracture of articular process of lumbar vertebra）发生率高，如治疗不及时或处理不当，可引起慢性腰痛。

（一）病因病理

腰椎关节突骨折多由脊柱突然旋转损伤所致，也可由脊柱强力过伸或屈曲引起。此类骨折可为单侧性或双侧性。如果发生在下腰部的双侧损伤，就会影响脊柱的稳定性而导致脊椎滑脱（图2－5－24）。

（二）临床表现与诊断

（1）一般有明显受伤史。

（2）伤部疼痛，活动受限，局部轻度肿胀，压痛明显。

（3）影像学检查　摄腰部正、侧、斜位片即可协助明确诊断。

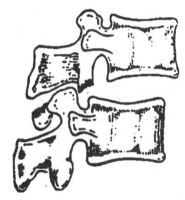

图2－5－24　下关节突骨折

（三）治疗

1. 非手术治疗

（1）卧床休息、功能锻炼　对移位不大者卧床休息3～4周，待骨折端有纤维愈合后，可加强腰背肌力练习，6周后在腰围的保护下开始下床活动，并继续进行腰背肌锻炼，直至疼痛消失。

（2）药物、按摩和功能锻炼　可配合药物、按摩、体疗治疗，以提高疗效。

2. 手术治疗

对第3腰椎以下的双侧关节突骨折，并发椎体向前滑脱移位者，经非手术治疗效果不佳，应进行脊柱融合术。

四、腰椎椎弓根骨折与滑椎症

腰椎椎弓根骨折与滑椎症（fracture of vertebral pedicle & spondy-lolisthesis）多发生在下腰部，好发于第5腰椎，常见于举重、体操、跳水运动员，杂技和武术演员及腰背部负重的体力劳动者。

（一）病因病理

腰椎椎弓根骨折与滑椎症可因急性和慢性损伤所致。因为第5腰椎峡部较薄弱，又是承受重力的重心，当脊柱承受重力时，由第4腰椎向下的力量恰好通过下关节突着力于第5腰椎椎弓根部，导致第5腰椎椎弓根骨折，加之腰骶之间形成一向前的剪力，迫使第5腰椎向前滑脱。

1.急性损伤

可见于跳水、体操运动员和杂技、武术演员在完成动作时,腰部过度伸展,上位椎体下关节突与下位腰椎椎弓根部猛烈撞击,造成椎弓根骨折;又如仰面从高处坠落,腰部与地面高突硬物撞击时,因腰部过伸而产生椎弓根骨折。

2.慢性损伤

多见于体操、举重运动员,过多地做"下腰""软翻""做桥""推举"等动作,长期过度的伸展腰部活动,使上一腰椎的下关节突与下一椎骨的椎弓根部相互撞击,而逐渐导致椎弓根发生疲劳性骨折。

双侧椎弓根(峡部)骨折后,使脊柱稳定性变差,如治疗不当,则可逐渐引起脊柱向前方滑移,形成滑椎症。

腰椎峡部骨折引起的滑椎症与先天性椎弓根未愈合引起的脊椎滑脱症不同,后者是由于椎体在胚胎发育过程中,椎弓骨化中心(每侧两个)由于某种原因未能正常连接,使峡部不连,中间有纤维组织充填,成为假关节。若遭受外伤,可使椎体向前滑移而形成滑椎症。

(二)临床表现与诊断

(1)急性损伤者,有明显外伤史。伤后立即出现腰痛,活动障碍。

(2)慢性劳损者,有长期下腰痛,负重加大、久站、久立或久坐都会出现疼痛加重,休息后症状减轻。

(3)急慢性劳损均常并发坐骨神经痛,其症状的轻重与滑脱程度呈正比。如马尾神经受累者有可能发生膀胱功能障碍与马鞍区麻痹(saddle paralysis)。

(4)检查时可见腰部前凸增加,臀部上翘,腰骶关节有一横沟纹,腰部活动受限,前屈和后伸时疼痛加重。局部压痛,腰肌发硬,可触到滑脱椎骨棘突凹陷征。

(5)影像学检查 对此类骨折与滑椎症应摄腰骶部正、侧、斜位片,即可明确诊断。

椎骨附件斜位片上观察之综合形象如"狗形",椎弓峡部相当于"狗颈",其上关节突为"狗耳",横突为"狗头",椎板为"狗身",两下关节突为"狗的前后腿"。如椎弓峡部有骨折则表现为"狗颈"断裂(图2-5-25)。

在侧位X线片上,将骶骨上平面划分为4等分,以第5腰椎体后缘向前滑移1等分即为1度滑脱,以此类推,来判断脊椎滑脱的程度(图2-5-26)。

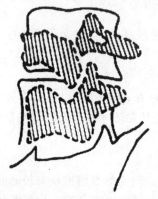

图2-5-25 斜位X片显示峡部骨折

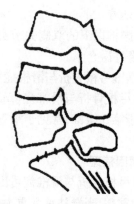

图2-5-26 脊椎滑脱症

（三）治疗

1. 非手术治疗

（1）卧床休息　对于损伤后骨折移位不大，无脊髓神经症状者，可卧硬板床休息 4～6 周。早期局部外敷新伤药，内服七厘散或三七伤药片等，中、后期在局部贴活络膏，内服接骨丸等。

还可配合按摩、针灸及功能锻炼疗法（在骨折未愈合前不宜做腰部背伸活动）。

（2）慢性劳损者　应控制腰部负荷，减少或停止运动训练。局部外敷旧伤药，内服接骨丸，有神经症状者可内服五灵二香丸，还可采用强的松龙 25 mg 加 1% 普鲁卡因 4 mL，作痛点注射。

2. 手术治疗

对 3 度以上脊椎滑脱，或脊椎滑脱逐渐加重，或合并有持续性坐骨神经症状者，应考虑行脊椎融合术。

第六节　骶尾椎骨折

一、骶骨骨折

（一）病因病理

骶骨骨折（fracture of sacrum）多因暴力直接作用于骶骨部所致。如赛马奔跑时不慎摔下或从高处跌落时骶部先触地，车辆或重物直接撞击，建筑物倒塌直接砸压骶部等。间接暴力造成损伤者极少，多见于女性，可能与女性骶骨较为后突有关。在合并骨盆环多发性损伤中，男性较多见。

（1）骶骨横形骨折　好发于骶髂关节平面以下，或第 3 骶椎部。骨折线可贯通整个骶骨，也可能偏向一侧。暴力小，可为完全横断或仅为裂隙骨折；暴力大，加上提肛肌牵拉，下部骨折片向前移位。

（2）骶骨纵形骨折　常见于骨盆环的多发性损伤中，单独发生者少见。骶骨侧块与椎体部交界处最容易发生骨折；因此部位有骶前、后孔穿过，稍显薄弱之故。骨折的部位、移位的程度与暴力的大小有关，轻者仅为部分纵裂，即使完全纵裂也无明显移位。严重者可与同侧半个骨盆一起上移。

（二）临床表现与诊断

（1）患者有骶骨部明显外伤史。

（2）有骶部疼痛，一般不能坐。

（3）检查时骨折部有肿胀、压痛。如伴有骨盆损伤，可有其他局部体征。

（4）骶骨骨折一般多无神经症状。如骨折伴有明显移位者，可牵拉骶神经或压迫骶神经支，而出现相应的神经症状。

（5）影像学检查　摄骶部正、侧位片可助明确诊断。

（三）治疗

1. 非手术治疗

（1）卧床休息　无移位的骶骨骨折，仅需卧床休息 3 周左右，如骨折有明显移位且有神经症状者，应进行手法复位。

(2)手法复位　采用局部浸润麻醉,用指插入肛门将向前移位骨折块向后提拉,另一手将近端骨块向前推即可复位。

(3)药物治疗　早期在局部外敷新伤药,内服三七伤药片等,中、后期外贴活络膏,内服接骨丸。还可配合按摩及功能锻炼治疗。

2.手术治疗

经非手术治疗无效者可考虑手术切开复位固定治疗。

二、尾骨骨折

(一)病因病理

尾骨骨折(fracture of coccyx)较为常见。如群众体育活动的拔河比赛时一方用力过猛不慎摔倒臀部着地致伤。除暴力的作用外再加上提肛肌与尾部肌肉的牵拉,骨折的远端往往向前移位,有时合并侧方移位。

(二)临床表现与诊断

(1)有典型的外伤史。

(2)局部疼痛明显,一般不能以整个臀部坐下。

(3)检查时骨折或脱位局部压痛明显,肛指检查除有局部剧烈疼痛外,还可查及尾骨的移位情况。

(4)影像学检查　摄尾骨正、侧位片可助明确诊断。

(三)治疗

1.非手术治疗

(1)卧床休息　无移位的尾骨骨折不需特殊处理,给以卧床休息3周左右即可。

(2)手法整复　骨折移位较大较严重者,需行手法整复。复位方法是:试行从肛门内复位,用手指将骨折的远端向后提拉,可能使移位情况有所改善,但因复位后固定较困难,故较难以达到满意的复位。

(3)药物治疗　与骶骨骨折相同。

2.手术治疗

对于少数尾骨骨折的患者,可能遗有长期的尾骨痛,而经非手术治疗无效者,可考虑行尾骨切除术。

第七节　脊髓损伤

外伤性截瘫,古称"体惰"。《灵枢·寒热篇》说:"若有所堕坠,四肢懈惰不收,名曰体惰。"外伤性截瘫所致脊髓损伤(spinal cord injury)为脊柱骨折或骨折脱位的严重合并症。在平时多由于严重交通、工伤事故或体育活动意外不慎而发生,在战争或地震中尤为多见。此种损伤使不少患者终生残废,甚至发生死亡。

脊柱各部位骨折或骨折脱位均有可能伴发脊髓损伤,根据北京积水潭医院报道483例脊柱骨折脱位所致脊髓损伤患者,其中颈椎125例,约占25.88%;胸椎158例,约占32.71%;腰椎200例,约占41.40%。

一、病因病机

导致脊髓损伤的原因,以屈曲性损伤所致的脊柱骨折或脱位最为常见,伸展性损伤及火器伤也可见到。下列情况均可能造成脊髓损伤：

　　（1）椎体及关节突脱位；

　　（2）椎体、关节突骨折脱位；

　　（3）椎体后缘骨折并有移位；

　　（4）关节突跳跃征；

　　（5）关节突骨折（图2－5－27）；

　　（6）椎弓或椎板骨折并有移位（图2－5－28）；

　　（7）棘突基底骨折并向前移位；

　　（8）脊柱、脊髓火器伤（图2－5－29）；

　　（9）黄韧带挤压（图2－5－30）；

　　（10）椎间盘挤压（图2－5－31）；

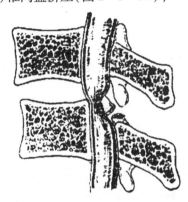

图2－5－27　上关节突骨折及上一椎体
向前移位合并脊髓损伤

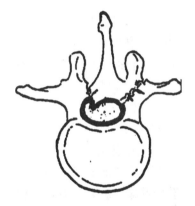

图2－5－28　椎板骨折移位挤压脊髓

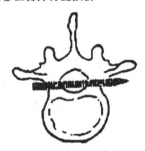

A.椎旁贯通伤

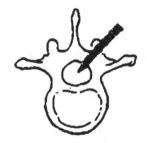

B.椎管盲管伤

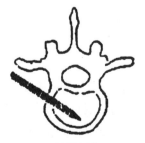

C.椎体损伤

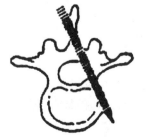

D.椎管切线伤

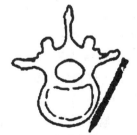

E.椎旁损伤

图2－5－29　脊椎、脊髓火器伤

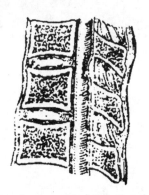

图2-5-30　黄韧带挤压脊髓

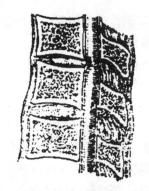

图2-5-31　椎间盘挤压脊髓

（11）硬膜内或外出血；

（12）脊髓内或外水肿；

（13）椎体脱位而又自行复位。

前8种情况可在X线片上有异常发现，后5种情况在X线片上常无异常发现（必要时进行CT、MRI检查）。

二、病理

脊髓损伤的病理变化按损伤程度分为以下情况：

（一）脊髓休克

脊髓休克（spinal shock）也称脊髓震荡（spinal concussion）。伤后脊髓功能处于暂时性生理停滞状态。有人认为系脊髓神经细胞遭受强烈刺激而发生超限抑制状态所致。临床上表现为损伤平面以下弛缓性瘫痪（flaccid paralysis）。大体上看不到明显的器质性改变，但可能有出血或水肿。显微镜下也看不到神经细胞和神经纤维束的破坏。一般经过2～3周，感觉和运动功能开始逐渐恢复，不留任何后遗症。

（二）脊髓实质性破坏

脊髓实质性破坏（parenchymatous injury of spinal cord）是由于脊柱椎体及附件骨折或脱位，以及黄韧带、椎间盘、骨折片及其他异物（如枪弹伤等），直接损伤脊髓，造成程度不同的脊髓实质性破坏，包括脊髓挫伤、撕裂伤及辗挫伤，最为严重的是将脊髓完全横断，甚至辗挫成糨糊状。

主要病理改变有髓质内出血及血肿，神经组织受机械性损伤后表现为细胞肿胀，尼氏小体聚集，染色体溶解，核消失或偏位，胞浆可呈无定形甚至呈空泡状，神经纤维可见断端缩成球状，髓鞘断裂。损伤后的血管病变可加重损伤范围和程度。临床上早期表现为弛缓性瘫痪。如损伤平面在脊髓圆锥以上，则伤后数周逐渐转变为痉挛性瘫痪。

（三）脊髓受压

造成上述脊髓实质性破坏的因素，如未直接伤及脊髓，仅有椎管变形或缩小，可产生脊髓受压（compression of spinal cord），脊髓单纯性受到机械性压迫。也可在伤后立即出现程度不同的弛缓性瘫痪。如果这些因素及时排除，脊髓功能可以完全或大部分恢复。否则脊髓因受压而血循环障碍，发生萎缩、缺血性坏死、液化及斑痕形成，瘫痪成为永久性的。如病变在脊髓圆锥以上，数周内有可能逐渐转变为痉挛性瘫痪。

（四）硬膜内或外出血

伤后硬膜内或外的小血管破裂,出现硬膜内或外出血(intradural & extradural hemorrhage),使脊髓硬膜内外压力增高,压迫脊髓。如果出血停止或形成血肿,则产生类似脊髓受压病理改变,临床上表现出不同程度的神经症状。当血肿吸收以后,感觉和运动可有一定程度的恢复。若继续出血,则脊髓受压的范围渐渐扩大,神经症状逐渐恶化,表现为截瘫平面的不断升高,瘫痪程度逐渐加重。当病变在颈髓,出血可向上至延髓,导致呼吸和循环中枢严重挤压,患者可在短时间内死亡。

（五）脊髓水肿

脊髓受伤后可以出现不同程度的脊髓水肿(hydrops of spinal cord),多为脊髓本身的物理性反应,受伤时可能很轻,伤后一阶段内逐渐加重。亚申(Yashen)使猴造成脊髓损伤,伤后 5 min 脊髓即出现水肿,在第五天损伤区组织内水的含量较对照组高出 7.4%。直至伤后 20 d 消退。

三、临床表现

脊髓损伤后,开始处于脊髓休克(脊髓震荡)阶段,可在损伤平面以下出现感觉、运动障碍,浅反射消失,无病理反射,二便功能障碍,以及弛缓性瘫痪等神经功能紊乱等。一般在 4~6 周后消失,个别时间更长。不同程度的脊髓节段损伤,其临床表现不同。

（一）颈、胸段脊髓损伤

上颈段横贯性损伤(颈 1~4),临床上称为高位截瘫,四肢痉挛性瘫痪,损伤平面以下感觉完全消失,有严重的呼吸困难,中枢性排尿障碍(尿潴留或间隙性尿失禁),有的可发生膈肌麻痹或刺激症状而出现呃逆。

颈髓膨大处横贯性损伤(颈 5 至胸 2),上肢弛缓性瘫痪,下肢痉挛性瘫痪(spastic paralysis);损伤平面以下感觉障碍,二便功能障碍,常伴有霍纳氏综合征(Horner's syndrome)。

颈髓不完全性损伤,可保留部分感觉和运动功能。

（二）胸髓（胸 2~12）损伤

胸髓横贯性损伤,上肢不受影响,下肢出现痉挛性瘫痪,损伤平面以下感觉障碍。排尿障碍明显,早期为尿潴留。下部胸髓损伤以尿失禁为主,呈自律性膀胱或反射性膀胱。

胸髓不完全性损伤,仍可保留部分感觉和功能等。

（三）腰髓（腰 1 至骶 2）损伤

腰髓横贯性损伤,下肢弛缓性瘫痪,肌肉萎缩,足下垂,损伤平面以下感觉消失,二便失禁。如腰髓不完全性损伤,亦可保留部分感觉和运动等功能。

（四）脊髓圆锥（骶 3~5）部损伤

脊髓圆锥部横贯性损伤,表现为臀肌萎缩,肛门括约肌松弛,会阴部呈鞍形感觉消失,可有性功能障碍,当合并马尾神经损伤,则出现下肢弛缓性瘫痪。如为不完全性损伤,则可保留部分感觉和运动功能。

（五）马尾神经损伤

马尾神经横贯性损伤,下肢弛缓性瘫痪,跟腱反射消失,膝以下肌肉萎缩,两下肢后面和会阴部有对称或不对称的鞍形感觉障碍区,可能出现剧烈的肢体疼痛,二便失禁。

如果不完全性损伤,其临床症状表现较轻。

四、检查

对怀疑有脊髓损伤的患者,除进行一般检查外,还应认真作以下检查。

(一)神经系统检查

(1)运动　包括肌容量、肌张力、肌力等内容。脊髓损伤,则表现为肌容量降低,肌肉萎缩且肌张力降低(弛缓性瘫痪)或增高(痉挛性瘫痪);肌力降低或完全丧失。

(2)感觉　包括浅感觉(痛觉、温度觉、触觉),深感觉(位置觉、运动觉、音叉振动觉)。

(3)反射　包括浅反射(上、中、下腹壁反射,提睾反射,肛门反射);深反射(肱二头肌腱、肱三头肌腱反射,膝髌腱反射,跟腱反射);病理反射(霍夫曼氏征、巴彬斯基氏征、髌阵挛、踝阵挛)等。

(4)植物神经系统　包括损伤平面以下皮肤颜色,粗糙程度,有无脱屑,有无营养性溃疡、褥疮等;汗腺分泌情况;有无括约肌或性功能障碍;有无尿潴留、尿失禁;有无便秘及大便失禁,是否已形成自律性膀胱、反射性膀胱或随意性膀胱。

(二)影像学检查

(1)常规检查　是脊柱骨折脱位伴有脊髓损伤的重要检查及诊断依据之一。它一方面可以明确脊柱损伤的部位、类型、程度及移位方向,另一方面可以为脊髓损伤的平面及程度提供重要资料;X线检查需要摄正、侧、斜位片,仔细观察下列各点:①椎体有无挤压、粉碎及脱位等;②椎管及椎间孔有无狭窄及变形,有无骨碎片;③椎弓、椎板、关节突、横突及棘突有无骨折及移位;④关节突关节有无半脱位、脱位及关节跳跃征;⑤椎间隙是否加宽或变窄;⑥棘突间隙是否变宽;⑦上、下椎体及附件有无沿纵轴旋转。

对于影像学检查的结果,要考虑以下3个方面的问题:①脊髓损伤的严重程度有时不一定与脊柱损伤的严重程度相符合,如患者受伤当时椎体和脊髓损伤很严重可在现场搬运抢救过程中,有可能使椎体移位复位或大部分复位,X线片上仅显示为无移位或轻度移位;②黄韧带和椎间盘对脊髓有压迫在一般X线片上不能看出;③中段胸椎骨折平面与脊髓损伤平面较为接近,但在胸腰段则相差很多,脊髓与脊柱平面大不一致,相应脊神经可能不受损伤。

(2)特殊检查　如常规X线片不能反应损伤时的复杂情况,可根据患者情况及技术条件采用以下方法:

①脊髓造影(myelography)　造影剂可采用碘苯脂或水溶性含碘有机化合物加用体层摄影可显示椎管、蛛网膜下腔及脊髓三者的关系。

②椎间盘造影(discography)　对诊断外伤后急性椎间盘突出甚有帮助,特别对严重神经损伤而无骨折移位的病例更有意义。

③选择性脊髓动脉造影　如对颈髓,可直接穿刺椎动脉甲状颈干;对胸椎直接穿刺肋间动脉,造影成功率很高。对确定脊髓出血、水肿的程度和部位,对预后的估计都有帮助。

④放射性同位素脊髓造影术及脊髓血管造影术　可用于脊髓损伤并怀疑有脊髓血管畸形的病例。还可根据需要和条件进行肌电图检查、CT、MRI检查。

(三)腰椎穿刺检查(lumbar puncture)

包括观察脑脊液的外观,实验室检查,脑脊液压力,脑脊液动力实验等内容。

五、诊断

(一)脊髓损伤的诊断依据

(1)有明确的脊柱、脊髓外伤史。

（2）查体时发现脊柱伤部有压痛、畸形，以及肢体感觉和运动障碍。

（3）脊柱部的影像学检查，以判断脊柱损伤的类型，初步估计脊髓损伤的程度及其病理变化。

（4）腰椎穿刺动力实验可了解椎管内有无梗阻，其梗阻程度与损伤程度有关。

（二）脊髓损伤判断的内容

（1）脊柱的损伤部位（某个椎体）、骨折性质（压缩性、粉碎性、附件骨折和各种类型的脱位），是开放性还是闭合性损伤。

（2）发生脊髓损伤的节段、性质（完全性、不完全性损伤、脊髓休克等）。

（3）合并损伤及合并症等。

六、治疗

（一）急救处理

脊髓损伤的急救处理十分重要，对于患者的预后常有重大的意义，如果处理不当，则可引起脊髓不可逆的严重损伤，重者危及生命，故对有脊柱骨折脱位的可疑患者，都应按照具体情况适当处理。如就地给予止痛、止血以及对休克的妥当处理，将病人及时、正确、安全的护送到附近设备较完善的医院进行治疗。

搬运脊柱骨折脱位的病人时，最好使用与地面相平行的平坦木板、门板等，如果没有，可用毛毯、床单代用。搬运患者时应先将仰卧或侧卧位的病人四肢理直，上肢贴附在胸壁两侧；再把担架板放在病人的一侧，急救人员蹲在患者的另一侧，一个在肩部，一个在髋部，两人同时扶住患者的肩部和髋部，用滚动的方法将患者滚到担架上面，使患者呈仰卧位。如果骨折在颈部时，应有一名急救人员蹲在头部这端，用双手托住下颌和枕部略加牵引，同时按上法将病人滚至木板担架上，滚动时禁忌使脊柱任何部位过伸、屈曲或扭转，以免加重损伤。

（二）非手术治疗

1. 骨折脱位的处理

对骨折或脱位的处理，其主要目的是使椎管恢复正常或接近正常，解除对脊髓的压迫；对非稳定性骨折脱位，还有一个增加脊柱稳定性的问题。故这两种类型的骨折处理上有所区别，因此要结合临床检查与观察，全面考虑。如果是稳定性骨折，奎肯斯提特氏实验（Queckenstedt's test）显示脑脊液完全畅通或仅有轻微的部分梗阻，可在密切观察下及时施行正确的手法复位。在颈段应采用颅骨牵引或颌枕套牵引，在胸腰段可在胸腰部垫枕（屈曲型损伤者），或悬吊牵引复位。特别是对脊髓或马尾不完全损伤的脊柱骨折脱位，经过复位后功能恢复良好。

但对于不稳定性脊柱骨折脱位，特别是在对脊髓损伤病理改变不了解时，应慎重。不管采用哪种手法复位，宜在伤后越早进行越好。

手法复位不成功或复位后脑脊液有梗阻，只要患者全身情况允许，应争取尽早手术治疗。可以根据患者情况分别采取脊髓神经减压术（spinal nerve decompress）、棘突钢板固定术、脊椎前后路融合术。

2. 药物治疗

（1）中医中药治疗　中医学认为，损伤性截瘫是伤及督脉，而督脉为阳经之会，督伤络阻，气血逆乱，因而肢体不能活动，临床上应根据不同时期辨证用药。

①早期　多属督脉受损，血瘀气滞，经络阻滞。宜通经活络，活血化瘀，疏通督脉，用复

元活血汤加减,如体虚者去桃仁、红花,加人参、麦冬、五味子;颈部损伤者加葛根;疼痛剧烈者加玄胡;食欲不振者加砂仁、焦三仙;大便秘结者加郁李仁、火麻仁。

②中期 弛缓性瘫痪者,多属脾肾阳虚,督伤络阻,阳气不能煦达;宜温补脾肾,用右归丸。痉挛性瘫痪者,多属肝肾阴虚,血虚风动,宜滋补肝肾,养血疏筋用补肾活血汤加减。

③晚期 元气耗损者,多属久病不愈,耗伤气血。宜补肾益气,用大补阴丸为主。

(2)西药治疗 根据病程和损伤情况可选用以下药物:

①抗水肿类药物 20%甘露醇、25%山梨醇、50%高渗葡萄糖等静脉滴注,用于损伤初期。

②肾上腺皮质激素类药物 氢化可的松、地塞米松等,此类药物在治疗脊髓损伤时具有下述作用:降低脊髓内压力,减少神经损伤,对脊髓水肿的治疗及预防有较好的作用。保持血管的完整性;在组织血液灌注不足时,能保护细胞膜使之不受损伤;有稳定溶酶体的作用;维持神经细胞的正常通透性,防止钾离子从损伤的脊髓内丢失,特别能保持细胞内钾离子含量近于正常;抑制损伤后组织内儿茶酚胺的代谢与积聚;对脊髓白质有显著稳定作用。

③神经营养类药物 维生素 B 族、三磷酸腺苷、复方甘油磷酸钠、肌甘酸钠、细胞色素 C 等,使用于各期患者。

④兴奋脊髓、神经、肌肉类药物 士的宁、新斯的明、加兰他敏、促神经生长因子等,根据瘫痪类型选择使用。

⑤血管扩张类药物 地巴唑、左旋多巴、利血平等,常用于损伤中期。

⑥根据病情可使用降低肌肉张力的药物 安坦、安定、安宁、利眠宁等。

3. 针灸治疗

针灸能通经活络,行气血,补肝肾,强筋骨,通调督任二脉。督脉选穴有腰俞、命门、阳关等以疏通督脉,兴奋脊髓神经;华佗夹脊穴选用损伤平面上下 1~2 个椎体穴位;足太阳膀胱经选用肾腧、大肠腧、环跳、殷门、委中、承山、昆仑、涌泉。上肢的肩井、手三里、外关、合谷和下肢的承扶、风市、阳陵泉、巨虚等穴配合应用。治疗时针刺手法的强弱、补泻、留针时间的选择,应根据患者的情况辨证施治。

此外,还可选用维生素 B_1、维生素 B_{12} 和当归注射液、加兰他敏等药物穴位注射治疗。

4. 按摩治疗

按摩有舒筋活血、通经活络、滑利关节的作用,对防止肌肉萎缩,改善血液循环,促进功能恢复有较好的作用。常用的手法有:抚摩、揉、捏、提弹、搓、摇晃、叩击、抖动等。需根据患者的情况选择使用。按摩时应由轻到重,由慢到快,由上到下,每天治疗 1~2 次。按摩时还可配合指针穴位治疗,以提高疗效。

5. 功能锻炼

功能锻炼是脊髓损伤患者恢复肢体功能的重要手段。在其他方法的配合下,经过患者功能锻炼达到部分或全部功能的康复,则是脊髓损伤的治疗目的。临床上常用的锻炼方法有主动活动、被动活动、床上或床下锻炼、直立或直立行走等,在医务人员、家属、患者多方配合下,发挥患者的主观能动作用,在医务人员的指导下完成各项功能锻炼内容,从而达到预期的目的。

(三)手术治疗

近代医学的观点认为,只要病人情况允许,对截瘫应尽早的进行彻底的减压术,立即在事故发生的当地有条件的医院进行手术。

(1)手术适应证 ①开放性脊髓损伤;②关节突交锁经手法复位失败;③椎管内或椎间孔内有骨碎片者;④伤后不完全截瘫并有进行性加重者;⑤马尾神经损伤;⑥X线片上无明显脱位存在,经过治疗观察后不见好转;⑦陈旧性脊柱骨折脱位合并低位截瘫,经脊髓造影仍有脊髓受压者。

术后还可配合高压氧疗法,因高压氧对脊髓损伤的治疗有一定的效果。

(2)矫形治疗 脊髓损伤所致畸形的原因,一是由于损伤性质所决定,二是由于医务人员处理不当所致。如足趾下垂、关节挛缩及强直,这些畸形严重时直接影响功能重建。对于后者预防是很重要的,如经常进行按摩,被动活动,将关节置于功能位等,一般可以预防畸形的发生。对于严重畸形者,可以采用适当的手术进行矫正治疗。严重的足下垂,可进行距骨切除术或三关节融合术。严重爪形趾可行趾间关节切除及融合术。髋内收畸形可行内收肌切断术或闭孔神经切断术,髋关节屈曲畸形者,可行阔筋膜张肌、缝匠肌剥离术。如脊髓确已完全横断者可行脊髓神经前根切除术。

七、并发症及其预防

(一)褥疮的防治

截瘫发生后,在其截瘫平面以下神经麻痹,感觉、运动、二便括约肌功能丧失。其所支配的皮肤神经营养障碍,血液循环不良,局部组织受压而形成褥疮(bed sore)。褥疮最易发生在一周内,最常见的部位是骶部、大转子、跟部、髂嵴和踝部等。绝大多数是由于护理欠妥引起。发生褥疮后给截瘫病人造成极大的危害,甚至可因衰竭或败血症死亡。应积极重视和预防。

截瘫病人的护理应做到常擦洗褥疮好发部位,改善其局部血液循环;要定时翻身;在大、小腿下面垫枕;侧卧时在两腿间垫枕,以免发生压迫性接触等。

(二)尿路感染(infection)的防治

脊髓损伤后,排尿障碍是一个严重的问题。在死亡病例中有相当一部分是因尿路感染、结石、肾盂积水引起尿毒症(urinaemia)所致。故脊髓损伤后对泌尿系统的处理是一个细致的问题,直接影响到患者的生命。

应采取一系列的预防措施,防止尿路感染。导尿时应严格无菌操作,每周更换导尿管一次,以避免分泌物的积聚。定期冲洗膀胱,进行膀胱的节律性和反射性排尿训练,争取达到摆脱导尿管排尿的目的。

如一旦发生尿路感染,应积极使用抗生素治疗。

(三)肺部感染的防治

肺炎(pneumonia)是截瘫病人常见的呼吸系统并发症。特别是颈椎损伤合并四肢截瘫者,除所有肋间神经完全麻痹外,膈肌运动也受到影响(颈4~5以上平面),因脊髓水肿,呼吸中枢的神经冲动不能传递至呼吸肌,又因患者长期仰卧,咽喉部的黏液不易排出,故肺及支气管分泌物引流不畅,有发生肺炎的可能。有时四肢瘫痪的病人因痰量太大,不能咯出而窒息死亡。

(四)血栓形成(thrombus formation)的防治

由于病人长期卧床,缺乏锻炼,血液循环减慢,容易发生血栓性疾病,故应该在卧床期间加强适当锻炼,避免本症的发生。

(黎万友)

第六章 胸部骨折

第一节 胸部的应用解剖生理

胸廓(thorax)由全部胸椎、肋骨和胸骨连接而成,形成一个呈扁圆锥形,上窄下宽,前后径小于横径的胸腔,位于躯干的上部,胸腔是容纳和保护呼吸和循环系统的主要脏器。可分为胸壁、胸膜腔和胸腔内脏器等部分。

一、胸壁

胸壁由骨性胸廓和软组织构成(图2-6-1)。前者是由12个胸椎及椎间盘,12对肋弓和胸骨构成的骨架。后者为胸壁固有肌,神经、血管、淋巴等组织填充于肋骨之间。胸壁围成胸腔。

骨性胸廓 胸廓上口是由胸骨柄上缘,第1对肋弓,第1胸椎体所组成的骨环,其后缘比前缘高出约4 cm。上口较窄而坚固,为颈胸部的交通要道,对出入上口的气管、食管、大血管等重要组织给予保护。胸廓从上口渐向基底张开,下口广阔,被膈肌所封闭。此外,胸廓对膈肌外的肝、胃、脾、肾等腹腔器官也有保护作用。

胸骨分为胸骨柄、胸骨体和剑突。柄与体之间成一钝角,向前方突出,称胸骨角(Louis's angle)。由此角向外即第2肋软骨,可为计算肋骨的标志。胸骨柄上缘叫颈静脉切迹或胸骨上切迹,其正上方可摸到气管。

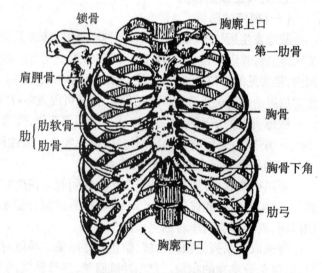

图2-6-1 胸廓前面

图中标注：锁骨、胸廓上口、第一肋骨、肩胛骨、肋软骨、肋骨、胸骨、胸骨下角、肋弓、胸廓下口、肋

肋骨呈圆弧形共有12对,左右对称。上7对借肋软骨直接附着于胸骨称真肋。下5对称假肋,第8~10肋借第7肋软骨间接附着于胸骨,最下方2对肋骨的前缘游离,也称为浮肋。每根肋骨在切面上大致成扁平状,在两层极薄的皮质骨中也有一层松质骨。

肋骨可分为体及前后两端。后端为肋头,其与相应的胸椎体相关节;肋头前方有一肋结节与相应胸椎横突相关节。肋头与结节间的狭窄部为肋骨颈。肋体前端上缘钝圆,下缘锐利,形成肋沟,容纳肋间神经和血管通过。

肋骨前连肋软骨,后有关节。肋骨本身又富有弹性,有缓冲外力的作用。第1~3肋骨较短,且有锁骨,肩胛骨和肌肉保护,很少发生骨折。第4~7肋骨较长且固定,外表保护较少,骨折机会较多。第8~10肋骨虽较长,但不与胸骨直接连接,弹性较大较不易折断。第11、12肋骨前端游离不固定,受暴力冲击时可以退让得以缓冲,其骨折在临床上亦少见。

胸壁软组织　与肋骨有关的肌肉有内外肋间肌,两肌的起点方向相反。外肋间肌的方向是由后上向前下走行的。两肌分别作用于肋骨,与呼吸运动有密切关系。

肋间神经血管在胸后壁同位于肋沟内,至胸前壁肋间神经和血管分开,分别位于肋骨上下缘,因此在胸后壁穿刺应从肋骨上缘刺入,在前壁应于肋间隙中间穿入。

二、胸膜腔

胸膜腔左右各一。胸膜有内外两层。内为脏胸膜包裹肺面,并且深入叶间裂。外为壁胸膜,覆盖胸腔内壁。两层胸膜之间形成一个完整而密闭的腔隙即为胸膜腔,是一个潜在性的空腔,含有极微量的浆液。

三、胸腔内脏器

胸腔内的脏器主要有肺脏,心脏,主动脉,上下腔静脉,气管,神经丛等。

四、呼吸运动

空气进出肺脏,依靠肺叶的张缩。当肺叶扩张时,肺内容积增大,外界空气进入肺泡内,反之,肺叶缩小时,肺内容积减小,肺内空气被压而排出。肺叶的张缩,则又依靠胸腔的扩大与缩小。胸腔扩大时胸膜腔内压力减低,肺叶扩张;胸廓缩小时胸膜腔内压力增加,肺叶缩小。肋间外肌收缩,使肋骨上抬,胸骨也向上移动,胸廓前后径增大。肋骨骨折后移位与肌肉牵拉有关。此外,膈肌收缩时,使膈肌下降,胸廓上下径增大。肋间外肌,膈肌松弛时肋骨与膈肌恢复原状,胸腔容积又减小,此即为呼吸运动。由膈肌作用的呼吸运动为腹式呼吸;由肋骨作用的呼吸运动为胸式呼吸。

第二节　胸骨骨折

胸骨位于胸廓前部,为一扁平的松质骨,分为柄、体和剑突三部分。上端较厚,向下逐渐变薄,在柄与体交接处骨质较薄。骨折多发生在胸骨体部或体与柄交接部。

一、病因病理

胸骨骨折较少见,多为直接暴力所致,如拳击比赛时直接打击,房屋倒塌或车祸的挤压等。骨折一般以横断为多,斜形较少。亦可发生胸骨柄与体的分离。偶尔可见纵裂形骨折。由于胸骨后面的骨膜因有胸内韧带附着而加强,不易发生断裂,故骨折通常无明显移位。若有移位,下骨折端多向前、向上移位,并与上骨折端重叠。随着年龄的增加,胸骨及软骨逐渐完全骨化,使骨折的机会增多。严重者可合并胸腔内脏器的损伤。如伴有乳房内动脉撕裂者可发生血胸。

二、临床表现与诊断

(1)胸部有明显的受伤史。

(2)伤后不能直立挺胸,头、颈、肩多向前倾,呈含胸状。

(3)骨折局部疼痛,肿胀和皮下瘀斑。咳嗽,深呼吸及抬头时疼痛加剧。

(4)骨折处有明显压痛,移位明显时按之凹陷。有重叠移位者,畸形明显,可见到或摸到互相重叠的骨折部随呼吸运动而移动。

(5)影像学检查　摄胸部正、侧位或斜位 X 线片,可以确诊骨折的部位及移位情况,并可帮助判断有无合并损伤。

三、治疗

（一）非手术治疗

1.整复与固定

（1）无移位骨折　骨折无移位者，早期在局部外敷新伤药，呼气状态下，用黏膏或胶布包扎固定2～3周，每日或隔日换药一次，中后期可贴活络膏或麝香壮骨膏等。疼痛较重者可仰卧木板床，背垫薄枕，骨折处用宽胶布固定，可置一小沙袋于胸壁，2～3周后用软垫加压固定。

（2）有移位骨折　对有移位的骨折，应尽早进行手法复位。患者仰卧于硬板床上，在背部垫一软枕，头后仰，两手上举，两肩后伸，使胸部前凸。术者用单手或双手拇指，向后推压向前移位的骨折远端，使之复位。局部再垫以适当厚度的棉垫或纸压垫，用胶布固定后再用绷带环形包扎。最后以背"8"字绷带固定。卧床休息3～4周，并于背部放一薄枕，以保持胸部轻度伸展位。

2.中药治疗

（1）早期　治宜活血祛瘀，内服选用血府逐瘀汤，复元活血汤或和营止血汤。

（2）中后期　治宜益肝肾、补气血，内服选用正骨紫金丹、接骨丸、虎潜丸、八珍汤等，局部亦可用海桐皮汤熏洗或贴敷活络膏。

3.功能锻炼

早期患者卧床时，可作四肢各关节练功活动，并逐渐进行深呼吸运动。2～3周后可在压垫固定下起床活动。

（二）手术治疗

经非手术疗法无效者，可根据具体情况进行手术治疗。

第三节　肋骨骨折

在拳击运动中有可能发生肋骨骨折，常见于成年人。这是因为青少年肋骨与肋软骨柔软而富有弹性，因而即使受伤也不易折断。此部位骨折可发生于1根或多根肋骨，亦有同一肋骨发生2～3处骨折者。有可能造成胸腔内脏器或上腹部脏器严重损伤，严重者可危及生命。

一、病因病理

肋骨骨折（fracture of rib）可由直接暴力或间接暴力造成，亦可由两者合并作用所致。此外肌肉收缩牵拉作用偶可导致肋骨骨折。各种类型的暴力所造成的骨折各有不同的发生机理及病理特点。

（一）直接暴力

拳击暴力或钝器撞击胸部，直接施压于肋骨，使承受暴力处向内弯曲而折断。此类骨折为横形或粉碎形。因骨折端多向内移位，故易刺破胸膜、肺或肋间血管及神经而并发气胸或血胸（图2-6-2和图2-6-3）。

（二）间接暴力

胸部前后受挤压，使胸廓前后径缩短，左右径增长，致使肋骨在腋中线附近向外过度弯曲而折断。此种骨折多为斜形且骨折端向外突起，肺和胸膜很少受伤。如力量很大，骨片可

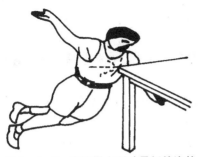

图2-6-2 直接暴力所致骨折的姿势

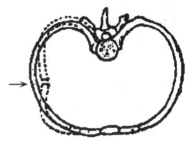

图2-6-3 直接暴力所致肋骨骨折

能刺破皮肤,造成开放性骨折。亦有暴力打击前胸而后肋骨折或打击后胸而前肋骨折(图2-6-4和图2-6-5)

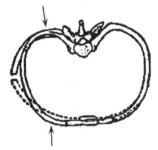

图2-6-4 间接暴力所致腋中线附近的肋骨骨折

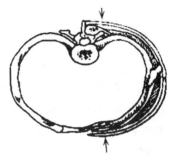

图2-6-5 间接暴力作用于前胸所致肋骨骨折

(三)混合暴力

一支肋骨双折或多段骨折,常系直接与间接暴力联合作用所致。当直接暴力作用的部位发生骨折后,残余暴力挤压胸廓形成间接暴力,造成该肋骨的它处骨折。此种骨折常造成胸腔内组织的损伤。

(四)肌肉收缩力致伤

肋间肌急剧而强烈收缩多造成下部肋骨骨折,临床上可见于严重咳嗽、打喷嚏、产妇等患者;运动员的第1、2肋骨疲劳骨折,以及长期患病脱钙病人的第一肋骨骨折,则多因急剧呼吸时斜角肌或前锯肌的猛力收缩所致。

肋骨骨折可发生在1根或数根肋骨上,1根肋骨上又可发生多段肋骨骨折。1根或数根肋骨发生单处骨折后,由于肋骨上下缘均有肋间肌附着及有上下肋的支持,断端一般不易移位,对呼吸功能的影响也不大,其预后良好。

当发生多肋多处骨折后,局部胸壁因失去肋骨的支撑而成为浮动胸壁,临床上出现反常呼吸运动,影响正常通气,严重时可引起呼吸和循环衰竭。反常呼吸(paradoxical respiration),即吸气时因胸膜腔内负压增加,"软化"区的胸壁内陷,而不随同其他胸壁向外扩展。呼气时因胸膜腔内负压减低,正常部分的肋骨下陷、胸廓缩小,而浮动部分的胸壁因负压减小反而隆起,这就降低了肺的呼吸功能。同时两侧胸腔内压力不一致,吸气伤侧压力增高,呼气伤侧压力减低,使纵隔在呼吸运动中来回扑动,影响静脉内血液回流及循环机能,造成体内缺氧和二氧化碳滞留,产生呼吸困难及发绀等症状,严重的可发生呼吸和循环衰竭。若骨折断端刺破胸膜,空气从外界进入胸膜腔,则可并发气胸,流入的空气使患侧肺压缩,影响正常的呼吸和血液循环。

二、临床表现与诊断

（1）有明显的外伤史。

（2）骨折多发生于第4～9肋骨角的前外侧，肋骨角后少见。在胸前易发生肋骨和软骨间的分离和脱位。

（3）骨折部疼痛，呼吸，咳嗽，喷嚏或转体时疼痛加剧。骨折的局部软组织肿胀，有可能出现皮下瘀血。

（4）骨折处有明显压痛，当病人呼吸时常可触及到明显的骨擦音。胸廓挤压试验阳性：即术者用双手于胸部前后或左右挤压胸廓时骨折处出现锐痛。此体征可用于与单纯胸壁软组织挫伤之鉴别。

（5）多根肋骨多处骨折时，胸壁软化下陷，出现反常呼吸，产生呼吸困难，紫绀，休克等严重症状。

（6）并发有胸膜或肺脏损伤的肋骨骨折常致气胸或胸腔积血。病人呼吸浅短，不敢咳嗽，咯痰。叩诊可助诊断。严重气胸常有气管偏移，甚至纵隔气肿和颈部皮下气肿。出现咯血，发绀，呼吸困难乃至休克等。

（7）影像学检查　摄胸部X线正位片（必要时摄胸部X线侧或斜位片），对诊断肋骨骨折有一定价值，但应注意单纯肋骨骨折常因肋骨位置重叠而漏诊。对临床症状典型者应按肋骨骨折处理。合并有血、气胸者，进行X线透视和摄片均有助于诊断。

三、治疗

（一）非手术治疗

1. 手法整复

单纯肋骨骨折，因其有肋间肌的保护和其余肋骨的支持，所以多无明显移位，且较稳定，稍加固定即可止痛，一月左右多可愈合，一般无需手法整复。如移位较大，可采用以下方法复位。

（1）立位整复法　嘱患者站立靠墙，医者与患者相面对，并用双足踏患者双足，双手通过患者腋下，交叉抱于背后，然后双手提起肩部，使者挺胸，骨折断端自然整复。

（2）坐位整复　与上法原理相似。嘱患者正坐，助手在患者背后，将一膝顶住患者背部，双手握持患者两肩部，缓缓用力向后方拉开，使者挺胸。医者一手扶健侧，一手用推按手法将骨折移位高凸部分按平。若后背肋骨骨折，助手扶住胸前，令患者挺胸，医者立在患者背后，用推按手法将断骨移位矫正。

（3）卧位整复法　用于胸前部肋骨骨折的手法复位。患者仰卧，背部垫高，医者仍按坐位时的手法进行整复。

2. 固定方法

（1）胶布固定法　病人取坐位或侧卧位。伤侧胸壁涂以安息香酊，以增加胶布的黏性，减少皮肤刺激反应。上肢外展，用宽7～8 cm，长度超过胸围一半的胶布条数根，于病人深呼气后屏气时，迅速紧贴于胸壁，第二条胶布盖在第一条的上缘，互相重叠约1/3宽度，如此由后向前，由下至上的进行固定，一直将肋骨骨折区和上下邻近肋骨全部固定为止，成屋瓦状。胶布的前后端均超越中线，粘贴于健侧胸壁。固定时间为2～3周（图2-6-6）。由于此法的缺点是皮肤出汗时容易脱落，皮肤易过敏，不能长期使用，且不利于呼吸和咳嗽、排痰等，故对多处骨折，老年，肥胖和对胶布过敏的病人不宜采用。

（2）弹力绷带固定法 适用于皮肤对胶布过敏的单处肋骨骨折者。嘱患者作深呼气,用宽绷带多层环绕包扎固定或多头带包扎固定2~3周。还可使用弹力腰围固定效果亦佳,此法同样能起固定与止痛作用。取材方便,又无脱落及皮肤过敏的弊病,应推广使用。

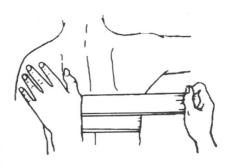

图2-6-6 胶布固定法

（3）包扎固定法 适用于现场较小范围的胸壁软化。使用厚层敷料或棉垫填充加盖于胸壁软化区用粘胶布固定,并用多头胸部带包扎胸廓以防止产生反常呼吸(图2-6-7)。

（4）牵引固定法 适用于大块胸壁软化或包扎固定不能奏效者。在局部麻醉下,常规消毒后,于胸壁软化区中央处用无菌巾钳通过胸壁夹住游离段肋骨行悬吊牵引,使浮动胸壁复位。牵引重量为1~3 kg。固定1~2周。此法缺点是不利于病人活动。另一种方法是在伤侧胸壁放置牵引支架,将巾钳固定在铁丝支架上,以利病人起床活动。(图2-6-8)。

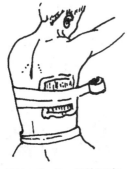

图2-6-7 包扎固定

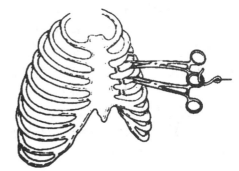

图2-6-8 牵引固定法

3. 中药和针灸治疗

肋骨骨折往往伴随气血两伤,血瘀气滞,气不宣通。早期宜行气,散瘀,止痛,常用复元活血汤加减;肺气伤则应理气止痛,用理气止痛汤;气逆咳喘加瓜蒌皮、杏仁、枳壳等。伤血者则应活血祛瘀,佐以理气止痛,可用和营止痛汤;痛甚者加云南白药或三七;咯血者加仙鹤草、藕节等。气血两伤者,则应活血祛瘀,理气止痛并重,内服顺气活血汤加减。中后期宜续筋接骨,强筋壮骨,故一般常用接骨丸或正骨紫金丹。后期则内服活络丸。配合针灸有很好的止痛、舒筋、活络的功效。穴位:手三里、内关、合谷。根据骨折部位选加足三里、阳陵泉、昆仑等。

4. 功能锻炼

经整复后,应鼓励患者下地走动。重伤需卧床者,可行半坐卧位,并练习腹式呼吸运动。有痰的患者应鼓励其扶住患处咳嗽,避免呼吸道内的分泌物滞留,堵塞支气管,引起肺不张或肺部感染,待症状缓减后即应下地活动。

5. 封闭疗法

疼痛剧烈而不能耐受者,可用1%普鲁卡因或2%的利多卡因行肋间神经阻滞,其封闭的范围应包括骨折部所有的肋间神经和骨折部上下各两根肋间神经。单根单处骨折亦可直接于骨折部位注入局部麻醉剂。必要时数小时后可重复封闭一次，一般连续封闭数日，即可维持治疗。整个治疗期间应鼓励病人咳嗽，排痰，并积极防止呼吸系统并发症的发生。

（二）手术治疗

适用于移位较大，多根或多段肋骨骨折，病情严重的患者。切开胸壁，将肋骨两断端分别钻孔，贯穿不锈钢丝固定。但手术时必须气管插管，连接呼吸器做正压呼吸，使胸廓膨胀至正常时才可复位。

第四节　损伤性气胸

在胸部创伤中，气胸的发生率仅次于肋骨骨折。临床上将损伤及其他原因造成胸壁或肺裂伤，致使空气进入胸膜腔而形成胸膜腔内积气，称为气胸（pneumothorax）。由于胸部损伤，造成肺组织，支气管破裂，空气逸入胸膜腔，或因胸壁伤口穿破胸膜，故使胸膜腔与外界贯通，即称为损伤性气胸（traumatic pneumothorax）。一般分为闭合性、开放性和张力性3类。

一、病因病理

（一）闭合性气胸

肺组织或胸壁损伤的通道迅速闭塞，空气不再进入胸膜腔，则称闭合性气胸（closed pneu mothorax）。常因肋骨骨折断端刺破胸膜或闭合性胸部损伤引起胸膜破裂所致。此种气胸的病理变化表现为伤侧肺部分萎缩，呼吸和循环机能虽受到一定影响，但由于呼吸和循环系统的代偿作用，缺氧现象不很显著。

（二）开放性气胸

胸壁穿通伤，如刀刃锐器或弹片火器所致伤口，可形成胸膜腔与外界相通的裂口，以致空气可随呼吸而自由出入胸膜腔内，并发出"嘶嘶"的响声，称为开放性气胸（open pneumothorax）。开放性气胸患者，吸气时空气进入胸腔，患侧肺被压缩，纵隔移向健侧；呼气时纵隔返回原位，导致纵隔摆动（图2-6-9）而引起呼吸循环功能的严重障碍。

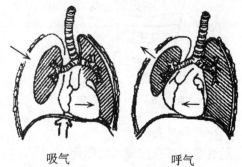

吸气　　　　　呼气

图2-6-9　纵隔扑动

（三）张力性气胸

损伤较严重的肺或支气管裂伤时，其裂口与胸膜腔相通，且形成活瓣。吸气时空气经裂口进入胸膜腔内，而呼气时活瓣关闭，胸腔内气体不能排出使胸膜腔内空气不断增加，压力不断升高，称为张力性气胸（tension pneumothorax）或高压性气胸（pressure pneumothorax）。胸膜腔内的高压使伤侧肺逐渐萎缩，并将纵隔推向健侧，进而健侧肺也不能充分膨胀。胸膜腔内负压消失，纵隔移位，上下腔静脉回流受阻，产生呼吸和循环功能的严重障碍，引起缺氧及休克。

二、临床表现与诊断

（一）闭合性气胸

本病的自觉症状随气胸的轻重程度而定，轻度气胸可无明显症状。较重的气胸有胸闷、胸痛和气促症状，但一般无明显呼吸困难及缺氧的征象。检查时可发现器官和心的浊音界偏向健侧,伤侧胸部呼吸运动减少,叩诊呈鼓音,听诊呼吸音减弱或消失。如有皮下气肿可扪得捻发音。

(二)开放性气胸

伤者有呼吸困难,发绀以致休克等征象。检查时可见伤口与胸膜腔相通,并可听到空气经伤口进入胸膜腔的声音。除伤侧叩诊呈鼓音,听诊呼吸音减弱或消失外,还有气管、心脏明显向健侧移位的体征。

(三)张力性气胸

伤者有极度呼吸困难,紫绀或休克征象。缺氧严重者,烦躁不安,以至昏迷。查体时可见伤侧胸部饱满,肋间隙增宽,呼吸幅度减低,可有皮下气肿,叩诊呈高度鼓音,听诊呼吸音消失。若不及时诊断及处理,患者很快因窒息,休克而死亡。

张力性气胸的诊断依据是:①进行性呼吸困难;②气管偏向健侧;③伤侧肺部呈鼓音;④胸腔穿刺发现有高气压。

(四)影像学检查

胸部摄片可以明确气胸的程度以及肺萎缩、纵隔移位等情况。

三、治疗

(一)闭合性气胸

轻度气胸,一般不需特殊治疗,严密观察下静养 1～2 周,气体可自行吸收。大量气胸,需进行胸膜腔穿刺排气,促使肺及早恢复膨胀,同时应用抗生素预防感染。并静养 1～2 周。

中医中药治疗:早期宜行气宣肺,活血化瘀。方以木香顺气汤加减,有肺热症状者,需宣肺清热,行气宽胸,内服苇茎汤加复元通气散。后期以润肺为主,方以沙参麦冬汤加减。

(二)开放性气胸

临床上对于开放性气胸的急救处理是迅速封闭伤口。可用无菌敷料如凡士林纱布加棉垫封盖伤口,再用胶布或绷带包扎固定,使开放性气胸转变为闭合性气胸,然后作胸膜腔穿刺,抽气减压,暂时解除呼吸困难。并及时送医院,给氧,输血补液和纠正休克后,在麻醉下进行清创术,缝合伤口,并作闭式胸膜腔引流术。术后应用抗生素,防止感染。

中医中药治疗:在早期治疗宜益气宁血,祛风化痰,逐瘀止痛。内服复元通气散加清气化痰丸。中后期宜补益气血,散瘀润肺,方以益气养营汤为主,另以润肺止咳药如沙参、紫菀、冬花等。治疗期间应鼓励病人咳嗽排痰,早期活动,以利早日康复。

(三)张力性气胸

治疗要点是立即排气,尽快解除胸膜腔内的压力。即用 18 号针头在第二肋间隙锁骨中线处穿刺排气,待病情好转后,在原穿刺部位作闭式胸膜腔引流。用抗生素防止感染。如果空气能吸出很多,并持续数天,说明很可能主要支气管有破裂。经支气管镜证实后,应早期行开胸清创处理,缝合损伤的肺组织或破裂的气管等。

创伤所致气胸患者在进行上述处理时,还可用中药进行辅助性治疗。早期理气化瘀,活血,利水通窍,可选用参苏饮冲服逐瘀护心汤。中期疏肝肃肺,宽胸利气,可用小柴胡汤与二陈汤合方。后期补益气血,散瘀润肺,以益气养营汤加减。

第五节 损伤性血胸

当外力作用于胸部造成损伤引起胸膜腔积血,称损伤性血胸(traumatic hemothorax)。

一、病因病理

常见的损伤中如肋骨骨折端刺破肺血管、肋间动脉、胸廓内动脉甚至大血管,致使血液进入胸膜腔而形成血胸。如血胸形成后,血管破裂口为血块封闭,出血自行停止者,为非进行性血胸;反之,如破裂血管持续性出血,症状逐渐加重,甚至发生休克者,提示可能为进行性血胸。伤侧胸腔如大量积血,则可能压迫肺动脉,将纵隔推向健侧,健侧肺脏亦受压,导致呼吸循环均受影响。

临床上无论是胸壁穿破或肺裂伤,在血胸形成的同时,也有气体进入胸腔,胸腔内上为气体,下为血液,可出现液体平面的血气胸。而血气胸较之单纯性血胸更易感染而成为脓胸。因此,及时抽出积血是积极治疗的手段,也有助于诊断是否有持续性出血。

二、临床表现与诊断

(1)小量血胸(500 mL 以下)一般无明显症状。中量血胸(500～1 000 mL)和大量血胸(1 000 mL 以上)尤其急性失血者,可有气紧、脉数、面色苍白、血压下降等低血容量休克症状。同时可有胸膜腔积液的征象,如伤侧胸部呼吸度减弱,肋间隙饱满,气管向健侧移位,叩诊伤侧肺呈浊音,心浊音界移向健侧。听诊伤侧呼吸音减弱或消失。在伤侧腋后线,第6、7肋间作胸腔穿刺,如能抽出血液,则可明确诊断。

(2)影像学检查 摄胸部正位 X 线片可显示伤侧胸膜腔有大片积液阴影,纵隔向健侧移位。如合并气胸则示有液平面。亦可显示肋骨骨折的部位和数目。

(3)血胸的诊断确定后,在早期还应进一步判断出血是否是进行性的。有进行性出血者可有下列征象:

①脉搏逐渐增快,血压持续下降。

②经输血补液后,血压不回升或升高后又迅速下降。

③重复测定血红蛋白,红细胞计数和红细胞压积等,呈现持续降低。

④胸膜腔穿刺因血液凝固抽不出血液,但 X 线检查显示胸膜腔阴影继续增大。

⑤闭式胸膜腔引流后,引流血量超过200 mL/h 并持续3 h。若判定有进行性出血,应高度重视,以免发生严重后果。

三、治疗

(一)非进行性血胸

临床观察对于小量血胸可自行吸收,不需穿刺抽吸。若积血量较多,而病情稳定者,应早期进行胸膜腔穿刺,抽出积血,促使肺膨胀,以改善呼吸功能。每次抽吸不宜超过1 000 mL。在拔针前,可向胸膜腔内注入抗生素,以预防感染。

(二)进行性血胸

临床穿刺抽吸血液后血胸仍迅速增多,多为胸廓内血管持续出血,或肺门有裂伤。首先输入足够的血液,以防止低血容量性休克。及时手术剖胸探查处理。

(三)凝固性血胸

手术时间最好在出血停止后数日内手术开胸清除积血和血块,以防感染或机化。对机化血块,一般在伤后4～6周进行纤维组织剥除术等。

(黎万友　何春江　李渝苏)

第七章 骨盆骨折

第一节 局部应用解剖生理

骨盆(pelvis)由骶骨、尾骨和髋骨连接而成漏斗状的环形结构,称骨盆环。两侧髋骨与骶骨构成骶髂关节(sacroiliac joint),髋臼与股骨头构成髋关节,两侧耻骨借纤维软骨构成耻骨联合。骨盆上连脊柱,支持上身的体重,同时又是连接躯干与下肢的桥梁。躯干的重力通过骨盆传达到下肢,下肢的运动和震荡也通过骨盆传达到躯干。

骨盆分为前、后两部分。后部的主要功能是支持体重,为承重方,是骨盆的主方。骶骨是两侧主方的汇合处,主弓又分为股骶弓和坐骶弓,股骶弓由两侧髋臼向上通过髂骨的加厚部经骶髂关节达骶骨(sacrum),站立时支持体重;坐骶弓由两侧从坐骨结节向上经坐骨体从髂骨加厚部到达骶骨,坐位时承受体重(图2-7-1)。

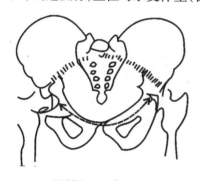
股骶弓、上束弓

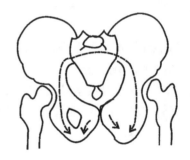
坐骶弓、下束弓

图2-7-1 骨盆弓

骨盆前部上下各有一个起约束作用的副弓,上束弓和下束弓。上束弓经耻骨体及耻骨上支,防止股骶弓分离;下束弓经耻骨下支及坐骨支,支持坐骶弓,防止骨盆向两侧分开,副弓(尤其是下束弓)较薄弱,骨盆遭受暴力后,副弓必先折断,耻骨支最细,最易折断,而主弓有骨折时,副弓很少不发生骨折。

骨盆对盆腔内的脏器和组织(如膀胱、直肠、输尿管、血管、神经和性器官)有保护作用。严重的骨盆骨折,除影响其负重功能外,常可伤及盆腔内脏器或血管神经,尤其是大量出血会造成创伤性失血性休克而危及生命。

第二节 骨盆骨折

一、病因病理

本部位骨折多由强大的直接暴力所致,如赛车时不慎翻车被车辆碾轧或者是坑道、房屋倒塌挤压伤等。此外,跌倒时骶尾部撞击于硬物,可发生骶、尾骨骨折,肌肉的强烈收缩可引起髂前上、下棘或坐骨结节肌肉附着处的撕脱骨折。暴力可来自骨盆的侧方、前方或后方，骨折既可以发生在直接受力的部位，也可以通过骨盆环传达受力而发生在他处。骨盆由侧方受挤压时，强大的外力和对侧的反冲击力首先使结构薄弱的骨盆前部发生骨折，髂骨发生内旋移位，髂骨或骶骨在连接骶髂关节处发生纵形骨折或骶髂关节脱位，由于肌肉牵拉，患侧半骨盆向后上方移位。骨盆前后方受挤压时可造成耻骨和髂骨部联合骨折，可能包括耻骨联合分离（symphyseolysis）合并骶髂关节脱位或耻骨联合分离合并髂骨骨折，或一侧耻骨上、下支骨折合并骶髂关节脱位（sacroiliac joint dislocation）或髂骨骨折（ilium fracture）。

二、骨盆骨折的分类

从解剖结构的稳定性及治疗观察出发，将骨盆骨折分为稳定性与不稳定性骨折两大类。

（一）稳定性骨盆骨折

骨盆环的一处或多处发生骨折，但骨盆环的稳定性未遭受破坏，治疗方法简单，疗程短、预后好，属于此类型骨折的有无损于骨盆环完整的骨折和前环部损伤两种。

1. 无损于骨盆环完整的骨折

即骨盆环的某一处发生骨折，但未累及或破坏骨盆环的连续与完整性，此类骨折不影响骨盆的稳定性与负重功能，临床上常见的有：

（1）髂骨翼骨折（图2－7－2）　直接暴力所致，可见于撞击伤、火器伤，有时可伴内脏损伤。

（2）撕脱性骨折或骨骺分离（图2－7－3）　多见于跑跳项目运动员。髂前上棘、下棘、坐骨结节等为肌肉附着处，可因肌肉急剧猛烈收缩而发生撕脱骨折或骨骺分离。

（3）前环单一耻骨或坐骨支骨折（图2－7－4）　从解剖特点可知，骨盆前环是受力的薄弱点，耻骨支、坐骨支在骨盆骨折中发病率最高，此类损伤，未伤及骨盆环，故属稳定性骨折，易治疗，预后好。

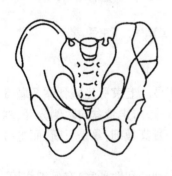

图2－7－2　髂骨翼骨折

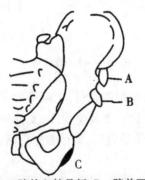

A—髂前上棘骨折；B—髂前下棘骨折；C—坐骨结节撕脱骨折

图2－7－3　骨盆撕脱骨折

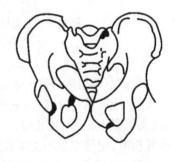

图2－7－4　单一耻骨或坐骨支骨折

2. 前环部损伤

本种损伤，破坏了骨盆的完整性和连续性，但骨盆骨折处多无明显移位，骨盆环仍较稳定，也不影响其负重功能。临床上常见的损伤有以下三种：

（1）一侧耻骨上、下支骨折　由侧方挤压暴力所致，骨折移位不严重，疗效好，无后遗症（图2－7－5）。

(2)双侧耻骨上下支骨折 多系骨盆侧向挤压所致,骨折都发生在耻骨段上,骨折端多有重叠或向后移位,常合并尿道损伤,就骨折而言,此种损伤对骨盆的稳定性及承重功能无大的影响,治疗方法简便。

(3)耻骨联合轻度分离(图2-7-6) 单纯外伤性耻骨联合分离较少见。若耻骨联合有明显分离,则应考虑有其他部位骨折或合并骶髂关节损伤。临床上易忽略,给病人造成永久性的疼痛。

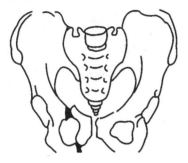 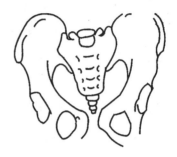

图2-7-5 一侧耻骨上、下支骨折　　　　图2-7-6 耻骨联合轻度分离

(二)不稳定性骨折

多见于骨盆的前环与后环联合损伤,都有严重移位,骨盆环失去稳定性,其形态也发生明显改变,因并发症而发生死亡率较高,是骨盆骨折中严重的类型。治疗难度大,预后欠佳。

1.骨盆后侧损伤

骨盆结构的稳定性及承重功能,取决于后环的完整。临床上按后环损伤部位可分为:

(1)骶髂关节脱位 骶髂关节由骶骨与髂骨之耳状关节面连接而成,关节面凹凸不平,互相紧密嵌合,周围有极为坚强有力的韧带加强,此关节稳定性较强,很少单纯发生脱位,常见于强大暴力作用于骨盆环所致,同时合并有前环部或其他骨折。脱位侧骨盆常受腰肌及腹肌牵拉向上移位,故复位后不易保持骨位的稳定。

(2)髂骨翼后部直线骨折 本类损伤骶髂关节保持完整,而在该关节外侧髂骨翼后部发生与骶髂关节平行的直线骨折,骨折线外侧的半个骨盆常受腰肌及腹肌牵拉向上明显移位。

(3)骶骨孔直线骨折 在骶髂关节内侧,4个骶骨前后孔发生纵形骨折,各骨折线连起来使上4个骶椎侧翼与骨盆分离,该半侧骨盆连骶骨侧翼被牵拉向上移位。可同时伴第5腰椎横突骨折。

(4)直接暴力所致骶骨骨折 移位不大者则为稳定性骨折;严重压砸、挤压,发生明显移位及合并前环骨折者,就成为不稳定性骨折。

2.髋臼骨折脱位

系由传导暴力所致。严重髋臼骨折,即合并或不合并髋关节脱位的移位型,属于不稳定性的骨盆骨折。常见移位之髋臼骨折有3种基本类型(图2-7-7)。

(1)单纯髋臼骨折 后壁骨折合并股骨头后脱位,临床常见,但前壁骨折则少见。

(2)单纯髋臼柱骨折 髋臼后柱骨折,是因股骨头后脱位所致;髋臼前柱骨折,则是因股骨头前脱位引起。

(3)髋臼横断骨折 合并髋关节中心性脱位。

上述 3 种损伤,可单独发生,也可联合存在。

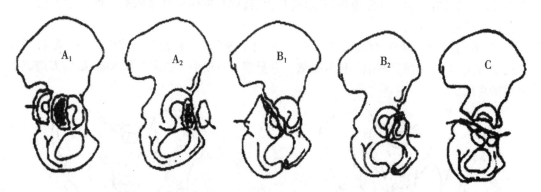

A₁—髋臼后壁骨折;A₂—髋臼前壁骨折;B₁—髋臼后柱骨折;B₂—髋臼前柱骨折;C—髋臼横型骨折

图 2-7-7　髋臼骨折类型

三、临床表现

(一)症状与体征

伤后局部疼痛、肿胀、瘀斑,不能起坐、站立和翻身,骨折或错位的部位压痛明显。髂前上、下棘及坐骨结节骨折,常可能触及骨擦感及移位活动的骨块。骨盆环移位的骨折可能触及骨折处凹凸不平的骨折端。耻骨联合分离其间隙增宽,并有压痛。尾骨骨折时尾椎压痛明显,肛门指检有触痛或摸到移位的尾骨。骨盆挤压试验(即以两手向内对向挤压两侧髂骨翼)和骨盆分离试验(即以两手分别置于两侧髂前上棘向外后方推压骨盆)时骨折处疼痛加剧为阳性。交叉量诊两侧不等长,测量脐棘距不对称,提示骨盆环可能有两处以上断裂或骶髂关节脱位。

(二)影像学检查

拍摄骨盆正位片,可明确骨折部位和类型。髂骨翼内旋时,其宽度变小,耻骨联合向对侧移位或耻骨支发生重叠,闭孔变大;髂骨翼外旋时,其宽度增加,闭孔变小,耻骨联合向同侧移位或耻骨支的骨折端发生分离。必要时可摄骶尾椎正、侧位或骶髂关节斜位片。耻骨支骨折合并骶髂韧带损伤,由于无脱位,X 线片表现不明显易被忽略,但仔细对比双侧骶髂关节间隙,可对判定骶髂关节韧带损伤有一定鉴别作用。

四、诊断

根据外伤史、症状和体征、X 线检查结果即可作出诊断,同时注意是否并发膀胱、尿道、直肠、血管、神经及其他损伤。

五、鉴别诊断

股骨颈或股骨粗隆间骨折多见于老年人、患肢常有短缩外旋畸形、X 线片可协助鉴别。

六、治疗

(一)急救处理

创伤造成骨盆骨折的暴力较大,特别是严重的骨盆骨折失血量多,若合并盆腔内脏器或血管损伤,骨盆骨折的死亡率较高,首先对于失血过多的患者,要迅速补充血容量,积极进行抗休克治疗的同时,应请专科会诊,及时处理。

(二)非手术治疗

1. **手法整复**

（1）骨盆环无断裂骨折

髂骨翼骨折，一侧耻骨单支骨折因有丰满的肌肉附着，骨折很少或仅有轻度移位，不需复位。髂前上、下棘骨折，骨折块有移位者应予手法复位：患者仰卧、患侧膝下垫高，使髋关节呈半屈曲位，术者用捏挤按压手法将骨块还原归位。坐骨结节骨折：患者侧卧位，使髋伸直膝屈曲位，术者用两手拇指推按骨折块使之复位。复位后保持患肢伸髋、屈膝位休息，以松弛腘肌，防止再移位。骶、尾骨骨折脱位：复位时患者侧卧屈髋屈膝位，术者戴手套，示指伸入肛门内，扣住向前移位的尾骨下端，向后提拉使其复位，但稳定性较差。

（2）骨盆环单弓断裂骨折

一侧耻骨上或下支骨折；一侧骶髂关节附近的髂骨骨折，骨盆环保持完整，稳定性无影响，一般无需复位。

（3）骨盆环的双弓断裂骨折和脱位

双侧耻骨上、下支骨折致骨盆环的前方中间段游离，由于腹肌的牵拉而往往向上移位。整复时患者仰卧屈髋，助手的双手分别置于患者两腋窝向上牵引，另一助手的双手分别握持患者的双下肢小腿部向下牵引，术者双手扣住耻骨联合处，将骨折块向前下方搬提，触摸耻骨联合的两边骨折端平正时，表示已复位。整复后术者以两手分别置于骨盆左右，两侧用力向中间推挤髂骨部，使骨折端相互嵌插以保持稳定。

（4）一侧耻骨上、下支骨折合并骶髂关节脱位或髂骨翼骨折，耻骨联合分离合并髂骨翼骨折或骶髂关节脱位。

在病人全身情况允许的条件下，采用硬膜外麻醉下手法复位。患者仰卧位，以左侧耻骨上、下支骨折伴左侧骶髂关节向后上移位为例，嘱助手用双手握持患者健侧（伸直位）下肢踝部，用力向上推，术者手置于患侧之髂峰后外方用力向前下方推，使移位的骶髂关节复位，此时可听到骨折脱位复位的"咔嚓"声。患者改为侧卧位，术者用手掌挤压髂骨翼，使骨折端互相嵌插。

骨盆环的双弓断裂骨折合并脱位是骨盆骨折中最严重的一种，创伤暴力大，骨及软组织损伤严重，常合并严重内出血及盆腔脏器损伤，伤势严重而复杂，施行手法复位应慎重，防止增加损伤。可采用持续骨牵引逐渐复位，疗效确切而安全。

2. **固定方法**

若为单纯耻骨联合分离较大者，手法复位后可采用骨盆兜夹板固定（图2-7-8）骨盆环无断裂的骨折和骨盆环的单弓断裂无移位骨折，可用多头带或弹力绷带包扎固定，3~4星期解除固定（图2-7-9）。也可用帆布兜悬吊（图2-7-10）。骨盆环的双弓断裂移位骨折，必须给予有效的固定和牵引。

（1）双下肢股骨牵引复位与固定　采用双侧股骨髁上持续牵引，达到骨折逐渐复位并使骨盆固定，防止骨盆倾斜的目的。牵引重量开始时可为体重的1/7~1/5，4~5 d后，采用床

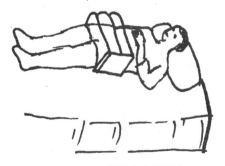

图2-7-8　骨盆兜夹板固定

旁 X 线片复查骨折复位情况,再根据复位情况作适当调整,直至满意为止。维持牵引至骨折愈合,一般需 8~10 周,不宜过早去掉牵引或减轻重量,以免骨折断端发生再移位。最好经骨盆摄片检查,达到骨折临床愈合后方可去除牵引。

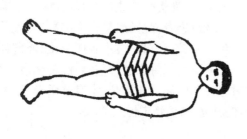

图 2-7-9 骨盆多头带固定

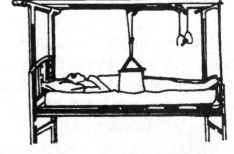

图 2-7-10 帆布兜悬吊复位

(2)外固定器复位与固定 近年来在国内外有用骨折外固定器治疗骨盆骨折,此方法具有使不稳定性骨盆环骨折重新获得稳定,减少出血,减轻疼痛,可以早期下床活动,减少卧床并发症的发生等优点。目前使用的外固定架有各种类型,但其结构和使用方法大致相同。两侧髂骨嵴上面经皮肤穿入一根 2.7 cm 的克氏针,使之进入内外板之间,深度 5~6 cm,每根针距 1.5 cm,针尾留在皮外,两组钢针各用固定夹子固定,再连接在带有反正螺旋和调节的外固定器上。根据 X 线片所示骨盆骨折变形及移位情况,在牵引下矫正骨折向上移位,调节外固定器横杆,利用其加压及撑开作用,纠正骨盆的内翻内旋及分离移位,然后摄片,证实复位满意后,旋紧架上各固定部位,维持复位与固定,并可在床上活动。3~4 周可带外固定架下床活动,8~10 周可去除外固定架进行活动。采用外固定器治疗骨盆骨折,是骨盆骨折治疗方法之一,有一定的使用价值,也存在一些不足。如外固定后,半侧盆骨仍可向上移位,早期仍需用下肢骨牵引维持,并需要有可靠的器械和一定的临床经验,因其在操作与管理上仍有一定的问题与困难,所以要掌握好适应证,在临床上合理应用。

3.药物治疗

骨盆骨折由于并发症多,对全身影响较大,所以药物治疗很重要。损伤早期如因出血过多而引起休克时,可内服独参汤,同时冲服三七粉或云南白药。若局部肿胀、疼痛严重者,治宜活血化瘀、消肿止痛,选用复元活血汤或活血止痛汤。如伤后肠胃气滞,腹胀纳呆、呕吐、大便不通者,治宜活血顺气、通络止痛,可选用顺气活血汤或大承气汤。如伤后小便不利、黄赤刺痛、小腹胀满、口渴发热等,治宜清热泻火、利水通淋,可应用导赤散合八正散加减。损伤中期以续筋接骨为主,可选用正骨紫金丹,接骨丸等,促进骨痂生长,有利于骨折愈合,缩短病程。损伤后期,应补益肝肾为主,可用六味地黄丸,八珍汤加减等。外擦舒活酒或外贴活络膏等。

4.功能锻炼

骨折整复后,骨盆周围有坚强的肌肉附着,且骨盆为松质骨,血运丰富,容易愈合。伤后1 星期练习下肢肌肉收缩及踝关节屈伸活动,伤后 2 星期练习髋关节屈伸活动。3 星期后扶拐下地活动。骨盆后负重弓损伤者,固定牵引期间应加强下肢肌肉收缩锻炼及踝关节活动,解除牵引后,应抓紧时间进行各方面的练功活动。

（三）手术治疗

对于开放性骨盆骨折或合并膀胱、尿道或直肠损伤者可考虑施行手术治疗。

七、转归与预后

单纯骨盆环的无断裂骨折,因未累及骨盆环的完整性,骨折多无明显移位,预后良好;骨盆环前后联合损伤是骨盆骨折中最严重的一种,骨盆环的完整性遭到了破坏,使骨盆变形,同时合并症多,在治疗中仍是一个难题,但只要及时正确诊断,按顺序进行处理,仍可以取得好的疗效。M. C. Murray 曾提出一个处理顺序方案,称 A-F 方案,即 A——呼吸道的处理;B——输血、输液、出血的处理;C——中枢神经系统损伤的处理;D——消化系统损伤的处理;E——泌尿系统损伤的处理;F——骨折的处理。这种全面考虑的观点是有参考价值的。骨盆骨折首先是并发症的处理,病情稳定后再及时处理骨折。采用股骨髁上骨牵引复位固定为最安全可靠的方法。绝大部分患者都可以达到解剖或近似解剖对位。因并发症多,故在处理并发症时也往往有少数复杂的病例中骨折处理延迟而使骨折畸形愈合,不同程度影响功能,比如骶髂关节脱位不及时复位或复位不良往往遗留创伤性关节炎。骨盆一侧的向上移位不纠正则留有患者肢体的短缩,走路出现跛行等。

八、并发症

（一）血管损伤

髂内动静脉的壁支都紧靠盆壁行走,骨盆骨折可引起骨盆内血管破裂,骨盆附近瘀血肿胀范围不断扩大,有出血性休克的表现时,需抢救处理。此外,盆腔后壁静脉丛破裂可形成腹膜后血肿。严重骨盆骨折由于骨折端的出血或血管的破裂,失血量可达 2 500 ~ 4 000 mL,这是伤后早期最常见、最紧要、最严重的并发症,也是造成死亡的主要原因。

（二）神经损伤

多因骨折移位牵拉或骨折块压迫所致,最常见的损伤有坐骨神经、闭孔神经、股神经、股外侧皮神经、臀上神经、阴部神经。伤后可出现臀部或肢体某部位的麻木疼痛,肌无力,感觉减退,一般经治疗后能逐渐恢复。

（三）尿道破裂

是骨盆骨折的常见并发症,多发生在双侧耻骨支骨折,男性多见。表现为尿道口滴血、膀胱充盈、排尿困难、尿液外渗、会阴部血肿等症状。

（四）膀胱破裂

直接暴力作用于骨盆所致骨折端直接刺破膀胱,造成腹膜外破裂或腹膜内破裂。前者无腹膜刺激症,患者仍可自行排出少量血尿,尿液外渗至耻骨上前腹壁及膀胱直肠间隙,致使下腹肿胀、发硬及明显压痛;后者因尿液流入腹腔而引起腹膜刺激征,如腹痛、恶心、呕吐、腹肌紧张、下腹压痛、反跳痛及膀胱空虚等。

（五）直肠破裂

外力作用于骶骨造成的骨折端直接刺伤直肠,患者下腹部疼痛,直肠指诊时有压痛和血迹。腹膜内破裂时出现腹膜刺激征,有明显的压痛、反跳痛,腹膜外破裂则在肛门周围发生感染。

（黎万友　檀亚军）

中 编 关节脱位

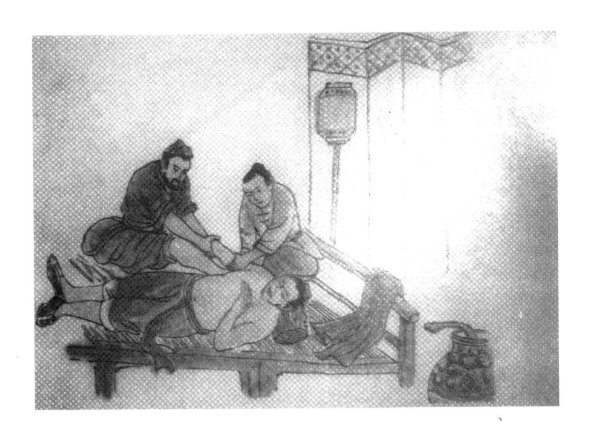

第一章 关节脱位概论

由于外伤、先天发育异常或骨关节疾病造成骨关节面相对正常位置发生改变,出现关节功能障碍者称为脱位(dislocation),亦称脱臼。关节脱位,多发生在活动范围较大、活动较频繁的关节。在大关节脱位中,以肩关节、肘关节脱位为最多见,其次为髋关节及颞下颌关节等。上肢关节脱位较下肢关节脱位多见。患者以青壮年男性为多,儿童及老年人较少。儿童脱位多合并骨骺分离(图3-1-1)。

祖国医学对脱位的认识较早,并对脱位的治疗积累了丰富的经验,并有脱臼、出臼、脱骱、脱髎、失骱、吊环、骨错等多种称谓。马王堆汉墓出土的《阴阳十一脉灸经》已有"肩以脱"的记载,即肩关节脱位。晋代葛洪《肘后救卒方》记载了"失欠颌车",即颞下颌关节脱位,其记载的"令人两手牵其颐也,暂推之,急出指,勿咋伤也",是世界上最早的颞下颌关节脱位口腔内整复方法,沿用至今。唐代蔺道人《仙授理伤续断秘方》首次描述了髋关节脱位,将其分为"从档内出"(前脱位)和"从臀上出"(后

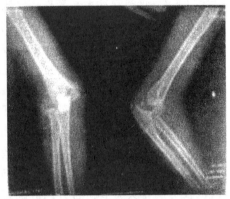

图3-1-1 儿童肘关节脱位合并骨骺分离

脱位)两种类型。还记载了采用手牵足蹬法治疗髋关节后脱位,并介绍了"肩胛骨出"(肩关节脱位)的椅背复位法。唐代王焘《外台秘要》列举了创伤14种证候类型,至此,骨折、脱位、伤筋、内伤等疾患的分类诊断概念初步确定。元代危亦林《世医得效方·正骨金镞科》对肩、肘、髋等关节的解剖结构特点已有相当的认识,提出"凡脚手各有六出臼、四折骨",指出髋关节是杵臼关节,"此处身上骨是臼,腿根是杵,或出前,或出后"。处理原则亦是更趋完善,需用法整顿归原。此外,《普济方·折伤门》《论治准绳·疡医》《伤科汇纂》等对脱位的诊断与治疗均有较多的论述。但在没有影像诊断学协助的古代,对脱位的有些认识还比较粗糙,往往把近关节部位的骨折误诊为"脱臼",如将桡骨下端骨折称为"手掌根出臼",肘部骨折称为"手臂出臼"。直到19世纪初,胡廷光在《伤科汇纂》中指出"肘骨出臼"有"骨碎和出髎"两种,这无疑是诊断学上的进步。现在我们运用现代发展起来的人体解剖知识和不断进展的影像学技术,提高了对关节脱位的诊治水平。

一、关节的基本结构

关节(joint)是连接骨骼的枢纽,解剖学上称为骨连接(synostosis)。每个关节都包括关节面(articular surface)、关节囊(articular capsule)和关节腔(articular cavity)3种基本结构(图3-1-2)。构成关节的骨端接触面,即关节面,上覆盖有光滑的透明软骨(hyaline cartilage)和纤维软骨(fibrous cartilage)。正常关节软骨呈光滑、发亮、微蓝色,富有弹性,无神经及血管,靠关节液营养,是关节运动的基础。关节囊的内层是滑膜(synovial membrane),能分泌滑液(关节液),以润滑关节,减少关节运动时的摩擦,并营养关节面。关节囊的外层由坚韧而富有弹性的纤维层构成,既有连接作用,又有保持关节稳定和防止关节异常活动的功

能。同时供肌肉或肌腱附着。关节腔是关节囊
内两骨端的腔隙。凡运动较频繁的关节,其关
节腔较宽;反之,则较为狭窄。关节腔内还有关
节内纤维软骨、关节盂唇(articular labrum)、脂
肪垫或韧带(ligament lig)等其他结构。

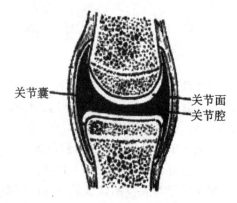

图3-1-2 关节的基本结构

二、关节的稳定性

关节的稳定性和平衡主要依靠骨骼(ossa-
ture)、韧带和肌肉(muscle)维持。骨骼和韧带
维持静力平衡,肌肉起动力平衡作用。当外来
暴力和内因的影响超过了维持关节稳定因素的
生理保护限度,构成关节的骨端即可突破其结
构的薄弱点而发生脱位(dislocation)。

(一)骨骼

构成关节的骨端关节面相互对合,或凹、或凸、或平,借助周围的关节囊将其包绕,使之
连接。从关节类型看,杵臼关节(enarthrodial joint)较其他形式的关节更为稳定。如髋关节
(hip joint),髋臼(acetabulum)较深,周围有关节盂缘(glenoid rim)软骨加深,可容纳大部分
股骨头,骨性结构较为稳定。同属杵臼关节(enarthrodial joint)的肩关节,肱骨头大,关节盂
小而浅,仅为肱骨头关节面的1/3,故稳定程度远不及前者。踝关节(ankle)则因内、外、后
三踝构成踝穴,距骨(ankle bone)居于其中,亦形成了较稳定的关节因素。骨性结构不稳定
者可借助韧带、肌肉、关节内软骨等其他因素维持关节的稳定,如膝关节(knee joint)、肘关
节(elbow joint)等。

(二)韧带

韧带不仅连接构成关节的骨端,并参与维持关节在运动状态下的稳定性,使关节的活动
范围保持在正常的生理范围内。如膝、肘关节伸直时,两侧副韧带紧张,以限制非生理性的
内收、外展活动;髋关节伸直时,髂股韧带紧张,以阻止其过伸。此外,还可通过韧带内的末
梢感受器在张力下的反射作用,经神经中枢而影响肌肉,形成拮抗作用。如当胫距关节极度
内翻时,由于踝关节外侧的腓距、腓跟韧带(fibulocalcaneal ligament)受到张力,可被动地限
制其继续内翻,并通过反射使外翻肌群(腓骨长、短肌)收缩,以对抗并纠正其内翻。

(三)肌肉

肌肉是关节运动的动力。四肢大部分肌肉的肌腹或腱性部分通过一个关节或两个关
节,与韧带一起连接构成关节的骨端。但其主要作用是维持关节的动力平衡,即通过肌肉间
的拮抗作用和协同作用来维持关节的稳定。例如,股四头肌中的股直肌(rectus femoris)、股
中间肌(vastus intermedius)、股外侧肌(vastus lateralis)的作用方向与髌韧带不在同一条直线
上,髌骨(patella)有向外脱位的倾向,但因股内侧肌有向上牵拉的作用力,可使髌骨维持在
正常位置。又如肘关节的主要活动是屈伸,这一动作的完成是通过伸肘肌(肱三头肌)和屈
肘肌(肱二头肌、肱桡肌、肱肌等)之间的拮抗而达到动态平衡。拮抗肌对主动肌的运动有
缓冲作用,可保护关节在运动中的稳定性。由于连接双关节(或多关节)的肌肉为了有效地
运动某一关节,有时需使其中另一关节稳定在一定位置,或进行反方向的运动,因此有赖于
肌肉的协同作用。如屈膝时,屈髋肌(股直肌等)将髋关节稳定在屈曲状态。自座位站起

时,股四头肌(quadriceps femoris muscles)伸膝,腘绳肌(hamstring)辅助伸髋,两者相互稳定另一关节,互为协同肌。强而有力的肌肉常可代偿韧带的功能,是关节稳定的重要保障。肌肉瘫痪或断裂,则使关节失去不同程度的自主活动能力,甚至造成关节半脱位或脱位。

关节的稳定是上述多因素综合作用的结果。各关节的结构特点不同,故维持稳定的条件亦不同。某一结构的稳定性不足,可通过其他结构的强化而得到补偿。如膝关节,胫骨上端关节面(胫骨平台)近似在一个水平面上,股骨内外髁关节面则向下、向后凸,单从骨性结构看,该关节极不稳定。由于膝关节周围有韧带、肌肉(腱)保护,关节内有滑液囊、关节内韧带、半月板(盘)等辅助结构,故可增强关节的稳定性和活动功能。

第一节 脱位的病因病理

造成关节脱位的原因是多方面的,但不外乎是内因和外因综合作用的结果。

一、外因

运动性或外伤性关节脱位可由直接暴力或间接暴力所致。其中以间接暴力(传达、杠杆、扭转暴力等)引起者多见。跌仆、挤压、扭转、冲撞、坠堕等损伤,只要外力达到一定程度,超过关节所能承受的应力,就能破坏关节的正常结构,使组成关节的骨端运动超过正常范围而引起关节脱位。如患者在肩关节外展、外旋和后伸位跌倒时,不论是手掌还是肘部着地,地面的反作用力都可向上传导,引起肩关节前脱位。当髋关节屈曲90°时,如果过度的内收并内旋股骨干且遭受前方暴力作用时,可造成髋关节后脱位。直接暴力作用于膝关节侧方,或间接暴力传导至膝关节,致使膝关节过度外翻或内翻,则可造成膝关节侧方脱位。关节在外力作用下发生脱位后,维持关节稳定性的因素遭到破坏,如关节囊撕裂、关节周围韧带损伤,甚至合并骨折,若治疗不当易造成关节不稳。

二、内因

一个关节是否发生脱位,除因外力的大小、作用于关节的方向以及受伤时关节所处的位置外,还与关节的解剖特点、患者的性别、年龄、职业、生理异常和近关节的病变有密切的关系。由于男性野外工作较多,工作量大,关节活动范围较大,故关节脱位男性多于女性,成年人多于儿童。年老多病体弱者,肝肾虚损,肌肉萎缩,经筋松弛,易发生关节脱位,尤以颞下颌关节脱位较多见。

(一)解剖特点

不同类型关节的稳定程度,因其关节盂的深浅及关节周围韧带强弱有所不同而不同。例如,髋关节的臼窝较深,可容纳股骨头的大部分,接触面积大,两关节面之间的负压吸引力又较大,而且周围又有强劲的韧带作用,故甚为稳定,不易脱位。由于肩关节的关节盂小而浅,肱骨头主要是由关节盂唇及关节囊所包绕,周围韧带的稳定作用不强,故不稳定,易于脱位。

(二)生理特点

主要与年龄、性别、体质等有关。外伤性脱位多见于青壮年,儿童和老年人较少见。因儿童体重轻,关节软骨富于弹性,缓冲作用大,关节周围韧带和关节囊柔软坚韧而不易撕裂,虽遭受暴力机会多,但不易造成脱位,仅小儿桡骨头半脱位例外。老年人相对活动较少,遭受暴力机会也少,因其骨质疏松脆弱,遭受外力后易发生骨折,故发生脱位者亦较少。年老体衰、肝肾亏损、筋肉松弛者亦易发生颞下颌关节脱位。由于职业、活动环境的差异,故发病男性多于女性,体力劳动者多于脑力劳动者,尤以运动员及体育运动爱好者更多见。

(三)病理因素

病理因素是造成关节脱位的另一重要原因。先天性畸形、关节骨骼发育不良、体质虚弱、关节囊和关节周围韧带松弛,较易发生脱位,如先天性髋关节脱位等。若关节脱位,虽经手法复位成功,但未能作恰当且充足时间的固定,甚至根本不固定,关节囊和关节周围韧带的损伤,未能很好修复或修复不全,常可导致关节再脱位或习惯性关节脱位。关节内病变,或近关节的病变,可引起骨端或关节面损坏,引起病理性关节脱位。如化脓性关节炎、骨髓炎、骨关节结核等疾病的中、后期可并发关节脱位。某些关节脱位,只是全身性疾病的局部表现,如脊髓前角灰质炎后遗症、小儿脑性瘫痪、中老年人中风引起的半身不遂等,由于广泛性的肌肉萎缩,患肢关节周围韧带松弛,无力承受肢体下垂的重量,形成关节半脱位或全脱位,临床上多见于肩关节。

关节脱位,不仅骨端关节面的正常关系遭到破坏,而且关节囊亦有不同程度的破裂,关节周围的韧带、肌腱和肌肉亦常有撕裂。如暴力大,骨端移位多,常合并血管、神经损伤。受伤时,如暴力强大,骨端可穿破软组织和皮肤,造成更严重的开放性脱位。脱位还常伴有大块骨折、关节面的挤压骨折、关节面软骨的脱落等损伤,亦属较为正常的病理性改变。关节脱位后,关节腔隙和新形成的软组织裂隙,往往被损伤时的出血填充,形成局限性血肿。如不及时治疗,由于关节囊内、外血肿机化,结缔组织增生,周围软组织瘢痕形成,则可导致复位困难。若勉强采用手法复位,或手法复位操作粗暴,可导致关节面损伤,使关节周围的血液循环遭到破坏,增加创伤性关节炎的发生率,甚至形成骨端缺血性坏死及骨折的发生。

人体是一个有机的整体,全身的病变有其局部的表现,局部的病变亦可影响全身情况。关节脱位不单是局部的病变,它对整个机体都可产生广泛性的影响,临床上常出现不同程度的伤气、伤血、气血两伤、伤经络等病理改变。

第二节　脱位的分类

脱位分类的目的,是为了给辨证论治提供参考,指导治疗。关于关节脱位的分类方法有多种,各种分类在一个病中也可同时出现。

一、按脱位的病因分类

(1)外伤性脱位(extrinsic dislocation)　正常关节因遭受暴力而引起的脱位称为外伤性脱位,临床上最为常见。

(2)病理性脱位(pathological dislocation)　关节的正常结构已被病变破坏而产生的脱位称为病理性脱位。某些疾病发生关节破坏,关节囊及韧带松弛,关节稳定性遭到破坏,轻微外力,或无明显外伤史,即可发生脱位。临床上常见的有髋关节结核、化脓性关节炎、骨髓炎等疾病,使关节破坏,导致病理性的完全脱位或半脱位。

(3)习惯性脱位(habitual dislocation)　两次或两次以上反复发生脱位者称为习惯性脱位。该类脱位多由外伤性脱位未得到及时、有效治疗,尤其是脱位复位后,未给予充分固定或根本不固定,导致关节囊和关节周围辅助装置损伤未得到修复而变得薄弱,或先天性骨关节发育不全,在日常生活和工作中,受到轻微外力即可发生关节脱位。或不是因外伤所致,而是在关节活动时,由于肌肉收缩使原来已不稳定的关节突然发生脱位,这种关节脱位最常见于肩关节、颞下颌关节和髌骨。如张口大笑或打哈欠产生的颞下颌关节脱位;或打扫卫生,举手擦玻璃,或举斧劈柴、穿衣等都可造成肩关节脱位。这类脱位手法复位较容易,但常易复发。

(4)先天性脱位(congenital dislocation) 因胚胎发育异常,导致先天性骨关节发育不良而发生脱位者称为先天性脱位。如患者出生时,因髋关节囊松弛、股骨头骨骺发育延迟等产生的先天性髋关节脱位,较为常见,女性发病较多。因股四头肌发育异常,或股内侧肌缺如,或伸膝装置外移,造成的髌骨先天性脱位亦不罕见,常为双侧脱位。先天性膝关节脱位,又称先天性膝反屈,本病少见,好发于女性。

二、按脱位的方向分类

按脱位的方向分类可将脱位分为上脱位、下脱位、前脱位、后脱位、中心性脱位及侧脱位等。四肢及颞下颌关节脱位以远端骨端移位方向为准,脊柱脱位则以上位椎体移位方向而定。

(1)上脱位 关节脱位后构成关节远端骨移至关节上方者称上脱位,如肩锁关节全脱位(图3-1-3)。

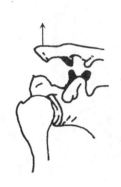
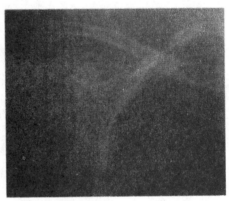

图3-1-3 肩锁关节全脱位

(2)下脱位 构成关节的远端骨移至关节的下方者称下脱位,如肩关节的盂下脱位(图3-1-4)。

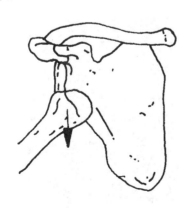
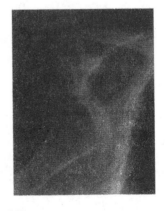

图3-1-4 肩关节的盂下脱位

（3）前脱位　构成关节的远端骨移至关节的前方者称前脱位,如膝关节的前脱位(图3-1-5)。

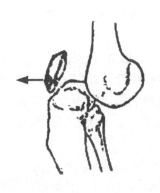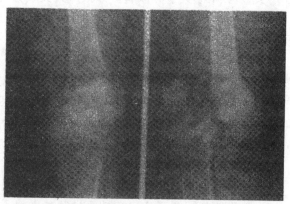

图3-1-5　膝关节的前脱位

（4）后脱位　构成关节的远端骨移至关节的后方者称后脱位,如肘关节的后脱位(图3-1-6)。

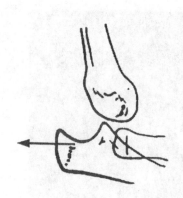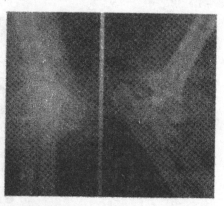

图3-1-6　肘关节的后脱位

（5）中心性脱位(central dislocation)　关节受到外力的作用,将关节窝冲破,关节头向关节窝内移动者为中心性脱位,如髋臼底部骨折,股骨头向骨盆内移位称髋关节中心性脱位(图3-1-7)。

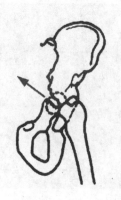

图3-1-7　髋关节中心性脱位

(6)侧脱位　关节的远端骨移至关节的侧方者称侧脱位,如膝关节的侧方脱位(图3-1-8)。

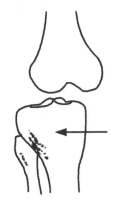
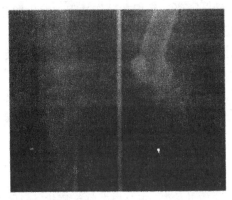

图3-1-8　膝关节的侧方脱位

三、按脱位的时间分类

(1)新鲜性脱位　脱位的时间在2~3周以内者为新鲜性脱位。整复较容易,预后较好。

(2)陈旧性脱位(old dislocation)　脱位的时间超过2~3周者为陈旧性脱位。由于脱位后时间较长,气血郁滞,筋肉挛缩,整复较困难,预后较差,关节可留有慢性疼痛、关节僵硬、部分功能障碍等后遗症,有的因血供差还可发生骨缺血性坏死,如陈旧性髋关节脱位、陈旧性月骨脱位易发生股骨头、月骨缺血性坏死等。

四、按脱位的程度分类

(1)完全脱位(complete dislocation)　组成关节的各骨端关节面完全脱出,且不接触,如肩锁关节全脱位(图3-1-3)。

(2)不完全脱位(subdisloation)　又称半脱位,即组成关节的各骨端关节部分脱出,部分仍互相接触,如肩关节半脱位(图3-1-9)。

(3)单纯性脱位　系指无并发症的脱位。

(4)复杂性脱位　脱位合并骨折,或血管、神经、内脏损伤者(图3-1-10)。

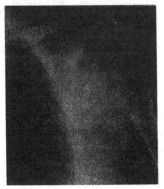
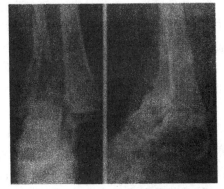

图3-1-9　肩关节半脱位　　　　图3-1-10　复杂性脱位(踝关节骨折脱位)

(5)关节紊乱　主要是指某些小关节有轻度移位。普通 X 线检查难以发现,临床体征不明显,而有剧痛及功能障碍者称为关节紊乱,多见于腕骨间关节、跗骨间关节、胸腰椎小关节及肘关节等。

(6)瞬息脱位　系指在受伤过程中发生脱位,但又很快自动复位者。可见于颈椎的挥鞭样损伤等。

五、按关节脱位是否有创口与外界相通分类

(1)闭合性脱位(closed dislocation)　脱位之关节不与外界相通者,称为闭合性脱位。

(2)开放性脱位(compound dislocation)　脱位之关节周围组织和皮肤破裂,关节头与外界相通者,称为开放性脱位。这种脱位容易继发感染,应进行妥善处理,防止感染发生。

第三节　脱位的诊断

关节脱位的诊断,主要根据临床症状、体征,并结合 X 线片。

一、一般症状

(1)疼痛(pain)和压痛(tenderness)　关节脱位时,关节囊撕裂,附近的韧带、肌肉与肌腱等软组织不同程度损伤,从而脉络受损,气血凝滞,瘀血留内,阻塞经络,不通则痛,因而局部出现不同程度的疼痛,活动时加剧。单纯关节脱位的压痛一般较广泛,不像骨折的压痛点明显。例如,肱骨外科颈骨折仅局部有压痛,而肩关节前脱位,不但肩峰下有压痛,而且肩关节前方亦有压痛。

(2)肿胀(swelling)　关节脱位时,关节周围软组织损伤,血管破裂,肌肉出血和组织液渗出充满关节囊内外,并继发组织水肿,因而在短时间内出现肿胀,若血管裂伤则出血较多,形成血肿。单纯性脱位时,肿胀多不严重,且较局限。而合并骨折的复杂性脱位,多有严重肿胀,常伴有皮下瘀斑,甚至出现张力性水泡。

(3)功能障碍(dysfunction)　由于损伤致关节脱位,发生关节结构失常,骨端位置改变,周围肌肉损伤,出现反射性肌肉痉挛,加之疼痛,患者精神紧张,或怕痛不敢活动,故造成脱位的关节屈伸不利,活动功能部分障碍或完全丧失。活动包括主动活动(active mobility)和被动活动(passive mobility)。

二、特有体征

(1)关节畸形　关节脱位后,该关节的骨端脱离了正常位置,关节周围的正常骨性标志发生了改变,破坏了肢体原有轴线,与健侧对比不对称,因而关节局部发生畸形。如肩关节前脱位,呈"方肩畸形"(见脱位第二章图3-2-4);肘关节后脱位,可呈现"靴样"畸形(见脱位第二章图3-2-31),肱骨内、外上髁与尺骨鹰嘴三者间的关系失常。关节脱位后患肢可出现畸形,如髋关节后脱位,患肢明显内旋、内收,髋、膝关节微屈,患侧膝部贴附于健侧膝部上,即黏膝征(见脱位第三章图3-3-5)。总之,四肢关节脱位后一般都有较明显的畸形,而且这些畸形往往肉眼可见,诊断并不困难。但应注意,在多发损伤时易被忽略,特别要注意有无同一骨的骨折和脱位,如当有股骨干骨折时,可掩盖髋关节脱位的典型体征,以致难以察觉而被忽略甚至长时间漏诊。脊柱脱位畸形不易显现,往往需靠 X 线诊断。

(2)关节盂空虚　关节完全脱位后,触摸该关节时,可发现其内部结构异常,构成关节的一侧骨端部分,完全脱离了关节盂,造成原关节外凹陷、空虚,表浅关节比较容易触摸辨别。如肩关节脱位后,肱骨头完全离开了关节盂,肩峰下出现凹陷,触摸时有空虚感。

（3）弹性固定 脱位后，骨端位置的改变，关节周围未撕裂的肌肉痉挛、收缩或扣锁，可将脱位后的骨端保持在特殊位置上，在对脱位关节作任何被动活动时，可有一定活动度，但存在弹性阻力，当去除外力后，脱位的关节又回复到原来的特殊位置，这种体征变化称为弹性固定。如肘关节后脱位，呈弹性固定在45°左右的半屈曲位。

（4）触摸骨端 在临床检查时，触摸关节周围的变化，可以发现移位的骨端位于畸形位置。如肩关节前脱位，在喙突下或锁骨下可扪及光滑的肱骨头；髋关节后脱位，在臀部可触到股骨头。

三、X 线检查

X 线片检查对关节脱位是非常必要的，可明确诊断和鉴别诊断，以指导治疗。根据 X 线片显示情况，明确脱位的程度、方向，是否合并骨折及判断有无其他病理改变，选用相应方法治疗，并可用于检查关节复位和骨折复位是否完全，估计预后，由此可见关节脱位应作常规 X 线片检查。

创伤性关节脱位的诊断，主要根据病史（有明确外伤史）、临床症状、体征，并结合 X 线片。一般来说，临床上有外伤史且具有一般症状，加上特有体征 1~3 项，就可作出关节脱位的临床初步诊断，最后确诊，尚需 X 线检查。

第四节 脱位的并发症

关节脱位的并发症有早期并发症和晚期并发症两种。早期并发症是指与脱位同时发生的损伤，这种并发症若能及时发现，采取积极有效的措施处理，则预后良好，故对早期并发症应以及时治疗为主。晚期并发症多发生在脱位的中、后期，损伤当时并未出现并发症的症状和体征，而在脱位整复以后逐步出现的症状，这种并发症的疗效很难达到满意程度，故应以积极预防为主。

一、早期并发症

（1）骨折（fracture） 由于受伤时肢体承受的暴力较大，故邻近关节的骨端或关节盂边缘会发生骨折。脱位发生骨折可由以下因素引起：一是骨端的相互撞击，如髋关节后脱位并发髋臼后上缘骨折，或前脱位时股骨头前下方骨折等；二是肌肉强力收缩产生的撕裂性骨折，如肩关节脱位并发肱骨大结节撕脱性骨折（avulsion fracture）。以上这两种类型，大多数骨折块不大，脱位整复后，骨折块随脱位的复位而随之复位，部分患者骨折未能随之复位则需行手法复位或手术治疗。此外，由于脱位过程中，剪切暴力和肢体的肌肉内应力相互作用，故脱位还可以并发其他类型的骨折，如肩关节脱位并发肱骨外科颈骨折，亦有少数脱位并发同一肢体的骨干骨折，如髋关节脱位并发股骨干骨折。

（2）神经损伤（neural injury） 多因暴力引起脱位的骨端牵拉或压迫神经干而引起，如肩关节脱位时，腋神经被肱骨头牵拉或压迫；髋关节后脱位时，坐骨神经被股骨头牵拉或压迫等。脱位并发神经干损伤多为挫伤，极少数为神经断裂。神经挫伤，一般在脱位整复后，随着压迫和牵拉因素的解除，可在 3 个月左右神经损伤症状逐渐消失，肢体功能逐渐恢复，故不需做神经探查术。若受伤时暴力大，有神经干断裂的可能性，经过 1 个多月观察，损伤的神经无恢复迹象，或关节脱位后确实能证明神经断裂者，应及早施行神经探查术，若发现神经断裂者，应及时行神经吻合术，晚期手术效果差。

（3）血管损伤（vascular injury） 多为脱位的骨端压迫、牵拉关节周围的重要血管引起。牵拉的暴力较大可导致血管撕裂，引起广泛性出血。骨端移位多可压迫动静脉，造成血管挫伤。由于大静脉损伤时，血液回流发生障碍，故脱位以下肢体肿胀较甚。大动脉损伤，则引起患肢远端的血运障碍，动脉搏动消失，若不及时进行有效处理，患肢可发生坏死，如肩关节的前脱位造成的腋动脉挫伤，肘关节后脱位造成肱动脉受压损伤，膝关节脱位使腘动脉遭到挤压而致的血运受阻等。这类动、静脉损伤，多能随着关节的复位而逐渐恢复，但复位后要严密观察患肢的血液循环，如肢体血运无改善甚至进一步加重，应及时行手术探查术。如发生大血管破裂，则应急诊行血管手术修补吻合术。若为老年患者，伴有动脉硬化症，可因动脉损伤致血栓形成，影响肢体血液循环，但此类损伤并不造成肢体的急性全部缺血，有可能当时尚有少许血供，然后随着血栓的逐渐增大，血液循环可进一步障碍。因此，此类损伤更应作长时间的密切观察。

（4）感染（infection） 多因开放性脱位未及时清创，或清创不彻底而致。开放性脱位的创口往往带有泥土，碎屑或粪便等污染物等，轻者创口感染，重则可并发关节化脓性感染，甚至发生特异性感染，如破伤风、气性坏疽等，故应特别注意预防，以免危及患者生命。

二、晚期并发症

（1）关节僵硬（arthroclasis） 脱位中、后期，由于关节内、外的血肿机化，关节内滑膜反褶等处的粘连，以及关节囊及其周围韧带、肌腱、肌肉等组织的挛缩、粘连而发生关节僵硬，导致关节活动范围受限，多见于复杂性脱位或老年患者。多因脱位整复后长期固定，或不注意患肢功能锻炼，静脉和淋巴液回流淤滞不畅，瘀血流注关节所致。治疗应以主动功能锻炼为主，辅以推拿按摩及理疗等治疗。

（2）骨化性肌炎（myositis ossificans） 又称创伤性骨化、异位骨化等，好发于肘、膝、肩、髋等关节。关节脱位时损伤了关节附近的骨膜，骨膜下血肿与周围软组织血肿相通，随着血肿机化、钙化及骨样组织的逐步形成，可发生骨化性肌炎。尤其是关节脱位时暴力强大，损伤严重，或在关节附近强力手法推拿及强力被动屈伸活动关节时，易引起骨膜下血肿向周围组织间隙扩散，可形成广泛的骨化性肌炎。

（3）创伤性关节炎（traumatic arthritis） 由于脱位时，关节软骨面被损伤，或脱位时合并关节内骨折，未能解剖复位，造成关节面不平整，或整复操作不当，关节之间关系未完全复原，日久导致部分关节面磨损，活动时引起疼痛，称为创伤性关节炎。后期可发生关节退行性变和骨端边缘骨质增生等骨性关节炎改变。下肢因负重较上肢多而发生率高，尤以膝关节多见。

（4）骨的缺血性坏死（avascular necrosis） 脱位时因暴力致关节囊撕裂，关节内、外韧带等软组织损伤，这些组织内的血管可部分或全部遭受损伤，如血管发生撕裂，或因损伤而痉挛，从而使局部血流阻塞或不畅，骨的血液循环受到破坏，血液供应严重不足，日久即发生骨缺血性坏死。一般多在伤后 6～12 月出现，将会遗留关节的疼痛和活动功能障碍。常见的骨缺血性坏死部位依次有股骨头、腕舟骨、月骨、距骨等，肱骨上端、胫骨上端有时亦可发生。

（5）腱鞘炎（tendovaginitis） 多因脱位时肌腱和腱鞘受牵拉摩擦引起。损伤后腱鞘充血、水肿，日久增厚、粘连，形成腱鞘炎。如肩关节脱位后期，可形成肱二头肌长头腱鞘炎。

第五节 脱位的治疗

脱位治疗的目的,是恢复受损关节的正常解剖关系及功能。早期、正确、无损伤的手法复位效果优良,日后可完全恢复关节的活动功能。若是延误了时间或手法不得当,往往治疗效果较差,会遗留关节僵硬、创伤性关节炎、骨缺血性坏死等并发症。临床上应根据脱位的不同原因、类型等决定治疗方案,以下按新鲜脱位、陈旧脱位和开放性脱位详细分述其治疗。

一、新鲜外伤性脱位的治疗

(一)治疗原则

对新鲜脱位的治疗,常遵循如下原则。

(1)明确诊断 脱位与其他疾病的治疗相似,都应该在明确诊断的基础上再进行治疗,这样针对性强,手法选择得当,易于一次复位成功。否则,诊断不明,骨端脱出的方向和位置不明确或合并骨折与否尚未清楚,贸然进行手法复位,不但成功率低,而且易加重损伤,产生合并症,给患者带来新的痛苦。

(2)及时治疗 关节脱位的治疗,在全身情况允许下,采用手法整复愈早愈好。一般尽早手法闭合复位,不仅可减少患者痛苦,而且复位易于成功。必须强调,粗暴的、反复的手法复位是有害的。当患者有休克的情况时,不应置患者的生命不顾而急于手法复位。部分患者复位有困难亦可考虑手术复位。

(3)巧妙复位 施行手法复位,宜在"巧"字上下工夫,充分利用其关节的解剖学特点和生物力学原理,轻巧、稳健、准确、灵活地施行手法,切忌采用粗暴手法进行整复,以免增加新的创伤,甚至造成邻近骨端的骨折。

(4)先整复脱位再处理骨折 一般来说,脱位合并近关节的骨折,先整复脱位,骨折可随之复位成功,无需施行特殊手法,如肩关节脱位合并肱骨大结节撕脱性骨折。脱位合并骨干骨折时,如髋关节脱位并发股骨干上 1/3 骨折,亦宜先处理脱位,再整复骨折。部分患者脱位复位成功后骨折不能复位,可考虑手术治疗。

(5)合理固定 脱位复位成功后,必须将伤肢固定于功能位或关节稳定的位置,固定时间必须足够,以减少出血,利于关节囊及韧带等软组织得到及时的修复,防止发生习惯性脱位及骨化性肌炎。我国历代医学家对于关节脱位复位后的固定积累了丰富的经验,如《仙授理伤续断秘方》载:"凡肩胛骨出……曲着手腕,绢片缚之。"提倡用绢片屈肘位固定肩关节脱位。

(6)主动练功 脱位在固定期间及去除固定后的功能锻炼,是恢复肢体功能的重要环节,不可忽视。治疗脱位我国历代医家也强调动静结合的原则,十分重视练功活动,练功方法必须循序渐进,持之以恒。复位后其他未固定的关节应开始作主动活动锻炼,受伤附近的肌肉也应作主动的舒缩活动。解除固定之后,开始逐渐地锻炼受伤的关节,但应注意可导致重新脱位的活动应禁止。练功的目的在于避免发生肌肉萎缩、肌腱韧带挛缩、骨质疏松和关节僵硬等并发症,还可增强血液循环,促进损伤组织的修复。同时,防止关节粘连,尽快地恢复关节的最大活动范围。练功活动既不失时机,又要循序渐进,避免粗暴的被动活动,可配合适当的手法按摩或理疗,促进关节功能和关节周围组织的恢复。

（二）手法复位

（1）麻醉选择 一般新鲜脱位,若手法选择及操作得当,一般不需任何麻醉即可复位成功,或仅选用止痛剂、镇静剂。有些患者肌肉发达,或耐受性差,或属复杂性脱位,为减轻患者痛苦,使痉挛的肌肉松弛,便于复位,可选用关节腔麻醉、针刺麻醉、臂丛神经阻滞麻醉、硬膜外麻醉等,必要时亦可行全身麻醉。

（2）整复方法 我国历代医学家如孙思邈、王焘、蔺道人、危亦林等都为关节脱位创制了许多整复手法,作出了重大贡献,不少手法至今仍使用。《伤科汇纂·上髎歌诀》说:"上髎不与接骨同,全凭手法与身功,法使骤然人不觉,患者知也骨已拢。"这就明确指出,脱位的治疗与骨折不同,手法复位是至关重要的,并对脱位的整复手法提出了很高的要求,既要准确复位,又要不增加患者痛苦。术者在施行手法时,应准确无误、轻巧无损伤地进行复位,尤其对儿童的关节脱位手法操作更应特殊轻柔,否则,易造成骨骺损伤,影响生长发育。正如《医宗金鉴·正骨心法要旨·手法总论》所说:"但伤有轻重,而手法各有所宜,其痊可之迟速,及遗留残疾与否,皆关乎手法之所施得宜,或失其宜,或未尽其法也。"手法复位时应根据脱位的方向和骨端的所处位置,制定合理的手法整复方案,这是医家应遵循的原则。脱位整复过程中,助手应熟悉病变,了解手法操作步骤,密切配合术者施行手法,助手动作宜缓慢、轻柔、持续,切不可使用任何强大暴力,而应充分利用杠杆原理,轻巧地将脱出的骨端通过关节囊裂口送回原位,并结合理筋手法,理顺筋络,从而达到解剖复位。

脱位的手法整复大致有以下几类:①牵引复位。关节脱位,一般是关节重叠变位。个别肢体延长,也是关节端被嵌顿,不能回复原位。临床上在向远端牵引的过程中,应先顺畸形的方向作顺势牵引,然后再逐步牵至所需要的位置,通过术者与助手对抗牵引达到使脱位复位成功的目的,用力要稳、缓,逐渐加大牵引力,切忌强扭猛拉。②原路返回。根据造成关节脱位的病理改变,使脱出的骨端沿原路返回。例如,单纯肘关节后脱位,是肘关节在过伸位时尺骨鹰嘴受外力作用向上冲击,冠状突滑过滑车,进入鹰嘴窝,形成肘关节后脱位。复位时先将关节伸直牵引,再过伸牵引,冠状突离开鹰嘴窝并越过滑车,屈曲肘关节即可复位。③旋转复位。固定近端,牵拉端提旋转远端,根据解剖特点如肌肉的拉力、关节盂缘的解剖形态等,应用杠杆原理使远端骨靠向近侧端,直至复位。例如,整复髋关节脱位的旋转复位法即属此种手法。髋关节后上方脱位,股骨头脱至髂骨翼处,利用屈曲髋关节,使股骨头下降至髋臼后下缘的切迹处,再将髋关节外展、外旋、伸直,由于髂股韧带牵拉作用,使股骨头滑入髋臼内。④松弛复位。在应用阻滞麻醉和肌肉松弛剂后,让患肢下垂,利用肢体的自身重量向下持续悬吊牵引 15～20 min,患肢即会疲劳,肌肉松弛而复位,如髋关节脱位俯卧下垂法。

手法复位不成功时,应认真分析病情,努力找出阻碍复位的原因,积极治疗。临床上脱位整复常见的失败原因有:手法选择失当或未掌握手法复位要领,操作不符合要求;或助手的不协调配合,或患者的肌肉发达而助手的牵引力不够,重叠移位未能矫正;或麻醉效果欠佳,肌肉松弛不够,或撕脱、游离骨片阻碍复位;或关节囊肌腱等软组织卡住关节头或被夹在关节之间,影响脱位的骨端回复原位。

（三）手术治疗

多数新鲜脱位,通过手法可获得复位,若脱位不能闭合复位者,可视实际情况考虑切开复位。切开复位的适应证有:多次手法复位失败者;复杂性脱位,合并血管、神经损伤需行血管、神经探查者;脱位并发骨折,骨折片潜入关节腔内者;脱位并发较大骨折,肌腱、韧带断裂,复位成功后可能产生关节不稳定者;开放性脱位需要手术清创者。

(四)固定方法

脱位复位以后,肢体一般可立即恢复正常或接近正常的关节运动,这对于患者和医生来说都是振奋人心的治疗结果,但这还不是最后的治疗结果。在临床工作中经常发现的习惯性脱位和脱位后引起的骨化性肌炎、创伤性关节炎等,这不少都是医生不懂得和不重视复位后固定的重要性而造成的。脱出的骨端回复原位后,破裂的关节囊、韧带、肌肉等软组织并未恢复,这些组织的修复是以后功能恢复的关键,所以,应将肢体固定在功能位,或关节稳定的位置上,以使患肢在一个安静的局部环境下修复。若让患者在整复后随意运动,这就失去了创伤的修复条件,造成各种后遗症的发生。固定是脱位整复后巩固疗效的重要措施之一。脱位固定的器材很多,现代常用的有泡沫牵引带牵引、胶布、托板、石膏、绷带、三角巾等。脱位的固定方法,可因脱位的关节不同选用不同方法。如髋关节脱位多采用仰卧患肢伸直位,皮肤牵引或骨骼牵引。脱位的固定时间,应按脱位的发生部位,有无并发症及并发症的程度而确定。一般对于单纯性脱位来说,上肢应固定2~3周,下肢需3~4周,不宜过长,否则易发生粘连,影响关节活动,甚至发生关节僵硬,影响疗效。对陈旧性脱位和合并关节内骨折者,根据情况可适当延长固定时间。

(五)功能锻炼

功能锻炼是恢复患肢功能的重要环节,应贯穿于脱位治疗的始终。脱位整复固定后,即应尽早进行功能锻炼。功能锻炼可促进血液循环,加快损伤组织的修复,预防肌肉萎缩、骨质疏松、脱钙及关节僵硬等并发症的发生,并可减少组织粘连,尽快恢复关节的正常功能。功能锻炼要遵循由健康关节到损伤关节,由单一关节到多关节,活动范围由小到大,循序渐进,持之以恒。早期以健康关节及肌肉舒缩活动为主,解除固定后,可逐渐训练受伤关节。练功活动强调以主动锻炼为主,被动锻炼为辅,禁忌强力被动锻炼。

(六)药物治疗

关节脱位时,关节周围的筋肉都有不同程度的损伤,治疗以伤筋为主。某些脱位还可合并骨折,治疗应筋骨并重。药物治疗可分为内服药和外用药两种。内服药物的应用,是以损伤的病理变化为依据,按早、中、后3期进行辨证治疗。外用中药的治疗机理与内服药物机理相同。用药应以脱位复位成功为前提;否则,虽然可以减轻症状,但无法使错位的骨端回归原位。

(1)初期 伤后1~2周内,患肢因肌肉、筋脉损伤,瘀血留内,阻塞经络,气血流通不畅,则肿胀疼痛,故应以活血祛瘀为主,佐以行气止痛。内服方可选用活血止痛汤、复元活血汤、七厘散等,外用药则可选用郑氏1号新伤药(膏)、郑氏新伤药酒、活血散、散肿止痛膏等。

(2)中期 伤后2~3周,患肢肿胀疼痛消失,瘀血走散,吸收而未尽,筋骨尚未修复,应以和营生新,接骨续筋为主。内服方可选用壮筋养血汤、续骨活血汤、正骨紫金丹等,外用药应选用郑氏旧伤药(膏)、郑氏舒活酒、郑氏活络膏、郑氏伤科止痛膏、舒活络药膏等。

(3)后期 受伤3周以后,固定已解除,肿痛消失,筋骨连续,但筋骨愈合尚不牢固,因筋骨损伤,可内动肝肾,气血亏损,尤以素体气血虚损,肝肾不足者为甚,治宜补气养血、补益肝肾、强筋壮骨。内服方可选用补骨壮筋汤、壮筋养血汤、虎潜丸、生血补髓汤等,外用药可选用郑氏 3 号熏洗药、五加皮汤、海桐皮汤等中药煎水熏洗。

二、陈旧性外伤性脱位的治疗

关节脱位后,因诊治延误,时间超过 2~3 周以上者,属陈旧性脱位。脱位日久,由于关节囊内、外血肿机化,关节腔内瘢痕组织充填,关节周围软组织粘连,以及关节周围的肌肉与韧带挛缩,而造成整复的困难。近年来,对陈旧性脱位的认识不断加深,整复技术水平不断提高,使陈旧性脱位的整复成功率上升,减少了肢体因伤致残和切开复位的机会。闭合复位时,应根据患者的年龄、脱位时间、临床症状和体征及解剖特点,严格掌握闭合整复的适应证和禁忌证。

(一)治疗方法的选择

(1)综合治疗 青壮年患者,关节脱位在 3 月以内者,脱位的关节有一定活动度,且无骨折、骨质疏松、损伤性骨化及神经损伤等并发症,可采用舒筋活血药熏洗及推拿按摩或加用短时间(1 周左右)持续牵引后,再试行手法复位,但忌用暴力,以免发生骨折。

(2)手术治疗 青壮年患者如有上述并发症或手法复位未能成功者,可考虑手术切开复位或作关节成形术。

(3)姑息治疗 年老体弱者,脱位已超过 2~4 月,无神经、血管压迫症状和局部疼痛,关节功能尚可者,可任其自然,不采用手法整复,以免其疏松的骨质断裂。若局部有酸痛者可用药物熏洗等方法对症治疗。

(二)手法复位的适应证

(1)3 个月以内的青壮年患者;

(2)属单纯性陈旧性脱位;

(3)对功能影响较大;

(4)关节软骨面正常或接近正常,关节尚有一定活动范围;

(5)无骨化性肌炎、创伤性关节炎等并发症。

(三)手法复位的禁忌证

(1)60 岁以上的老年患者,往往骨质疏松,采用闭合复位易致骨折;同时老年人体质衰弱,或多伴有心血管疾病,如高血压病、心脏病等,采用闭合复位危险性较大;

(2)关节脱位时间较长,超过 3~6 月,临床检查时,脱位的关节活动较小且异常僵硬者。一般肘关节后脱位超过 3 月,肩关节、髋关节超过 6 月者,瘢痕组织较多,关节粘连、僵硬较重,闭合复位难以成功。

(3)有神经、血管损伤、损伤性骨化、感染等严重并发症者。

(4)关节脱位合并骨折,骨块已在畸形位置愈合者。如肘关节脱位合并尺骨鹰嘴骨折等。

(5)脱位关节周围诸骨过于疏松,明显缺钙者。

(四)手法复位前的准备

(1)详细了解患者的全身情况,充分估计患者能否耐受麻醉和手法复位的刺激。

(2)详细检查患肢局部情况,判断手法复位成功的可能性。

(3)认真分析和研究 X 线片,明确其病理变化,为选择手法和给手法操作提供依据。

(4)加强练功,应主动和被动功能锻炼相结合,不断加大关节活动范围,为手法整复创造条件。若脱位时间较长,关节活动范围小,肌肉发达丰厚或软组织挛缩较明显,需要采用持续性牵引,如陈旧性肩关节脱位可行尺骨鹰嘴骨牵引,牵引重量2~3 kg,牵引时间1~2周,待关节周围组织松弛后,再行手法复位。一般成人可采用骨骼牵引,儿童可用皮肤牵引。

(5)中药煎剂熏洗并辅以按摩局部,使局部软组织的挛缩逐渐松弛,粘连逐渐松解,以增加手法整复成功的可能性。推拿时手法宜轻柔。

(6)研究制定治疗方案及复位操作步骤,充分估计术中可能出现的并发症,并拟定相应的预防措施。

(五)手法复位操作步骤

(1)充分麻醉 陈旧性脱位在充分有效麻醉下,施行手法整复。若麻醉效果差,不但加重患者疼痛,而且给复位带来较大困难。

(2)松解粘连 是脱位整复成功与否的关键,在术前功能锻炼基础上,继续给予被动活动,根据关节原有活动范围,充分进行旋转、拔伸,使受伤关节屈、伸、收、展、旋转等功能恢复到正常范围,或接近正常范围。施行手法松解粘连时,用力由轻到重,活动范围由小到大,动作要稳健有力,缓慢而轻柔,反复摇晃,直至患部在各个方向的活动都已灵活,关节周围软组织的粘连得以充分松解为止,否则,不但脱位难以复原,而且还有造成骨折的危险,尤其有明显的骨质疏松者及复位时杠杆力大者,更易并发骨折。

(3)整复脱位 经前述手法操作后,患部筋肉粘连已得到松解,关节活动较充分时,可根据不同关节、脱位类型,选用适当的复位方法。在整复脱位时,可按选定的手法操作步骤,试行复位,反复操作,直至脱出的骨端回到关节囊破裂口的相对位置时,再进行复位,则成功机会较多。若手法复位不成功,应认真分析 X 线片,详细检查关节周围软组织情况,尽量找到阻碍复位的原因,并给予解除。临床上,阻碍复位的原因多。如部分粘连尚未解除,应针对粘连部位,耐心手法剥离,切不可粗暴操作,勉强复位。这样不但达不到复位目的,还可造成血管、神经损伤,甚至发生骨折,应严加避免。若手法整复失败,应考虑改用手术治疗。

(六)固定与练功

复位成功后,应将患肢妥善固定在关节较稳定的位置。肩、肘关节可用绷带、三角巾固定,**髋关节需用皮肤牵引**。复位后由于软组织肿胀,可外敷郑氏新伤药或用郑氏新伤药酒外擦。练功初期未固定的关节应主动活动锻炼,受伤关节附近的肌肉也应做舒缩活动,2~3周后解除固定,可逐步地锻炼受伤关节,并配合中药熏洗及适当按摩。下肢需3~4周后才开始不负重行走,早期积极主动练功可避免肌肉萎缩、骨质疏松、肌腱挛缩、关节僵直等并发症。

(七)手术复位

有些陈旧性脱位,由于伤期较长,关节在脱位时损伤较重,有时更由于粗暴地反复试行复位而未成功,反而引起广泛的局部反应,渗血、纤维组织增生,以致关节周围的软组织形成广泛粘连,紧紧地包裹着脱位的骨端,丝毫不能转动。由于关节长期处在畸形位置,故一些肌肉会发生挛缩。在这种情况下,决不能贸然选择手法复位作为治疗措施,因这种陈旧性脱位是手术的适应证。临床实践也证明,如髋关节陈旧性脱位,在手术时可发现髋臼完全被一块僵硬的纤维组织所填塞,阻碍股骨头纳入臼内,而这类病变在 X 线上是不显影的。再如肘关节陈旧性后脱位,不但在鹰嘴窝有大量纤维组织,而且肱三头肌的挛缩是手法复位不能克服的困难。在这种情况下,如果需要治疗,手术复位是唯一措施,盲目坚持手法复位是危险的。

(八)其他疗法

不是所有的陈旧性脱位都必须用复位的方法解决。有的病例(如髋关节脱位)由于局部病理解剖原因,或患者年龄太大等因素,不易或不宜采用手法复位,故可用简便易行的截骨术以改善下肢负重能力,可以争取到比较满意的功能。在手术中如发现关节软骨面已明显破坏及残缺,脱位的关节虽然能复位,但术后效果很不理想,甚至给患者遗留更大的困难。在这种情况下,根据患者的职业、年龄和关节的具体条件,可以选择以下手术措施。

(1)关节融合术 尤其适用于下肢,术后关节稳定有力、不痛,故对体力劳动的患者宜于采用。

(2)关节切除或关节成形术 主要适用于不需较重体力劳动的患者,多用于肘关节和髋关节。关节可以保留一些活动,但力量和稳定性差。

(3)截骨术 如髋关节脱位已达数年之久,失去复位的可能性,有时可行股骨近端截骨,以改善畸形并建立新的负重关系,从而获得较好的功能。

(4)关节置换术 由于人工关节的技术日趋成熟,并已得到广泛使用,故对于有些患者,只要适应证掌握得好,可取得较好效果。对于脱位多年,已发生其他部位代偿性固定畸形者,是否应行手术治疗,应全面衡量其利弊,慎重决定。有时贸然手术,不一定能使功能有所改进,甚至有可能导致相反的结果。

三、开放性脱位的治疗

开放性脱位多见于交通、工矿事故以及战伤,常并发有骨折。从其性质来说,开放性关节脱位是一个较难处理的问题,轻者影响关节功能,重者可造成残废。因此,必须以慎重的态度加以处理,其主要原则包括预防感染,保护关节软骨和恢复功能,具体步骤如下。

(1)彻底清创 彻底清创是预防感染的重要措施,手术操作的要求和原则与其他开放损伤基本相同,但应更为严格,因为一旦感染,极易造成关节的严重功能障碍。

(2)创面处理和抗生素的应用 为了保护关节软骨,要严密缝合关节囊,关节腔内不放引流。对于皮肤的处理,可根据创面污染情况,行一期或二期缝合。伤口内留置引流 24~48 h。术中和术后应用广谱抗生素。对已感染的开放性关节脱位,则应扩大引流,彻底切除坏死组织。全身及局部使用抗生素,并用中药辨证论治,一般以清热解毒为主,选用五味消毒饮等方剂,待感染完全控制后,再进行后期处理,但关节功能将大部分丧失。

(3)关节制动 为了预防感染和促进伤口愈合,受伤的关节应用铁丝托板、石膏托或支具加以制动及保护。

(4)功能锻炼 如手术后局部无感染,全身反应正常,除有骨折需继续固定外,可在创面愈合后,开始有计划地逐渐活动关节,同时应严密观察,如出现体温上升、关节积液等异常情况,应暂停锻炼,行关节穿刺、并作关节穿刺液常规化验等检查,待症状好转再恢复功能锻炼。

(何本祥)

第二章 上肢关节脱位

第一节 肩部关节脱位

一、肩部的应用解剖与生理

肩部是上肢与躯干的连接结构,由盂肱关节(glenohumeral joint)、肩锁关节(acromiocla-vicular joint)、胸锁关节(sternoclavicular joint)、肩峰肱骨间关节(acromiohumeral jiont)及肩胛胸壁间关节共5个关节组成(图3-2-1)。

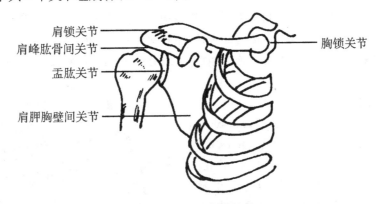

图3-2-1 肩部各关节

(一)肩部的关节

(1)盂肱关节(glenohumeral joint) 由肩胛骨的关节盂与肱骨头组成。肩胛盂呈梨状,上窄下宽,上下径大于横径。盂关节面相当于肱骨头关节面的1/4~1/3。正常人关节盂稍后倾,平均约7.4°。盂缘由纤维软骨组成盂唇,盂唇加深凹面,有加固关节稳定的作用。盂缘撕裂或塌陷,容易发生习惯性肩关节脱位。肱骨头呈半圆形,约占圆周的2/5。肱骨头向内与肱骨干之间形成130°~135°内倾角。肱骨大结节向外,小结节向前,中间为结节间沟,供肱二头肌长头腱通过。

(2)肩锁关节(acromioclavicular joint) 骨性结构为肩峰内端与锁骨肩峰端,依靠关节囊、肩锁韧带、三角肌、斜方肌腱附着部及喙锁韧带共同连接组成。

(3)胸锁关节(sternoclavicular joint) 由锁骨内端与胸骨柄的锁骨切迹及第一肋骨间组成。其骨性结构被胸锁前后韧带及锁骨内韧带所连接。胸锁关节有防止锁骨内移和协同盂肱关节活动的作用。

(4)肩峰肱骨间关节(acromiohumeral jiont) 是指肱骨头与肩峰之间滑动的关节,此关节有增加肩关节外展上举活动范围的作用,肩峰下滑囊在此关节活动中功不可没。

(5)肩胛胸壁关节 肩关节活动时,肩胛骨在胸壁间旋转升降,增加肩关节的活动范围。关节间隙被前锯肌分为前后两侧。前间隙疏松结缔组织中有肩胛下神经、肩胛下动静脉及胸背神经干通过,后间隙即前锯肌和胸廓外筋膜之间,肩胛骨均在后间隙中活动。

（二）肩部的关节囊与韧带

（1）肩肱关节囊　为纤维组织，较为松弛，附着于关节的周围。关节囊内衬以滑膜。肩关节内收时，关节囊松弛形成许多皱襞，肩部外展动作时皱襞消失，出现紧张状态。

（2）喙肩韧带（coracoacromial ligament，CAL）　喙肩韧带基底较宽，起于喙突外缘，向外逐渐变窄，止于肩峰内缘。韧带下缘的滑囊有利于肩部深浅肌肉的收缩活动。喙肩韧带的损伤对肩部影响不大。

（3）喙肱韧带（coracohumeral ligament）　位于盂肱关节前方。起于喙突外缘，是保护和悬吊肱骨头的韧带。喙肱韧带分为前后两束，前束止于小结节，肩后伸时紧张，后束止于大结节，肩前屈时韧带纤维伸展，起约束肱骨头外旋作用。

（4）盂肱韧带（glenohumeral ligament）　是关节囊前壁的增厚部分。起于肱骨外科颈的前方，向上止于盂唇，在关节囊的内面，分为上、中、下三条盂肱韧带，有限制肱骨头外旋作用，三条韧带中以盂肱中韧带力量最强，如缺损或损伤，容易发生肱骨头脱位。

（5）肩锁韧带（acromioclavicular ligament）、喙锁韧带（coracoclavicaular ligament）　前者连接肩峰与锁骨，是肩锁关节重要的连接组织，后者连接喙突与锁骨，对肩锁关节有直接稳定作用。

（三）肩部的肌肉

（1）肩袖肌群　由冈上肌（supraspinatus）、冈下肌（infraspinatus）、小圆肌（teres minor）及肩胛下肌（subscapularis）共同组成。四肌腱以扁宽的腱膜紧密附着于关节外侧及肱骨外科颈，有悬吊肱骨、稳定关节及协同三角肌外展肩关节的作用（图3-2-2）。冈下肌或小圆肌收缩，肱骨外旋，肩胛下肌收缩，肱骨内旋。体操运动肩关节负重转肩时，肩袖在载荷较大的情况下又要行使旋转功能，容易发生损伤。冈上肌或肩胛下肌如在腱止点撕裂，由于肩袖松弛，容易出现习惯性肩关节脱位。

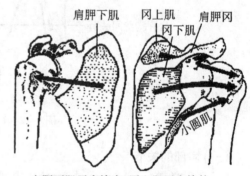

肩胛下肌司肩旋内，冈上肌司肩旋外，冈下肌、小圆肌司肩外旋，其在肱骨外科颈的共同腱称"肩袖"

图3-2-2　"肩袖"

（2）三角肌（deltoid muscle）　是肩关节外侧强壮有力的肌肉。起于锁骨、肩峰及肩胛冈，止于肱骨三角肌结节。肌纤维束分为前、中、后三部分，中部纤维和冈上肌是外展运动的主要力量，前部纤维同时有内旋和屈曲上臂的作用，后部纤维可外旋并外展上臂。三角肌损伤或瘫痪，肩关节可发生半脱位。

（3）大圆肌（teres major）　起自肩胛骨下角后面，向上斜行，止于肱骨小结节嵴，可使肩关节内旋，但在肩前屈位时，出现明显的后伸作用。上臂极度上举外展可拉伤大圆肌。

（4）肱二头肌（biceps brachii）　起自关节盂后唇和盂上结节，向下跨过肱骨头进入结节间沟。前面有横韧带固定，防止肌腱滑脱。肱二头肌短头起自喙突，肌腹汇合相结，向下又一分为二，止于桡骨结节及前臂内侧腱膜层。肱二头肌长头腱具有保护、稳定和悬挂肱骨头的作用，可防止肱骨头向外向上脱出。此腱断裂，肩部稳定将受影响。长头腱腱鞘直径窄小，一旦肿胀发炎，肩关节外展及内外旋将受限。肱二头肌可使前臂旋后及肘关节屈曲，而且在肘伸直肱骨外旋时,可使上臂外展。

(5)胸大肌(pectoracic major) 起点较多,即锁骨部、胸肋部及腹部,肌腹如扇样,逐渐成为扁腱,止于肱骨结节间沟外侧唇,有内收内旋上臂作用。

(6)背阔肌(latissmus dorsi) 起自胸7棘突直至骶骨,止于肱骨结节内侧底部,收缩时有内收、内旋及后伸上臂的作用。

二、肩关节脱位

肩关节脱位(Dislocation of shoulder joint),亦称肩肱关节脱位或盂肱关节脱位,古称"肩胛骨出""肩膊骨出向"或"肩骨脱臼"等,是全身关节脱位中最常见的脱位之一。

肩关节由肩胛骨的关节盂(glenoid cartilage)与肱骨头构成,是典型的球窝关节(multiaxial joint)。其解剖结构及生理功能特点是:①从骨性结构角度来看,该关节的骨性结构很不牢固。肩关节骨性接触不严密,肱骨头大而圆,呈半球形,关节盂小而浅,仅能容纳肱骨头关节面的 $1/4 \sim 1/3$,因此肩关节具有较大的活动范围。②从关节囊的角度来看,肩关节囊薄弱松弛,前方尤为明显。这种结构为增大肩关节的活动度提供了良好的条件,但不利于肩关节的稳定。③从韧带及肌肉结构角度来看,肩关节也是最不稳定的关节,缺乏相当于髋、膝关节所特有的坚强韧带结构。维持关节稳定的另一因素是肌肉的作用,肩关节的稳定主要依赖于肌肉的协调平衡作用来维持,一旦肩部的主要肌肉瘫痪或部分肌肉受损伤、力量减弱,就失去了平衡、协调和稳定作用,使本来不稳定的关节更不稳定。以上特点使肩关节具有高度灵活性与不稳定性并存,决定了它是临床上最常见的关节脱位之一。

肩关节脱位好发于 $20 \sim 50$ 岁之间的成年男性,运动创伤中常见于球类和摔跤等强力对抗运动。根据脱位的时间长短和脱位次数的多寡,可分为新鲜性、陈旧性和习惯性脱位;根据脱位后肱骨头所在的部位,可分为前脱位、后脱位两种;而前脱位又分为喙突下、盂下、锁骨下及胸腔内脱位,其中以喙突下脱位最多见(图3-2-3)。新鲜脱位处理不及时或不妥,往往转变为陈旧性脱位,脱位通常可伴有骨折、肩袖损伤及腋神经损伤等并发症。

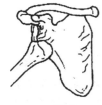 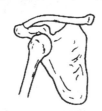 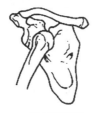 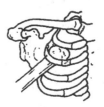 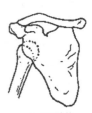

A.盂下脱位　　　B.喙突下脱位　　　C.锁骨下脱位　　　D.胸腔内脱位　　　E.后脱位

图3-2-3　肩关节脱位的类型(A、B、C、D 为前脱位)

(一)病因病理

1. 肩关节前脱位

肩关节前脱位多由间接暴力引起,极少数为直接暴力所致。患者运动中或外伤侧向跌倒时,上肢呈高度外展、外旋位,手掌或肘部着地,地面的反作用力由下向上,经手掌沿肱骨纵轴传递到肱骨头,肱骨头向肩胛下肌与大圆肌的薄弱部分冲击,将关节囊的前下部顶破而脱出,加之喙肱肌、冈上肌等肌肉的痉挛将肱骨头拉至喙突下凹处,形成喙突下脱位;若外力继续作用,肱骨头被推至锁骨下部,形成锁骨下脱位;若暴力强大,则肱骨头可冲破肋间进入胸腔,形成胸腔内脱位。患者运动中或外伤跌倒时,上肢过度上举、外旋、外展、肱骨外科颈受到肩峰冲击而成为杠杆的支点,由于杠杆的作用,迫使肱骨头向前下部滑脱,造成盂下脱位。往往因胸大肌和肩胛下肌的牵拉,而滑到肩前部,转为喙突下脱位。偶因直接打击或冲撞肩关节后部,外力迫使肱骨头向前脱出,发生前脱位。

前脱位时,除关节囊损伤外,常合并肱骨大结节骨折或肩袖损伤,盂前缘的压缩骨折或软骨损伤,肱骨头后外侧的凹陷骨折等,还可造成臂丛神经损伤、腋神经牵拉损伤,有时也可造成腋部血管损伤。伴有动脉硬化的老年患者更为多见。

2. 肩关节后脱位

肩关节后脱位非常少见,可由间接暴力或直接暴力所致,以后者居多。当肩关节前面受到直接暴力冲击,肱骨头可因过度内收、内旋冲破关节囊后壁,滑入肩胛冈下,形成后脱位;或间接暴力,跌倒时手掌着地,肱骨头极度内旋,地面的反作用力继续向上传导,也可使肱骨头向后脱出。后脱位除关节囊损伤外,有时还合并关节盂后缘压缩骨折及肱骨头前内侧凹陷骨折等。

(二)肩关节脱位常见合并症

1. 肱骨大结节骨折

外伤性肩关节前脱位有 30% ~40% 的病例合并有肱骨大结节撕脱骨折,常为肩关节前脱位时,肱骨大结节与关节盂前下缘相互撞击而引起。由于多数病例骨折块较大,且以骨膜与肱骨头紧密相连,故脱位一经整复后,折块亦随之复位。少数病例骨折块太小或粉碎时,往往被冈上肌拉向肩峰下。

2. 肩袖损伤

肩关节脱位后对于肱骨头移位明显的患者,如无肱骨大结节骨折,应考虑有肩袖损伤的可能,诊断不明确时,应行肩关节造影检查或 MRI 检查,以防漏诊。肩关节脱位后还偶见冈上肌肌腱断裂,多为肩关节在外展位时,遭到急骤内收的暴力,使冈上肌肌腱在脱位的同时发生断裂,易被漏诊。在解除外固定后,患肩不能自主外展,但在帮助外展至 60°~120° 后,患肩又可继续上举,此时应考虑冈上肌肌腱断裂之可能。

3. 肱二头肌长头腱滑脱或断裂

肩关节前脱位时,大、小结节间的肩横韧带损伤,使走行于结节间沟的肱二头肌长头腱向后外侧滑脱。早期可成为阻碍肱骨头复位的因素,晚期则形成复发性滑脱。若肩关节脱位时肱二头肌强力收缩,可引起肱二头肌长头腱断裂,此损伤较少见。断裂多发生在肱二头肌长头腱与关节囊交界处。

4. 神经、血管损伤

合并神经血管损伤者不多。常见的神经损伤为腋神经牵拉性麻痹,症见三角肌瘫痪,肩部前、外、后侧的皮肤感觉消失。血管损伤多因手法整复时操作粗暴的结果。腋动脉损伤时,患肢皮肤发白和发绀,桡动脉搏动减弱或消失,肢体麻痹。

5. 合并肱骨外科颈骨折

这是一种少见而又严重的损伤。多因肩关节过度外展位摔倒,肘部着地,传导暴力使肱骨头穿破关节囊形成喙突下或盂下脱位,暴力继续作用时,在肱骨外科颈部形成一外翻应力,造成肱骨外科颈骨折。骨折后由于骨折端的假关节活动以及肢体重量,上肢自然垂于体侧,肱骨头处于脱位状态,并处于外展位。

6. 合并肱骨头骨折

肱骨头骨折常为凹陷性骨折,以发生于头后外侧多见,为脱位时头与肩胛盂前缘撞击引起,是习惯性肩关节前脱位的诱发因素之一。早期不需特殊治疗,晚期如成为复发脱位的原因,则需相应手术处理。

(三)临床表现与诊断

1. 肩关节前脱位

(1)有明确的外伤史。

(2)伤后肩部疼痛、肿胀、伤臂处于20°～30°肩外展位弹性固定,肩部活动障碍。

(3)"方肩"畸形(图3－2－4)、肩峰下空虚、常可在喙突下、腋窝处或锁骨下触到脱位的肱骨头。

(4)搭肩试验阳性、直尺试验阳性。

(5)X线片对诊断肩脱位非常重要,不仅可诊断脱位的类型,而且可明确是否合并有骨折(图3－2－5、图3－2－6、图3－2－7、图3－2－8)。

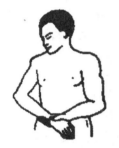
图3－2－4　方肩畸形

图3－2－5　肩关节盂下脱位

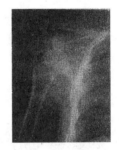
图3－2－6　肩关节喙突下脱位

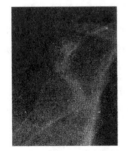
图3－2－7　肩关节锁骨下脱位

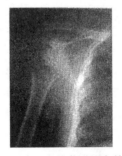
图3－2－8　肩关节脱位合并骨折

2. 肩关节后脱位

(1)有明确的外伤史。

(2)伤后肩部疼痛、肿胀、肩关节内收、内旋、屈曲位弹性固定,肩部活动障碍。

(3)肩前部塌陷扁平,喙突及肩峰突出,而肩后突出更明显,可触到脱出的肱骨头。

(4)X线片肩关节前后位,X线片显示关节结构破坏,肩部上下位或头脚位X线片可明确显示肱骨头向后脱位(图3－2－9)。

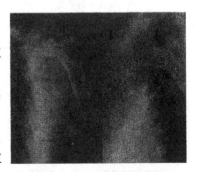
图3－2－9　肩关节后脱位

（四）鉴别诊断

肱骨外科颈骨折或肩部肌肉瘫痪等引起的肩关节假性前脱位主要是由于关节囊松弛和肌力差造成的肱骨头下坠，临床上无明显的"方肩"畸形，无弹性固定，搭肩试验阴性。

（五）治疗

1. 非手术治疗

1）手法整复

一般不需要麻醉，对老年患者，耐受力差或整复困难者可给予关节内麻醉或臂丛麻醉。肩关节脱位手法整复成功的标志：①方肩畸形消失；②腋窝下、喙突下、锁骨下等部位摸不到肱骨头；③Dugas 征阴性；④肩关节被动活动正常；⑤X 线片显示肩关节结构正常。

（1）肩关节前脱位的手法整复方法

①郑氏挂法　此法为我院已故著名骨伤科专家郑怀贤教授所创，常用于肩关节盂下脱位的整复。患者取坐位，助手立于患者后面，用双手扶按患者双肩，待整复时用力向下按，勿让患者站起。术者立于患侧，用手臂（左脱位用右侧手臂，右脱位用左侧手臂，）从肩后穿过患侧腋下，并握住腕部，使其屈肘，用另一手握住患肢肘部，使其靠近术者胸前。将患肢轻轻前后摆动，然后术者以穿过患侧腋下之手臂向外搬肱骨上段，并以术者胸壁抵挤伤肢肘部，同时术者握患侧肘部的手用力向下按，当有震动感时，表明肱骨头被牵出，再顺势向肩胛盂推送，即可复位。

②牵引推拿法　患者仰卧位，用布带绕过胸部，一助手向健侧牵拉，另一助手用布带绕过腋下向上向外牵引，第三助手紧握患肢腕部，向下牵引，同时向外旋转，并内收患肢。3 助手同时徐缓、持续牵引，可使肱骨头自动复位。若不能复位，术者可用一手拇指或手掌根部由前上向外下，将肱骨头推入关节盂内。第三助手牵引时应多作旋转动作，一般均可复位（图 3 - 2 - 10）。

③拔伸托入法　患者坐位，第一助手立于患者健侧肩后，两手斜形环抱固定患者胸部作反牵引，第二助手一手握患肢肘部，一手握腕上部，外展外旋患肢，向外下方牵引，用力由轻到重，持续 2 ~ 3 min。术者立于患肩外侧，两手拇指压其肩峰，其余手指插入腋窝内，在助手对抗牵引下，术者将肱骨头向外上方托提，同时第二助手逐渐将患肢向内收、内旋位牵拉，直到肱骨头有回纳感觉，复位即告完成。此法安全易行，效果好，适用于各型肩关节脱位（图 3 - 2 - 11）。

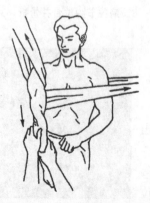

图 3 - 2 - 10　肩关节前脱位牵引推拿法

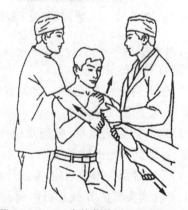

图 3 - 2 - 11　肩关节前脱位拔伸托入法

④手牵足蹬法 又称希波克拉底(Hippocrates)法,患者仰卧位,用拳头大的棉垫置于患侧腋下,以保护软组织。术者立于患侧,双手握住患肢腕部,用一足背外侧置于腋窝内。术者在双肘、双膝伸直,一足着地,另一足蹬住腋窝的姿势下,在肩外旋、稍外展位缓慢有力地向下牵引患肢,然后内收内旋患肢,充分利用足背外侧为支点的杠杆作用,将肱骨头撬入关节盂内,当有回纳感时,复位即告成功(图3-2-12)。

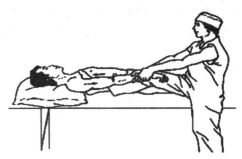

图3-2-12 肩关节前脱位手牵足蹬法

⑤椅背整复法 唐代蔺道人在《仙授理伤续断秘方》中有记载。患者坐在靠背椅上,用棉垫置于腋部,保护腋部血管、神经免受损伤。将患肢放在椅背外侧,腋肋紧靠椅背,一助手扶住患者和椅背,起固定作用,术者紧握患肢,先外展、外旋牵引,再逐渐内收,并将患肢下垂,内旋屈肘,即可复位成功。

⑥膝顶推拉法 以左肩脱位为例,患者坐在凳上,术者立于患侧,左足立地,右足踏在坐凳上,右膝屈曲小于90°,膝部顶住患侧腋窝,将患肢外展80°~90°,并以拦腰状绕过术者身后,术者以左手握其肘部,右手置于肩峰处,右膝顶,左手拉,当肱骨头达到关节盂时,右膝将肱骨头向上用力一顶,即可复位(图3-2-13)。

⑦悬吊复位法 患者俯卧于床上,患肢悬垂于床旁,根据患者肌肉发达程度,患肢手腕系布带并悬挂5~10 kg重物,依其自然位牵引持续15 min左右,肩部肌肉由于持续重力牵引作用而逐渐松弛。往往在牵引过程中肱骨头自动复位。有时术者需内收患肩或以手自腋窝向外上方轻推肱骨头,或轻旋转上臂,肱骨头即可复位(图3-2-14)。此法不会发生其他损伤,适用于老年患者。

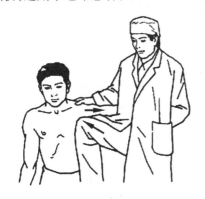

图3-2-13 肩关节前脱位膝顶推拉法

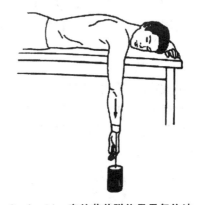

3-2-14 肩关节前脱位悬吊复位法

⑧牵引回旋法 又称科克(Kocher)氏法。操作比较复杂,有引起肱骨外科颈骨折的危险,对脱位时间过久,局部肿胀严重,肌肉高度紧张者或骨质疏松的老年患者应慎用。患者仰卧位或坐位,术者立于患侧,以右肩关节前脱位为例。术者以右手握肘部,左手握腕上部,将肘关节屈曲,右手沿上臂方向向下徐徐牵引,并轻度外展,使三角肌、喙肱肌、胸大肌等松弛,将肱骨头拉至关节盂上缘。在外旋牵引下,逐渐内收其肘部,使之与前下胸壁相接触,使肩胛下肌等松弛,此时肱骨头已由关节盂的前上缘向外移动,至关节囊的破口处。使上臂高

度内收,有时会感到"咯噔"声,遂即复位。将上臂内旋,并将手放于对侧肩部,肱骨头可通过扩大的关节囊破口滑入关节盂内,并可闻及入臼声,复位即告成功(图3-2-15)。

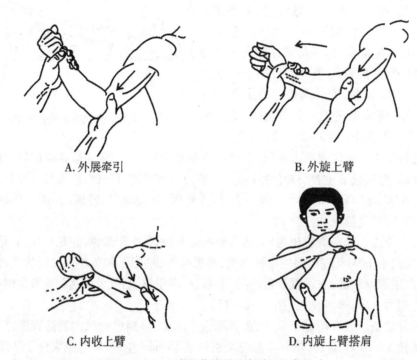

A. 外展牵引　　　　　　　　　　　　　　B. 外旋上臂

C. 内收上臂　　　　　　　　　　　　　　D. 内旋上臂搭肩

图3-2-15　肩关节前脱位牵引回旋复位法

(2)肩关节后脱位的手法整复方法

患者仰卧位,沿肱骨轴线纵向牵引,同时内旋上臂并予以侧方牵引以松开肱骨头与肩胛盂后缘的嵌插绞锁,此时术者以一手自后方向前推挤肱骨头,同时再外旋上臂,一般即可使肱骨头复位。

2)固定方法

复位成功后,采用搭肩位(Dugas位)固定(图3-2-16),也可胸壁绷带或胶布固定,将患侧上臂保持在内收、内旋位,肘关节屈曲60°~90°,前臂依附胸前,用绷带或胶布将上臂固定在胸壁,前臂三角巾悬吊(图3-2-17)。固定时间2~3周。对合并骨折者,应按相应骨折的固定处理。

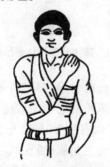

图3-2-16　肩关节脱位Dugas位固定

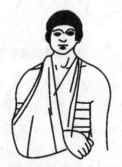

图3-2-17　肩关节脱位依附胸前固定

3）药物治疗

新鲜脱位者按损伤三期辨证用药;陈旧性脱位者,加用通经活络的中药内服外用,具体参见脱位概论中脱位的治疗。

4）功能锻炼

固定期间可以进行肘、腕、手各关节的功能锻炼。去除固定后先开始锻炼肩钟摆样活动,逐渐增加活动范围,有较大活动范围时再开始肌肉力量的练习,但不要作强力外展、外旋动作,更禁忌强力的被动牵拉活动。待活动范围正常,肌肉力量完全恢复后始可参加剧烈运动。功能锻炼,要遵循早期、积极、分期、循序渐进的原则。对陈旧性脱位者,固定期间可予按摩、理疗等辅助治疗。

2. 手术治疗

如果新鲜脱位复位手法正确,肩部肌肉也较松弛,甚至在麻醉下经几种手法仍不能复位时则不宜再多次勉强试图手法整复,应行手术切开复位。

（1）手术切开复位适应证 ①新鲜脱位合并肱二头肌长头腱滑脱、肱骨外科颈骨折、关节盂大块骨折、肱骨大结节骨折、关节囊撕裂将脱位肱骨头绞锁等,手法复位不能成功者;②脱位合并血管、神经损伤,临床症状明显者;③陈旧性脱位6月以内的青壮年患者,或陈旧性脱位时间虽短,但合并有肱骨大结节骨折、腋神经损伤、大量瘢痕组织形成以及闭合复位不成功的患者。

（2）手术方式 有切开复位、肱骨头切除、肩关节融合等。若条件具备,可行人工肱骨头置换术。

3. 陈旧性脱位的处理

肩关节陈旧性脱位治疗比较困难,效果亦差。其处理方法如下:

（1）陈旧性脱位时间在1月左右时,闭合复位仍有较大成功的希望,治疗应以手法复位为首选方法。但手法整复疗效虽佳,却易发生骨折、臂丛神经损伤等严重并发症,需严格选择病例,谨慎从事,如失败,再改行切开复位。

（2）老年患者,脱位时间较长,无明显症状者,不采取任何治疗,年龄虽在50岁左右,体质强壮,脱位时间超过2月以上,但肩关节外展达70°~80°者,亦任其自然,不作治疗。

（3）年龄虽轻,脱位时间超过2~4月,但伴有骨折,或大量瘢痕组织形成者,应手术切开复位。

（4）陈旧性脱位如关节疼痛,活动困难,且肱骨头软骨面已退行性变或肱骨头缺损,可考虑行人工肱骨头置换术或肩关节融合术。

（六）预后

（1）单纯肩关节前脱位,只要及时复位,良好制动及积极锻炼,功能恢复好,仅部分患者过早去除外固定和不恰当锻炼而出现习惯性脱位。

（2）对合并骨折和血管神经损伤患者,只要诊断正确,处理及时,效果亦较好。极少数患者,因种种原因延误治疗而效果差。

（3）对陈旧性脱位,不论采用何种方法治疗,肩关节功能也只能得到部分的恢复。

三、肩锁关节脱位

肩锁关节由锁骨外端和肩峰关节面组成,属微动关节。肩锁关节主要靠关节囊和韧带维持稳定。关节囊增厚的部分形成肩锁韧带(acromioclavicular ligament),主要控制肩锁关节水平方向的活动;锁骨和喙突间还有喙锁韧带(coracoclavicular ligament),它包括斜方韧带和锥状韧带两部分,是上肢的主要悬吊韧带,控制垂直方向的活动。此外,三角肌和斜方肌在锁骨及肩峰上附着的纤维进一步加强了肩锁关节的稳定性。肩锁关节脱位(dislocation of acromioclavicular joint)是较常见的肩部损伤,多发于男性青壮年。运动损伤多见于体操、自行车、足球、跳伞、滑冰、跳高及摔跤等运动项目,可分为半脱位和全脱位两种(图3-2-18),男性多于女性。

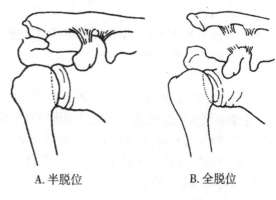

A.半脱位　　　　　B.全脱位

图3-2-18　肩锁关节脱位

（一）病因病理

1. 肩锁关节半脱位

肩锁关节半脱位(subluxation dislocation of acromioclavicular joint)主要由直接暴力所致,受伤时或运动员在激烈运动中突然摔倒,当肩关节处于外展、内旋位时,外力直接作用于肩顶部,由上向下冲击肩峰致伤;间接暴力所致者,多由上肢向下过度牵拉引起。上述两种暴力致肩锁关节关节囊和肩锁韧带撕裂,造成锁骨外端前后方向不稳,由于锁骨外侧端有完整的喙锁韧带限制,仅有轻度的向上移位,此即为肩锁关节半脱位(图3-2-18A)。

2. 肩锁关节全脱位

肩锁关节全脱位(complete dislocation of acromioclavicular joint)亦多由直接暴力所致,受伤时或运动员在运动中跌倒时肩关节处于外展、内旋位,外力直接作用于肩顶部,由上向下冲击肩峰,由于暴力较大,不但造成了肩锁韧带断裂,而且造成了喙锁韧带断裂及三角肌和斜方肌肌纤维自锁骨及肩峰上撕裂,锁骨及肩峰完全分离,并显著向上移位,而整个上肢及肩胛骨由于失去在锁骨上的喙锁韧带悬吊作用而下坠,严重影响上肢功能,此即为肩锁关节全脱位(图3-2-18B)。例如散打、摔跤的肩部直接撞击,排球救球时的侧后滚翻,自行车运动员和足球运动员摔倒等均受此类损伤。

（二）临床表现与诊断

1. 肩锁关节半脱位

(1)有明确的肩部外伤或上肢牵拉病史。

(2)肩锁关节部位疼痛、肿胀、肩关节功能受限,肩关节上举时肩锁关节疼痛加重且上举困难。

(3)锁骨外侧端向上移位,肩峰与锁骨不在同一水平面上,可触及高低不平的肩锁关节,按压锁骨外端时可感到有浮动感,水平方向推拉锁骨时可有前后不稳感。

(4)X线片:可显示锁骨外侧端轻度向上翘起,肩锁关节间隙略有增宽(图3-2-19)。应力X线片不显示喙锁间隙有明显增宽改变(图3-2-20)。

根据摄片结果常将肩锁关节损伤分为3度:Ⅰ度,无明显畸形,属扭伤;Ⅱ度,锁骨肩峰端向上移位不超过关节面的1/2,属半脱位,肩锁韧带多断裂,喙锁韧带未断裂;Ⅲ度,锁骨肩峰端向上移位超过关节面的1/2,属全脱位,肩锁韧带、喙锁韧带均断裂。正常的喙锁间距离为 1.1~1.3 cm,双肩应力 X 线片如患侧喙锁间距增宽在 5 mm 以下,提示喙锁韧带只是受到扭伤或牵拉伤;若患侧喙锁间距增宽在 5 mm 以上,提示喙锁韧带已完全断裂。

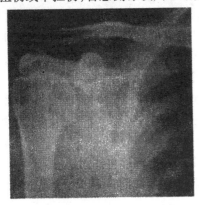

图 3-2-19　肩锁关节半脱位

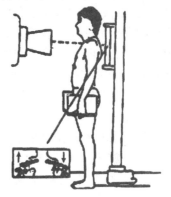

图 3-2-20　肩锁关节脱位应力 X 线片

2. 肩锁关节全脱位

(1)患者不但有明确的外伤史,而且暴力较大。

(2)肩部肿痛明显,肩关节活动困难,患侧上肢外展、上举困难。

(3)锁骨外侧端隆起,明显的"阶梯状"畸形,肩锁关节处可摸到一凹陷沟,局部按压有明显弹跳征,如按琴键,即琴键征(在托住肘部的同时,用力向下按压锁骨外侧端可使之复位,放手后随即弹起)。

(4)X 线片:锁骨外侧端与肩峰完全分离,并明显向上移位,喙锁间隙距离增宽(图 3-2-21)。

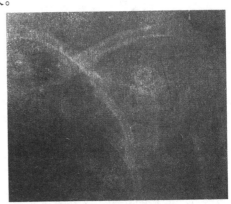

图 3-2-21　肩锁关节全脱位

(三)鉴别诊断

肩锁关节全脱位与肩关节脱位鉴别见表 3-2-1。

表 3-2-1　肩锁关节全脱位与肩关节脱位鉴别

症状和体征	肩锁关节全脱位	肩关节脱位
畸形	"阶梯状"畸形	"方肩"畸形
压痛点	肩锁间隙	肩峰下
功能障碍	肩关节外展、上举困难	肩关节各方向活动均困难
杜加征	阴性	阳性

(四)治疗

1. 非手术治疗

(1)手法整复

肩锁关节半脱位整复一般不需要麻醉,对部分耐受力差、疼痛敏感患者,可给予局部浸润麻醉;而肩锁关节全脱位损伤较严重,疼痛较剧烈,一般要求在局部关节内麻醉下复位。患者取坐位,患侧肘关节屈曲 90°,术者一手将肘关节向上托,另一手将锁骨外侧端向下按

325

压,肩锁关节脱位即可复位。

（2）固定方法

①胶布固定　肩锁关节半脱位闭合复位成功后,屈肘90°,在肩锁关节前上方放置保护垫,另取3个棉垫,分别置于肩锁关节、肘关节后方及腋窝部作保护,然后用3~5cm的宽胶布,自患侧胸锁关节下,经锁骨上窝斜向肩锁关节处,顺上臂向下绕过肘关节背侧反折,沿上臂向上再经过肩锁关节处,拉向同侧肩胛下角内侧固定,最后用颈腕吊带吊于胸前。固定时,术者两手始终保持纵向挤压力,助手将胶布拉紧固定,以使锁骨外端向下,上臂向上（图3－2－22）,固定时间3~4周。肩锁关节全脱位固定方法与肩锁关节半脱位相同,但因移位大,损伤重,故要求亦更高,固定时间5~6周。

②"O"形石膏固定　在屈肘位,用石膏绷带经肩上、肘下环形包扎固定（图3－2－23）,肩峰、肘尖注意加垫保护,前臂用绷带悬吊胸前。半脱位固定时间3~4周,全脱位固定时间5~6周。

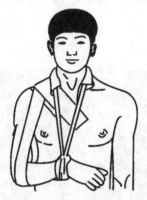

图3－2－22　肩锁关节脱位胶布固定方法

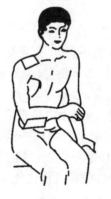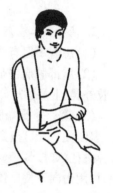

图3－2－23　"O"形石膏固定法

③石膏围腰及压迫带固定法　患者直立位,两上肢高举,先上石膏围腰,上缘齐乳头平面,下缘至髂前上棘稍上部,围腰前后各装一腰带铁扣,待石膏凝固干透后,用一块厚毡置于肩上锁骨外端隆起部,另用一宽3~5 cm皮带或帆布带,通过患肩所放置的厚毡上,将带之两端系于石膏围腰前后的铁扣上,适当用力拉紧,使分离之锁骨外端与肩峰接近同一平面（图3－2－24）。

（3）药物治疗

按损伤三期辨证用药,具体参见脱位概论中脱位的治疗。

（4）功能锻炼

肩锁关节半脱位固定期间,在维持固定情况下,作腕关节及手指的屈伸活动。解除固定后,先作肩关节的前屈后伸活动,逐渐再作外旋、内旋、外展及上举等动作,如上提下按、双手托天、前俯分掌等,活动范围由小到大,用力逐渐加强,切不可粗暴的以被动手法活动,并尽

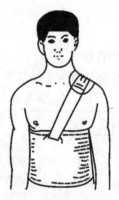

图3－2－24　石膏围腰及压迫带固定法

量避免提重物及剧烈活动。肩锁关节全脱位的功能锻炼要求高,一定要分期按步骤并且循序渐进地进行锻炼。早期先积极锻炼腕关节及手部功能,去除固定后再逐渐加强肩关节功能练习,8~10周后方可允许肩关节做充分活动,仍禁忌粗暴强力被动活动。

2. 手术治疗

新鲜肩锁关节半脱位,绝大多数学者认为应采用非手术疗法,一般不需要切开复位,只有经治疗后肩锁关节疼痛持续不减,而且影响功能者,再考虑手术治疗。肩锁关节全脱位对手法复位失败者,结合患者的年龄、身体条件及其要求,可考虑手术切开复位。一般根据具体情况行肩锁关节切开复位内固定、韧带修复或重建术;喙突锁骨间内固定、韧带修复或重建术;锁骨外端切除术;肌肉动力移位术等。

3. 陈旧性脱位的处理

(1)陈旧性肩锁关节半脱位处理方法

①如局部无明显疼痛,对功能无影响者,可不作特殊处理。

②如伤后已过半年,肩锁关节疼痛症状仍持续不减,而且影响功能者,可考虑行手术治疗。

(2)肩锁关节陈旧性全脱位处理方法

①陈旧性肩锁关节全脱位,闭合复位极为困难,只要超过3周,一般不再行手法整复。

②如仅有脱位,无明显功能障碍和症状者,无需治疗。

③如对外形要求高,或肩部疼痛且影响功能者,可考虑手术治疗。

(五)预后

(1)肩锁关节半脱位复位容易,维持固定困难,部分患者多遗留有轻微脱位,但很少有疼痛,而且不影响功能。部分患者经治疗后肩锁关节疼痛症状仍持续不减,而且影响功能,有时称之为肩锁关节内扰乱。其病理基础是原始损伤时,关节囊或韧带卷入关节内,或由于关节软骨游离碎片、关节内纤维软骨盘碎片残留于关节内,当肩锁关节活动时,由于机械的摩擦,引起疼痛和功能障碍,需及时手术,否则易加速肩锁关节退变。

(2)肩锁关节全脱位复位容易,维持复位较困难,故多遗留有肩锁关节半脱位,但不影响功能。

四、胸锁关节脱位

胸锁关节(sternoclavicular joint)是由锁骨的胸骨端、胸骨柄的锁骨切迹及第一肋软骨上面组成的微动关节,是上肢与躯干连结的唯一关节,并且是上肢在躯干上活动的枢轴。其关节囊的上下、前后都有韧带加强,关节较稳定。胸锁关节的活动度虽少,但由于锁骨支撑肩部,大大扩大了上肢的活动范围。胸锁关节亦能沿垂直轴作前后活动,循矢状轴做上下运动,绕额状轴作旋转活动。此关节对盂肱关节活动影响较大,如手术、外伤或因病限制了胸锁关节的活动,必将严重影响盂肱关节的功能。

胸锁关节脱位(dislocation of sternoclavicular joint)少见。根据发病时间长短,可分为新鲜性脱位和陈旧性脱位;根据暴力作用于肩部及锁骨的方向,可分为前脱位和后脱位,以前者多见。由于胸骨后有大血管、气管及食管等重要器官,一旦发生后脱位,很容易产生压迫症状,危及生命。运动创伤中见于运动员在运动中相互撞击、球棒或球直接打击锁骨前内侧端所致,或运动员摔倒时肩部外侧着地,另一运动员压在其身上所致。

（一）病因病理

1. 胸锁关节前脱位

胸锁关节前脱位多由间接暴力引起，直接暴力很少发生。跌倒时肩部着地，暴力使肩部急骤过度向后、向下，外力经锁骨由外向内传导，在第一肋骨上缘为支点的杠杆作用下，引起锁骨内侧端向上、向前翘起，关节囊和胸锁前韧带被撕裂，锁骨内侧端向前、向上脱出，发生胸锁关节前脱位。

2. 胸锁关节后脱位

直接暴力和间接暴力均可造成胸锁关节后脱位。若外力由肩的后上部向前下方作用，并经锁骨传至其内侧端；或暴力直接打击、冲击锁骨内侧端，使其向后、向下穿破关节囊，并撕断锁骨前后韧带，则锁骨内侧端向后、向下脱出，造成胸锁关节后脱位。

（二）临床表现与诊断

1. 胸锁关节前脱位

（1）有明确的外伤史。

（2）伤后局部疼痛、肿胀，肩部短缩并推向前方，头向患侧倾斜，肩关节活动受限。

（3）胸锁关节两侧不对称，关节前可见锁骨内侧端向前突出及移位，常伴有异常活动。

（4）X 线片：一般不需 X 线片即可确认，采用特殊投照体位摄片可清楚显示锁骨内侧端脱出并位于胸骨柄的前方。

2. 胸锁关节后脱位

（1）有明确的外伤史。

（2）局部疼痛较前脱位更严重，由于锁骨内侧端移位于胸骨后侧，可能压迫气管引起呼吸困难，或压迫食管及纵隔血管出现吞咽困难及血液循环受阻的症状。

（3）由锁骨引起的胸部前上方的丰满较正常侧减低，触诊时胸锁关节部空虚，摸不到内侧锁骨头。

（4）X 线正位片可见双侧锁骨及胸锁关节不对称，特殊投照体位摄片可显示锁骨内侧端脱出至胸骨柄的后方。X 线片难确诊或怀疑有胸锁关节后脱位时应作 CT 检查。

（三）鉴别诊断

胸锁关节脱位临床症状及体征比较突出，诊断容易，一般不需要与其他疾病相鉴别。

（四）治疗

1. 非手术治疗

1）手法整复

（1）胸锁关节前脱位的手法整复

胸锁关节前脱位的手法整复可在全麻或肌肉松弛剂麻醉下进行，对青壮年患者，耐受性强，不紧张，亦可不麻醉。

①卧位法　患者仰卧床边，两肩胛骨之间垫以沙袋，上肢外展 90°，伸直与锁骨一致方向牵引数分钟后，术者用拇指由前向后按压锁骨内侧端，使其回复原位即可。

②坐位法　患者坐位，助手用膝关节顶在双肩胛骨之间，双肩向后扳拉牵引，术者用拇指向后按压向前移位的锁骨内侧端即可复位。

（2）胸锁关节后脱位的手法整复

胸锁关节后脱位合并症多且严重，一旦诊断确定，不需麻醉即可立即复位，有条件者在全麻下复位效果更好。

①卧位法　患者仰卧于床上,在两肩胛骨之间垫一沙袋,两助手分别持续将两上肢向外、向后牵引,术者则直接于锁骨外侧端施加向后的压力,复位困难者需要用手将锁骨内侧端提起复位,失败者可用布巾钳夹住锁骨内侧端向外向前牵引帮助复位。

②坐位法　患者坐位,一助手握住患侧上臂下段,在肩关节外展位牵引。术者站于患者背后,用膝顶在两肩胛骨之间,并用两手分别把住患者两肩向后、向外上扳拉,迫使患者挺胸而使之复位。亦可用布巾钳帮助复位。

2)固定方法

闭合复位者可用双圈固定或横"8"字绷带固定及肩人字石膏固定,前脱位者交叉在胸锁关节的前方,后脱位者交叉在背后,固定时间 3～4 周(图 3－2－25)。

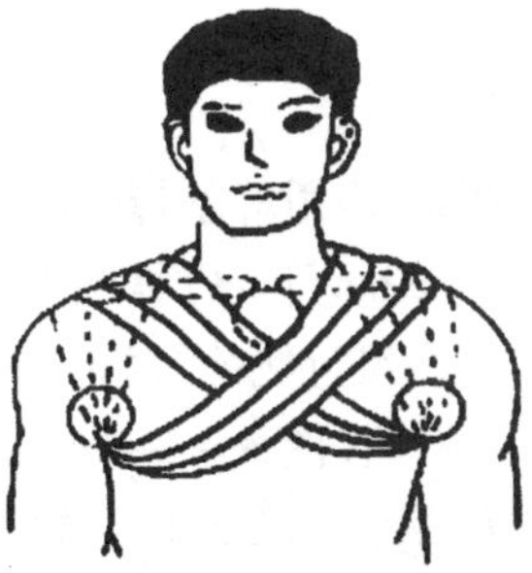

3)药物治疗

按损伤三期辨证,灵活选用方药,具体参见脱位概论中脱位的治疗。早期应加用行气、理气、宣肺、止咳的药物,并可选用西药对症治疗。

图 3－2－25　前脱位前"8"字绷带固定法

4)功能锻炼

胸锁关节前脱位复位后,患者应在维持固定情况下,进行手部及肘关节的屈伸锻炼,防止肌肉的萎缩及关节的僵直,后脱位复位后还应指导患者行深呼吸锻炼。解除固定后,逐步进行肩关节的功能锻炼。由于胸锁关节解剖上的不稳定性,故禁忌行肩关节的强力活动,防止再脱位。

2. 手术治疗

胸锁关节后脱位往往因压迫气管、血管或食管而成为真正的"急症",临证不可疏忽。在手法整复失败后,应立即进行手术切开复位,解除压迫症状,对闭合复位后不稳定的脱位,可考虑切开复位。

3. 陈旧性脱位的处理

(1)胸锁关节前脱位的处理

①脱位在 1 月内,锁骨内侧端尚有活动者,可试行手法整复,在良好麻醉下先作锁骨内侧端前后、上下方向的摇晃、扳拉等,手法由轻到重,活动范围由小到大,反复操作,充分松解,然后按新鲜脱位的整复方法予以复位。

②脱位时间较长,锁骨内侧端已无活动者,如患者无明显功能障碍及症状者,不需特殊治疗。如疼痛,并对功能有影响者,可采用锁骨内侧端切除术。

(2)胸锁关节后脱位的处理

胸锁关节陈旧性后脱位者,由于病理改变及解剖的特殊性,如没有明显的疼痛,功能障碍及压迫症状,一般不主张再行手法整复及切开复位。

(五)预后

(1)胸锁关节前脱位复位容易,固定困难,解除固定后常遗留关节半脱位,但对功能影响不大,亦无痛苦。复位不完全,甚至半脱位及晚期退行性改变均可造成外观上局部突起。

(2)胸锁关节后脱位是一种严重创伤,可合并气胸、上腔静脉撕裂、气管的压迫与破裂、颈静脉充血、食管破裂、锁骨下动脉压迫等,故病情往往比较危重。入院后不仅对脱位要及时处理,而且更应重视合并症的治疗,以挽救患者生命。胸锁关节后脱位复位后,并不表示预后良好,后期不但可出现再次脱位或半脱位,部分患者还可发生锁骨下动脉阻塞、右侧颈总动脉、臂丛神经受压、声音嘶哑、鼾声、上肢活动对发声有改变等,故在积极进行理疗、锻炼等康复治疗的同时,要防治并发症的发生。

(3)晚期部分患者易出现臂丛神经、颈部血管受压,叮嘱患者如有不适,随时来诊。

第二节　肘部关节脱位

一、肘部的应用解剖与生理

肘关节(elbow joint)是屈戌关节,由肱尺关节(humeroulnar joint)、肱桡关节(humeroradial joint)和桡尺近侧关节(proximal radioulnar joint)共同组成的复合关节,3 个关节共同位于一个关节腔内(图 3 – 2 – 26)。肘关节是连接上臂与前臂的中间结构,在完成前臂、腕及手部的各项功能、调整肢体位置及发挥上肢运动功能等方面具有重要作用。

(一)骨性结构

1. 肱骨远端

肱骨远端前后面扁平,远端有肱骨滑车和肱骨小头关节面。滑车稍上有凹陷,前面为冠状突,屈肘时尺骨冠状突嵌入。后面为鹰嘴窝,伸肘时尺骨鹰嘴嵌入。中间有菲薄的骨质相隔,有的甚至两窝相通。肱骨远端两侧有尺侧骨嵴和桡侧骨嵴,是肱骨远端坚实部分。

2. 远端关节面

肱骨滑车内侧称为内髁,是前臂屈肌腱附着点。滑车外侧为外髁,是前臂伸肌腱附丽点。滑车与小头之间有小头间沟,桡骨头沿此沟进行伸屈和旋转活动。内外髁联成一体成楔形向前倾,与肱骨干纵轴成 30°～45°前倾角。肱骨滑车在水平面上桡侧高于尺侧,成外高内低倾斜状,相差 5～6 mm。肘部完全伸直时有轻度外翻角,男性为 5°～10°,女性为 10°～15°。肱骨内上髁、肱骨外上髁及尺骨鹰嘴突组成肘后三角,在肘关节伸直时,此三点成一直线(Hüter 直线),当肘关节屈曲 90°时,则成一等腰三角形(Hüter 三角)(图 3 – 2 – 27)。此三角形可作为鉴别肘关节脱位和肘部骨折的标志。

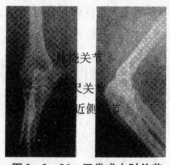

图 3 – 2 – 26　正常成人肘关节

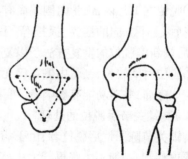

图 3 – 2 – 27　Hüter 三角与 Hüter 直线

3. 尺骨滑车切迹

尺骨上端自鹰嘴突至冠状突组成半月形关节面,中间有一突出的嵴,将两侧关节面稍斜形分开,与滑车关节面相对应。嵴两侧凹斜面与肱骨滑车凸面正好吻合,使关节伸屈活动时保持稳定。

4. 桡骨头关节面

桡骨头近端关节面如杯形,中部微凹,与肱骨小头关节面相对应,成为肱桡关节。

5. 桡尺近侧关节

桡骨头的杯状突起与尺骨的桡骨头切迹组成桡尺近侧关节。为了防止活动时分离脱位,以环状韧带环抱桡骨头于尺骨外缘。桡尺近侧关节的主要功能是使前臂旋前与旋后。

(二)肘关节囊

肘部 3 关节包绕在同一关节囊内,肘关节囊前面上方附着于肱骨冠突窝上缘,下方附着于环状韧带及尺骨冠突,后面上方附着于鹰嘴窝底,远侧止于尺骨滑车切迹及环状韧带。由于肘关节囊两侧有侧副韧带加强,前后壁相对比较薄弱松弛,故肘关节常发生后脱位。

(三)韧带

1. 尺侧副韧带

起于内上髁近侧,呈扇形向远端放射延伸,止于尺骨滑车切迹边缘,分为 3 束。前束加强环状韧带,中束最强,加强关节稳定。后束也有称为 Bardinet 韧带,与中束一起有加强关节稳定的作用。

2. 桡侧副韧带

是外侧关节囊的增厚部分。起于肱骨外上髁,向下经过环状韧带,止于尺骨旋后肌嵴。其功能是加固肘外侧,防止桡骨头向外侧脱出。

3. 环状韧带

纤维坚韧,内面有一薄层软骨,围绕桡骨颈,附着于尺骨上端的桡骨切迹前后,可防止桡骨头脱位。

(四)肌肉

1. 肘关节屈肌

(1)肱二头肌(biceps brachii)　长头起于盂上结节,短头起于肩胛喙突,二头在肱骨前方汇合后止于桡骨结节。主要功能是屈曲肘关节,其次是前臂旋后。

(2)肱肌(brachialis muscle)　起于肱骨下 2/3 前内侧及前外侧,下端止于尺骨粗隆,起屈肘作用。

(3)肱桡肌(brachioradialis muscle)　为梭状肌。起于肱骨外上髁上方,终于桡骨茎突。主要功能是屈肘,其次是当前臂旋前时有旋后作用,前臂旋后时又有旋前作用,故有"桡骨调节器"之称。

2. 肘关节伸肌

(1)肱三头肌(triceps brachii)　内侧头起于肱骨背侧面的桡神经沟稍下,外侧头起于肱骨外侧缘的桡神经沟稍上方,长头起于肩胛骨盂下结节,三头汇聚成一条肌腱,止于尺骨鹰嘴突,其功能是伸肘作用。

(2)肘后肌　起于肱骨外上髁,终于尺骨上端外侧,伸肘作用没有肱三头肌那样强大。

(五)肘关节的运动

肘关节的运动功能主要是伸屈和旋转,前者在肱尺、肱桡关节之间发生,后者在桡尺近侧关节进行。使肘关节屈曲的肌肉有肱肌、肱二头肌、肱桡肌及旋前圆肌,以肱肌为主。肱二头肌和旋前圆肌对桡尺近侧关节起作用,前者使肘旋后,后者将肘旋前。肱桡肌对肱尺关节发生作用,是屈肘力量很强的肌肉,相比之下旋前圆肌力量较弱,难以发挥作用。肱二头肌既有屈肘也有旋后作用。伸肘肌有肱三头肌和肘后肌,屈肘肌的肌力明显大于伸肘肌,前者是后者的1.5倍(或14:9)。肘关节的旋前与旋后运动不仅需要动力装置的肌肉参与,还须通过桡尺近侧关节和肱桡关节才能共同完成。在旋转活动中,一个不容忽视的问题是桡尺近、远侧关节均在参与协同,发生推波助澜的作用。前臂旋转活动时,尺骨不动,桡骨绕着尺骨转动,旋转轴由桡骨头中心向下至尺骨小头,向上经过肱骨小头中心,旋转的中立位是将拇指外展向上,作为0°,旋前旋后均可达90°,旋转范围为180°。

二、肘关节脱位

肘关节脱位(dislocation of the elbow joint)是最常见的关节脱位之一,中医称"臂骱落出""肘骨出臼",多发生于青壮年,儿童和老年人少见。运动创伤中常见于投掷、举重、拳击及球类运动员。肘关节脱位根据桡尺近侧关节与肱骨下端所处的位置,主要分为前脱位和后脱位。由于肘关节囊两侧有侧副韧带加强,而前后壁相对较薄弱松弛,加之尺骨冠状突较尺骨鹰嘴小,抵抗尺骨向后移位的能力较差,故肘关节脱位以后脱位最为常见,前脱位多伴有尺骨鹰嘴骨折,临床少见。

(一)病因病理

1. 肘关节前脱位

肘关节前脱位少见。如肘关节屈曲位跌扑,肘尖着地,暴力由后向前,先发生尺骨鹰嘴骨折,暴力继续作用,可将尺桡骨上部推移至肱骨下端的前方,成为肘关节前脱位(图3-2-28)。不合并尺骨鹰嘴骨折的前脱位是罕见的,其发生机制多是由肘部旋转外力所致,如跌倒后手撑地,在前臂固定的情况下,身体沿上肢纵轴旋转,以致产生肘侧方脱位,外力继续作用则可导致尺桡骨完全脱位到肘前方。由于引起脱位的暴力多较剧烈,故软组织损伤也较重,如关节囊及侧副韧带多完全损伤或断裂,合并神经、血管损伤的机会也多。此外,外力自肘后直接打击,引起尺骨鹰嘴骨折后亦可造成肘关节前脱位。

2. 肘关节后脱位

肘关节后脱位多因间接暴力(传达暴力或杠杆作用力)所造成。患者跌倒时,手掌撑地,外力沿前臂传导到肘部,由于肱骨下端滑车关节面向外侧倾斜,又由于在手掌撑地时前臂多处于旋后位,这就使所传导的外力在到达肘部的一瞬间转变成肘外翻及前臂旋后的应力。此种应力的转变类似于机械上的凸轮作用效果,再加上尺骨鹰嘴在鹰嘴窝内起到的杠杆作用,使得尺桡骨同时被推向后外方而导致典型的肘关节后脱位(图3-2-29)。此时,肘前关节囊及肌肉均被撕裂,后关节囊及肱骨下端后侧骨膜于骨膜下剥离,内侧副韧带可有不同程度的撕裂,部分患者可合并尺骨冠状突骨折或桡骨头骨折。由于暴力的方向不同,肘关节后脱位可同时伴有桡侧或尺侧脱位。若发生侧方脱位很容易发生内、外髁撕脱骨折。

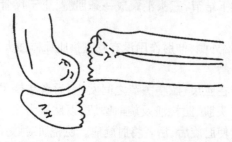

图3-2-28　肘关节前脱位

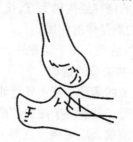

图3-2-29　肘关节后脱位

（二）临床表现与诊断

1. 肘关节前脱位

（1）有明确的外伤史。

（2）伤后肘部肿痛明显、畸形、功能丧失。

（3）肘后三角关系异常改变。肘窝部隆起，可触及脱出的尺桡骨上端，在肘后可触到肱骨下端，合并尺骨鹰嘴骨折者可触到游离的尺骨鹰嘴骨折片。

（4）X 线片示肱尺、肱桡关系均改变，尺桡骨移向掌侧，大部分患者合并有尺骨鹰嘴骨折（图 3 - 2 - 30）。

2. 肘关节后脱位

（1）患者多有典型的外伤史。

（2）伤后肘部肿胀、疼痛、活动功能丧失。

（3）肘关节呈弹性固定于半屈曲位，靴状畸形（图 3 - 2 - 31），关节的前后径增宽。肘窝前饱满，可触及肱骨下端，肘后空虚凹陷，尺骨鹰嘴后突。肘后三点骨突标志（肱骨内、外上髁及尺骨鹰嘴突）的关系发生改变。

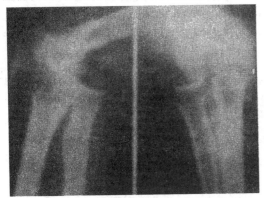

图 3 - 2 - 30 肘关节前脱位并尺骨鹰嘴骨折

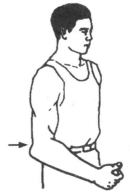

图 3 - 2 - 31 肘关节后脱位的靴状畸形

（4）X 线片示肱尺关节和肱桡关节关系严重改变，尺骨冠状突和桡骨头滑向后方（图 3 - 2 - 32）。

（三）鉴别诊断

肘关节后脱位与肱骨髁上骨折鉴别 肘关节后脱位多见于青壮年，而骨折好发于 10 岁以下儿童；脱位时，压痛比较广泛，肘后三角关系失常，伴有弹性固定；骨折后，多伴有皮下瘀斑，压痛位于髁上且明显，肘后三角关系正常，有骨擦音或异常活动，但无脱位特有的弹性固定。如能充分掌握以上临床特点，认真检查，仔细鉴别，明确诊断并不困难。

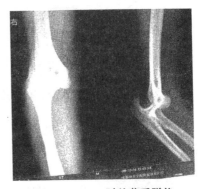

图 3 - 2 - 32 肘关节后脱位

（四）治疗

1. 非手术治疗

1）手法整复

（1）肘关节前脱位手法整复方法

原则上手法复位应在肌肉高度松弛及无疼痛感觉下进行。一般来说,脱位在24 h 以内者,可不用麻醉;脱位超过24 h 或肌肉紧张者,可选用局部浸润麻醉或臂丛麻醉。单纯肘关节前脱位,复位前要判断出尺桡骨是由肘内侧脱出还是从肘外侧脱出至肘前的。如果是从肘外侧脱出的,复位时则必须由外侧返回,否则不但不成功,还会进一步加重损伤。患者仰卧位。一助手牵拉上臂,术者握前臂稍加牵引,将其从脱位的一侧送回再屈曲肘关节即可。合并尺骨鹰嘴骨折者,复位手法简单。患者仰卧位,一助手固定上臂,另一助手握其腕部,顺势牵引,术者两手拇指置于尺桡骨上端掌侧,向下向后推送,余指置于肱骨下端背侧,向上向前端提,即可复位。脱位整复后,按鹰嘴骨折处理。此类患者,往往不能达到解剖对位。

(2)肘关节后脱位手法整复方法

一般不需麻醉,若患者不能坚持,耐受力差,可给予关节内麻醉或臂丛麻醉。

①郑氏单人复位法 此法为我院已故骨伤科专家郑怀贤教授所倡用,以右侧脱位为例。术者以左手握持伤侧桡尺远端,并使其呈旋后位,顺势向远端用力牵拉。右手以食、中指扣住尺骨鹰嘴部,向下用力,以拇指或虎口于肘前顶住肱骨远端,向后上推挤,两手同时协同用力,即可复位。然后一手握住肘关节,被动屈伸2~3次。如屈伸不受阻,关节滑利,手指可以触及伤侧肩部,肘后三角关系正常,表示复位成功(图3-2-33)。此法适用于肘关节后上脱位。

②郑氏双人复位法 此法与郑氏单人复位法基本相同,其不同者仅增加一助手立于患者身后,双手握住伤肢上臂,与术者对抗牵拉,协同用力,进行整复。此法适用于肘关节后上脱位(图3-2-34)。

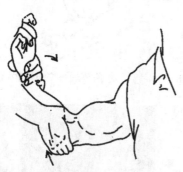

图3-2-33 郑氏单人复位法

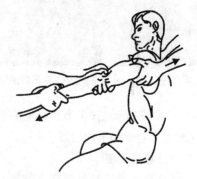

图3-2-34 郑氏双人复位法

③郑氏三人复位法 患者坐位,一助手双手握其上臂,第二助手双手握腕部行对抗牵引,术者立于患侧,双拇指置于鹰嘴尖部,其余手指环扣上臂前侧下端,助手在对抗牵引下,逐渐屈曲肘关节,同时术者双拇指由后上向前下用力顶推鹰嘴,双手四指拉压肱骨远端向后上,三人协同用力,脱位即可整复(图3-2-35)。

④膝顶复位法 患者坐位,术者立于患侧前面,一手握其前臂,一手握住腕部,同时一足

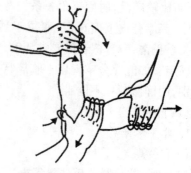

图3-2-35 郑氏三人复位法

踏在凳面上,以膝顶在患侧肘窝内,先顺畸形拔伸,然后逐渐屈肘,有入臼声者,患侧手指可摸到同侧肩部,即为复位成功(图3-2-36)。

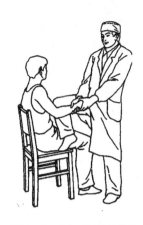

图3-2-36 膝顶复位法

2)固定方法

复位成功后可用铁丝托板或长臂石膏托固定2~3周。单纯肘关节前脱位伸肘位固定,合并尺骨鹰嘴骨折者,应先将肘关节固定于伸直位或轻度屈曲位1~2周,然后改为屈曲90°固定2~3周直至骨折愈合。单纯肘关节后脱位屈肘位固定,对合并骨折者,根据骨折愈合情况决定固定时间。

3)药物治疗

按损伤三期辨证用药,具体参见脱位概论中脱位的治疗。

4)功能锻炼

肘关节脱位后,血肿极易纤维化或骨化,产生肘关节僵硬或骨化性肌炎。故复位后,应鼓励患者尽早主动锻炼,以利改善局部血液循环,促进血肿吸收,防止并发症的发生。固定期间,可作肩、腕及掌指关节的活动,去除固定后,应积极进行肘关节的主动活动,可配合理疗或轻柔手法按摩,但严禁肘关节的粗暴被动活动,以免增加损伤及产生骨化性肌炎。对合并骨折者,在不影响骨折愈合的情况下,尽早解除固定并开始肘部活动。

2. 手术治疗

新鲜肘关节脱位如能及时来诊并闭合复位,成功率较高,对部分患者,如合并有冠状突、桡骨头骨折、尺骨鹰嘴骨折患者,如无明显手术禁忌症,身体条件较好,一般多主张手术切开复位。

3. 陈旧性脱位的处理

新鲜脱位未经及时治疗而延误3周以上者则为陈旧性脱位。肘关节陈旧性后脱位由于关节软骨的退变剥脱,关节间隙充满肉芽及瘢痕,关节囊和韧带的挛缩及粘连等一系列病理改变,给治疗带来极大的困难,疗效亦不十分满意。治疗中应根据患者的具体情况,采取相应的治疗方法。

(1)伤后3周左右,软组织愈合尚不牢固,关节周围及其间隙内尚未充满肉芽及瘢痕,可试行闭合复位。复位前先行尺骨鹰嘴牵引,在充分麻醉下用轻柔手法松解粘连后再手法复位。

(2)伤后时间较长,肘关节僵直在非功能位,而无条件手术治疗者,可在麻醉下由非功能位通过手法将其放置在功能位。

(3)闭合复位不成功或伤后数月且无骨化肌炎及骨萎缩者,可行切开复位;脱位时间较长,关节僵直在非功能位且有明显症状者,可考虑行关节切除或成形术、关节固定术、人工关节置换术等。

(五)预后

(1)肘关节脱位如未合并神经、血管损伤并及时诊治,不但复位容易,治疗效果亦较好,功能恢复满意。复位后再脱位少见,故习惯性脱位较少发生。如固定时间过长,功能锻炼不积极,功能恢复亦欠佳。

（2）如延误治疗致陈旧性脱位，不管采取何种方法治疗，均不能取得满意效果。

（3）肘关节是骨化性肌炎的好发部位，对于严重的脱位、多次整复或粗暴被动牵拉者发生率更高。功能恢复时要叮嘱患者按计划进行功能锻炼，并禁止粗暴手法被动牵拉，以严防骨化性肌炎的发生。

三、桡骨小头半脱位

桡骨小头半脱位（subluxation of capitulum of radius）又称"牵拉肘"，俗称"肘错环""肘脱环"等。多发生于5岁以下的幼儿，2~3岁发病率最高，是临床中发生于小儿外伤中最为常见的损伤之一。男孩比女孩多，左侧比右侧多。

（一）病因病理

多因患儿肘关节在伸直位时腕部受到纵向牵拉所致。如穿衣或行走时跌倒，幼儿的前臂在旋前位被成人用力向上提拉，即可造成桡骨小头半脱位。对桡骨小头半脱位的病理改变，各家认识不一致。有些人认为幼儿桡骨头发育尚不完全，头和颈直径几乎相等，环状韧带松弛。当肘关节在伸直位，突然受到牵拉，肱桡关节间隙加大，关节内负压骤增，关节囊和环状韧带被吸入肱桡关节间隙，桡骨头被环状韧带卡住，不能回归原位，形成桡骨小头半脱位。还有人认为幼儿环状韧带前下方的附着点薄弱，桡骨小头关节面的平面略向后方远端倾斜，与桡骨干的纵轴不完全垂直，且略呈卵圆形，在旋后位的矢状径较长，在极度旋前位时，桡骨头略离开尺骨的桡骨切迹。当患儿的前臂在旋前位受到向上的外力牵拉时，环状韧带的薄弱点被横形撕脱，使桡骨头向前下方滑出，形成桡骨小头半脱位。也有学者作尸体解剖，在尸体上作牵拉试验，发现桡骨头的轮廓稍呈椭圆形。当前臂旋后时，桡骨头的前面从颈部起呈尖形隆起，当前臂在旋后位牵拉时，部分环状韧带与骨性突起形成对抗，偏外后侧桡骨头较平。当前臂旋前位牵拉时，部分环状韧带紧张，以致滑越桡骨头，产生半脱位。以上各家说法均有道理，只是从不同角度论述而已。桡骨小头的解剖特点、关节囊松弛、受伤时前臂的体位、关节腔内的负压增大、外力作用等，均是引起桡骨小头半脱位病理改变的主要因素。

（二）临床表现与诊断

（1）幼儿的患肢有纵向被牵拉损伤史。

（2）伤后因疼痛而哭闹，并拒绝使用患肢，亦怕别人触动。

（3）检查见前臂常处于旋前、肘关节半屈曲位，桡骨头部位有压痛，肘关节屈伸稍受限，前臂旋后明显受限。

（4）X线片不能发现异常病理改变（图3-2-37），摄片的目的用以排除骨折。

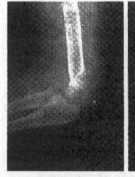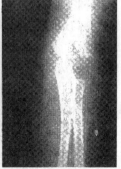

图3-2-37 桡骨小头半脱位

（三）鉴别诊断

桡骨小头半脱位与肱骨髁上无移位骨折鉴别 肱骨髁上无移位骨折多有跌仆外伤史，局部有不同程度的肿胀，压痛部位在肱骨髁上部位，并有冲击痛，结合X线片更能明确诊断。

（四）治疗

1.非手术治疗

（1）手法整复 家长抱幼儿正坐，术者与患儿相对，术者一手握住患儿前臂及腕部并轻轻屈肘,另一手握住其肱骨下端及肘关节。拇指压住桡骨头,将前臂旋后,一般都能复位成功(图3-2-38)。复位成功时,拇指下可感到桡骨头的滑动或闻及轻微的弹响声。复位后,患儿多在数分钟内停止哭闹,并能使用患肢上举取物,此即为桡骨小头半脱位复位成功的标志。

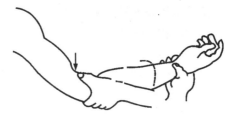

图3-2-38　桡骨小头半脱位的手法复位

(2)固定方法　桡骨小头半脱位属临床上常见损伤,损伤较轻微,复位亦简单,复位后不需特殊固定。

(3)药物治疗　桡骨头半脱位复位成功后一般无需药物治疗。

(4)功能锻炼　桡骨小头半脱位复位后疼痛即消失,患儿即可自如活动上肢,不需特殊功能锻炼,关键在于避免再牵拉损伤。

2. 手术治疗

桡骨头半脱位采用手法复位,都能取得较满意疗效。有文献报道个别年龄较大的患儿用手法复位失败,需行手术切开环状韧带进行桡骨头复位并修复环状韧带,临床上极为罕见。

3. 陈旧性半脱位的处理

(1)由于患儿不能耐受疼痛,半脱位后一般哭闹不止,不敢使用患肢,故家人一般都能及时抱来诊治,陈旧性半脱位极少发生。

(2)复位后处理　复位后,一般不需要制动,也可简单悬吊患肢于屈肘功能位1周。但均应嘱咐患者家属为小儿穿衣、脱衣时,应多加注意,防止牵拉患肢,以免脱位再次发生。对反复脱位者,复位后可适当用石膏托制动2周左右。

(五)预后

(1)桡骨小头半脱位诊断比较明确,治疗简单,经手法复位都能取得满意效果,但要注意叮嘱家长防止再牵拉损伤患肢,以免脱位再次发生,形成习惯性脱位。

(2)部分患儿因反复损伤容易形成习惯性脱位。一般习惯性半脱位,随幼儿年龄增长,骨与软组织的发育,会逐渐减少脱位次数,至患者5岁以后,一般不再发生。

四、桡尺近侧关节脱位

桡尺近侧关节脱位(dislocation of proximal radioulnar joint)又称桡骨头脱位。桡骨头位于肘关节间隙下方的外侧,与肱骨小头组成肱桡关节(humeroradial joint),与尺骨上端的桡骨切迹构成桡尺近侧关节,关节囊和环状韧带对桡骨头起稳定作用。当前臂旋转时,桡骨头在尺骨的桡骨切迹内转动。

单纯外伤性桡尺近侧关节脱位少见,但合并骨折者并不少见。儿童多于成年人。

(一)病因病理

单纯桡尺近侧关节脱位多由间接暴力引起,是前臂强力旋前应力致伤的结果。例如,前臂处于旋前位,突然受到外力牵拉,当损伤外力与桡骨纵轴平行时,肘关节外侧关节囊和环状韧带撕裂,又因肱二头肌的强力收缩,桡骨头被拉向肘部的前外方,造成桡骨头脱离肱骨小头及尺骨上端桡骨切迹,即桡尺近侧关节脱位。易合并骨折和桡神经损伤。

（二）临床表现与诊断

（1）有典型外伤史。

（2）伤后肘窝前外侧饱满，肘关节呈屈曲位，前臂旋前位畸形。

（3）在桡骨头部位有肿胀和压痛，肘关节屈曲和前臂旋转活动受限。

（4）X线检查肘关节正侧位片可见肱桡关节及桡尺近侧关节关系异常（图3-2-39），部分患者合并尺骨中上段骨折或尺桡中上段骨折（即孟氏骨折）（图3-2-40）。

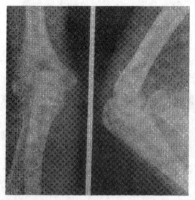
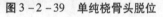
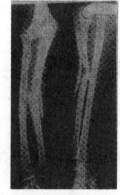
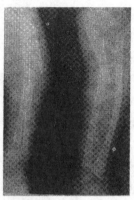

图3-2-39　单纯桡骨头脱位　　　　图3-2-40　尺（桡）骨中上段骨折合并桡骨头脱位（孟氏骨折）

（三）鉴别诊断

先天性脱位（congenital dislocation）　先天性脱位者桡骨头发育不良，桡骨头小，不存在凹陷的盘状关节面，桡骨头可随意脱出，且局部无肿胀和疼痛。

（四）治疗

1. 非手术治疗

（1）手法整复

桡尺近侧关节脱位多采用手法复位治疗，儿童复位成功率高，成人则复位难度较大，多在臂丛麻醉下进行。

①儿童复位法　家人抱患儿坐凳上，术者立于患儿面前，一手掌（左脱位用右手）置于肘部内侧，拇指压在桡骨头前外侧，另一手握患肢腕部，向远端拔伸牵引，使肘关节处于伸直位并内收，同时左手推肘向外，以扩大肘关节外侧间隙，然后拇指压桡骨头向后向内，迫使桡骨头回归原位。

②成人复位法　患者仰卧位，一助手握持上臂，另一助手将前臂旋后，握腕部对抗牵引，术者一手由内向外推肘关节，以扩大肘关节外侧间隙，另一手拇指由前向后向内按压桡骨头，即可复位。

（2）固定方法

复位成功后，用石膏托或托板固定肘关节屈曲90°前臂中立位，并用三角巾悬吊前臂于胸前3~4周。

（3）药物治疗

按损伤三期辨证用药，具体参见脱位概论中脱位的治疗。

（4）功能锻炼

复位固定后，即指导患者锻炼肩关节、腕关节及手的功能。去除外固定后，主动进行肘关节屈伸及前臂旋转的功能锻炼。

2. 手术治疗

凡手法复位失败者,或复位以后难以维持固定者,多因破裂的关节囊或环状韧带被夹在关节内,阻碍桡骨头回纳,可考虑手术治疗。若为成年人,可行切开复位及环状韧带修补重建术,亦可行桡骨头切除术;若为儿童,可将破裂的关节囊及环状韧带修补。

3. 陈旧性脱位的处理

陈旧性桡尺近侧关节脱位少见,闭合复位极为困难,一般均采用手术治疗。若为成年人,多行桡骨头切除术;如为儿童,则必须行切开复位环状韧带重建术。

（五）预后

单纯外伤性桡尺近侧关节脱位经正确诊治后,预后较好。但部分患者由于过早拆除固定易致习惯性脱位。

第三节　腕及手部的关节脱位

一、腕及手部的应用解剖与生理

腕关节(wrist joint)包括三个关节,即桡腕关节(radiocarpal joint)、桡尺远侧关节(distal radioulnar joint)及腕中关节(midcarpal joint)(图3-2-41)。手部关节包括腕掌关节(carpometacarpal joint,CM joint)、掌指关节(metacarphalangeal joint,MCP joint)及指间关节(interpha langeal joint,IP joint)(图3-2-42)。人类的腕及手部可以进行各项复杂精细的活动,为了与之相适应,其结构也进化得非常复杂。在运动或训练中,腕及手部与外界及物件的接触较多,损伤的机会也相应增多。熟悉腕及手部解剖及生理,可以及时发现损伤进行正确处理,并采取有效措施早期预防损伤。

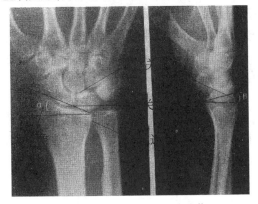

图3-2-41　成人正常腕关节

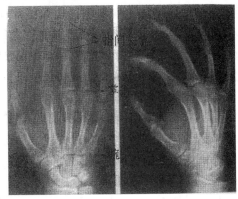

图3-2-42　成人正常手

（一）腕及手部的骨性结构及关节

1. 腕部的骨性结构及关节

桡骨远端渐渐膨大形成的关节面与腕骨组成桡腕关节(radicarpal joint)。桡骨茎突比尺骨茎突长1~1.5 cm。正常桡骨远端由桡侧向尺侧倾斜20°~25°,称为尺倾角。桡骨远端背侧面比掌侧面长,形成掌倾角,为10°~15°(图3-2-41)。桡骨远端关节面为椭圆形,容纳舟骨、月骨及三角骨的球状关节面,中间衬以三角纤维软骨。桡骨远端有桡、尺、掌、背四个面。桡侧面远处即桡骨茎突,有肱桡肌附着,且有伸拇短肌和拇长展肌通过。尺侧面与尺骨组成桡尺远侧关节,是手部旋转活动的枢动装置。掌侧面光滑并凹陷,旋前方肌附着其上。背面稍有凸出,有伸肌腱通过。尺骨远端的桡侧面有半环形关节面,通过三角软骨盘、关节囊与桡骨尺侧面“C”形凹陷组成桡尺远侧关节,手部旋转活动时,桡骨绕着尺骨旋转,幅度可达180°。8块腕骨分成远近两排。近排腕骨从桡侧至尺侧分别为手舟骨、月骨、三角骨及豌豆骨,前三骨与桡骨远端组成桡腕关节,豌豆骨被视为尺侧腕屈肌的种子骨,难以发挥重要作用。手舟骨在腕骨中非常重要,手腕部的伸屈、内收、外展及旋转活动手舟骨均有参与。月骨由于掌侧宽,背侧相对较窄,腕部过度背伸时易于发生掌侧脱位或月骨周围脱位。远排腕骨从桡侧至尺侧,分别为大多角骨、小多角骨、头状骨及钩骨。在腕骨中头状骨最大,其头部是远排腕骨的活动中心。

2. 手部的骨性结构及关节

(1)腕掌关节(carpometacarpal joint,CM joint) 远排腕骨与相应的掌骨基底部形成腕掌关节。Ⅱ~Ⅴ腕掌关节由腕骨与掌骨基底组成,活动度较小。由大多角骨马鞍状关节面和第1掌骨基底凹面组成的第1腕掌关节,活动度最大。

(2)掌指关节(metacarpophalangeal joint,MCP joint) 掌指关节由掌骨头与近节指骨基底部组成。第1掌指关节为屈戌关节,第2~5掌指关节为球窝关节。

(3)指间关节(interpha langeal joint,IP joint) 指间关节由远节指骨的基底和近节指骨远端构成,属合页式关节。拇指仅有两节指骨 ,Ⅱ~Ⅴ指均为三节指骨。

(二)腕及手部的韧带

1. 腕关节的韧带

腕关节韧带可分为外在韧带与内在韧带。外在韧带主要连接桡尺骨与腕骨、腕骨与掌骨。前者包括桡腕韧带和尺腕韧带,后者包括腕掌韧带。腕关节尺侧软组织结构较为复杂,运动损伤后局部肿胀疼痛,但往往X线片难有阳性发现。由于结构复杂,故临床上多称之为尺腕复合组织。尺腕复合组织中的三角纤维软骨损伤,容易发生桡尺远侧关节分离。腕内在韧带起止点都在腕骨上,其中掌侧韧带较为坚韧。舟月韧带、舟大多角韧带既有互相稳定作用,又以紧张和松弛的方式协助手舟骨进行旋转和伸屈活动。

2. 手部关节的韧带

所有掌指关节两侧都有尺侧及桡侧副韧带,关节伸直时韧带松弛,屈曲时较紧张。指骨骨折或脱位,如长时间伸直位外固定,将出现韧带挛缩并进行性手指强直,影响手部功能活动。指间关节两侧有尺侧副韧带和桡侧副韧带加强关节囊。

(三)腕及手部的肌肉

1. 外来肌(extrinsic muscle)

(1)屈肌腱(flexor tendon)

生长在手的掌侧,使5个手指屈曲的肌腱有指浅屈肌腱、指深屈肌腱和拇长屈肌腱等。指浅屈肌、指深屈肌在前臂下1/3段各自形成4条肌腱分布在Ⅱ~Ⅴ指。拇长屈肌腱则独立形成一个长腱分布在拇指。这些肌腱从前臂经过腕部,均通过腕管。指浅屈肌腱和指深屈肌腱在掌骨头部接近腱鞘近端时互相重叠,到达近节指骨时,指浅屈肌腱分为二头,指深屈肌腱在二头之间通过,末端止于远节指骨底部,指浅屈肌腱两个腱头止于中节指骨底部两侧。拇长屈肌腱从拇指近端行向远端,止于末节指骨底部。

（2）伸肌腱（extensor tendon）

生长在手的背侧，能使手指进行伸展动作。使拇指背伸的肌腱有 3 条（拇外展长肌腱、拇短伸肌腱、拇长伸肌腱），固有食指伸肌腱 1 条，固有小指伸肌腱 1 条和 4 条指伸总肌腱。这些肌腱与尺侧腕伸肌、桡侧腕长伸肌和腕短伸肌腱一起从腕背侧韧带下方的腕背间隙进入手背。

2. 内在肌（intrinsic muscle）

（1）大鱼际肌（thenar muscle）

位于手掌桡侧，是使拇指进行活动的肌肉。包括拇短展肌、拇短屈肌、拇指对掌肌及拇收肌。大鱼际肌除使拇指进行对掌、屈曲、内收、外展等动作外，其肥厚的肌肉层可增加握捏单双杠、吊环、球拍的肌力，可以协同腕及手部进行各种复杂活动。

（2）小鱼际肌（hypothenar muscle）

位于手掌尺侧，是使小指进行活动的肌肉，包括小指外展肌、小指短屈肌及小指对掌肌。小鱼际肌受尺神经深支支配，神经损伤后，小鱼际肌萎缩。

（3）中间肌群

①骨间肌（interosseus）　分为掌侧骨间肌和背侧骨间肌两组。手部以中指为轴，手指向中指以外分开，称为外展，向中指靠拢，称为内收。手掌骨间肌有 3 条，即第 1、第 2、第 3 掌侧骨间肌，均为内收作用。背侧骨间肌有 4 条，使手指展，第 1 至第 4 背侧骨间肌分别使食指外展，中指桡偏，中指尺偏及第四指外展。

②蚓状肌（lumbrical）　有 4 条，形成小肌腹。起于指屈深肌腱的掌侧，大部分止于各指指背腱膜侧缘，小部分与骨间肌共同止于近节指骨基底。骨间肌和蚓状肌的功能较为复杂。掌侧骨间肌使手指内收，背侧骨间肌使手指外展。骨间肌与蚓状肌共同协作，可发生掌指关节屈曲和指间关节伸直动作。骨间肌和蚓状肌发生挛缩时，表示功能过强，出现掌指关节屈曲，近侧指间关节过伸及末节屈曲。骨间肌和蚓状肌如发生麻痹，功能将丧失，出现掌指关节过伸，指间关节屈曲，出现"爪形指"畸形。

（4）手指背侧伸腱结构

包括伸指肌腱、骨间肌、蚓状肌及互相交织的横形纤维。伸指肌腱行走在掌指关节处，有纤维分出，此即肌腱扩张部，呈片状斜行，称为腱帽，两侧有骨间肌纤维和蚓状肌纤维。指伸肌腱中部称为中央腱，能使近侧指间关节背伸。伸腱扩张部的纤维使手指屈曲时，两侧腱束不向掌侧滑脱。

（四）关节的运动

1. 腕关节的运动

腕关节有伸屈、旋转、内收及外展活动，此外还能起动和开展各项精细活动，分析这些不同方式的复杂活动，如将其分成 3 个链，就会显得简单和明了。中间链：包括桡骨、月骨、头状骨及钩骨，司腕关节的伸屈活动；桡侧链：包括手舟骨及大小多角骨，起腕关节的稳定支柱作用；尺侧链：由三角骨、豌豆骨及三角纤维软骨组成，司腕关节的旋转活动。3 个链中，中间链是中流砥柱，最重要。腕关节在伸屈活动时中间链上的腕骨间关节可完成 50%。伸屈活动时头状骨的头部是活动中心。桡侧链中手舟骨对远排腕骨有支撑稳定作用，由于手舟骨的存在，腕部伸屈活动时，桡骨、月骨及头状骨可保持在一条轴线上。三角骨是尺侧链中旋转的轴心，在腕部的旋转活动中有显著的协同作用。腕关节的伸屈活动通过桡腕关节和腕中关节得以完成。腕关节尺侧屈时近排腕骨向桡侧、远排腕骨向尺侧移动,同时沿头状骨稍有旋转。腕关节桡侧屈时活动方向相反。腕中间关节虽然活动幅度不大,但由于多关节面共同积累,可从各个方向共同达成活动的目的。

2. 手部关节的运动

腕掌关节能进行伸屈、内收、外展等动作,拇指腕掌关节还能进行旋转活动。拇指掌指关节以屈伸活动为主,Ⅱ~Ⅴ掌指关节可进行屈伸、收展及有限的回旋活动。指间关节是身体末端部分,为了保持稳定,只有伸屈活动,不能旋转。

(五)手的姿势

1. 休息位

手在休息位时,肌肉、肌腱、骨和关节都处于自然、松弛及平衡状态。表现为腕稍背伸为10°~15°,拇指靠向食指近旁,掌指关节及指间关节半屈曲。手指屈曲程度由桡侧至尺侧,依次递加(图3-2-43)。手的休息位是手部肌腱由拮抗转至平衡的标志,周围神经、中枢神经、肌肉或肌腱损伤后,这种平衡状态丧失,手的姿势将出现畸形。例如脑瘫后遗症、正中神经损伤的爪形手及肌腱离断或粘连后的手指畸形等。因此,熟悉手的休息位对临床诊断有重要意义。

2. 功能位

手的功能位是腕背伸为20°~25°,拇指充分外展,掌指关节、指间关节稍微屈曲,各指稍分开(图3-2-44)。功能位可以使手很快发挥作用,如捏物、握拳、张手及抓持等。腕及手部骨折或手部肌腱修复后需要外固定时,如无特殊要求,应将手置于功能位,否则,容易发生关节僵直而使手的功能受到影响。

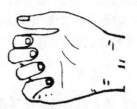

图3-2-43 手的休息位

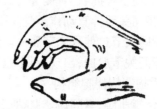

图3-2-44 手的功能位

二、桡尺远侧关节脱位

桡尺远侧关节脱位(dislocation of distal radioulnar joint),又称尺骨头脱位(dislocation of head of ulna)。桡尺远侧关节由桡骨尺切迹与尺骨头环状关节面构成,关节囊附着于两骨关节面的边缘。桡尺远侧关节与桡尺近侧关节联动,是车轴型关节。在正常活动时,尺骨不动,仅是桡骨的尺骨切迹围绕尺骨头并以其为轴心作弧形旋转,其主要功能是使前臂作旋前和旋后运动。桡骨下端尺侧缘的背侧与掌侧各有一条韧带,附着于尺骨下端尺侧的背侧与掌侧,分别名为桡尺背侧韧带和桡尺掌侧韧带,两者均比较松弛。桡尺远侧关节与腕关节之间,因有关节软骨盘隔开而不相通。由于软骨盘位于尺骨头与桡骨尺侧缘之间,其平面略呈三角形,故又称三角软骨盘。桡尺远侧关节的稳定性,主要由桡尺背侧韧带、桡尺掌侧韧带和三角软骨盘维持。当前臂旋前时,桡尺背侧韧带和三角软骨盘的背侧缘紧张;旋后时,桡尺掌侧韧带和三角软骨的掌侧缘紧张。当桡尺背侧韧带断裂,在前臂旋前过程中,就会发生尺骨头向背侧脱位;而当桡尺掌侧韧带断裂,在前臂旋后过程中,就会发生尺骨头向掌侧脱位。

桡尺远侧关节脱位较多见,但常被忽视,以致延误治疗。患者多为青壮年。

（一）病因病理

桡尺远侧关节脱位可由直接暴力或间接暴力引起。腕背部尺侧直接遭受暴力时,可造成尺骨头掌侧脱位。又如转动螺丝钉、打羽毛球、扣排球及旋转机器摇把等动作时,患肢前臂遭到过度旋转的暴力,或跌倒时腕背伸位着地,即遭到旋转剪切力,或分离外力作用,可导致三角软骨盘撕裂,或与桡尺掌、背侧韧带同时撕裂或断裂,发生尺骨头向外侧和背侧移位。按脱位的方向可分为尺骨头向尺侧脱位、尺骨头向掌侧脱位、尺骨头向背侧脱位、桡尺远侧关节分离等类型。

（二）临床表现与诊断

（1）常有明确的外伤史。

（2）伤后腕部疼痛,转动腕部时疼痛加剧,有时可出现弹响声,或患者不能端提重物,自觉无力,前臂旋转及腕关节屈伸均受限。

（3）尺骨头向背侧脱位时,尺骨头较正常时更为隆起,向掌侧按压时,弹性感较健侧明显;向掌侧脱位时,尺骨头在背侧的隆起消失,甚至有凹窝出现;桡尺远侧关节横向分离时,两侧对比,患侧较健侧增宽。

（4）X线摄腕关节正、侧位片,即可明确有否桡尺远侧关节分离或尺骨头脱位（图3－2－45）。必要时可与健侧对照。若桡尺远侧关节分离时,桡尺骨远端之间的距离应比健侧大2 mm以上。若桡骨下1/3骨折（或桡尺骨下段骨折）合并桡尺远侧关节脱位,则为Galeazzi骨折（图3－2－46）。

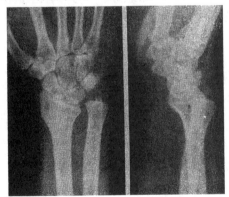

图3－2－45 下桡尺关节脱位图

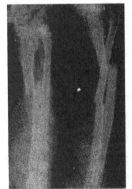

图3－2－46 Galeazzi骨折

（三）鉴别诊断

单纯的腕关节挫伤,压痛较广泛,畸形不明显,肿痛消退后对功能无影响,X线片无明显异常发现。

（四）治疗

1. 非手术治疗

治疗原则是争取尽早复位和进行有效固定。

（1）手法整复 新鲜桡尺远侧关节脱位,手法复位容易而较满意,一般不需要麻醉。患者坐位,置前臂于旋后位屈肘 90°,助手固定前臂上段作对抗牵引,术者站在患者对面,一手握腕部牵引,另一手拇指置于尺骨头部。若尺骨头向背侧脱位,在牵引下,拇指由背侧、外侧向掌侧、内侧推压尺骨头即可复位;若尺骨头向掌侧脱位,在牵引下,前臂逐渐旋前,拇指由掌侧、外侧向背侧、内侧推压尺骨头,亦可复位;若桡尺远侧关节分离移位,在两助手牵引下,术者双手合抱桡尺远侧关节向中间挤压,即可复位。

(2)固定方法 复位成功后,采用桡远骨折小夹板固定或硬纸板固定。尺骨头向背侧移位者,于尺骨头背侧加一压垫,前臂旋后位铁丝托板固定;向掌侧移位者,于尺骨头掌侧加一压垫,前臂旋前位铁丝托板固定;桡尺远侧关节分离者,于桡尺侧各加一压垫,固定于中立位,并用三角巾悬吊 4~6 周。

(3)药物治疗 按损伤三期辨证用药,具体参见脱位概论中脱位的治疗。

(4)功能锻炼 复位固定后,主要做肘关节及手部关节的屈伸锻炼。去除固定后再开始进行腕关节的屈伸及前臂的旋转功能锻炼。

2. 手术治疗

新鲜桡尺远侧关节脱位,闭合复位都能成功,一般不需要手术切开复位。

3. 陈旧性脱位的处理

陈旧性桡尺远侧关节脱位,往往遗留有腕部慢性疼痛,尺骨头仍向背侧或掌侧脱位,前臂旋转时有弹响声,经久不愈。对此种患者,可试用醋酸泼尼松龙局部封闭,弹力护腕套保护,经半年以上的治疗,症状可逐渐减轻或消失。如未缓解,可考虑行尺骨头切除术,术后疼痛消失,前臂旋转功能好,但手的握力会减弱。

(五)预后

新鲜桡尺远侧关节脱位,如能及时给予复位及固定,效果一般较好。部分患者由于延误治疗或外固定时间过短等原因,导致陈旧性脱位的发生,遗留有腕部疼痛、无力、活动受限等症状,影响生活。

三、桡腕关节脱位

桡腕关节由桡骨远端的腕关节面和尺骨远端的关节盘(articular disc)与腕舟骨(carpal navicular bone)、月骨(lunare)、三角骨(triangular bone)的近侧关节面所构成。其关节囊较薄弱,但有桡腕掌侧韧带、桡腕背侧韧带、腕桡侧副韧带及腕尺侧副韧带加强。正常的桡骨远端关节面向掌侧倾斜 10°~15°,向尺侧倾斜 20°~25°。故桡腕关节的活动是腕关节活动的一部分,并且是活动最大的一部分。单纯桡腕关节脱位极为少见,好发于青壮年。

(一)病因病理

桡腕关节脱位(dislocation of radiocarpal joint)多由跌倒时,腕过伸前臂旋前位手掌着地,将桡腕背侧关节囊撕破,桡腕背侧韧带断裂,发生桡腕关节向背侧脱位。如脱位合并尺、桡骨茎突骨折,或桡骨远端关节面掌、背侧缘骨折,称为复杂性桡腕关节脱位。这种脱位较多见,往往因外力作用方向不同,造成向掌、背、桡及尺侧 4 种脱位。

(二)临床表现与诊断

(1)有明显的外伤史。

(2)腕部肿胀、疼痛、局部压痛明显。

(3)桡腕关节活动障碍,亦可出现"银叉"畸形。

(4)X 线检查摄桡腕关节 X 线正、侧位片,可以明确桡腕关节脱位的方向及是否合并有骨折(图3-2-47和图3-2-48),并可作出鉴别诊断。

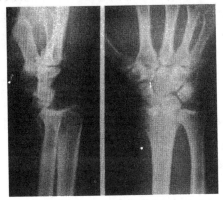
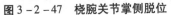

图3-2-47 桡腕关节掌侧脱位

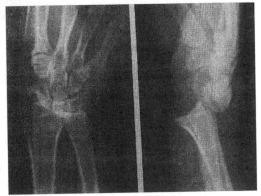

图3-2-48 桡腕关节背侧脱位

(三)鉴别诊断

桡腕关节脱位应注意与科雷氏骨折、月骨周围脱位、经舟骨月骨周围脱位等鉴别。

(四)治疗

1. 非手术治疗

单纯性桡腕关节脱位,复位与固定均较容易,疗效满意,复杂性桡腕关节脱位,采用手法复位,夹板固定,亦可取得满意疗效。

(1)手法复位 以桡腕关节背侧脱位为例。患者取坐位,一助手握前臂上段,另一助手握住患手,使患肢前臂旋前位,对抗牵引3~5 min。术者以双手拇指置于患腕背侧由背侧向掌侧按压腕舟骨、月骨,余指托住患桡骨远端掌侧向背侧托顶桡骨远端,同时,令握患手之助手牵腕掌屈,即可复位。

(2)固定 复位成功后,用桡远掌、背侧夹板固定,前臂中立位,三角巾悬吊患肢于胸前,4周后解除固定。

(3)药物治疗 按损伤三期辨证用药,具体参见脱位概论中脱位的治疗。

(4)功能锻炼 固定期间应经常作掌指关节、指骨间关节及肩、肘关节屈伸活动。解除外固定后,逐渐加强腕关节的屈伸、尺偏、桡偏及前臂旋转活动锻炼。

2. 手术治疗

若手法复位失败,或疗效不佳者,需切开复位,细钢针或螺丝钉内固定,术后石膏或铁丝托板固定4周。若为陈旧性脱位,或骨折脱位,有明显疼痛和畸形者,可作桡腕关节融合术。

(五)预后

单纯桡腕关节脱位及时复位固定后,效果一般较好。复杂性桡腕关节脱位常遗留有腕部慢性疼痛、无力、关节功能受限等症状,影响生活。

四、月骨脱位

月骨脱位(dislocation of lunate)古称"手腕骨脱骱"。在腕骨脱位中以月骨脱位最常见。月骨居近排腕骨中线,形如一锥状体,掌侧较宽,背侧较尖,正面观为四方形,侧面观呈半月形。月骨近端凸面与桡骨远端腕关节面构成关节,远端凹面与头状骨相接触,内侧与三角骨,外侧与腕舟骨互相构成关节面,所以月骨四周均为软骨面,与桡骨远端之间仅有桡月背侧、掌侧韧带相连,血运通过韧带进入月骨,以维持正常血液供应。月骨前面相当于腕管,为屈指肌腱和正中神经通过。由于桡腕掌侧韧带稍长,桡腕背侧韧带较短,腕骨在掌屈时较松动,而背伸时紧密挤靠,加之月骨掌侧较宽,背侧较尖窄,故临床上月骨向掌侧脱位为多,向背侧脱位很少。

(一)病因病理

月骨脱位多由传达暴力所致。患者从高处跌下或骑自行车快速下坡时跌倒,手掌先着地,腕部极度背伸,头状骨与桡骨间掌侧间隙增大,月骨被桡骨远端和头状骨挤压而向掌侧移位,关节囊破裂,而引起月骨向掌侧脱位(图3-2-49)。此时前面的腕管受压,可产生屈指肌腱与正中神经受压的症状和体征。脱位时桡月背侧韧带已断裂。若桡月掌侧韧带又扭曲或断裂,则影响月骨血运,容易引起月骨缺血性坏死。

由于受伤情况及暴力大小不同,临床上根据月骨脱位的旋转情况和桡月韧带损伤情况,常将月骨脱位分为3度(图3-2-50)。I度损伤:月骨脱位时月骨仅向掌侧旋转90°,桡月背侧韧带断裂,由于桡月掌侧韧带未断,血供尚存,月骨一般不发生缺血性坏死。II度损伤:月骨向掌侧旋转90°~270°,桡月背侧韧带断裂,桡月掌侧韧带扭曲,月骨血供尚存,血运受到一定障碍,部分病例可发生月骨缺血性坏死。III度损伤:月骨向掌侧旋转90°并脱出,桡月背侧韧带、桡月掌侧韧带均断裂,月骨血供完全丧失,发生缺血性坏死。

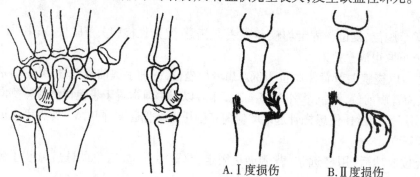

图3-2-49 月骨脱位

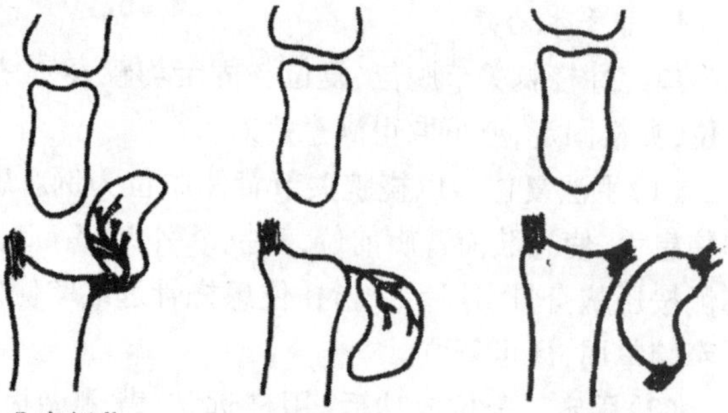

A.I度损伤　　B.II度损伤　　C.III度损伤

图3-2-50 月骨脱位分型

(二)临床表现与诊断

(1)有腕背伸位受伤史。

(2)伤后腕部肿胀、疼痛、局部隆起、活动受限。

(3)腕部掌侧隆起处压痛明显,可触及脱位的月骨和异常活动,腕关节呈屈曲位,中指不能完全伸直,握拳时第3掌骨头明显塌陷,叩击该掌骨头有明显疼痛。若正中神经受压则拇、食、中指感觉异常与屈曲障碍。

(4)正位X线片显示月骨由正常的四方形变成三角形,侧位片可见月骨凹形关节面与头状骨分离而转向掌侧(图3-2-51)。

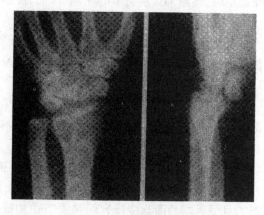

图3-2-51 月骨前脱位

(三)鉴别诊断

月骨脱位须与经舟骨月骨周围脱位、月骨周围脱位相鉴别：三者同有腕掌部着地、腕背伸外伤史，以及腕部肿胀、疼痛，活动受限和正中神经受压症状，而月骨脱位病变部位在月骨，肿胀以腕掌侧为甚，并可触及脱位的月骨。X线正位片示月骨由正常的四方形变成三角形，侧位片见月骨凹面与头状骨分离而转向掌侧，月骨位于桡骨中轴线延伸线的掌侧，此线仍平分头状骨，头状骨与桡骨的关系不变，远近排腕骨除月骨外均排列正常。由于经舟骨月骨周围脱位的病变部位在月骨周围的腕骨，合并有手舟骨骨折，且远断端随周围腕骨脱位，故腕部肿胀较重，前后径增大，腕部功能丧失。于腕掌侧未触及月骨脱位。X线片腕骨的正常关系紊乱，腕关节长度变短，合并有手舟骨骨折，月骨和手舟骨的近断端与桡骨的关系正常，侧位片见头状骨向月骨的背侧或掌侧移位并接近于桡骨远端的后缘或前缘，月骨远端空虚，且向腕骨脱位的对侧倾斜。由于月骨周围脱位的病变部位在月骨周围的腕骨，故腕部肿胀更明显，前后径增大。X线片示腕骨正常的排列关系紊乱，正位片腕骨远近两排相互重叠、间隙不清，腕关节的长度变短，月骨和桡骨的关系正常。侧位片见头状骨向月骨的背侧或掌侧移位，并接近于桡骨远端的后缘或前缘，月骨远端凹面空虚，且向脱位的腕骨对侧倾斜，但桡月关节间隙正常，而桡月轴线仍平分月骨，头状骨中心则在此线延伸线的前侧或后侧。

(四)治疗

1. 非手术治疗

(1)手法整复

适用于新鲜性脱位，即伤后3周以内者。可在臂丛或局麻下进行。

①拇指整复法　患者坐位或平卧位，两助手分别握持前臂和第2～5指，于中立位作对抗牵引，术者用双手四指置于腕背侧将腕关节尽量背伸，使桡骨与头状骨之间的关节间隙加宽，两拇指按于腕掌侧月骨脱位处，用力向远、背侧方向推挤月骨凹面的远端，同时令牵引手指之助手将腕向掌屈，当月骨有滑动感时，月骨突起的畸形消失，中指可伸直，即已复位(图3-2-52)。

②针拨整复法　在无菌操作及C形臂透视下，用克氏针自掌侧刺入月骨凹面的远端，在对抗牵引下将腕关节极度背伸，然后由掌侧向背侧顶拨，并逐渐将腕关节掌屈，协助复位，如中指可以伸直，表示脱位已整复(图3-2-53)。在X线下复查，若月骨凹面已与头状骨构成关节，证明复位良好。

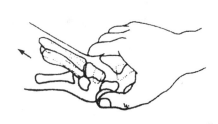

图3-2-52　月骨脱位拇指整复法

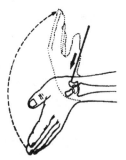

图3-2-53　针拨整复法

（2）固定方法

复位后,用塑形托板或石膏管型将腕关节固定于掌屈30°~40°位(图3-2-54),1周后改为中立位,再固定2周解除固定,逐渐进行腕关节功能锻炼。

（3）药物治疗

按损伤三期辨证用药,具体参见脱位概论中脱位的治疗。

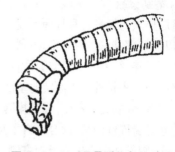

图3-2-54　月骨脱位复位后固定

（4）功能锻炼

固定期间应经常作掌指关节、指骨间关节及肩、肘关节屈伸活动。解除外固定后,逐渐加强腕关节的屈伸、尺偏、桡偏及前臂旋转活动锻炼。早期应避免作过度腕背伸动作,以防重新脱位。

2. 手术治疗

对新鲜脱位,手法复位失败者,应尽早行切开复位术,用腕部掌侧"S"形切口。若术中见桡月掌侧韧带未断裂,即可在清除头状骨与桡骨之间的瘢痕组织后予以复位。如桡月掌侧韧带已断裂,则不宜再复位,应行月骨切除术。因月骨前脱位时桡月背侧韧带已断裂,桡月掌侧、背侧韧带均断裂时,月骨已成游离状,复位后也将发生缺血性坏死,效果不佳。

3. 陈旧性脱位的处理

月骨陈旧性脱位,闭合手法复位已不可能,如陈旧性脱位而无明显症状者,则不必特殊治疗。如有屈指肌腱和正中神经受压症状或持续性疼痛、关节功能少于80%者,应行手术治疗。术中如见桡月掌侧、背侧韧带均已断裂,则予月骨切除;如桡月掌侧韧带未断裂,且脱位时间在1月内者,则予复位;如果脱位已超过1月以上,则以月骨切除为宜。

（五）预后

月骨脱位需及时正确治疗后,大部分患者症状消失,恢复正常工作。也有少数患者会出现月骨缺血性坏死、创伤性关节炎而后遗腕关节疼痛、功能受限等症。

五、月骨周围脱位

外力作用使腕骨脱位于月骨的背侧,而月骨与桡骨远端保持正常解剖关系者,称为月骨周围脱位(perilunar dislocation)。

（一）病因病理

患者跌倒时,腕背伸手掌着地,地面反冲力作用于掌骨和远排腕骨,导致腕骨间掌侧韧带及关节囊破裂,月骨仍保留在原位,其他腕骨向背、向上、向桡侧移位,造成月骨周围脱位。此种脱位,实际上是月骨与头状骨发生的脱位(图3-2-55)。

（二）临床表现与诊断

（1）有明显的受伤史。

（2）脱位后,腕部疼痛、肿胀、压痛,腕关节活动障碍,叩击2~4掌骨头时,腕部发生疼痛。

（3）X线检查　正位片显示腕骨向桡侧移位,有时腕骨诸骨重叠分辨不清;侧位片可见月骨与桡骨远端仍保持正常解剖关系,其他腕骨则移位到月骨的背侧上方(图3-2-56)。

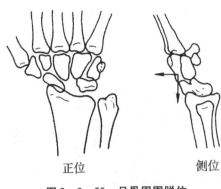

正位　　　　　　　　侧位

图 3-2-55　月骨周围脱位

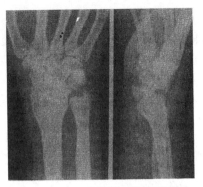

图 3-2-56　月骨周围脱位 X 线片

(三)治疗

1. 非手术治疗

新鲜月骨周围脱位,手法复位较容易,但易出现漏诊或误诊,因此关键在于早期诊断。

(1)手法复位　患者取坐位,患肢前臂置于充分旋后位,两助手分别握持前臂和手掌对抗牵引 3~5 min 后,拉开腕骨之间的间隙,术者两拇指由背侧向掌侧、尺侧用力推压脱位之腕骨,即可复位。

(2)固定　复位后,将腕关节屈曲 45°,用塑形夹板或铁丝托板固定 3 周。

(3)药物治疗　按损伤三期辨证用药,具体参见脱位概论中脱位的治疗。

(4)功能锻炼　固定期间应做掌指关节、指骨间关节及肩、肘关节屈伸活动。解除固定后,可行腕关节功能锻炼,并配合按摩治疗。

2. 手术治疗

若手法复位失败则应行手术治疗。

3. 陈旧性脱位的处理

陈旧性脱位影响功能者,作腕关节融合术。

(四)预后

经上述及时整复位固定后,效果一般较好,腕部功能恢复好,鲜有月骨发生缺血性坏死。

六、经舟骨月骨周围脱位

经舟骨月骨周围脱位(trans-scaphoid perilunar dislocation of carpus)是指在外力作用下,产生手舟骨骨折伴除舟骨近折端及月骨外的其他腕骨向背侧脱位,而舟骨近折端、月骨和桡骨远端保持正常解剖关系。

(一)病因病理

多因传达暴力所致,坠落或跌倒时手掌撑地,手腕极度桡偏背伸,暴力向上传达,腕舟骨的桡背侧被桡骨茎突及背侧关节缘阻挡、切断,致舟骨骨折,因暴力继续作用使舟骨远折端和除舟骨近折端及月骨外的其他腕骨向背侧脱位(图 3-2-57)。

(二)临床表现与诊断

(1)有腕掌部着地外伤史。

(2)伤后腕部肿胀、鼻烟部压痛明显、腕功能丧失。

(3)腕部压痛、前后径增大,如"餐叉样"畸形,多数合并有正中神经受压症状。

(4) X 线片示腕骨正常的排列关系紊乱。正位片见腕骨远近两排相互重叠、间隙不清,腕关节的长度变短,腕舟骨骨折,月骨、舟骨近半部分与桡骨的关系正常,腕舟骨的远半部分变形移位。侧位片见头状骨向月骨的背侧移位而接近于桡骨的后缘,月骨远端凹面空虚,且向腕骨脱位的对侧倾斜,但桡月关节间隙正常;桡骨中轴线的延伸线仍平分月骨,但不平分头状骨(图3-2-58)。

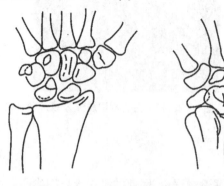

图3-2-57 经舟骨月骨周围脱位

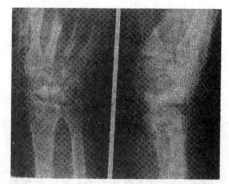

图3-2-58 经舟骨月骨周围脱位X线片

(三)鉴别诊断

(1)月骨脱位 参见"月骨脱位"。

(2)月骨周围脱位 两者有相同的外伤、症状和体征,主要靠X线片予以鉴别。月骨周围脱位无腕舟骨骨折,且除月骨外,其周围腕骨均脱位,仅桡月关系正常。本病有腕舟骨骨折,且远半部分随除腕月骨和腕舟骨近半部分外的周围腕骨脱位,而桡骨与月骨和手舟骨近半部分关系正常。

(3)科雷氏骨折 同有腕掌部着地受伤史及腕部肿胀、疼痛、功能受限和"餐叉样"畸形。本病病变在腕舟骨和月骨外的腕骨,多合并有正中神经受压症状,压痛及异常活动在腕骨部,桡骨远端无症状、无压痛及骨擦感。X线片示腕舟骨骨折,其远半部分和月骨周围腕骨向背侧脱位,而桡骨远端无骨折征。科雷骨折病变在桡骨远端,故压痛在桡骨远端,并可触及骨擦感,无正中神经受压症状。X线片示桡骨远端骨折,远折端向桡背侧移位,掌倾角变小或负角,但远折端与月骨及远近排腕骨关系正常。

(四)治疗

1. 非手术治疗

(1)手法整复 在局麻或臂丛麻醉下,患者仰卧位,肘关节屈曲90°,两助手分别握住患者肘部和手掌作对抗牵引,前臂取旋前位,拉开腕骨之间的间隙后,术者用双拇指向掌侧推压突起的腕骨,双四指置于桡骨远端掌侧向背侧提拉,同时令助手屈曲其腕关节,则畸形消失,透视下见头状骨与月骨恢复正常关系,腕舟骨对位对线良好则表示复位成功。一般腕舟骨骨折随脱位腕骨的复位骨折亦随之复位。

(2)固定方法 用塑形夹板或石膏管型外固定腕关节于掌屈30°~40°位,2~3周后遵循腕舟骨骨折治疗原则固定至骨折愈合。

(3)药物治疗 按损伤三期辨证用药,具体参见脱位概论中脱位的治疗。

(4)功能锻炼 固定期间应经常作掌指关节、指骨间关节及肩、肘关节屈伸活动。解除外固定后,逐渐加强腕关节的屈伸、尺偏、桡偏及前臂旋转活动的锻炼。早期应避免做过度腕背伸动作,以防重新脱位。

2. 手术治疗

经舟骨月骨周围脱位,应尽早确诊,争取在 3 d 内整复,一般较易成功。伤后超过 1 周者,闭合复位很难成功。如经试行闭合复位不成功,则须行切开复位术。

3. 陈旧性脱位的处理

伤后 3 周以上者属陈旧性脱位,视具体情况选择治疗方法。如关节偶痛,力弱,腕及手的功能在 80% 以上者,不急于采取手术治疗。如有持续性疼痛,关节功能少于 80% 或 X 线片示腕舟骨缺血坏死变形或创伤性关节炎者,则需行腕关节融合术。

(五)预后

经上述及时治疗和功能锻炼后,大部分患者症状消失,腕部功能恢复好。由于腕舟骨骨折愈合能力差,易造成骨折不愈合或缺血性坏死,故需视患者的年龄、健康情况,患者对腕部功能的要求,不愈合时间的长短,腕关节存留的活动度、血供应、骨折块移位以及关节退行性改变的情况,选择切开复位内固定加植骨术、关节成形术或关节融合术等。

七、月骨舟骨近端的骨折脱位

月骨舟骨近端的骨折脱位(facture-dislocation of the lunate and part of the scaphoid)是指腕舟骨骨折后,月骨和腕舟骨近折端脱离桡骨远端关节面向掌侧脱出移位,头状骨和桡骨远端关节面相接触。

(一)病因病理

与月骨周围脱位相似,在发生腕舟骨骨折后,暴力继续作用,使月骨连同舟骨近折端向掌侧脱出,头状骨与桡骨远端关节面相互接触(图 3 - 2 - 59)。

(二)临床表现与诊断

(1)有跌倒时,腕背伸、桡偏着地的受伤史。

(2)伤后腕部桡侧疼痛,肿胀,鼻烟部压痛明显,腕部活动障碍。

(3)X 线片显示月骨及腕舟骨近折端向掌侧脱出,头状骨位于月骨后方,并与桡骨远端相接触(图 3 - 2 - 60)。

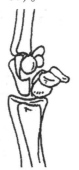

图 3 - 2 - 59　月骨舟骨近端的骨折脱位

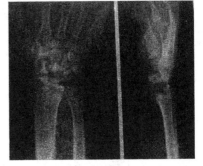

图 3 - 2 - 60　**月骨舟骨近端的骨折脱位 X 线片**

(三)治疗

1. 非手术治疗

(1)手法整复　多用手法复位,在充分牵引的基础上,以推按手法纠正月骨脱位,往往随脱出月骨的复位,腕舟骨亦随之复位。

(2)固定方法　用钢丝托板或石膏托固定患腕于掌屈 45°,2 周后调整为中立位固定至腕舟骨骨折愈合。

（3）药物治疗　按损伤三期辨证用药，具体参见脱位概论中脱位的治疗。

（4）功能锻炼　固定期间应作掌指关节、指骨间关节及肩、肘关节屈伸活动。解除外固定后，逐渐加强腕关节的屈伸、尺偏、桡偏及前臂旋转活动锻炼。

2. 手术治疗

若月骨复位后，腕舟骨仍不能复位，可考虑切开复位内固定术，术后固定时间及药物治疗同腕舟骨骨折。

（四）预后

经上述及时治疗和功能锻炼后，大部分患者症状消失，腕部功能恢复好。但因腕舟骨骨折愈合能力差，易造成骨折不愈合或缺血性坏死。

八、腕掌关节脱位

腕掌关节由远排腕骨与掌骨底的关节面组成，其中第1掌骨与大多角骨构成关节；第2掌骨与大多角骨、小多角骨及头状骨构成关节；第4、第5掌骨与钩骨形成关节，腕掌关节脱位（dislocation of carpometacarpal joint）就是指这些掌骨底脱离腕骨关节面向腕骨的背侧或掌侧脱位，临床很少见。

（一）病因病理

1. 拇指腕掌关节脱位

多由间接暴力引起，拇指在外展位掌骨头遭受暴力打击，以掌骨底部为支点，致腕掌背侧关节囊破裂、韧带撕裂而脱位。单纯脱位者，第1掌骨底部多向大多角骨背侧移位；若伴有第1掌骨底部骨折，则多向外侧移位（图3-2-61）。

2. 第2~5腕掌关节脱位

常因强大暴力使腕掌间韧带断裂，且为多个掌骨同时向同一方向脱位。多见于手外伤患者，如机器碾扎伤、滚筒伤、挤压伤等，故多为开放性脱位。由于第2、第3掌骨底背侧有强有力的桡侧腕长、短伸肌腱附着，而第5掌骨底背侧有尺侧腕伸肌腱附着，5个掌骨底之间又有坚强的韧带连接，故一旦发生脱位，一般均为成排掌骨向背侧脱位（图3-2-62），而向掌侧脱位者甚为少见，有时偶尔可见第5掌骨单独发生脱位。

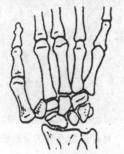
图3-2-61　拇指腕掌关节脱位

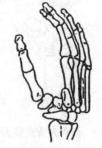
图3-2-62　第2~5腕掌关节脱位

（二）临床表现与诊断

（1）有明显外伤史。

（2）脱位后，手背部肿胀、疼痛，腕背侧压痛明显，沿纵轴叩击掌骨头时，有松脱感。

（3）第1腕掌关节脱位，则拇指活动受限，并可在腕骨背侧触及掌骨底部骨端隆起畸形。

（4）第 2 ~ 5 腕掌关节脱位，掌骨底部在腕背明显隆突，腕骨相对显得塌陷，若掌侧脱位，则腕骨相对向背侧隆起，而掌骨则相对塌陷。

（5）X 线检查，可以明确诊断，并了解掌骨底移位的方向及有无合并骨折（图 3 - 2 - 63、图 3 - 2 - 64）。

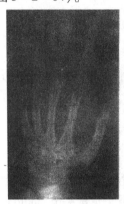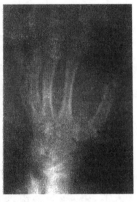

图 3 - 2 - 63　拇指腕掌关节脱位

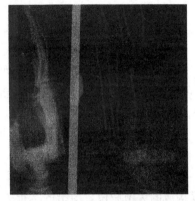

图 3 - 2 - 64　第 2 ~ 5 腕掌关节脱位

（三）治疗

1. 非手术治疗

（1）手法复位

新鲜腕掌关节脱位以手法整复为主，复位较易成功。无需麻醉或采用局部麻醉。

①新鲜第一腕掌关节脱位　患者取坐位，助手握前臂，术者一手拇指捏住患拇指，并使在外展位与助手对抗牵引，另一手拇指置于第 1 掌骨底部，由背侧向掌侧推压，迫使其复位。或用一绷带先绕结于患者的拇指上，将绷带的另一端绕于术者手上，手外展背伸位牵引拇指，同时另一手拇指加压于掌骨底部，由背侧向掌侧推压，即可复位（图 3 - 2 - 65）。

②新鲜第 2 ~ 5 腕掌关节脱位　患者卧位，前臂旋前位，助手握患肢第 2 ~ 5 指作牵引，术者双手环抱腕部，在助手对抗牵引的同时用双手四指将腕骨向背侧端提，双拇指将掌骨底部由背侧向掌侧用力按压，同时协调用力，即可复位。

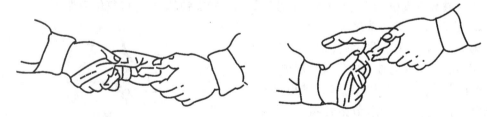

图 3 - 2 - 65　第一腕掌关节脱位手法复位

（2）固定

第 1 腕掌关节复位后，用拇指外展夹板、铝板或石膏条将拇指腕掌关节固定在轻度前屈、外展对掌位。若为第 2 ~ 5 腕掌关节脱位，用塑形夹板固定腕掌关节于功能位，并在掌骨底部背侧加压垫。3 ~ 4 周后解除固定，进行功能锻炼。

（3）药物治疗

按损伤三期辨证用药,具体参见脱位概论中脱位的治疗。

（4）功能锻炼

固定期间应经常作掌指关节、指骨间关节及肩、肘关节屈伸活动。解除外固定后,逐渐加强腕关节的功能锻炼。

2. 手术治疗

手法复位失败者应手术切开复位。

3. 陈旧性脱位的处理

陈旧性腕掌关节脱位,3周内仍可在麻醉下试行手法复位。若复位失败,或脱位时间太久,可行切开复位,或腕掌关节功能位融合术。

（四）预后

经上述及时治疗和功能锻炼后,预后多佳。

九、掌指关节脱位

掌指关节脱位(dislocation of the metacarpo-phalangeal joint)是指由各掌骨头与近节指骨基底构成的关节脱位。拇指的掌指关节为屈戌关节,第2～5掌指关节为球窝关节(multiax-ial joint)。掌指关节(metacarphalangeal joint)有屈、伸、收、展及一定程度的环转功能,关节的稳定靠关节两侧及掌、背侧的副韧带和关节囊掌侧板维持。掌指关节的活动主要是屈伸,伸直时有20°～30°的侧方活动,屈曲时侧方活动微小,故掌指关节伸直时易因外力作用而发生脱位。临床上以拇指的掌指关节脱位为多见,其次是食指的掌指关节脱位,其他掌指关节脱位少见。以向背侧脱位多见。

（一）病因病理

掌指关节脱位多为暴力作用于指端或指掌侧,使掌指关节过伸所致。如篮球、排球运动员伸指接、抢球时,触球过猛,或跌倒、斗殴时,掌指关节过度背伸,以及跳高或跳马时手指触地受伤等,均可使掌骨头穿破掌侧关节囊向掌侧脱出。

1. 拇指掌指关节脱位

拇指掌指关节脱位时,由于关节囊掌面的两侧有拇短屈肌腱及其籽骨附着,故掌骨头常从关节囊掌面中部撕裂的破口中向掌侧脱出而至皮下,近节指骨基底向掌骨头背侧移位。由于关节囊破口较小,故脱位的掌骨头往往如纽扣状交锁其中,造成复位困难。

2. 第2～5掌指关节脱位

第2～5掌指关节脱位时,指屈肌腱以及与其相连的掌腱膜均被推向掌骨头尺侧,蚓状肌被推向其桡侧,关节囊前部及纤维板移至掌骨头背面,将掌骨头与近节指骨隔开,掌骨头的掌侧被掌浅横韧带所阻挡,形成嵌卡性脱位,犹如脱位的掌骨头被卡在"井"字结构的中孔之中,往往使复位难以成功（图3-2-66）。

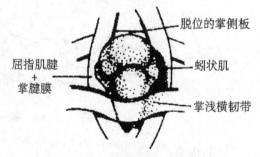

图3-2-66 掌指关节嵌卡性脱位

标注: 脱位的掌侧板; 蚓状肌; 掌浅横韧带; 屈指肌腱 + 掌腱膜

（二）临床表现与诊断

（1）有掌指关节过伸位受伤史。

（2）患处疼痛、肿胀、功能障碍。

（3）掌指关节过伸畸形并弹性固定,指间关节屈曲,手指缩短（图3－2－67和图3－2－68）。在远侧掌横纹处局部隆起并可触及脱位的掌骨头,局部皮肤可出现"橘皮样"皱纹。

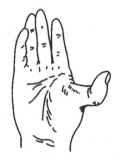

图3－2－67 拇指掌指关节脱位畸形

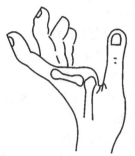

图3－2－68 第二掌指关节脱位畸形

（4）正位X线片可示关节间隙消失,斜位片上可见脱位（图3－2－69和图3－2－70）。

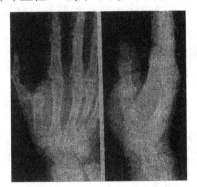

图3－2－69 第一掌指关节脱位

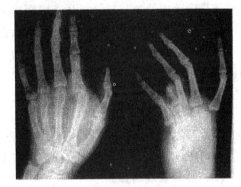

图3－2－70 第二掌指关节脱位

（三）治疗

1. 非手术治疗

（1）手法整复　不用麻醉或仅局麻下,助手固定患肢手腕部,术者用一手拇指与食指握住脱位手指,呈过伸位,顺势作拔伸牵引,同时用另一手拇指推压脱位的指骨基底向背侧,使脱位的指骨基底与掌骨头相对,然后向掌侧屈曲患指,即可复位（图3－2－71）。

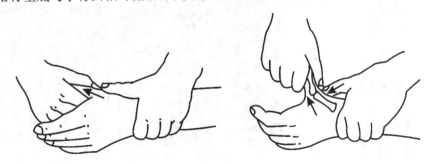

图3－2－71 掌指关节脱位手法整复方法

（2）固定方法　复位后用铝板或石膏条固定患指于轻度屈曲对掌位2～3周。

（3）药物治疗　按损伤三期辨证用药,具体参见脱位概论中脱位的治疗。

（4）功能锻炼　早期除患指外可作其余关节的练功活动。去除外固定后,可做受伤掌指关节的主动屈伸练功活动,活动范围从小到大。

2. 手术治疗

若多次闭合复位未能成功时,说明关节囊掌侧板或肌腱等组织嵌在掌骨头背侧与近节指骨基底之间,阻碍复位,应及时行切开复位。

3. 陈旧性脱位的处理

对陈旧性脱位,手法复位难以成功者宜行切开复位术或掌指关节成形术。

（四）预后

新鲜脱位经以上治疗后,大多数症状消失,功能恢复,可恢复日常工作。极少数患者后遗疼痛,屈伸功能受限等后遗症,而陈旧性脱位切开复位后常不能获得理想的活动功能。

十、指骨间关节脱位

指骨间关节脱位(dislocation of the interphalangeal joint)是指各节指骨之间的关节脱位。此关节是诸手指的各节指骨相互连接所构成的关节,关节的稳定主要靠关节囊及侧副韧带维持,除拇指只有一个指骨间关节外,其余各指均有近节及远节两个指骨间关节,指骨间关节只有屈伸活动。指骨间关节脱位在运动训练中是常见损伤。例如,排球的救球、扣球及封网动作,篮球的接球、抢球或各种碰撞争夺中的灌篮动作等皆可造成近节或远节指骨间关节发生脱位。

（一）病因病理

指骨间关节脱位多因过伸、扭转或侧方挤压等暴力,造成指间关节囊破裂、侧副韧带断裂而引起,有时伴有指骨基底部撕脱骨折。临床上以背侧或侧方脱位多见,掌侧脱位极为罕见。

（二）临床表现与诊断

（1）有指骨间关节过伸或侧方挤压受伤史。

（2）伤后局部肿胀、疼痛、关节活动功能障碍。

（3）患处呈梭形肿胀、畸形、压痛及弹性固定(图3－2－72)。若侧副韧带断裂,则出现明显的侧方活动。

（4）X线正斜位片食指骨间关节脱离正常关系(图3－2－73),或并发指骨基底部撕脱性骨折。

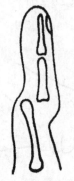

图3－2－72　指骨间关节脱位畸形

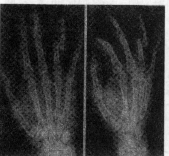 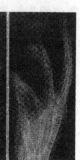

A.第4指近节指骨间关节脱位　B.第4指远节指骨间关节脱位

图3－2－73　指骨间关节脱位

（三）治疗

1. 非手术治疗

（1）手法整复　不用麻醉或在局麻下，术者一手固定患肢掌部，另一手握伤指末节顺势拔伸牵引，同时用拇指将脱位的指骨基底部推向掌侧，然后屈指，即可复位。

（2）固定方法　复位后用铝板或邻指胶布固定1~2周，一般固定于功能位。合并撕脱骨折者，先将关节伸直位固定1~2周后，再置于屈曲位固定2~3周。

（3）药物治疗　按损伤三期辨证用药，具体参见脱位概论中脱位的治疗。

（4）功能锻炼　固定期间应作其他健指屈伸活动。2周后可作伤指屈曲活动，3周后作伤指屈伸活动。锻炼时局部禁忌强力牵拉按摩，应以自动活动为宜。

2. 手术治疗

对合并骨折，骨折占关节面1/3以上，且骨折片明显分离移位，旋转或嵌入关节间隙，致使闭合复位失败或不能维持复位的位置时，则需手术开放复位内固定或复位后外固定。

3. 陈旧性脱位的处理

陈旧性脱位，由于脱位关节周围软组织萎缩，闭合复位困难，故需切开复位。如手术时发现关节面已破坏，应做关节融合术。

（四）预后

一般经及时正确处理，多能恢复原有功能，但指骨间关节脱位功能恢复缓慢，常需3~8月，且常有关节增粗、僵硬、伸屈功能受限、疼痛等后遗症。

（何本祥）

第三章　下肢关节脱位

第一节　髋部关节脱位

一、髋部的应用解剖与生理

髋关节(hip joint)是杵臼关节(multiaxial joint),由髋臼(acetabulum)和股骨头(femoral head)组成。其形态特征是髋臼较深,股骨头为半球形,关节囊坚韧有力,关节周围有强大的肌肉附着,具有很强的稳定性,也有相当程度的灵活性,在负重和运动中具有不可替代的重要作用。髋关节的活动有前屈、后伸、外展、内收、外旋、内旋及旋转等动作。

(一)髋关节的骨性结构

髋关节的骨骼由髋臼(acetabulum)和股骨头(femoral head)组成(图3-3-1)。

1. 髋臼

髋臼位于髋骨中部外侧面,如倒杯形,面向前、外下方,由髂骨体、坐骨体及耻骨体融合组成。髋臼上后方较为宽厚坚实,髋臼骨折时是放置内固定物的理想之处。臼底部称为髋臼窝,髋臼窝骨壁很薄,当受到暴力损伤时,股骨头可穿通髋臼造成中心性脱位。髋臼如发育不良,变为浅平或髋臼倾斜度太大,同时股骨头与关节囊也发育异常,可发生先天性髋关节脱位。

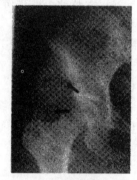

图3-3-1　成人正常髋关节

2. 股骨头

如球形,头部约占圆球面的2/3。头向内、上、前挺起,与髋臼相接,组成髋关节。股骨头光滑,被软骨所覆盖。紧接股骨头下方为股骨颈。股骨颈前侧稍平坦,后侧稍凹陷。外上缘较短,有血管滋养孔。股骨颈向外下方斜接于股骨大粗隆,下缘移行于小粗隆。股骨颈纵轴与股骨干纵轴之间形成的角度为颈干角,约为110°～140°,平均127°。髋部损伤或疾患,大于此角称为髋外翻,小于此角称为髋内翻。在冠状面上,股骨两髁间的连线与股骨颈纵轴线并不在一个平面上,其所形成的夹角称为前倾角,正常为12°～15°。

(二)髋关节的韧带

髋关节的韧带在髋关节的稳定和活动协调中起积极作用。

1. 髂股韧带(bigelow's ligament)

位于髋关节前方,与关节囊融汇交织在一起。起自髂前下棘下部和髋臼缘,向下分为二支。外支附着于粗隆间线上部,内支附着于下部,呈倒置V形。髂股韧带坚强有力,可对抗髋关节过度后伸。髂股韧带与臀大肌共同收缩,可将人体拉至直立位,站立后使躯干重心置于股骨头上,同时防止其向后滑动。髋关节屈曲时韧带松弛,髋部其他活动时均处于紧张状态。髂股韧带对髋部的稳定有重要作用,同时也限制了大腿的外展和外旋动作。体操、武术项目和舞蹈演员下肢外展及压腿的目的是拉松髂股韧带。此韧带如太紧张,容易发生"髋硬"现象,影响外展或踢腿动作。

2. 耻股韧带

在关节囊的下方,起自髂耻隆起、耻骨上支、闭孔嵴及闭孔内膜,略呈螺旋形,向下外移行于关节囊和髂股韧带。耻股韧带可限制髋关节过伸、过度外展及外旋。

3. 坐股韧带

位于髋关节的后面。起自髋臼后部与下方,向上向外经股骨颈后侧附着于股骨大粗隆及轮匝带,可限制髋关节内收和内旋。

4. 股骨头韧带(圆韧带)

为三角形扁平纤维带,起于髋臼切迹尖部,止于股骨头凹。股骨头韧带虽在关节囊内,但又被滑膜层隔在滑膜之外。韧带内有一小动脉通过,可提供股骨头的血运,但一些学者予以否定。因为韧带由于太薄弱,难以发挥作用,所以有人认为这是人类退化的残留组织。

(三)髋关节的肌肉

髋关节运动的主要肌肉群有以下6类。

1. 前屈肌群

向前踢腿及仰卧起坐属髋部前屈,有髂腰肌、股直肌、缝匠肌、耻骨肌及臀中、小肌前部纤维等发生作用。髂腰肌即腰大肌与髂肌的合称。髂腰肌的特征是:①体积大,力量强大。②由于起点部位高(胸12椎体),力臂长,可充分抬高大腿,加大步幅。此点在训练跨栏、跳远、跳高及武术踢腿动作时有很大潜力,可以研究和发挥。③止点接近关节中心(股骨小粗隆),稍作收缩,即能抬腿活动,增大步幅。足球或跑项运动员高抬腿跑步、体操、武术及跑项运动员仰卧起坐的训练动作,目的是加强髂腰肌肌力,使其发挥更强、更有力的作用。

2. 后伸肌群

髋后伸是臀大肌、股后肌及大收肌坐骨部发生作用。髋关节后伸由于受髂腰肌限制等因素影响,没有屈曲那样灵活。臀大肌起点范围较宽,其作用也颇为广泛,除使髋后伸外,尚有内收、外旋、外展及防止躯干和骨盆后倾的作用。人们日常生活中的上楼、站立及武术的后蹬、后踢腿、跳高及跳远的后伸挺髋都是在臀大肌收缩下才能完成。

3. 外展肌群

髋部外展系臀中小肌、臀大肌上部、阔筋膜张肌及缝匠肌收缩所为。训练中的技巧运动如倒手翻、鞍马的单腿旋转都离不开臀中肌的收缩活动。

4. 内收肌群

髋内收系长短收肌、大收肌、耻骨肌及股薄肌的作用所致。髋内收范围约30°。髋前屈时内收较充分,后伸时因受对侧下肢限制,范围减小。骑马时两腿夹住马鞍,游泳时两下肢内收助推都是在内收肌的收缩下发挥作用。武术运动以"并腿撞膝"训练加强内收肌的肌力,足球运动员加强内收肌力可使侧踢更为敏捷和有力。

5. 外旋肌群

髋外旋系梨状肌、闭孔内肌、上孖肌、下孖肌、股方肌、臀大肌后部、闭孔外肌、内收肌上部及缝匠肌收缩所为。屈髋时髂腰肌也有外旋作用。人在行走时常取"八字步",利于身体重心的稳定,所以髋部外旋肌数量多于内旋肌,力量也较强 。

6. 内旋肌群

臀中、小肌前部及阔筋膜张肌收缩时有内旋作用。髋关节屈曲时,坐股韧带和关节囊后部可限制内旋,伸髋时髂股韧带内支也可限制内旋。

(四)髋关节的运动

髋关节能做伸屈、内收、外展及旋转等运动。髋关节在正常情况下,屈曲150°,伸直0°,内收30°,外展45°,内旋40°,外旋60°。

二、髋关节脱位

髋关节(hip joint)为人体最大的关节,是躯干与下肢重要连接部分,它由股骨上端的股骨头(femoral head)和髋臼(acetabulum)构成。因其臼窝最深,故也是最完善的球窝关节。髋关节位于身体的中部,其主要功能是负重,将躯干及上肢的重量传达到下肢。同时髋关节又有相当大范围的运动度,如前屈、后伸、内收、外展及旋转运动等,故髋关节的功能特点是稳固而又灵活。髋关节损伤在治疗时,应注意恢复其负重的稳固性,同时,应考虑其运动的灵活性。因髋关节臼窝深,其周围肌肉丰厚,故比较稳固而有力,一般情况下,不易遭受损伤,只有在强大暴力作用下,才能造成髋关节的脱位,常合并髋臼或股骨头骨折,一般多发于青壮年男性。运动损伤常见于汽车与摩托车赛车的意外事故、武术、散打、橄榄球、跳伞、滑雪、赛马等运动。髋关节脱位(dislocation of hip joint)根据股骨头在外力作用下脱出于髋臼的位置,可分为前脱位、后脱位、中心性脱位三大类(图3-3-2)。

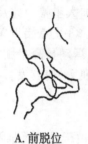 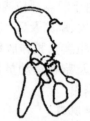

A. 前脱位　　　　　　B. 后脱位　　　　　　C. 中心性脱位

图3-3-2　髋关节脱位的类型

(一)病因病理

1. 髋关节前脱位

髋关节前脱位临床较少见,多由强大的间接暴力所致。当髋关节因暴力急骤外展、外旋时,股骨大转子与髋臼上缘顶撞,并以此为支点,形成杠杆作用,迫使股骨头穿破关节囊。由髂股韧带与耻股韧带之间的薄弱区脱出。或当髋关节外展、外旋时,外力由后外侧向前内下方作用于大转子部也可发生前脱出。严重前脱位者可压迫股动脉、股静脉和股神经,导致出现下肢血液循环障碍和神经症状。

2. 髋关节后脱位

当髋关节屈曲时,外力作用于股骨远端前外侧,迫使大腿急剧内收、内旋,由此形成强烈扭转力和经股骨干向后传达的冲击力、股骨颈前缘和髋臼前缘相抵触而形成的杠杆力,三种力量共同作用,使股骨头离开髋臼冲破关节囊向后上方移位。当髋关节处于屈曲中立位或轻度外展、外旋位时,暴力作用于膝前方;或暴力由后作用于骨盆面而髋关节处于以上体位时,由于前后的冲击力,迫使股骨头冲破髋臼后缘及关节囊的阻挡发生后脱位。此时多伴有髋臼后缘骨折,或股骨头骨折,或两者并存,部分患者可合并坐骨神经牵拉伤。

3. 髋关节中心性脱位

多由传导暴力所致。当暴力作用于股骨大转子外侧或髋关节轻度屈曲外展位时,暴力沿股骨纵轴使股骨头冲击髋臼底部,可引起臼底骨折而发生髋关节中心性脱位。中心性脱位必然合并髋臼底骨折,其骨折多为星状或粉碎状,股骨头可向中线轻度移位,或股骨头连同髋臼骨折片完全穿破髋臼突入盆腔,有时髋臼的骨折片夹住股骨颈,可阻碍股骨头复位。极少数患者可并发臼顶部骨折或股骨头压缩性骨折。

(二)临床表现与诊断

1. 髋关节前脱位

(1)有明显的较严重的外伤史。

(2)患髋疼痛、肿胀及功能丧失。患肢呈外展、外旋和轻度屈曲畸形位弹性固定,患肢较健侧长,足跟难以触及健侧小腿上段(图3-3-3)。

(3)在腹股沟或闭孔处可触及脱位的股骨头。若脱出的股骨头停留于耻骨上支水平,则可压迫股动脉、股静脉,引起下肢血液循环障碍,出现患肢大腿以下皮肤苍白、青紫、发凉、足背动脉及胫后动脉搏动减弱或消失,若停留在闭孔处,则压迫闭孔神经出现麻痹症状。

(4)X线正、侧位摄片见股骨呈极度外旋,股骨头位于闭孔或耻骨上支部位,股骨颈内侧缘与闭孔上缘所连的弧线(沈通氏线)中断(图3-3-4)。

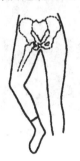

图3-3-3 髋关节前脱位外观畸形

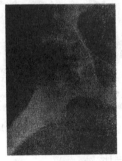

图3-3-4 髋关节前脱位

2. 髋关节后脱位

(1)有明确及相当严重的外伤史。

(2)患髋疼痛、肿胀及功能丧失。髋关节呈屈曲、内收、内旋短缩畸形位弹性固定,患侧膝部与健侧大腿部下段相贴形成黏膝征(adhesive knee sign)阳性(图3-3-5)。

(3)腹股沟部触诊有空虚感,患侧臀部膨隆,股骨大转子上移,可在内拉通(Nelaton)氏线后上触及脱位的股骨头。

(4)X线片显示小转子变小或消失,股骨颈变短,如后上方脱位者,股骨头脱出位于髋臼的后上方,股骨颈内侧缘与闭孔上缘所连的弧线中断(图3-3-6)。

3. 髋关节中心性脱位

(1)有明确及相当严重的外伤史。

(2)伤后患髋疼痛显著,有时肿胀不明显,髋关节功能丧失。

(3)股骨大转子较健侧平坦或轻度内陷。移位严重的脱位则肢体短缩、内旋或外旋畸形。有骨盆骨折时,骨盆挤压与分离试验阳性,同时可出现下腹胀痛、二便不利等症。

(4)X线正位摄片见髋臼底骨折,股骨头随骨折片向盆腔内突入(图3-3-7)。严重的可示股骨头从髋臼底骨折的断端中突进盆腔内,且被断处卡住(图3-3-8)。必要时可摄髂翼斜位、闭孔斜位片或CT检查,可进一步明确骨折情况。

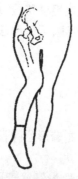

图3-3-5 髋关节后脱位外观畸形

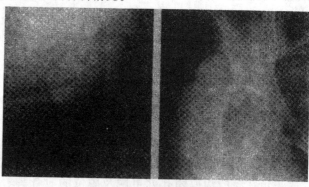

图3-3-6 髋关节后脱位

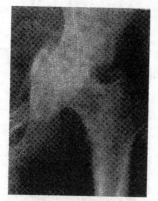

图3-3-7 髋关节中心性脱位

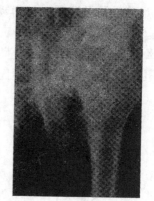

图3-3-8 髋关节中心性脱位

(三)鉴别诊断

(1)髋关节前脱位与髋关节后脱位的鉴别 髋关节前脱位与髋关节后脱位的鉴别见表3-3-1。

表3-3-1 髋关节前脱位与髋关节后脱位的鉴别表

项目	髋关节前脱位	髋关节后脱位
畸形	患肢外展、外旋、变长	患肢屈曲、内收、内旋缩短
与Nelaton线关系	位于该线之前	位于该线之后
黏膝征	阴性	阳性
X线片	股骨干呈外展位,股骨头在髋臼下方与闭孔或耻骨重叠	小转子变小或消失,股骨颈变短

(2)髋关节前脱位、髋关节后脱位与股骨颈骨折的鉴别 髋关节前、后脱位与股骨颈骨折的鉴别见表3-3-2。

表3-3-2 髋关节前、后脱位与股骨颈骨折的鉴别表

项目	髋关节前脱位	髋关节后脱位	股骨颈骨折
年龄	青壮年人多见	青壮年人多见	老年人多见
外力	大	大	小
畸形	患肢外展、外旋、变长	患肢屈曲、内收、缩短	患肢内收、外旋、缩短
畸形能否改变	不能改变、呈弹性固定	不能改变、呈弹性固定	能改变、无弹性固定、有异常活动或骨擦感
X线片	股骨颈处无骨折征	股骨颈处无骨折征	股骨颈处有骨折征

(四)治疗

1. 非手术治疗

1)手法整复

(1)髋关节前脱位的手法整复

对新鲜髋关节前脱位,应尽早在麻醉或不麻醉下行手法整复,一般均可获得成功。

① 牵引推挤法 患者仰卧于床上,一助手按住双侧髂嵴固定骨盆,另一助手双手握患肢小腿上端及踝上部,沿原畸形位顺势拔伸牵引,术者立于患者健侧,双手用力将大腿根部向外、后推挤,握小腿的助手在牵引的同时将大腿作轻轻的内收、内旋和摇晃,感到或听到复位的弹响声,表示复位成功(图3-3-9)。

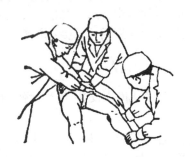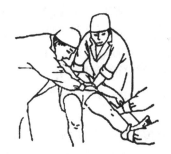

图3-3-9 髋关节前脱位牵引推挤复位法

② 侧牵复位法 患者仰卧于床上,一助手按压两侧髂嵴部固定骨盆,另一助手用宽布带绕过大腿根部内侧,向外上方牵拉,术者两手分别扶持膝踝部,在外展外旋位牵引并连续伸屈患侧髋关节,当髋关节出现松动感时,术者在维持牵引下慢慢内收内旋患肢,闻及弹响声时提示复位成功(图3-3-10)。

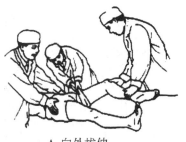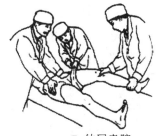

A.向外拔伸　　　　　　　　　B.伸屈患髋

图3-3-10 髋关节前脱位侧牵复位法

③ 回旋复位法（问号法）　其基本动作是将患侧膝部在对侧腹部划一问号（或反问号）。患者仰卧位，一助手按压两髂前上棘固定骨盆，术者一手持患肢踝关节上部，另一手以肘部托提腘窝部，先顺势徐徐将髋关节外展、外旋位牵引，然后逐渐屈髋、屈膝至90°以上，用力上提再屈髋至极度，使股骨紧贴腹壁内收、内旋，最后伸直下肢即可复位。因此法的屈曲、内收、内旋、伸直是一连续动作，形状恰似一个问号"?"（右髋）或反"?"（左髋），故亦称划问号复位法（图3-3-11）。

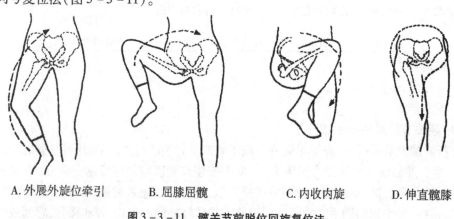

A.外展外旋位牵引　　B.屈膝屈髋　　C.内收内旋　　D.伸直髋膝

图3-3-11　髋关节前脱位回旋复位法

④ 拔伸足蹬法　患者仰卧位，术者两手握患肢踝部，用一足外缘蹬于坐骨结节及腹股沟内侧，左髋脱位用左足，右髋脱位用右足，足底抵住股骨头，手拉足蹬，渐渐用力。拉松后，用两手将患肢内收，同时足向外支顶股骨头，即可回复位。

（2）髋关节后脱位的手法整复

可在腰麻或全麻下，肌肉充分松弛后进行。若患者肌肉不发达，耐受性强，不紧张，亦可不麻醉。

① 屈髋拔伸复位法　此法简单、安全、常用。患者仰卧位，助手固定骨盆，术者面对患者，骑跨于患肢上，双手置于腘窝下，先使髋、膝关节屈曲90°，将患肢向前上提拉，同时作徐徐摇晃、内外旋、屈伸髋关节，使股骨头接近关节囊破口，当出现骨骼间突然滑动感即为复位，然后逐渐伸直患肢（图3-3-12）。

② 俯卧下垂法　患者俯卧于检查台上，髋关节及下肢悬空，健肢由助手保持于伸直位，另一助手固定骨盆。术者立于患侧，以一手握患肢小腿下部，使之屈膝90°位，另一手靠近腘窝部向下按压小腿。也可利用牵引重量，增加向下的牵引力量，使股骨头复位（图3-3-13）。

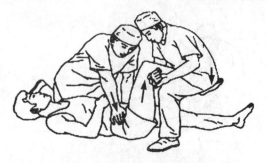

图3-3-12　髋关节后脱位屈髋拔伸复位法

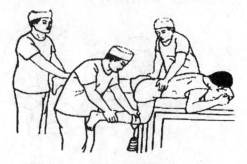

图3-3-13　髋关节后脱位俯卧下垂法

③ 回旋复位法(问号法) 步骤与髋关节前脱位相反。患者仰卧位,一助手按压两髂前上棘固定骨盆,术者一手持患肢踝关节上部,另一手持膝部,在牵引下徐徐屈髋屈膝并内收内旋髋关节,使膝部接近至腹部,然后在继续牵引下逐渐外展外旋伸直患肢,当伸直达100°左右时,即可听到复位弹响声,逐渐伸直患肢。因此法的屈曲、外展、外旋、伸直是一连续动作,形状恰似一个问号"?"(左髋)或反"?"(右髋),故亦称划问号复位法(图3-3-14)。

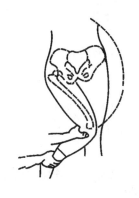 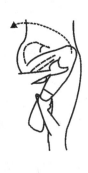 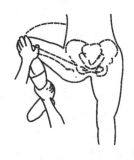

A.内收内旋位牵引   B.屈膝屈髋   C.外展外旋

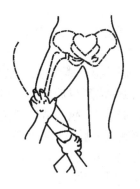 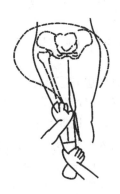

D.伸直髋、膝   E.完成复位

图 3-3-14 髋关节后脱位回旋复位法

(3)髋关节中心性脱位的手法整复

① 拔伸扳拉法 适用于轻度脱位者。患者仰卧位,一助手上提腋下,另一助手握住小腿下段,纵向牵引。术者一手按压髋关节,另一手用布带绕股骨上端向外扳拉,使内陷的股骨头拉出而复位(图3-3-15)。

② 双向骨牵引复位法 适用于严重脱位者。患者仰卧位,先作股骨髁上牵引或胫骨结节牵引,维持重量为8~12 kg,然后再于大转子处自前向后穿1枚钢针,顺股骨颈方向牵引,重量为3~4 kg。以上两个方向的骨牵引同时进行,2~3 d摄片复查。若脱位复位后,适当减轻重量,维持牵拉8~10周(图3-3-16)。

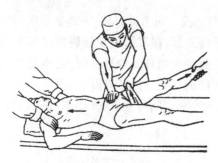
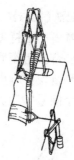

图 3 - 3 - 15　髋关节中心性脱位拔伸扳拉法　　　图 3 - 3 - 16　髋关节中心性脱位骨牵引复位法

2）固定方法

（1）髋关节前脱位的固定方法　复位后将患肢置于内收、内旋、伸直或髋关节屈曲约30°~45°位皮肤牵引，重量约4~5 kg，牵引固定3~4周。在此期间应避免患肢外展、外旋及过伸的活动。

（2）髋关节后脱位的固定方法　患肢伸直外展30°~40°位，以皮肤牵引维持，重量约4~5 kg，牵引固定3~4周。在此时间内应避免患髋屈曲、内收等动作。

（3）髋关节中心性脱位的固定方法　对于轻度脱位者，经手法复位后用皮肤牵引或骨牵引，牵引重量为4~6 kg，维持6~8周，直至骨折愈合。对于严重脱位者，经骨牵引复位后则维持牵引8~10周，直至骨折愈合。

3）药物治疗

按损伤及骨折三期辨证治疗。具体参见脱位概论中脱位的治疗。

4）功能锻炼

新鲜脱位复位后，患者应在外固定的体位下，屈伸活动踝关节，行股四头肌收缩锻炼，防止肌肉萎缩及下肢静脉栓塞的发生，髋关节中心性脱位复位后应在牵引过程中尽早进行髋关节主动屈伸功能锻炼，以期用股骨头塑造适宜的臼窝。髋关节前脱位与髋关节后脱位固定3周后，患者可在床上开始髋关节屈伸活动，解除固定后可举步锻炼，如扶拐行走、虚实换步等，后期练习下蹲、分腿等，3月后负重锻炼。髋关节中心性脱位解除牵引后，负重锻炼则应相对推迟，以减少创伤性关节炎及股骨头无菌性坏死的发生。

2. 手术治疗

凡手法复位失败者，应早期施行手术切开复位。合并髋臼或股骨头骨折，骨折片复位不良者，应开放复位，将骨折复位后用松质骨螺丝钉固定，小骨碎片不易固定者予切除。合并股骨头粉碎性骨折，如患者年龄较大，可考虑行股骨头置换或全髋置换术。合并同侧股骨干骨折可先用闭合手法复位脱位，再行股骨干骨折切开复位内固定或行骨牵引加手法整复小夹板外固定。陈旧性脱位合并股骨干骨折则均应手术治疗脱位和骨折。合并有坐骨神经症状者，多因坐骨神经受牵拉或挫伤引起暂时性功能障碍，在骨折脱位整复后大多数患者可逐渐恢复，若经2~3月仍无恢复迹象者，再考虑手术探查。

3. 陈旧性脱位的处理

脱位超过3周者为陈旧性脱位，整复方法如下：①脱位在2月以内，股骨头尚有一定活动度，X线片见脱位关节及其附近组织中没有骨折、肌肉骨化，股骨头、颈部骨质无疏松者，可行手法整复，先行胫骨结节或股骨髁上牵引1~2周，待股骨头逐渐拉到髋臼平面后，在良好麻醉下先作髋关节各方向的摇转、扳拉等,手法由轻到重,活动范围由小到大,反复操作,以松解股骨头与周围软组织形成的瘢痕与粘连,然后按新鲜髋关节脱位的整复方法予以复位,复位后处理亦与新鲜脱位相同。②脱位在2~6月者和脱位在2月以内闭合整复失败或不宜手法整复者,应手术切开复位。③脱位6月以上以及上述不适于再复位的患者,如有疼痛及行走困难,应作转子截骨术。

(五)预后

(1)髋关节脱位要采用多种方法综合治疗。早期治疗要充分彻底,防止股骨头缺血性坏死、创伤性关节炎、髋关节周围骨化性肌炎、粘连、僵直等后遗症的发生。

(2)要适时、适度、正确地选用物理治疗及体疗等方法,防止发生后遗症。

第二节 膝部关节脱位

一、膝关节的应用解剖与生理

膝关节(knee joint)的结构在全身各关节中最为复杂,属屈戌形式组成的滑膜关节(synovial joint)。因在伸屈活动中它所承受的杠杆力量非常强大,所以损伤的机会也较多。膝关节的运动不仅是额状面上的伸屈活动,还存在纵轴上的旋转活动和范围极小的内外翻活动。

(一)骨性结构

膝关节的骨性结构由股骨下端、胫骨上端及髌骨(patella)组成。股骨下端与胫骨上端构成股胫关节,髌骨和股骨滑车组成髌股关节(图3-3-17)。

股骨下端逐渐移行膨大成为髁,髁前部较圆平,利于关节接触和负重。髁部向后成凸弧形,分为内外二髁,中间为髁间窝,前方为滑车。股骨外髁略小,内髁较大,内髁前后径比外髁短,但横径又比外髁长。胫骨上端移行成较粗大的胫骨平台,关节面平坦,中间为髁间棘,髁间棘上有交叉韧带和半月板附着。

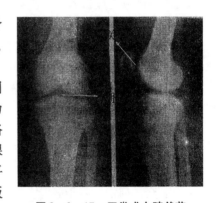

图3-3-17 正常成人膝关节

髌骨不规则,从纵轴看呈三角形状。近端宽远端稍小,其关节面有一嵴,将两侧向上翘起,与股骨滑车相适应,构成髌股关节。髌骨上端被股四头肌附着并被包埋,下极在关节外,有髌韧带附着。髌骨如两个骨化中心不愈合,可出现二分髌骨,较小髌骨部位多数在外上角。髌骨也有先天性发育不全及缺损,对运动有很大影响,运动员选材时应仔细检查。

(二)关节囊

膝关节囊边缘附着于骨面,近侧布于股骨关节面近端,远侧附着于胫骨。关节囊外层为纤维层,内层为滑膜层,纤维层坚韧且有弹性,一些部位增厚为关节囊韧带,也有被肌腱所加强而发挥稳定关节的作用。滑膜内面光滑发亮,向关节腔伸出形成皱襞或绒毛。训练中如反复损伤,绒毛可变多增粗。滑膜的功能:①制造和调节滑液。滑膜内面的毛细血管网可分泌含有血浆的渗出液和透明质酸,滑液对关节可起润滑推动作用,减少摩擦。②吞噬作用。滑膜通过A型细胞内的溶酶体和胞饮液泡以吞噬吸收作用排除滑液及碎屑,然后继续分泌滑液维持循环。膝关节损伤或疾患形成屈膝挛缩畸形时,大多有后侧关节囊紧张造成挛缩,须从后侧入路,将关节囊从股骨髁后侧起点处予以剥离。

（三）韧带

1. 髌骨两侧支持带

由股内、外侧肌下方发出的纤维与股直肌分布在髌骨表面的纤维层交叉汇合成髌前筋膜和髌骨两侧支持带。髌内侧支持带较宽且坚韧有力,可限制髌骨向外脱出。

2. 腘斜韧带

腘斜韧带系半膜肌腱的反折部,自胫骨髁后内斜向外上,止于股骨外上髁后方,与后侧关节囊汇聚融合,加强关节囊的作用。其功能是防止膝关节过伸。

3. 内侧副韧带

在膝关节内侧,扁而宽,呈三角形。实际上是关节囊纤维层的加厚,可分为浅深两层。由于深层较短,与关节囊融为一体,故又名关节囊韧带,架接于关节间隙,浅层前纵束长而直,起于股骨内上髁收肌结节,止于胫骨上端内侧面。后上斜束起于前纵束后侧,向下斜行,止于胫骨内髁后缘及半月板。后下斜束属于半膜肌下端的一部分。前纵束的功能是防止膝外展,膝伸直和全屈位此韧带均处于紧张状态,只有在屈曲150°位才稍有松弛。两个斜束有限制膝关节旋转的作用。运动训练时暴力作用小于小腿或膝外侧,使股骨内收、膝外翻,可造成内侧副韧带部分或完全断裂。滑冰运动空中旋转单足落地时,如动作失误,用力过猛,可出现内侧韧带股骨髁附着点撕裂损伤,严重者可合并前交叉韧带或半月板撕裂。

4. 外侧副韧带

外侧副韧带为一圆形索带。起自股骨外上髁,向下后方止于腓骨头。韧带深面有腘肌腱,与半月板无直接联系。外侧副韧带由于位置偏于膝关节后侧,屈膝时处于松弛状态,允许胫骨稍作旋转,对膝关节的外展、内收和旋转的限制作用很小。伸膝时相反,韧带紧张,有防止膝内翻和小腿旋转的作用。

5. 膝交叉韧带

在膝关节深部,连接股骨髁与胫骨平台,分为前、后交叉韧带(图3-3-18)。

（1）前交叉韧带　起于胫骨上端关节面胫骨棘的前侧,向上、后、外呈扇形走行,止于股骨外髁内侧面。韧带血液供应来源于膝中动脉。前交叉韧带分前内及后外两束。膝关节屈曲90°时前内束紧张,此时如发生膝外翻,此束易于断裂。前内束断裂屈膝90°位前抽屉试验阳性。膝关

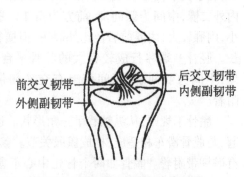

前交叉韧带
外侧副韧带

后交叉韧带
内侧副韧带

图3-3-18　膝关节前后交叉韧带

节屈曲30°韧带后外束紧张,此时如发生膝内翻容易断裂。后外束断裂于屈膝30°位进行Lachman试验可出现阳性。如暴力强大,造成前交叉韧带完全断裂,前抽屉试验上述屈曲位均出现阳性。膝部损伤后,应询问受伤当时膝关节所处位置并且要在不同角度仔细进行检查,以防漏诊。前交叉韧带的功能是防止胫骨向前移位。

（2）后交叉韧带　起于胫骨棘后侧,向上、前、内斜行走向,止于股骨内髁的外侧面后部,附着点呈圆弧状。伸膝位韧带接近垂直,前束松弛,后束紧张,屈膝时相反,趋向水平,前束紧张,后束松弛。后交叉韧带的主要功能是防止胫骨后移。运动或训练中任何将胫骨后移的足够暴力均可造成后交叉韧带断裂,特别是膝关节屈曲位,胫骨髁在股骨上被撞击,推

压向后移位,或膝关节过度伸直受到由前向后的打击,均可发生后交叉韧带断裂。

（四）肌肉

1. 伸膝肌组

股四头肌腱在关节囊前部覆盖在关节前、内、外侧,股四头肌腱止于髌骨上缘,由浅而深,分别是直头、内外侧头及股中间肌腱。四肌腱在髌骨上缘融合附着,向髌骨两侧延伸组成支持带,以髌前筋膜将髌骨包埋后向下伸展构成髌韧带,止于胫骨粗隆。股四头肌是伸膝的重要装置。股四头肌收缩时牵拉髌骨与髌韧带,完成伸膝动作。肌四头肌力量大于腘绳肌 $2 \sim 3$ 倍。在伸膝运动中,内侧头伸膝 $0° \sim 15°$,外侧头 $15° \sim 90°$,股直肌 $90° \sim 150°$。股内侧肌除伸膝作用外,还有限制髌骨向外滑出的作用。膝关节在屈膝 $150°$ 位时力量最大。因为此时髌股力距最大,股四头肌合力最集中,爆发力最强,所以铁饼、标枪、手榴弹等投掷出手或篮球运动员起跳投篮时均取此种姿势。同时也因为力量最强,反复牵拉,所以容易发生肌腱损伤或腱止点末端病。例如排球、篮球及投项运动员经常半蹲位发力,容易伤及外侧头及股直肌,也易于罹患股四头肌腱末端病。

2. 屈膝肌组

膝后侧半腱肌（semitendinosus）、半膜肌（semimenbranosus）及股二头肌（biceps femoris）统称为腘绳肌（hamstring）,是膝关节的主要屈肌。

半腱肌经过膝后内侧,止于胫骨髁内面,与股薄肌、缝匠肌下端组成联合肌腱,称为鹅足。

半膜肌经膝关节后内侧止于胫骨内髁,其中有一束向外上方反折组成腘斜韧带。

股二头肌经膝后外侧止于腓骨头。

腘绳肌受坐骨神经所分出的胫神经和腓总神经所支配,主要功能是屈膝作用,同时也有辅助伸髋功能。

除腘绳肌外,腓肠肌内外侧头附着于股骨髁后面,收缩时具有辅助屈膝功能。此外,股薄肌和缝匠肌也有协助屈膝作用。

3. 旋转肌组

腘肌起于胫骨上端后面,斜向外上,在关节囊的纤维层与滑膜之间走行,止于股骨外髁,是小腿内旋肌,但又是股骨外旋肌,后者须将足固定于地面才能完成。一些学者将其称之为具有起动或反"扣锁机制"作用。腘肌也有协助屈膝作用。

膝关节屈曲位,半腱肌、半膜肌及股薄肌等可使小腿发生内旋。膝关节屈曲位,股二头肌及阔筋膜张肌可使小腿发生外旋。

（五）半月板

半月板（meniscus）位于股骨髁与胫骨髁之间,是半月形的纤维软骨盘。切面如三角形,内有大量致密胶原纤维,可以抵抗负荷的压迫。内侧半月板呈 C 形,附着于胫骨平台髁间棘后区。周围与关节囊相接,前半部分活动度较大,容易破裂,后半部分较为稳定。中间部分容易被扭转暴力损伤。

外侧半月板较内侧小且厚,颇似 O 形。前角附着于胫骨棘与交叉韧带之间。内侧边缘较薄。外侧因被腘肌隔开,与关节囊无接触（图 3 - 3 - 19）。

半月板的功能有:

（1）扩大关节面,传导载荷　从形态上看,膝关节的关节组成不属于"门当户对",有些不匹配。股骨髁向后成为凸弧形,胫骨平台关节面近乎平坦。这种形态上的不匹配造成关节面不吻合,由于接触面很局限,加上摩擦力太大,负重或活动时应力过于集中,故不利于载荷的传导和各种运动的开展,但这些缺陷都被半月板理想地予以弥补和矫正。半月板边缘厚中心薄,扩大关节面,与股骨髁凸面吻合,将由上而下的载荷通过自身传递到胫骨。

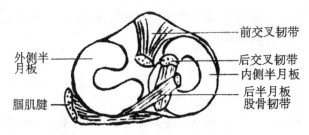

图3-3-19 膝关节半月板及韧带

(2)维持关节稳定 膝关节伸直时半月板在股骨髁和髌骨半月板韧带作用下向前移动,膝关节屈曲时半月板在半膜肌和腘肌的作用下向后移动。这种移动看似很少,其实可以防止股骨髁向前或向后滑脱。半月板具有缓冲震荡、吸收能量的作用。例如高处跳下落地,如没有半月板,股胫关节面将遭受垂直挤压应力而易于发生骨折。半月板的楔形充填和胶原纤维的弹性结构可以起到吸收下坠及反弹能量,减少或缓冲关节面的震荡作用。另外,膝关节从屈曲至伸直的运动过程中,从滑动到滚动直至旋转,其间的顺利过渡离不开半月板的重要调节作用。不仅如此,半月板还可通过关节囊、滑膜和神经将自身承受的压力、剪力以及扭转力迅速传递出去,反射性地引起相关肌肉或肌腱收缩,调整位置,使关节趋向稳定。

(3)润滑关节作用 半月板结构外高内低,围住滑液,使股骨髁与胫骨得到滑液的润滑作用,减少摩擦,并且对关节软骨的营养也有相当程度的作用。

半月板在具有上述功能的同时,也孕育着容易被损伤的机制。最常见的损伤机制是半月板的矛盾运动。膝关节伸屈运动中如突然出现旋转或内外翻,半月板在随着伸屈过程移动时,又要应付突然变为适应旋转的移动或者加上为内外翻的移动,使半月板在接受压力的同时,又被牵拉或剪切,从而导致撕裂或破损,这种方式称为半月板的"矛盾运动"。例如足球时的对脚和滑冰的空中旋转后单足落地,既有伸屈也有旋转及外翻,内侧半月板因旋转被牵拉至胫骨平台中部,然后被股骨内髁压迫形成撕裂。又如足球踢空,膝过伸位,半月板来不及移动就被股骨髁和胫骨平台挤压,造成撕裂。

(六)膝关节的运动

1. 股胫关节的运动

股骨髁(femoral condyle)由前向后延长,软骨面呈凸弧形,外髁前后径比内髁长,长轴与矢状面吻合。胫骨平台内侧经半月板镶嵌后呈凹弧形,外侧凹陷较浅。股骨髁和胫骨平台关节面的这些形态特征造成运动形式和运动轴不是固定的,而是随着伸屈运动的变化而有所移动。实验证明股胫关节伸屈运动的瞬时运动中心颇似心形曲线。当一件圆弧形状的物体在另一件相对平坦固定的物体上做复杂运动时,特别是进行转动和平移或滚动与滑动时,瞬时运动中心可提供分解围绕不同中心转动的轨迹。股胫关节的伸屈活动过程是滚动和滑动的复合运动。通常认为0°~20°属于滚动,20°以上属滑动。股胫关节的伸屈活动从全伸至全屈,为0°~150°。股胫关节不仅能进行伸屈运动,而且还有水平面上的旋转运动。一般在屈膝时胫骨内旋,伸膝时胫骨外旋,旋转幅度40°~50°。其中内旋较少,为10°,外旋较多,为30°~40°。膝关节伸直至最后20°时,股骨内旋,至完全伸直,旋转也随之终止。因为这种情况与旋紧螺丝防止松动颇为相似,所以称为"扣锁机制"。"扣锁机制"成立后,旋转与侧方活动不再发生,关节处于稳定状态。"扣锁机制"的发生与股骨髁的形态、关节屈伸活动中从滑动向滚动的转换以及韧带的紧张制约等因素密切相关。

2. 髌股关节的运动

髌骨是伸膝装置中重要的中间结构。膝关节伸屈活动时股四头肌收缩牵拉髌骨在股骨滑车上滑动,其活动与股骨髁有密切关系,股骨髁中间凹陷成为滑车,髌骨受滑车凹槽和肌腱力线所制导。滑车的特点是上下内外均成斜面,而且外髁稍高,内髁稍低,这些解剖特征对髌骨的活动过程有重要影响。

(1)冠状面运动 伸膝位,在额状面上,由于肌腱力线和胫骨的自动内旋作用,髌骨在股骨滑车上有向外轻度半脱位,当转为屈膝位时,髌骨被引向内侧,恢复原位。这是伸膝装置的调整起作用。

(2)水平面运动 伸膝位,在水平面上,髌骨在股骨干骺端有少许半脱位并外翻,但在开始屈膝至30°内,髌骨即转为滑车中心位(趋中)并稍内翻。髌骨的趋中及内翻运动与股骨内旋、滑车形态有因果关系。

(3)矢状面上的运动 膝关节从伸至屈,髌骨在矢状面上从前至后做圆周状移动,前后距离最长可达8 cm,几乎是髌骨自身长度的两倍。这种大幅度位移的实现与髌股关节面良好的滑动性、肌腱的收缩力及股胫关节的协调有关。髌骨在矢状面上的后移不是针对股骨滑车,而是针对胫骨结节而言,是相对于胫骨而存在。从屈膝一开始,股骨髁曲率半径由前向后逐渐递减,髌骨相对于旋转中心的距离也逐渐变短,凭着这种运动,髌骨渐渐后移,膝关节屈曲得以完成。

二、膝关节脱位

膝关节(knee joint)是全身中结构最复杂,承受杠杆作用力最强的一个关节,由股骨下端、胫骨上端和髌骨三部分构成。髌骨后面与股骨滑车的前面形成髌股关节,股骨的两髁关节面与胫骨两髁关节面构成关节。由于股骨两髁关节面与胫骨两髁关节面形状不相符合,故关节内有半月板作为衬垫而显得相互吻合。膝关节为非球窝关节,其骨性结构稳定性差,但周围有坚强的韧带和关节囊,主要是靠两侧的副韧带、关节内的膝前后交叉韧带及膝关节周围的肌肉和股四头肌、腓肠肌及腘绳肌等结构来维持其稳定性。实际上,膝关节是相当坚固稳定的,其脱位较少见。膝关节脱位(dislocation of the knee joint)一般发生于青壮年,发生率仅占全身各关节脱位的0.6%,常见于足球、橄榄球、武术等剧烈运动。膝关节只有在强大外力作用下,才发生脱位,而且常伴有广泛的关节囊及韧带的撕裂,也常伴有关节内的撕脱骨折和膝关节周围的血管、神经损伤等。

根据膝关节脱位后胫骨上端移位的方向,可分为膝关节前脱位、后脱位、内侧脱位、外侧脱位及旋转脱位5种类型(图3-3-20)。临床上膝关节以前脱位较多见,而旋转脱位较少见。

(一)病因病理

1. 膝关节前脱位

暴力从前方直接作用于股骨下端,使股骨髁关节面沿胫骨平台向后急骤旋转移位,突破关节囊后侧,使胫骨上端脱位于股骨下端前方,发生膝关节前脱位。此时常易伴有腘动静脉损伤、前交叉韧带断裂、胫骨髁、髁间隆起、腓骨头或颈骨折,少数并发腓总神经损伤。

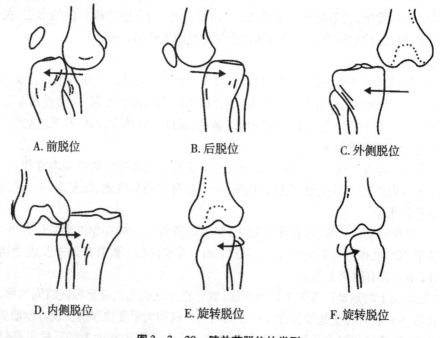

A. 前脱位　　　　　　B. 后脱位　　　　　　C. 外侧脱位

D. 内侧脱位　　　　　E. 旋转脱位　　　　　F. 旋转脱位

图 3 – 3 – 20　膝关节脱位的类型

2. 膝关节后脱位

多是直接暴力从前方向后直接作用于胫骨上端,使胫骨平台向后脱出,形成膝关节后脱位。这类脱位较少,但损伤很严重。由于膝关节内侧关节囊与内侧副韧带和胫骨、股骨内侧紧密相连,故有限制后脱位的作用。另外,由于伸膝装置也有同样的限制作用,故膝关节后脱位时,必然合并严重的膝前后交叉韧带、内侧副韧带、内侧关节囊的撕裂伤,也可发生肌腱断裂或髌骨撕裂骨折。同时,也常并发腓总神经损伤,而腘后血管损伤反而少见。

3. 膝关节侧方脱位

直接暴力作用于膝关节侧方,或间接暴力传导至膝关节,致使膝关节过度外翻或内翻,而造成膝关节侧方脱位。脱位常造成关节囊侧方撕裂及韧带的断裂。外侧脱位较多见,常合并腓总神经损伤,内侧脱位较少见。单纯性的侧方脱位时,常合并脱位的对侧发生胫骨平台骨折。

4. 膝关节旋转脱位

为旋转暴力所引起,多发生在膝关节微屈、小腿固定,股骨发生旋转时,迫使膝关节承受扭转应力而产生膝关节旋转脱位。这种脱位可因位置不同分为前内、前外、后内和后外 4 种类型。

(二)临床表现与诊断

1. 膝关节前脱位

(1)有严重的外伤史,伤后膝关节剧痛、严重肿胀、功能丧失。

(2)膝关节微屈,呈弹性固定。髌前侧凹陷,并见有横形皮肤皱襞。

(3)压痛明显,腘窝部饱满,可触及突起于后方的股骨髁部,于髌腱两侧触及向前移位的胫骨平台前缘,呈台阶状变形。

（4）如并发腘部血管损伤时出现肢体远端肤温下降,足背动脉搏动减弱或消失等肢体缺血表现;如并发腓总神经损伤则可出现足下垂和足背外侧皮感麻木等表现。

（5）X线侧位片示胫骨上端位于股骨髁前方（图3-3-21）,有时伴有撕脱的游离骨片或其他骨折。

2. 膝关节后脱位

（1）有严重的外伤史,伤后膝关节严重肿胀、剧痛、功能丧失。

（2）膝关节前后径增大,呈过伸位,股骨远端下陷,皮肤有皱褶,呈弹性固定。

（3）髌腱两侧可触及向前突起的股骨髁部。腘窝处可触及胫骨平台后缘高突处。

（4）合并腘动脉损伤可出现肢体远端缺血表现。合并腓总神经损伤时,可出现足下垂和足背外侧皮感麻木。

（5）X线侧位片可显示胫骨脱位于股骨髁之后（图3-3-22）,有时可发现髁间隆起撕脱骨折或髌骨下极撕脱骨折。

图3-3-21 膝关节前脱位

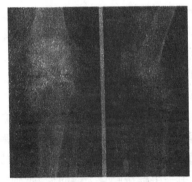

图3-3-22 膝关节后脱位

3. 膝关节侧方脱位

（1）有严重的外伤史,伤后膝关节严重肿胀、剧痛,功能丧失及皮肤广泛瘀斑。

（2）有明显的压痛及侧方异常活动。

（3）在膝关节侧方可触及脱位的胫骨平台侧缘。

（4）如合并腓总神经损伤,可出现足踝不能自主背伸,足下垂和足背外侧皮肤麻木。

（5）X线片正位示胫骨上端向股骨下端内或外侧移位（图3-3-23）,或胫骨平台骨折。侧位摄片示关节间隙消失,胫骨与股骨两关节面相互重叠。

4. 膝关节旋转脱位

（1）有严重的外伤史,伤后膝关节肿胀、剧痛、功能丧失。

（2）膝部明显畸形,患肢小腿呈内旋或外旋位。

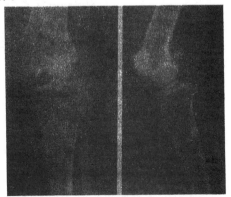

图3-2-23 膝关节外侧方脱位

（3）膝内侧或外侧关节间隙处有皮肤凹陷及皱褶,腘窝部后外侧或后内侧可有骨性突起。

（4）X线正位片显示胫骨位于股骨髁的后外侧或后内侧，并有旋转移位，关节间隙加宽。侧位摄片示胫骨轻度后移（图3-3-24）。

（三）鉴别诊断

（1）膝关节前脱位与伸直型股骨髁上骨折鉴别 两者均有明显的外伤史，伤后膝部肿胀、畸形及剧痛，但股骨髁上骨折无弹性固定，股骨远端有异常活动及骨擦感。X线片提示股骨髁上骨折，膝关节结构关系正常，而膝关节前脱位有弹性固定，髌腱两侧可触及胫骨平台前缘，X线片示膝关节结构关系改变。

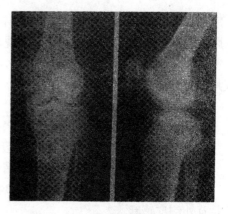

图3-2-24 膝关节旋转脱位

（2）膝关节后脱位与屈曲型股骨髁上骨折鉴别 两者均有明显的外伤史，伤后膝部肿胀、剧痛、畸形明显，但股骨髁上骨折无弹性固定，股骨下端有异常活动及骨擦感。膝关节后脱位则有弹性固定，于髌腱两侧可触及高突的股骨髁。X线片可鉴别。

（四）治疗

1. 非手术治疗

1）手法整复

（1）膝关节前脱位 膝关节前脱位的手法复位比较容易成功，可在硬膜外麻醉下进行。若患者肌肉不发达，耐受性强，亦可不麻醉。患者仰卧位，一助手用双手握住患侧大腿下部，另一助手握住踝部，膝关节半屈位，顺纵轴作对抗牵引。术者站于患侧，用一手托股骨下端向前，另一手推按胫骨上端向后，听到响声，即已复位（图3-3-25）。

（2）膝关节后脱位 在硬膜外麻醉下，患者仰卧位，一助手握住股部，另一助手握住足踝部。两助手顺势相对拔伸牵引。术者一手托住胫骨近端向前，一手将股骨下端向后按压，听到复位响声后即复位成功；或术者两手四指托胫骨上端向前，两拇指按压股骨髁向后，亦可复位（图3-3-26）。

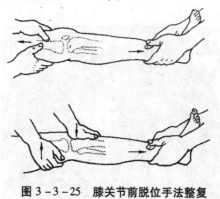

图3-3-25 膝关节前脱位手法整复

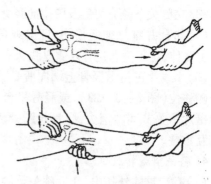

图3-3-26 膝关节后脱位手法整复

（3）膝关节侧方脱位 在硬膜外麻醉下，患者仰卧位，一助手握住股部，另一助手握住足踝部，两助手相对顺势拔伸牵引。膝关节外侧脱位者，术者一手将股骨下端向外侧扳拉，另一手将胫骨上端向内侧推挤，同时使膝关节呈外翻位，听到响声即告复位（图3-3-27A）。膝关节内侧脱位者，术者一手推挤股骨下端向内，另一手将胫骨上端向外侧推挤，同时使膝关节呈内翻位,听到响声即告复位(图3-3-27B)。

(4)膝关节旋转脱位　在硬膜外麻醉下,患者仰卧位,一助手握住股部,另一助手握住足踝部,两助手逐渐拔伸牵引。术者立于患侧,一手用手掌将胫骨上端向脱位相反方向推挤,并配合助手将小腿向畸形相反方向扭转,同时术者用另一手扳拉股骨髁部,听到响声即告复位。

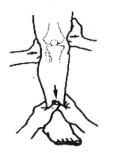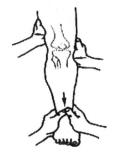

A. 外侧脱位复位手法　　B. 内侧脱位复位手法

图3-3-27　膝关节侧方脱位手法整复

2)固定方法

(1)膝关节前脱位　复位后,用长铁丝托板或石膏托将患肢固定于160°左右伸展中立位,股骨远端后侧加软垫,固定4～8周。

(2)膝关节后脱位　复位后,用长铁丝托板或石膏托固定。在胫骨上段后侧加垫,将膝关节固定在屈膝20°～30°,足中立位。本病因患者不自觉的抬腿,股骨必然向前,加上胫骨的重力下垂,常常形成胫骨平台向后继发性错位。固定早期应注意摄片复查,必要时可改用膝关节屈曲位固定,2～3周后再改为屈膝20°～30°位,继续固定2～5周。

(3)膝关节侧方脱位　侧方脱位整复后,宜用内、外侧长石膏托板,或长木制夹板将膝关节固定于160°左右伸展位,于脱出部位和上、下两端各加3块棉垫,保持三点加压,将膝关节置于与外力相反的内翻或外翻位,即内侧脱位固定在内翻位,外侧脱位固定在外翻位。固定2～3周后,更换石膏托,将膝关节置于功能位继续固定2～5周。

(4)膝关节旋转脱位　固定方法参见"膝关节前脱位"。

3)药物治疗

按损伤三期辨证施治。具体参见脱位概论中脱位的治疗。

4)功能锻炼

脱位复位后,患者应在外固定的体位下,加强踝关节、髋关节及股四头肌锻炼。3周后可按摩髌周,使其上下、左右方向被动活动,以减轻粘连。6周后在夹板的固定下作扶拐不负重步行锻炼。解除固定后,练习关节屈伸活动,待股四头肌肌力恢复后及膝关节完全稳定的情况下开始负重行走。

2. 手术治疗

凡具有下列指征者,均可考虑手术治疗:①手法闭合复位失败;②复位已成功,但合并有膝前后交叉韧带、侧副韧带严重损伤,为防日后膝关节不稳定,可考虑早期韧带修补术;③关节内骨折,复位后骨折块复位不良或处于游离状态;④并发血管、神经损伤。

(五)预后

膝关节脱位经过早期及时充分治疗,大多数均获满意效果。如治疗不当,则易遗留创伤性关节炎、关节不稳或僵硬等。

三、髌骨脱位

髌骨(patella)是人体最大的籽骨,俗称"膝盖骨""镜面骨",略呈扁平三角形,底朝上,尖朝下,构成膝关节的一个组成部分。它被股四头肌扩张部腱膜所包绕,腱膜向下延伸成为强韧的髌韧带,固定于胫骨结节上。髌骨有保护膝关节、加强股四头肌力量的作用。由于膝关节有10°～15°的外翻角,股四头肌腱拉力方向与髌韧带不在一条直线上,两者之间形成一角度(即 Q 角,正常值为 5°~15°),加之膝关节关节囊内侧较外侧松弛,当肌肉收缩时,髌骨有自然向外脱出趋向,故临床上髌骨向外侧脱位多见。运动损伤中如足球运动员运动中髌骨及膝关节被侧方暴力撞击或踢伤、排球运动员跪地时侧向撞击髌骨、篮球运动员攻防及投篮时突然扭转膝关节均可造成髌骨脱位(dislocation of the patella)或半脱位。根据其受伤机制,髌骨脱位又可分为外伤性髌骨脱位和习惯性髌骨脱位。

(一)病因病理

1. 外伤性髌骨脱位

由直接暴力引起者多见,因间接暴力所致者少见。当膝关节屈曲位跌倒,髌骨内侧缘遭受向外的直接暴力冲击时,或膝关节处于外翻位跌倒时,股四头肌扩张部内侧发生撕裂,可发生髌骨外侧半脱位(图 3 - 3 -28A)。当膝关节处于伸展位,突然在髌骨内侧遭到强力外旋暴力伤,髌骨可滑过股骨外侧髁,亦可造成髌骨外侧全脱位(图 3 - 3 -28B)。少数患者股四头肌腱外侧发生撕裂,可发生髌骨内侧脱位;偶见股四头肌断裂,可发生髌骨向下脱位;或髌韧带断裂,发生髌骨向上脱位。

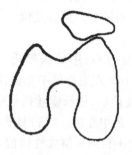

A.髌骨半脱位　　　　B.髌骨全脱位

图 3 - 3 - 28　髌骨脱位

2. 习惯性髌骨脱位

习惯性髌骨脱位机理与外伤性脱位相同,但其病理基础则多为新鲜外伤性髌骨脱位处理不当,使关节囊内侧松弛,股内侧肌力减退;或因先天性或损伤性因素造成膝外翻者;亦可由于股骨髁骨折畸形愈合,股骨下端髌股关节面的外侧塌陷引起;少数情况下见膝关节结构异常,如股骨外髁发育不良、髌骨变小、膝外翻及小腿外旋畸形、关节囊松弛、股外侧肌的止点异常、髂胫束挛缩及髌韧带胫骨附着点偏外侧等。上述改变可单独或联合构成髌骨脱位或半脱位的病理因素。

(二)临床表现与诊断

1. 外伤性髌骨脱位

(1)有明显外伤史。

(2)伤后膝关节疼痛、肿胀、压痛,膝关节功能障碍或丧失。

(3)膝关节呈半屈曲状,不能伸直,膝前平坦。于膝关节外方可触及脱位的髌骨,贴住股骨外侧髁处不能活动。

(4)如急诊时脱位的髌骨已复位,则仅表现为膝关节肿胀、疼痛、浮髌试验阳性。用手将髌骨向外推时疼痛加重,活动度明显增大。或试行屈膝时髌骨又再脱位。

(5)X 线片显示髌骨异常变位(图 3 - 3 -29)。

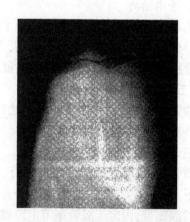

图 3 - 3 - 29　髌骨外侧脱位合并髌骨纵行骨折

2. 习惯性髌骨脱位

(1)膝关节曾有外伤性脱位史及反复发作的病史;若先天发育不良者,可无明显创伤或急性脱位病史。

(2)膝关节疼痛、肿胀、压痛不明显,屈膝时髌骨脱位,脱位时有响声,伸膝时可自动复位,且伴有响声。

(3)X线轴位片可能发现股骨外髁低平、滑车凹部变浅等异常变化。

(三)治疗

1. 非手术治疗

(1)手法整复　单纯的髌骨脱位手法整复比较容易,一般不需要麻醉及助手。术者立于患侧,一手持踝部,另一手持膝上,在向远端牵引的同时,将膝关节伸直,脱位的髌骨即可复位或在顺势牵引的同时,略用力于髌骨外缘往内推,同时伸直膝关节,即可复位。若髌骨嵌夹于股骨外侧髁部,按以上方法整复不成功时,可令一助手固定大腿部,

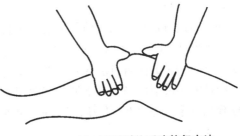

图 3 - 3 - 30　髌骨脱位手法整复方法

另一助手持踝部,将膝关节屈曲,使筋肉松弛。术者双手由外侧持膝,两拇指推压脱位的髌骨内缘向外推移,以松解嵌夹,立即让助手伸直膝关节,术者同时施力于髌骨外缘,向内侧推挤,即可复位(图 3 - 3 - 30)。

(2)固定方法　外伤性脱位手法整复后可用长铁丝托板或石膏托外固定 3~4 周,固定时膝关节应保持屈曲 20°~30°位。习惯性脱位者手法整复后用长腿石膏前后夹板固定于膝伸直位 4~6 周。

(3)药物治疗　按损伤三期辨证施治。具体参见脱位概论中脱位的治疗。

(4)功能锻炼　外伤性脱位复位固定后,将患肢稍抬高,可练习踝关节及足趾活动。2周后可逐渐行股四头肌静力收缩练习,解除外固定后行局部按摩及逐渐锻炼膝关节屈伸功能,注意不要过早负重、用力伸膝及下蹲,以防发生再脱位。

2. 手术治疗

外伤性脱位软组织嵌顿闭合复位不成功或因股四头肌腱、髌韧带断裂引起关节内脱位时应手术切开复位,行韧带肌腱修补术。习惯性脱位以手术治疗为主。习惯性髌骨脱位一般手法复位并不困难,但欲根治,应采用手术矫治,主要目的是纠正或加强伸膝装置的正常力线,要根据患者的年龄大小,并针对其发病原因和病理改变选择不同的术式。

(四)预后

大多数外伤性髌骨脱位经正确治疗,均可获得满意效果。如治疗不当,则会造成股四头肌萎缩、无力及膝关节强直甚或造成习惯性脱位。习惯性髌骨脱位若欲根治则应手术治疗。

第三节　踝足部关节脱位

一、踝关节及足的应用解剖与生理

人在做行走、站立、跑步、跳跃等动作时离不开踝关节(ankle joint)的稳定和活动。踝关节通过骨性结构、韧带、关节囊及肌肉肌腱等动力结构相互协调共同完成各种动作。踝关节的损伤不是一般简单损伤,而是一种复杂损伤。

(一)骨性结构

1. 踝关节

踝关节的骨性结构由胫腓骨下端与距骨构成。内踝是胫骨的最远端,有韧带附着。外踝较内踝低0.5 cm且偏后1 cm。外踝关节面与距骨外侧面相对。外踝略呈三角形,其凹陷处是距腓后韧带的附着点。胫骨下端后缘为后踝,下胫腓横韧带在此处加强,可防止距骨后移。距骨滑车关节面与胫骨下端关节面相适应。距骨体前宽后窄,踝关节伸屈活动时下胫腓联合也有轻微的增宽(约为1.5 mm),使距骨体与踝穴完全适合。

2. 足部

足部骨骼由跗骨(距骨、骰骨、跟骨、足舟骨及楔骨)、跖骨及趾骨组成(图3-3-31)。足骨主要构成以下关节:①跟距关节(chopart joint),主要功能是内翻与外翻,次要功能是旋前和旋后;②距舟关节(talocalcaneonavicular joint),起内外翻作用;③跟骰关节(calcaneocuboid joint),辅助足部内外翻;④跗跖关节(tarsometatarsal joint),1～5跖骨近端与楔骨、骰骨组成的关节,属微动关节;⑤跖趾关节(metatarsophalangeal joints),活动非常灵活,可完成各种动作。

足弓(instep):由纵弓和横弓组成。内侧纵弓由跟骨、距骨、舟骨及内侧跖趾骨组成,外侧纵弓由跟骨、骰骨及外侧跖骨组成。横弓在足前部横切面上。足弓的骨性结构依靠腱膜、韧带及肌肉维持。足弓颇似拱桥,有坚固稳定作用,而且像弹簧一样有很强的弹跳力和缓冲力。人在直立时足底成三点承重支撑,即跟骨结节、第一跖骨及第五跖骨头。

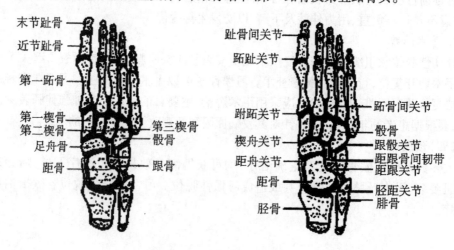

图3-3-31　足部骨骼及关节

（二）踝足部的重要韧带

（1）踝内侧副韧带　又名三角韧带（triangular ligament）。自前向后分为胫距前韧带、跟胫韧带（caicaneotibial ligament）及胫距后韧带（图3－3－32）。有深浅两层，浅层纤维呈三角形，附着于内踝前丘部，止于载距突上部。深层起自内踝后丘部，止于距骨滑车面的胫侧缘。三角韧带正常时仅允许距骨外移2 mm，有限制距骨向外移动的作用。三角韧带与关节囊紧密结合，相当坚韧，但当踝关节遭受外翻、外旋暴力时容易受伤。

（2）踝外侧副韧带　自前向后分为距腓前韧带、跟腓韧带及距腓后韧带（图3－3－33）。距腓前韧带在踝部跖屈时有限制足内翻作用，踝部中立位时有对抗距骨前移作用。距腓前韧带离断后，踝关节前抽屉试验（anterior drawer test）阳性。跟腓韧带可限制足内翻，断裂后足内翻位，距骨倾斜。距腓后韧带最坚强，可限制踝关节过度背伸，断裂后，踝关节背伸活动增加。

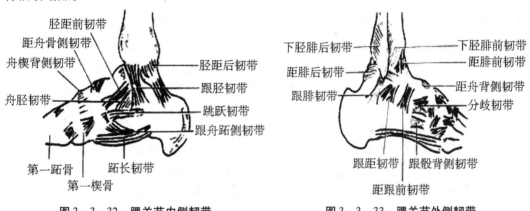

图3－3－32　踝关节内侧韧带　　　　　图3－3－33　踝关节外侧韧带

（3）下胫腓韧带（distal tibiofibular ligament）　分为下胫腓前韧带、骨间韧带、下胫腓后韧带与下胫腓横韧带。其功能是将胫腓骨连接在一起组成踝穴，踝关节背伸时，为使距骨较宽的前部进入踝穴，腓骨有微小外旋，下胫腓关节稍作分离，跖屈时又互相靠近。

踝关节与足部的重要韧带尚有跟距间韧带、分歧韧带、跳跃韧带、跖短韧带及跖长韧带，它们都有独立或联合功能，是踝关节和足部稳定及灵活的重要组成结构。

（三）踝足部的重要支持带

（1）踝内侧支持带　又名分裂韧带，与三角韧带共同组成胫后肌、趾长屈肌、㧐长屈肌腱的腱鞘（图3－3－34）。因腱鞘与关节相通，故三角韧带断裂后踝关节肿胀，支持带断裂胫后肌即自行脱位。

（2）踝外侧支持带　腓骨肌上下支持带从腓骨起始至跟骨，与外侧韧带一起构成肌腱纤维鞘，有防止腓骨长短肌脱位的的作用（图3－3－35）。

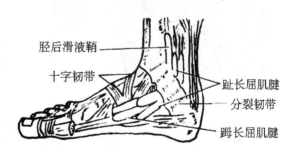

图3－3－34　踝关节内侧支持带及分裂韧带

（3）小腿横韧带与十字韧带　位于踝关节前方与足背部，有稳固下胫腓关节和保护肌腱的作用（图3－3－36）。

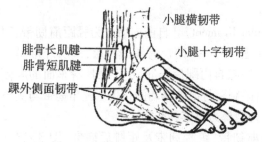

图 3 - 3 - 35　踝关节外侧支持带及分裂韧带

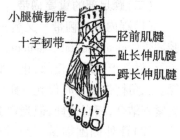

图 3 - 3 - 36　踝前支持带

二、踝关节脱位

踝关节由胫、腓、距三骨构成。踝关节负重大,损伤机会多。当踝关节遭受强力损伤时,常常合并踝关节骨折脱位,而单纯的踝关节脱位(dislocation of ankle joint)很少见。损伤时依据距骨在胫骨下端关节面脱出的方向不同,分为内脱位、外脱位、前脱位、后脱位、分离扭转脱位。根据有无伤口和外界相通,分为开放性和闭合性脱位。根据脱位性质,分为急性脱位和复发性脱位。一般以内侧脱位较多见,其次为外侧脱位,后脱位和前脱位少见,分离扭转脱位罕见。运动性损伤多见于滑雪、体操、足球、篮球等运动项目中。

(一)病因病理

1. 踝关节内脱位

常因间接暴力所引起,如从高处坠落、足踝误入坑道内,此时踝关节处于相对的内翻位,常常首先发生内踝骨折,然后暴力继续延续,致使外踝骨折,距骨连同双踝骨折一起向内侧移位(图 3 - 3 - 37);也可由过度的外翻、外旋暴力引起,如跌伤时以足内侧先着地,内侧三角韧带未断裂,而内踝发生骨折(图 3 - 3 - 38),外翻应力继续作用,距骨连同内踝骨块一起向内侧移位,不合并踝部骨折的单纯内侧脱位很少见。

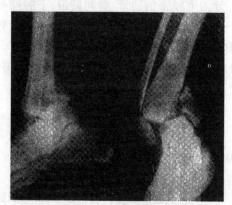

图 3 - 3 - 37　踝关节内后脱位

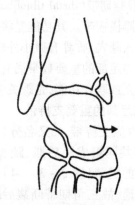

图 3 - 3 - 38　踝关节内脱位

2. 踝关节外脱位

常因间接暴力引起,当从高处坠落或扭伤时,足内缘着地,足踝呈过度外翻,内侧韧带断裂,外翻应力继续作用,继而外踝骨折,距骨连同外踝骨折远端骨块一起向外脱位(图 3 - 3 - 39)。如果内侧三角韧带无断裂,亦可发生内踝骨折,同样是外翻应力作用的结果,使外踝或腓骨下段发生骨折,距骨连同内、外踝或腓骨下段骨折块一起向外脱位

（图3-3-40）。

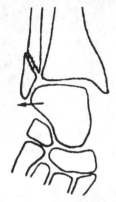

图3-3-39　踝关节外脱位

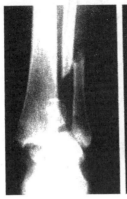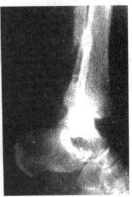

图3-3-40　踝关节外脱位

3. 踝关节前脱位

常因直接或间接暴力所引起,如高处坠落,足跟着地,踝关节处于背伸位,或由于足踝在跖屈位,暴力来自跟后侧,胫骨下端向后相对移动,造成踝关节前脱位。踝关节背伸时,踝关节较稳定,前脱位时常合并胫骨下端前缘骨折(图3-3-41和图3-3-42);而踝跖屈时,距骨后部狭窄区位于踝穴内,且两侧韧带处于松弛状态,这种姿势造成的前脱位,很少合并骨折,但临床也较少见。

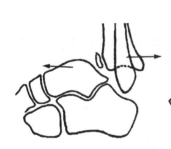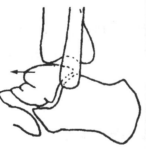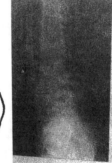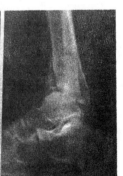

图3-3-41　踝关节前脱位

图3-3-42　踝关节前脱位

4. 踝关节后脱位

常因直接或间接暴力所引起,当高处坠落或误入坑道时,足踝部处于跖屈位,身体后倾,胫骨下端向前方掘起,而距骨向后上方冲击胫骨后踝,造成后踝骨折,骨折后暴力继续作用,致使距骨向后移位(图3-3-43);也可由于直接暴力作用于胫腓下端后侧,足前端受向后的暴力,两者剪力作用,造成距骨在踝穴内向后脱出,但这种损伤较少见;如足踝部处于跖屈位,遭受外旋外翻应力作用时,在发生三踝骨折的同时,距骨也可向后脱位(图3-3-44)。

5. 踝关节分离旋转脱位

常因直接暴力引起,从高处垂直方向坠落,踝关节处于略外翻、外旋位,踝关节下胫腓韧带断裂,踝内侧韧带断裂,距骨被夹于分离的下部胫腓骨之间,常有旋转,又使距骨体发生嵌压性骨折,也常合并胫骨下端外缘粉碎性骨折,或腓骨下段骨折(图3-3-45、图3-3-46)。

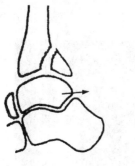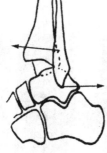

图 3 - 3 - 43　踝关节后脱位

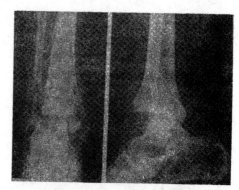

图 3 - 3 - 44　踝关节后脱位

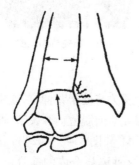

图 3 - 3 - 45　踝关节分离旋转脱位

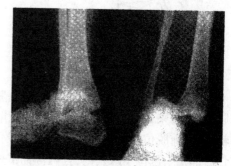

图 3 - 3 - 46　踝关节分离旋转脱位

6. 踝关节复发性脱位或半脱位

常见病因为踝关节初次损伤后,撕裂的韧带、关节囊等未经痊愈,又反复多次发生创伤性脱位或半脱位;也可由于先天性肌松弛或肌力不协调,关节力线异常等为其诱发因素。

(二)临床表现与诊断

1. 踝关节内脱位

(1)患者有踝部受伤史。

(2)患踝剧痛,明显肿胀,皮下瘀血,肌肤紧张或有水泡,踝关节功能丧失,足呈外翻外旋,内踝下高凸,外踝下凹陷。有合并骨折时,可触及骨擦音,并有内或外踝部压痛。

(3)X 线正、侧位片即可确诊,并可判断踝部骨折移位情况。

2. 踝关节外脱位

(1)患者有踝部受伤史。

(2)患者伤后踝部肿胀,有明显外踝高起,皮肤紧张发亮,甚或有水泡,压痛明显,踝关节功能丧失,内踝下方空虚。合并骨折时,可触及骨擦音,严重的损伤,可有内踝部的开放伤口。

(3)踝关节 X 线片即可确诊。

3. 踝关节前脱位

(1)患者有踝部受伤史。

(2)踝关节明显肿胀,剧痛,皮下瘀血,皮肤紧张发亮,甚或有水泡,踝关节呈极度背伸位,跟腱区紧张,踝关节前方皮肤皱襞。

(3)踝关节 X 线正、侧位片即可确诊,胫骨下端前缘常合并骨折。

4. 踝关节后脱位

(1)患者有踝部受伤史。

(2)踝关节明显肿胀,剧痛,踝关节功能丧失,踝关节前方高起,能触及胫骨下端前方,足踝呈跖屈位,或伴有不同程度的外旋、外翻畸形,后踝部前凸,后踝部皮纹增多,跟腱前方空虚,有时可触及内外踝骨擦音。

(3)踝关节 X 线正、侧位片即可确诊,多合并三踝骨折。

5. 踝关节分离旋转脱位

(1)患者有踝部受伤史。

(2)踝关节明显肿胀,剧痛,弹性固定,踝关节内外踝距离增宽,内踝下方有空虚感。足有外旋或轻度外翻畸形,皮肤可出现张力性水泡。

(3)踝关节 X 线正、侧位片即可确诊,有时可合并胫骨下端外缘或腓骨下端骨折。

6. 踝关节复发性脱位或半脱位

(1)患者有踝部受伤史,并有多次复发病史。

(2)患者诉感到走路时踝关节不稳,尤其道路不平整时,易发生突发性内翻扭伤,伤后踝关节肿胀、疼痛,以外踝下方和前外侧明显,局部压痛,并有明显沟状凹陷。用一手握住患足,另一手握住小腿,将踝关节内翻、足前部内收时,出现踝关节不稳现象。

(3)踝关节 X 线正、侧位片无异常发现,但当做上述内翻、前足内收的动作时,摄片可发现距骨在踝穴内倾斜超过20°,即可能认为有外侧或内侧韧带陈旧性断裂,结合临床表现,可确诊为踝关节复发性脱位或半脱位。

(三)治疗

1. 非手术治疗

1)整复方法

(1)内脱位　患者仰卧位,稍屈膝,一助手固定小腿,将小腿抬起,术者一手握住足踝部,术者与助手作对抗拔伸牵引,此时畸形容易矫正,如仍有内踝部或内踝下方凸起,则术者在保持牵引下,用双拇指按压高突区向外,其余各指握住足作内翻动作,内外踝恢复原形后,将足踝背伸、跖屈数次,然后固定(图3-3-47)。

(2)外脱位　患者侧卧位,患肢在上,助手固定小腿,术者两手握住足踝部,加以拔伸牵引,此时用双拇指按压外踝部向下,其余各指扣扳内踝,将足作内翻。检查内外踝复原平整后,使踝关节背伸、跖屈活动,然后固定(图3-3-48)。

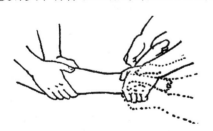

图3-3-47　踝关节内脱位整复手法

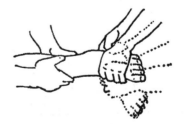

图3-3-48　踝关节外脱位整复手法

(3)前脱位　患者仰卧位,稍屈膝,助手固定小腿,将小腿抬起,术者一手握住足背,另一手握住后踝近侧,术者与助手作对抗拔伸牵引,牵引同时,术者一手将后踝上提,另一手将足背下按,使之跖屈,即可复位。必要时再于前踝区向后推按,以巩固复位效果(图3-3-49)。

(4)后脱位　患者仰卧位,膝关节屈曲90°,以放松跟腱,一助手握住小腿,另一助手握足跖和足跟部,两助手先行扩大畸形的牵引,在牵引的同时,术者以两拇指下压踝前侧高起的胫腓骨下端,余指持足跟部上提,并令助手改变牵引方向,逐渐背伸,直至畸形消失,即告复位(图3-3-50)。

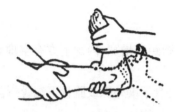 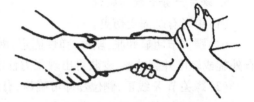

图3-3-49　踝关节前脱位整复手法　　　　　　图3-3-50　踝关节后脱位整复手法

(5)分离旋转脱位　患者仰卧位,一助手握住小腿,另一助手握住足跖部,两助手作对抗拔伸牵引,在牵引同时,术者以双手掌,各置内外踝侧,在助手保持牵引下,两手掌作向中央挤压动作,并令助手作轻度内旋和内翻,畸形矫正后,在术者两手掌仍在挤压下,作踝关节背伸、跖屈活动后,即告复位。

2)固定方法

踝关节内脱位整复后以超关节夹板固定,保持踝关节外翻位4~5周;外侧脱位整复后以超关节夹板固定,踝关节中立位或略内翻位固定4~5周;前脱位整复后以石膏托板固定,踝关节保持跖屈中立位4~5周;后脱位用石膏托固定,保持膝关节屈曲及踝关节背伸中立4~5周;分离旋转脱位以超踝夹板固定踝于中立位4~5周。

3)药物治疗

按伤筋及骨折三期辨证施治。具体参见脱位概论中脱位的治疗。

4)练功疗法

解除固定后,应以中药活血止痛汤或郑氏3号熏洗药熏洗,局部保暖、手法按摩等,积极恢复踝关节功能。

2. 手术治疗

对于踝关节复发性脱位或半脱位,若对症治疗无效者,应采用手术治疗,并同时行外踝韧带重建术。

三、距骨脱位

距骨古称"马鞍骨",居于由胫骨、跟骨、足舟骨构成的踝穴中,分为头、颈、体三部分。距骨体的上面是滑车关节面,由它支撑身体并将重力传导至足。滑车关节面呈前宽后窄及中凸状态,与胫骨下端形成内、外踝关节面。距骨头与足舟骨关节面形成距舟关节,底部与跟骨上丘部形成距下关节。距骨本身无肌肉及肌腱附着,仅由滑膜和关节囊与邻近组织相连。进入距骨的血管即经过这些组织,一些创伤引起关节囊撕裂,必然会导致距骨的缺血改变。距骨的稳定性,主要是基于其被紧紧地包围在踝穴中以及关节周围坚韧和纵横交错的韧带共同作用。因此,距骨脱位(dislocation of talus joint)时,必然发生严重的韧带和关节囊撕裂伤,多合并有骨折。

距骨脱位按脱位的程度,分为距骨全脱位和距骨周围跗骨脱位。距骨全脱位是指距骨从胫距、距下、距舟三个关节中脱出,是踝部少见的严重创伤,且多合并骨折,严重者可引起局部皮肤受压而出现缺血性坏死,甚至可冲破皮肤而脱出体外。距骨也可因营养血管断裂,而发生距骨缺血性坏死。如处理不当,可造成创伤性关节炎而严重影响负重和行走功能。距骨全脱位按距骨脱位的方向,分为距骨外前脱位、距骨外脱位、距骨内前脱位和距骨内后脱位。距骨周围跗骨关节脱位,亦称距下关节脱位或距跟舟关节脱位,是指胫距关节正常,而距下、距舟关节脱位。可分为内脱位、外脱位、后脱位、前脱位。

(一)病因病理

1. 距骨全脱位

(1)距骨外前脱位 常因踝关节极度跖屈位,前足外缘遭受内翻、内收和内旋暴力时,踝关节的前、内、外侧关节囊和韧带均断裂,距骨自踝穴中完全脱出,至踝前外侧。距骨可平行移出,也可翻转或旋转脱出。有时距骨颈被嵌夹于破裂的关节囊处,或被周围软组织包绕,难以解脱(图3-3-51)。

(2)距骨外脱位 损伤时足踝处于跖屈位,受伤着力点在足外缘,外力造成足极度内翻,使外侧骨间韧带断裂,继而外踝和内踝韧带断裂,距骨向外脱出,常合并内踝或外踝骨折(图3-3-52)。

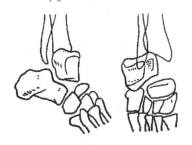

图3-3-51 距骨外前脱位

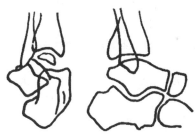

图3-3-52 距骨外脱位

(3)距骨内前脱位 常因足踝遭受极度外旋、外翻暴力损伤,致使内侧三角韧带、距骨内侧骨间韧带及关节囊破裂,距骨脱出于踝内前方,常有距骨扭转,常合并内踝骨折(图3-3-53)。

(4)距骨内后脱位 常因足踝遭受极度外翻、背伸暴力作用,后侧关节囊及距骨骨间韧带断裂,距骨脱位于后踝内侧。常有距骨扭转,常合并后踝或内踝骨折(图3-3-54)。

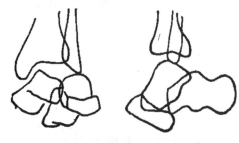

图3-3-53 距骨内前脱位

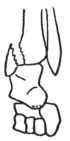

图3-3-54 距骨内后脱位

2. 距骨周围跗骨关节脱位

（1）内脱位型　当足部受强力内翻暴力时，由于下胫腓和胫距韧带未断裂，而距舟关节囊首先发生破裂，在应力继续作用下，进一步发生距骨骨间韧带撕裂，而发生距下关节脱位，由于内翻作用，使跟骨与其他跗骨一起脱位于距骨内侧。往往可并发外踝或距骨头、颈骨折（图3-3-55）。

（2）外脱位型　常因暴力使足强力外翻，由于下胫腓和胫距韧带未断裂，而在外翻暴力继续作用下，使距骨骨间韧带断裂，跟骨及其他跗骨一起全部向外脱出，形成外脱位，易并发跟骨的载距突骨折（图3-3-56）。这种脱位往往由于胫后肌腱向背外侧移位，绕过距骨颈，造成手法复位困难。

（3）前脱位型　当暴力使足部强力背伸，使胫骨下端关节面前缘作用于距骨颈部，在足极度背伸情况下，可使距骨向后推挤移位，迫使距舟关节囊撕裂，持续的剪力作用，使距跟间韧带断裂，距下关节发生脱位，跟骨相对前移，使其他跗骨全部向前移位，形成前脱位，常合并跟骨载距突骨折（图3-3-57）。

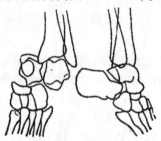

图3-3-55　距骨周围跗骨关节内脱位

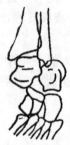

图3-3-56　距骨周围跗骨关节外脱位

（4）后脱位型　当足受强力跖屈损伤时，胫骨下端关节面后缘作用于距骨体后部，推距骨向前，先发生距下关节脱位，后发生距舟关节脱位或骨折脱位。此型脱位也常合并足舟骨骨折（图3-3-58）。

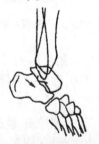

图3-3-57　距骨周围跗骨关节前脱位

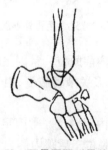

图3-3-58　距骨周围跗骨关节后脱位

（二）临床表现与诊断

1. 距骨全脱位

1）距骨外前脱位

（1）有明显的踝跖屈、足内翻、内旋外伤史。

（2）伤后足踝部剧痛、明显肿胀、功能丧失。

（3）足部呈内翻、内旋和内收畸形，外踝前方有骨性隆起，皮肤紧张，踝前皮纹消失，甚至局部皮肤苍白、紫暗或坏死,踝穴空虚。

（4）严重者踝前外侧皮肤裂开,距骨头关节面外露。

（5）踝关节X线正、侧位片见距骨向前外侧脱出而其他跗骨关系正常（图3-3-59）。

2）距骨外脱位

（1）患者有明显的足极度内翻损伤史。

（2）足踝肿胀、剧痛、功能丧失。

（3）足踝呈内翻位畸形及弹性固定。

（4）外踝下方有骨性隆起、局部皮肤紧张或苍白,广泛皮下瘀血。

（5）X线正、侧位片示距骨向外脱出,常有外踝骨折,而其他跗骨关系正常（图3-3-60）。

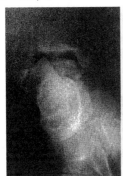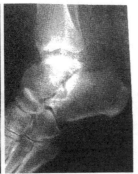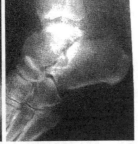

图3-3-59 距骨外前脱位

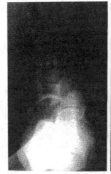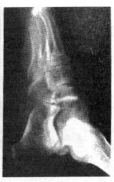

图3-3-60 距骨外脱位

3）距骨内前脱位

（1）有明显的足踝极度外翻、外旋损伤史。

（2）足踝明显肿胀、疼痛、功能丧失。

（3）足踝呈外翻、外旋畸形及弹性固定。

（4）内踝前下方有骨性隆起、局部皮肤紧张、外踝前内侧有空虚感。

（5）X线正、侧位片示距骨向内前脱位,而其他跗骨关系正常,常合并有骨折。

4）距骨内后脱位

（1）足踝有明显的外翻、背伸暴力外伤史。

（2）足踝有明显肿胀、剧痛、功能丧失。

（3）足踝呈外翻、背伸畸形并弹性固定。

（4）内踝与跟腱间有骨性隆起、皮肤紧张或苍白,广泛皮下瘀血,踝前侧空虚。

（5）X线正、侧位片示距骨向内后方脱出,而其他跗骨关系正常（图3-3-61）,常合并后踝或内踝骨折。

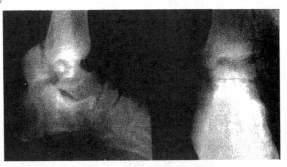

图3-3-61 距骨体骨折并距骨后脱位

2. 距骨周围跗骨关节脱位

1）内脱位型

（1）有明显的足部内翻暴力受伤史。

（2）足踝部肿胀、疼痛、功能丧失。

（3）足呈内翻、内旋畸形，外踝向外侧突起，内踝前下方可触及舟骨粗隆，内踝后下方可触及跟骨载距突凸出。

（4）踝关节X线正、侧位片示除距骨外，其他跗骨及跖趾骨整体向内侧脱位（图3-3-62）。

2）外脱位型

（1）有明显的足外翻暴力损伤。

（2）足踝部肿胀、疼痛、功能丧失。

（3）足呈外翻、外旋畸形，足内侧皮肤紧张，在外侧跟骨与骰骨突出，于内侧可触及内踝及距骨头突出。

（4）踝关节正、侧位X线片示除距骨外，其他跗骨及跖趾骨整体向外侧脱位（图3-3-63）。

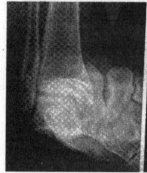
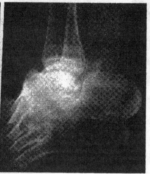

图3-3-62　距骨周围跗骨关节脱位内脱位型　　　　图3-3-63　距骨周围跗骨关节脱位外脱位型

3）前脱位型

（1）有明显的足强力背伸暴力损伤史。

（2）足踝部肿胀、疼痛及功能丧失。

（3）足前部变化，足背伸位，跟骨结节处变平，足跟变短，在踝前触及距骨头且皮肤松弛有皱褶，跟后部紧张。

（4）踝关节正、侧位X线片示除距骨外，其他跗骨及跖趾骨整体向前侧脱位（图3-3-64）。

4）后脱位型

（1）有明显的足强力跖屈受伤史。

（2）踝足部肿胀、疼痛及功能丧失。

（3）足呈跖屈位，跟骨结节明显高突，足前变短、足跟变长，在踝前可触及距舟关节分离的间隙，内、外踝前移。

（4）X线片示除距骨外，其他跗骨及跖趾骨整体向后侧脱位（图3-3-65）。

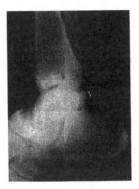
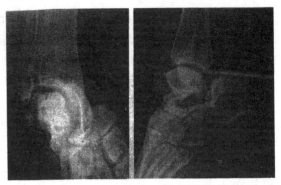

图 3 - 3 - 64　距骨周围跗骨关节脱位前脱位型　　　图 3 - 3 - 65　距骨周围跗骨关节脱位后脱位型

(三) 治疗

1. 非手术治疗

1) 手法整复

(1) 距骨全脱位的手法整复

距骨全脱位复位难度较大,故应在硬膜外麻醉下进行整复,且应早期诊断,及时整复。时日过长,整复难度更大,易致局部皮肤受压坏死。

① 距骨外前脱位的手法整复　在硬膜外麻醉下进行。患者仰卧位,一助手握住小腿,另一助手握足跖部和跟部,两助手相对顺势拔伸牵引,尽量扩大畸形。术者以两手拇指挤压脱出的距骨向内后方,余指上提跟骨,同时牵引足的助手在维持牵引下,使足外翻外旋,即可复位 (图 3 - 3 - 66)。

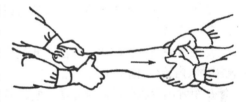

图 3 - 3 - 66　距骨外前脱位整复手法

② 距骨外脱位的手法整复　在硬膜外麻醉下进行。患者仰卧位,患侧膝关节屈曲。一助手握住小腿,另一助手握住足跖部及跟部,两助手作顺势拔伸牵引,使足呈极度内旋内翻,以扩大畸形。术者以拇指推压高突的距骨向内,同时牵足的助手在维持牵引下,将足外翻外旋,即可复位。

③ 距骨内前脱位的手法整复　硬膜外麻醉下,患者患侧卧位,膝关节屈曲。一助手固定患肢小腿部并抬起,另一助手一手握患足跖部,一手持足跟部,顺势牵引,并用力扩大畸形。术者以两手拇指推挤脱出的距骨向外后方,余指握跟部向上提拉,同时,牵足的助手在牵引的情况下,内翻、内旋患足,即可复位。

④ 距骨内后脱位的手法整复　在硬膜外麻醉下,患者患侧卧位,膝关节屈曲。一助手固定患肢小腿部并抬起,另一助手一手持足跖部,一手持足跟部顺势拔伸牵引,扩大畸形。术者以两手拇指推挤脱出的距骨向前外方,同时,牵足的助手在牵引下,使足内翻跖屈,即可复位。

(2) 距骨周围跗骨脱位的手法整复

① 内脱位型的手法整复　距下关节脱位复位多较容易,牵拉扳正即可复位。一般不用麻醉或仅局麻下即可复位。患者取仰卧位,一助手固定患肢小腿,另一助手两手握足部相对拔伸牵引,术者握足部在拔伸的同时将足向外推即可复位。如不能复位,术者趁拔伸之机,

立于患肢外侧,用两手拇指抵在外踝上,用力向内推之,余指由内踝下扣成环握脱出的足部用力向外拉之,用力要突然,同时要内外活动,即可复位。

②外脱位型的手法整复 患者取平卧位。一助手固定小腿,另一助手两手握足部相对拔伸牵引,术者将足的畸形向相反方向扳正,并以两手掌向中央挤压即可复位。如复位困难,可能为胫后肌腱绕过距骨颈阻挡复位,此时应在拔伸牵引下背伸前足,以使胫骨后肌腱从距骨颈区解脱出来,然后将脱出的跟骨与跗骨一起向内推挤复位。

③前脱位型的手法整复 患者平卧位。一助手固定患肢小腿,另一助手用两手握足部相对拔伸牵引。术者两手握小腿下端向前端提,握足部的助手同时跖屈足部并向后推送即可复位。

④后脱位型的手法整复 患者平卧位。一助手固定患肢小腿,另一助手两手握足部相对拔伸牵引。术者两手握小腿下端往后推,握足部的助手同时背伸足部并向前端提足部即可复位。

2)固定方法

(1)距骨全脱位的固定方法

①距骨外前脱位的固定方法 复位后应以石膏托或铁丝托板固定足踝部,保持踝关节90°中立位4～5周。

②距骨外脱位的固定方法 复位后以石膏托或铁丝托板固定足踝部,保持踝关节90°中立位4～5周。

③距骨内前脱位的固定方法 复位后以石膏托或铁丝托板固定,保持足踝90°中立位,或略内翻、内旋位,固定4～5周。

④距骨内后脱位的固定方法 复位后以石膏托或铁丝托板固定,保持足踝中立90°位,或略内翻、跖屈位,固定4～5周。

(2)距骨周围跗骨关节脱位的固定方法

①内脱位型的固定方法 复位后以石膏托或铁丝托板固定,足稍外翻位,固定4～5周。有骨折者,应固定至骨折愈合。

②外脱位型的固定方法 复位后以石膏托或铁丝托板固定,足稍内翻位,固定4～5周。

③前脱位型的固定方法 复位后以石膏托或铁丝托板固定于踝关节跖屈约20°足中立位,固定4～5周。

④后脱位型的固定方法 复位后以石膏托或铁丝托板固定于踝关节背伸约10°～15°,足中立位,固定4～5周。

3)药物治疗

按损伤三期辨证施治。

4)功能锻炼

复位固定后,垫高患肢,以利消肿,并应主动作股四头肌静力收缩练习,以加速肿胀消退及促进血液循环。1个半月后,可扶双拐不负重下地活动。切开复位者,应在3月内不负重,以后如X线片示有距骨密度增高时应延长不负重时间,直到再建立血液循环为止。在做内翻、内旋练习时,要适度、逐步、稳定,防止韧带的重新撕裂。

2. 手术治疗

(1)距骨全脱位的切开复位 距骨全脱位的治疗很困难,但在新鲜损伤时,应尽可能保留距骨而不要轻易切除。切除距骨而行胫跟融合并非容易达到目的,且常导致一系列畸形。闭合复位成功的机会不多,但在行开放复位前应试行之。对难以整复或合并骨折,复位位置不良者,应及时予以切开复位和内固定。可用前外侧切口,但不要太长,应尽可能少剥离软组织,以求尽量保存距骨血运而减少缺血性坏死的可能。

(2)距骨周围跗骨脱位的切开复位 如果距骨颈嵌顿于关节囊或背侧伸肌腱支持带内,或合并有骨折,骨折片进入距舟关节或嵌在距下关节内造成闭合复位失败者;陈旧性脱位者,则宜行切开复位、克氏针内固定,针尾留于皮外,配合石膏托外固定。

3. 陈旧性脱位的处理

距骨全脱位后 2 周以上时,闭合复位已经不可能。如何选择正确的治疗方法是相当困难的。单纯行切开复位因软组织剥离非常广泛,常常是在距骨体完全游离后才能复位,如此则不可避免日后会发生缺血坏死,后期还需再次手术。因此不妨在做切开复位的同时即行踝和距下关节融合术,或者切除距骨体后做改良 Blair 手术均会得到较好效果。

(四)预后

能否得到早期复位,是预后良否的关键。伤后如能及时复位,多数患者足的功能可恢复到正常或接近正常。少数患者后遗创伤性关节炎或距骨缺血性坏死,需再次手术治疗。

四、跗跖关节脱位

跗跖关节由 5 个跖骨和 3 块楔骨及 1 块骰骨组成。各邻近骨之间有骨间韧带所连结;跗跖关节的跖侧有丰富的软组织保护,在结构上较牢固,而其背侧仅有关节囊及韧带被覆,在结构上较为薄弱;跗跖关节面的排列是由前内向后外侧倾斜。因此,跗跖关节脱位(dislocation of tarsometatarsal joint)后,远端多向背外侧移位,除第 1 跖骨外,少有向内移位者,向跖侧脱位者也少见。

跗跖关节脱位或骨折脱位是足部的严重损伤,临床上较常见,在普通人群中发病率较高,如直接暴力造成的压砸伤或车轮碾轧伤,运动员损伤多属间接暴力致伤,比较少见。由于跗跖关节是构成足弓的重要组成部分,其骨折脱位后必然引起足功能的障碍,因此跗跖关节脱位或骨折脱位时,应要求解剖复位。

(一)病因病理

跗跖关节脱位常见于直接暴力损伤,如车轮碾压伤、重物砸伤、机械挤撞等;也可由间接暴力引起,当前足遭受扭转或旋转暴力时,亦可发生跗跖关节脱位。由于外力作用方式不同,导致跗跖关节脱位的形式也不同。跖骨基底部可向内、外、背、跖侧任一方向脱位,脱位的跖骨可为一个或数个,常合并有开放伤口、严重软组织扭挫伤及跖骨基底部、楔骨、足舟骨骨折等,重者甚至可影响前足或足趾的存留。跗跖关节脱位常见的类型有:第 1 跖骨内侧脱位并第 1 跖骨基底部骨折、第 2~5 跖骨外侧脱位、第 1 跖骨内侧脱位并第 1 跖骨基底部骨折与第 2~5 跖骨外侧脱位合并存在、跗跖关节跖侧脱位、跗跖关节背侧脱位和第 2~5 跖骨背侧脱位等(图 3-3-67)。

(二)临床表现与诊断

(1)有明显的足部受伤史。

(2)伤后足部明显疼痛、肿胀及功能丧失。患足缩短、侧突畸形呈弹性固定,有明显压痛。

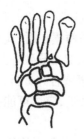
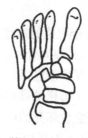
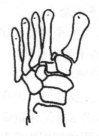

A. 第 1 跖骨内侧脱位并基底部骨折　　B. 第 2 ~ 第 5 跖骨外侧脱位　　C. 图 A 与图 B 损伤并存

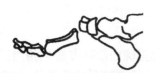
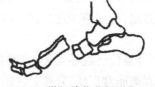
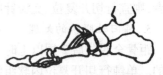

D. 跗跖关节跖侧脱位　　　　E. 跗跖关节背侧脱位　　　　F. 第 2 ~ 5 跖骨背侧脱位

图 3 - 3 - 67　跗跖关节脱位的类型

（3）直接暴力致伤者，也可出现局部皮肤的碾挫裂伤，或局部皮肤坏死，甚至有前足血运障碍，出现趾端苍白、暗紫色或缺血性坏死。

（4）X 线正、斜位片可明确跗跖关节脱位的方向、程度和类型以及是否伴有骨折（图3 - 3 - 68、图 3 - 3 - 69）

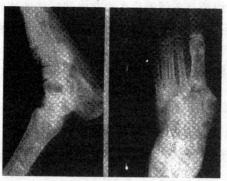
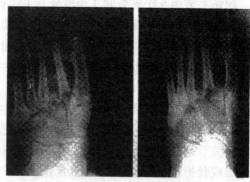

图 3 - 3 - 68　跖跗关节脱位（同向外侧移位）　　　图 3 - 3 - 69　第 2、第 3 跖骨折并第 4、第 5 跖骨向外脱位

（三）鉴别诊断

（1）跗跖关节脱位与跖骨骨折鉴别　同有足部外伤史及肿痛、压痛及功能受限或障碍。依据 X 线片可鉴别。

（2）跗跖关节脱位与跗中关节脱位鉴别　同有足部外伤史及局部肿胀、疼痛、畸形及功能障碍，而本病病变在跗跖关节，故临床表现以前足及足中部为甚，X 线片示跗跖关节脱位，而跗骨间关系正常；而跗中关节脱位则临床以跗骨中部为甚，触及脱出的跟距骨及足舟骨或骰骨的关节面，X 线片示跗中关节脱位，而跗跖关节正常。

（四）治疗

1. 非手术治疗

（1）手法整复　在充分麻醉下，患者仰卧位，一助手固定踝部，另一助手握足趾，向远侧拔伸牵引。术者用对掌挤按法、拇指推压法将脱位的跖骨基底部推回原位(图3-3-70）。

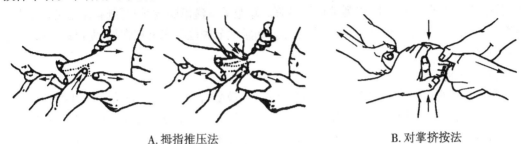

A.拇指推压法   B.对掌挤按法

图3-3-70 跗跖关节脱位手法整复

（2）固定方法 闭合复位成功后,在患足背侧及其两侧相应的部位放好薄棉垫,取两块瓦形硬纸壳内外相扣覆盖,用扎带扎缚两道,或用小腿石膏管型制动,但在足背及足外侧缘应仔细塑形加压,或用绷带加压包扎后用铁丝托板超踝将足固定于90°中立位,一般固定4~6周。

（3）药物治疗 按伤筋三期辨证施治。具体参见脱位概论中脱位的治疗。

（4）功能锻炼 固定期间宜作足跖趾关节、膝和髋关节的屈伸活动,解除外固定后,做足踝部屈伸、外展及内收活动,并循序渐进地下地负重活动。

2. 手术治疗

对新鲜脱位、手法复位失败者,宜早期施行手术切开复位。手术时应根据不同的脱位类型,采用不同的切口,可用足背内侧和外侧两个横或斜切口,或用足背"～'状切口,以显露跗跖关节。复位后,从第5跖骨基底前外侧向后内方向钻入一钢针,再从第1跖骨向外侧打入第二枚钢针,固定后可相当稳固,6~8周后拔除钢针。

3. 陈旧性脱位的处理

陈旧性跗跖关节脱位,多遗留有明显的外翻平足畸形,足内侧有明显的骨性突起,前足关节僵硬并伴有疼痛症状,由于足底软组织挛缩及骨关节本身的改变,再行复位已经不可能。为减轻疼痛及足内侧骨性突起的压迫及摩擦,可考虑采取以下措施。

（1）跗跖关节融合术 陈旧性跗跖关节脱位,在行走时跗跖关节部位可引起疼痛。行跗跖关节融合术是消除疼痛的重要措施。可在足背内外侧分别做两个横口或"～"状切口以充分显露跗跖关节,在消除瘢痕组织及切除关节软骨后,对合相应的骨结构,即第1、第2和第3跖骨和相应楔骨对合,第4和第5跖骨与骰骨对合,并用细钢针交叉固定。

（2）足内侧骨性突起切除术 在全部5个跖骨向背外侧脱位后,足弓则变平,内侧楔骨则突出于足内缘及跖侧,致使穿鞋时引起局部压迫及疼痛。将第1楔骨内侧突出部分或足舟骨内侧半切除,即可解除压迫症状,但不能解除全足症状,严重者仍需穿用足弓垫或行跗跖关节融合术。

（五）预后

新鲜损伤的治疗效果较好,早期治疗不当或未及时确诊者,致使晚期治疗相当困难。陈旧性脱位经关节融合术或骨突切除术后,部分患者仍会后遗不同程度的疼痛。

五、跖趾关节脱位

跖趾关节脱位(dislocation of metatarsophalangeal joint)是指由跖骨头凸形关节与近节趾

骨底近端凹形关节所构成的关节发生分离。跖趾关节可作屈伸与收展活动，但活动范围较小，其中背伸活动较跖屈小，以蹞趾最为显著。跖趾关节囊薄弱，囊的两侧有侧副韧带加强，在第1~5趾骨头之间有足底深横韧带相连。跖趾关节脱位临床上较常见，尤以第1跖趾关节脱位多见。

（一）病因病理

多因足趾踢碰硬物或重物压砸而引起，或足趾遭受过伸暴力，如跳高、跳远时足趾先着地而引起；如果外力作用于足趾之间也可致侧方脱位。因第1跖骨较长，前足踢碰时常先着力，外力直接碰压亦易损及，故第1跖趾关节脱位较常见。脱位后以近节趾骨位于跖骨头背侧多见，若侧副韧带撕裂，则可伴有侧方移位。

（二）临床表现与诊断

（1）患者足趾有明显的踢碰、压砸等暴力损伤史。

（2）伤后局部疼痛、肿胀、关节活动功能丧失。

（3）足趾短缩、跖趾关节过伸、趾间关节屈曲畸形，跖趾关节呈弹性固定（图3-3-71）。

（4）背侧脱位时X线正位片见近节趾骨和跖骨头重叠，斜位片可见近节趾骨在跖骨头背侧（图3-3-72）。

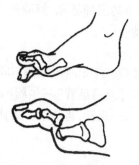

图3-3-71　跖趾关节脱位的畸形

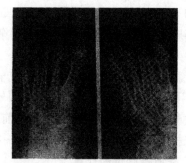

图3-3-72　第3~5跖趾关节脱位

（三）鉴别诊断

跖趾关节脱位与跖骨头部骨折鉴别　同有足部外伤史及跖趾关节肿胀、疼痛及活动受限，本病有跖趾关节过伸，趾骨间关节屈曲，足趾短缩畸形及弹性固定，无骨擦感。X线片见跖趾关节脱位而无跖骨骨折征象。跖骨头部骨折则于跖骨头部压痛明显，可触及骨擦感；无跖趾关节过伸、趾骨间关节屈曲畸形及弹性固定，X线片见跖骨头部骨折，而跖趾关节正常。

（四）治疗

1. 非手术治疗

（1）手法整复　一般不用麻醉，患者仰卧位。助手握住踝部，术者用一手捏住脱位的足趾或用绷带提拉足趾顺近节趾骨的纵轴方向顺势拔伸牵引，并将患趾过伸，另一手拇指将脱位的趾骨近端向跖骨头方向推挤，当趾骨近端达至跖骨头关节面时，突然屈曲跖趾关节，即可复位（图3-3-73）。如为第1跖趾关节脱位有复位困难，可能为跖骨头被嵌于足短屈肌两侧

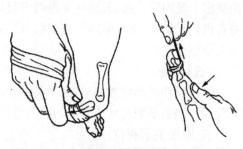

图3-3-73　跖趾关节脱位的手法整复

肌腱和内、外籽骨之间,应当使脱位趾骨极度背伸,扩大畸形,用拇指推挤趾基底部,使其超出跖骨头,使嵌顿解除,才能整复成功。如遇有侧方背侧脱位,或扭转脱位,应先矫正侧方脱位,后按上述手法整复。

(2)固定方法　闭合复位后,可在背侧用一压舌板、小铝板或瓦形小硬纸壳固定 2 ~ 3 周。

(3)药物治疗　按伤筋三期辨证施治。具体参见脱位概论中脱位的治疗。

(4)功能锻炼　固定期间行膝、踝关节屈伸活动。解除固定后配合中药熏洗、按摩、理疗等,并逐渐行跖趾关节的功能活动。

2. 手术治疗

凡闭合复位失败者,应早期行切开复位术,复位后可用一根钢针内固定。

3. 陈旧性脱位的处理

脱位超过 3 周未复位者为陈旧性脱位,临床上较少见到。如脱位时间不长,关节尚有活动者,可在充分麻醉下试行闭合整复。宜作关节各方面的摇转、扳拉等手法,活动范围由小到大,反复操作,以松解粘连,然后按新鲜脱位的整复方法予以整复固定。如复位不成功,可切开复位、钢针内固定。若脱位时间较长,有明显的爪状趾畸形及创伤性关节炎,则宜行关节融合术。

(五)预后

经上述治疗及功能锻炼后,一般功能均可恢复正常。

六、趾骨间关节脱位

趾骨间关节是由近侧趾骨的滑车与远侧趾骨底构成,是屈戍关节,关节囊两侧有副韧带。趾骨间关节脱位(dislocation of phalangeal joint)临床不多见,且整复容易,牵拉捏正即可复位,好发于踇趾与小趾。

(一)病因病理

常因足尖部直接踢撞硬物或压伤引起,远节趾骨脱位于近节趾骨背侧,若侧副韧带撕断,则可向侧方脱位。

(二)临床表现与诊断

(1)有足趾暴力损伤史。

(2)趾骨间关节处疼痛、肿胀、关节活动丧失。

(3)足趾短缩,关节畸形,趾骨间关节前后径增大及弹性固定。

(4)X 线正斜位片见远侧趾骨向背侧或侧方脱位(图 3 - 3 - 74)。

(三)鉴别诊断

趾骨间关节脱位与趾骨骨折鉴别　同有足趾部受伤史及局部肿胀、疼痛、活动受限。而本病则于趾间关节部触及弹性固定及脱位的关节

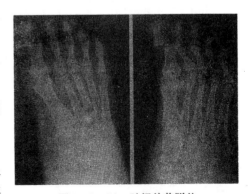

图 3 - 3 - 74　趾间关节脱位

面,无骨擦感。X 线片示趾骨间关节脱位,无骨折征象。而趾骨骨折可触及骨擦感,X 线片见趾骨骨折,而趾骨间关节正常。

（四）治疗

1. 非手术治疗

（1）手法整复　手法闭合复位容易，术者捏住趾端作拔伸牵引同时跖屈即可复位。

（2）固定方法　复位后用纸板固定或胶布将患趾与邻近正常趾并拢固定2～3周。

（3）药物治疗　按伤筋三期辨证施治。具体参见脱位概论中脱位的治疗。

（4）功能锻炼　早期可作踝关节的屈伸活动及用足跟行走，解除固定后，开始逐渐加强跖趾及趾骨间关节的功能锻炼。

2. 手术治疗

一般无需手术治疗。

（五）预后

本病经以上正确治疗，一般可完全恢复原有功能。

（檀亚军）

第四章 其他关节脱位

第一节 颞下颌关节脱位

颞下颌关节脱位(dislocation of temporomandibular joint)又称下颌脱位(mandibular dislocation),临床较常见,好发于老年人及身体虚弱者。颞下颌关节由下颌骨的一对髁状突和颞骨的一对颞下颌关节窝构成,髁状突和下颌窝均在关节囊内,关节囊较薄弱而松弛,尤以关节囊的前壁为甚。关节囊内有一纤维软骨关节盘,与关节囊紧密相连,对颞下颌关节的稳定有一定作用。颞下颌关节是人体头面部唯一能活动的关节,它的主要运动是下颌骨的下掣(开口)、上提(闭合)、前伸、后退及侧转。按脱位时间和复发次数,可分为新鲜、陈旧和习惯性脱位三种;按一侧或两侧脱位,可分为单侧脱位和双侧脱位两种;按脱位后下颌骨的髁状突位于颞下颌关节窝的前方或后方,可分为前脱位和后脱位两种。下颌关节脱位多为前脱位,而以双侧脱位多见,单侧脱位少见,后脱位罕见。

一、病因病理

(1)过度张口 颞下颌关节周围有筋肉包绕,侧壁有韧带加强,但前壁较薄弱松弛,无韧带加强。当张口时,髁状突向前滑至关节结节之上,处于不稳定的位置。若过度张口,如大笑、打哈欠、拔牙等动作时,髁状突易经前壁向前滑到颞下颌关节窝的前上方,形成颞下颌关节前脱位。

(2)暴力打击 下颌部遭受到侧方暴力打击或在臼齿间咬食较大硬物时,关节囊的侧壁韧带不能抗御外来暴力,则可发生一侧或双侧的颞下颌关节脱位。

(3)身体虚弱 肾气亏损,气血虚弱,血不养筋导致面部肌肉、关节囊及韧带发生变性硬化,或因遭受风寒湿所侵,使关节滞涩不利,筋肉僵硬而失去弹性作用,致使关节稳定度减弱,是导致关节脱位的潜在因素,并容易引起习惯性脱位。如《伤科补要·脱下颏》云:"下颏者,即牙车相交之骨也。若脱,由肾虚所致。"《伤科汇纂·颊车骨》云:"夫颌颊脱下,乃气虚不能收束关窍也。"

二、临床表现与诊断

(1)有受外力打击或张口、打哈欠、大笑、咬大块硬物等致伤的病史。

(2)口半开半合,下颌不能移动,下排牙齿向前突出,流涎、不能语言,吞咽困难。

(3)双侧脱位时,下颌突向前方,上下齿列不能咬合,下齿列突于上齿列之前;单侧脱位时,下颌向健侧偏歪。患侧耳屏前即下关穴处呈一凹陷状,而在其前方可摸到下颌髁状突,外耳道指诊法:小指插入外耳道,指端掌面朝向耳屏,张闭口时无关节运动感(正常时有关节运动感)。

(4)X线正、侧位摄片见髁状突脱位于关节窝的前上方。

三、鉴别诊断

(1)下颌骨髁状突颈部骨折 同有下颌开合困难、咬食不便等症状,但下颌骨髁状突颈部骨折多有明显的外伤暴力直接打击病史,髁部有明显的压痛、瘀斑或血肿,甚至可扪及骨擦感,但耳屏前无凹陷。X线片可见有骨折线。

(2)颞下颌关节紊乱症 颞下颌关节紊乱症也称颞下颌关节错缝,可因外力、劳损或咀嚼肌平衡失调,引起关节受损或功能紊乱。风湿性关节炎患者易发本病,多见于青壮年,临床以颞下颌关节疼痛、弹响、开口受限为主症,伴有咀嚼肌酸胀、疼痛、咀嚼无力、上下牙咬合不严等症状,多为慢性发作过程。但颞下颌关节脱位时口被弹性固定于半开的状态。

四、治疗

(一)非手术治疗

1.手法复位

新鲜脱位一般较易复位,不需要麻醉。

(1)口内复位法 让病员靠墙或椅背坐下,助手用双手固定患者头部,防止头部摇动。术者立于患者前面,用拇指压揉颊车穴数遍,以缓解咬肌的紧张和痉挛。然后用消毒棉纱裹拇指3~5层,防止在复位时被咬伤。以双手拇指伸入患者口内,置于下排牙最后一个臼齿上面,其余四指在口外托持下颌角和颏部,准备就绪后,按与推两法同用。两拇指先顺势用力向下按,待下颌骨体有移动时再往里推,其余四指同时协调地将下颌骨向里向上端送,待听到弹响时,即为复位成功。在即将复位时,术者要迅速向两侧滑动双手拇指,以免被患者咬伤。随即从口内退出拇指,其余四指缓慢松开(图3-4-1)。单侧脱位复位时,控制健侧的手不需要用力即可。

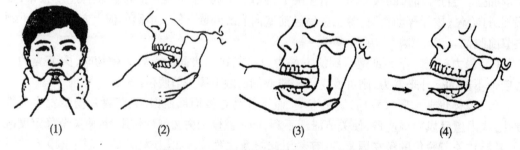

(1)   (2)   (3)   (4)

图3-4-1 颞下颌关节脱位口内复位法

(2)单侧口外复位法 患者坐于椅子上,术者骑马式立于患者前方。如患者左侧脱位,头须向右侧偏45°。术者以左手掌托住患者右侧下颌部,右手拇指放于脱位侧的下颌髁状突前缘用力向后挤,同时左手协同动作向后推挤下颌部,可听到颞下颌关节有一弹响的复位声。此法适用于颞颌关节单侧脱位的患者。

(3)点穴复位法 患者取坐位,术者双手拇指置于患者髁状突前缘,即下关穴处,用力由轻到重向后上压挤髁突,当患者两下颌部酸麻、两颞部困胀、口内流涎、嚼肌松弛时,术者两手食、中指托住两下颌体,向后上端送,即可复位。

(4)口外复位法 患者取坐位,头后倚于墙壁,术者立于患者正面,将两手拇指置于患者髁状突前上,即下关穴处,其余四指置于下颌角及颏部,当拇指用力向下后压推髁状突时,其余各指向上托下颌角及下颌骨体部,常能顺利复位,此法多用于习惯性颞颌关节脱位。

2.固定

用四头带固定较好(图3-4-2)。将四头带的中部兜住颏部及下颌骨体部,四头带两侧对称的一头向上提,在头顶作结,以向上托下颌,再将另外两头向后拉,在颈后作结。为了防止滑脱,可把顶上之结与颈后之结连在一起,固定时间为1周左右。固定期间,患者不应用力张口大声说话,避免咬硬物,应吃流质饮食,四头带不宜过紧,应允许张口不超过1 cm。

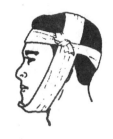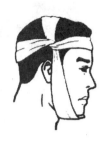

图3-4-2　颞下颌关节脱位四头带固定法

(二)手术治疗

颞下颌关节脱位手法整复较容易,一般无需手术治疗。

第二节　寰枢关节半脱位

寰枢关节半脱位(atlantoaxial rotatory fixation,AARF)是枢椎齿状突与寰枢两侧块结构出现异常的一种疾病。寰枢关节的解剖结构比较复杂,包括双侧侧块的两个上下滑膜关节,中央部齿突前方与寰椎前弓之间的滑膜关节,齿突后方与寰椎横韧带间的滑囊。寰枢关节主要的活动形式是旋转运动,一是以枢椎齿突为轴心的同心圆旋转,另一种是以两侧侧块关节之一作轴心的不同心圆的旋转。此外还伴有一定程度的左右前后转动。儿童时期该关节的稳定依靠韧带结构,并保证关节较大的活动功能,正常情况下儿童颈椎韧带比成人更松弛,双侧侧块小关节面比成人更呈水平位,致使上下关节面之间不易有效制约,寰枢关节不稳定,容易发生旋转移位。寰枢关节半脱位临床上儿童比较多见,是儿童急性斜颈畸形的最常见原因之一。

一、病因病理

多为暴力损伤所致,如头部遭受按压、体育运动伤、打击伤和交通事故等。通常造成损伤的暴力并不大,有些患者早晨醒来即出现症状,也发生在轻微损伤后,或颈部和上呼吸道感染后。

二、临床表现与诊断

(1)有明确的外伤史。

(2)颈部疼痛和僵直,枕大神经痛,向枕部、耳部放射,斜颈,颈部活动受限等。如果单侧向前移位时,头部向健侧倾斜。个别患者因脊髓受压威胁生命。

(3)X线片可帮助诊断。张口位X线片可见枢椎齿突与寰椎两侧块的间距不对称。侧位X线片能清楚显示齿突和寰椎前弓之间的距离变化,正常情况下在3 mm以内。对于儿童,由于摄片时合作不好,经常不能满意显示该区解剖结构,或投影位置偏斜,引起枢椎齿突与寰椎两侧块间隙异常,需要多次X线检查,以免造成误诊。如可疑寰椎椎弓骨折或上颈椎畸形,则需要CT检查。

三、治疗

（一）非手术治疗

治疗方法包括颈椎牵引复位和固定，尚有感染存在应配合抗生素治疗。通常应用枕颌带取正中位牵引，牵引重量根据年龄和体重而定，儿童一般用 1.5～2.0 kg，成人用 2.5～3 kg 即可。在牵引过程中注意颈椎的生理前凸，一般肩背部垫软枕抬高肩部，根据床旁 X 线片复查，了解复位情况，及调整牵引重量和肩背部垫枕情况，一般 2～3 d 可复位，维持牵引 2 周，轻者颈围固定，严重者头颈胸外支架或石膏固定 2～3 月。

中医药辨证治疗一般可按早、中、晚三期治疗，可参见"脱位概论"。

（二）手术治疗

顽固性半脱位及陈旧性半脱位，可采用颅骨牵引，复位后考虑寰枢关节融合术，或包括枕骨在内的枕颈融合术。

四、预后

寰枢椎半脱位一般预后较好，部分患者可自愈。严重的寰枢关节陈旧性半脱位可由于长期斜颈畸形，导致面部发育不对称和出现对侧胸锁乳突肌挛缩。由于斜颈，故患儿常喜欢卧床或用手托住下巴。

第三节　骶髂关节半脱位

骶髂关节半脱位（semiluxation of sacroiliac joint）又称骶髂关节错缝（trasposition of sacro-iliac joint），临床中较常见，好发于青壮年女性。若耽误治疗，可引起持久性的下腰痛。

骶髂关节（iliosacaral joint）是由骶髂两骨的耳状面构成的微动关节，有完整的关节结构，其活动范围微小。关节面不平，有凹陷和隆起互相吻合，借以稳定关节。此外，起稳定作用的还有骶髂前、后韧带和骶髂骨间韧带。没有强大的外力作用，骶髂关节是不会错缝的。脊柱所承受的重量必须通过骶髂关节方能达到下肢，而足底或坐骨结节遭受外力，也必须通过骶髂关节方能传达到躯干。正常的骶髂关节只有少许的前后旋转活动，以缓冲弯腰和负重时脊柱所承受的外力。由于青春后期的女性此关节活动范围增加，故患骶髂关节各种疾病较男性多。

一、病因病理

（一）间接暴力

多因传达暴力致伤，从高处坠下或肩部负重物，失足坠坑，单侧足部或臀部着地，足部或臀部受到由下而上的传导暴力，上身重力向下的反冲力，二力集中在骶髂关节处，迫使髂骨向上、向内（脊中线）半脱位。如打球、跳高、跳远和体操时，单足触地均可以同样机理使单侧骶髂关节半脱位。又如急剧外力迫使单侧下肢后伸，可致单侧骶髂关节半脱位。

（二）直接暴力

作用于髂后上缘，可引起髂骨向上、向内半脱位（少数向下半脱位）。

（三）内分泌影响

妇女妊娠晚期或产后初期因受内分泌的影响，可使其韧带松弛，由于体位不正或上身急剧扭转、挫碰也可引起骶髂关节半脱位。

(四)慢性劳损

长期弯腰工作可引起骶髂关节退行性变,而易损伤致半脱位。腰椎前凸和骨盆向前倾斜角增大等,是骶髂关节半脱位的潜在诱因。伤后轻微者,可自行复位。重者可导致有关韧带松弛或撕裂,使关节不稳,当负重时便加重关节半脱位。久之,由于局部反复损伤而充血机化,填满关节腔隙,造成复位困难和关节不稳,引起顽固性下腰痛。

二、临床表现与诊断

(1)可有外伤史。

(2)伤后即感骶髂关节部疼痛,尤以站立、行走、仰卧、咳嗽、打喷嚏、弯腰下蹲时疼痛加重。有的患者患侧骶髂关节处肿胀,较健侧隆起。

(3)查体时,在髂后下棘的内下角处有压痛,骨盆挤压及分离试验骶髂关节处疼痛。

(4)X线检查:X线正位片可见两侧骶髂关节不对称,患侧髂骨向上和背侧移位,髂骨接近脊中线。

三、治疗

(一)非手术治疗

1.手法复位

(1)单人复位法　患者俯卧,术者立于患侧,面向患者足部,如左侧脱位,术者用右足跟蹬在患者健侧坐骨结节上,双手握患侧下肢,然后用力向上蹬坐骨结节,并向下牵拉下肢使其复位。最后改用两手交叉按压两侧的髂后上棘部位(左手放右侧,右手放左侧),分别向外推按,使向脊中线变位的髂骨得到可靠的复位。

(2)双人复位法　患者体位同前,一助手用两手重叠放在患者健侧的坐骨结节上向上推,术者立于助手对面,两手重叠按在患侧的髂后上棘;用力向下推,两人同时用力推之,即可复位,如一次不行可连做2～3次,最后按单人复位的第二步手法进行复位,即可完全复位。

(3)侧卧复位法　健侧侧卧于整复床上,术者站于患者背后,一手用力推压髂后上棘向下向前,一手握患腿后伸,使髋关节过伸,听到弹响声表示已复位。然后患者仰卧,将髋关节屈曲,使软组织牵引髂骨向前旋转,最后牵拉患侧下肢,使髂骨下移,复位后症状立即大减或消失。

2.固定

不用固定器具,复位后仰卧休息,下肢不要负重,新伤休息1～2周,陈旧性脱位要休息2～3周。

(二)手术治疗

一般无需手术治疗。

第四节　骶尾关节脱位

骶尾关节(sacrococcygeal joint)是由骶骨尖与尾骨底构成的微动关节,其间有微薄的椎间盘(intervertebral disc)。骶尾关节前侧有前纵韧带,附着于骶骨(sacrum)和尾骨盆面;骶尾后韧带为脊柱后纵韧带和棘上、棘间韧带及骶棘肌筋膜延续部分;而骶尾关节两侧,相当于横突间韧带;骶尾角之间还有骨间韧带相连。该关节通常有轻微的屈伸活动,其活动度取决于肛提肌的紧张与松弛;有部分正常人也可由于骶尾关节骨性融合而不活动。临床上骶尾关节脱位,常见于女性;单纯脱位较少,常合并骶尾交界处的骨折脱位。按脱位的方向可分为前、后和侧方脱位,前脱位较多见。正常人的骶尾部变异较多,所以临床诊断时,必须结合受伤情况及临床表现以及 X 线特征,才能准确作出诊断。

一、病因病理

骶尾部关节脱位(semiluxation of sacrococcygeal joint)常因直接暴力引起。如滑倒坐位摔伤,伤力直接作用于骶尾交界处,或着力于尾骨远端背侧,或伴有侧向暴力时,也可合并前、后侧向脱位。如跌伤暴力来自尾骨尖垂直方向,可发生后脱位或骨折脱位。

二、临床表现与诊断

(1)患者有明显外伤史。

(2)患者有骶尾部疼痛,不能坐位或以半侧臀部坐位,下蹲时也有疼痛。

(3)骶尾部局部软组织肿胀,压痛及皮下瘀血。骶尾交界区有台阶样感,或凹陷感。按压尾骨尖时,骶尾区有过度的伴有疼痛的异常活动。肛诊时可触及骶尾前侧有凸起,压痛。

(4)侧位 X 线片可显示脱位或骨折脱位。正位摄片可显示有侧方移位,但应除外变异。

三、鉴别诊断

钩状尾骨　钩状尾骨无压痛,肛门指检无明显或仅有轻度活动感。

四、治疗

(一)非手术治疗

(1)整复方法　患者侧卧位屈膝屈髋、或胸膝卧位,在局部麻醉或不需要麻醉下,术者戴手套,以食指或中指伸入肛门,于骶尾前方触及高起的压痛区,施以向背后挤压力,与此同时,术者拇指抵于骶骨末端,作与中指或食指相对的推压力,使骶尾交界区变得光滑,且疼痛明显减轻或消失,即告复位成功(图 3 - 4 - 3)。

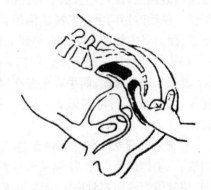

图 3 - 4 - 3　骶尾关节脱位整复方法

(2)固定方法　复位后,可局部贴用膏药,并用宽胶布将两臀部靠拢贴牢,并嘱卧床休息 2 ~ 3 周。在固定期间,应进无渣饮食。

(3)药物治疗　固定期间除局部贴用活血止痛膏外,在解除固定后,应用活血祛瘀中药熏洗或坐浴,如仍有疼痛,可配合局部封闭。

(二)手术治疗

对仍有移位但无症状,可不予处理;如有顽固性尾痛症状,经非手术治疗无效时,可考虑尾骨切除术。

(何本祥　檀亚军)

下　编　关节软骨与骨骺损伤

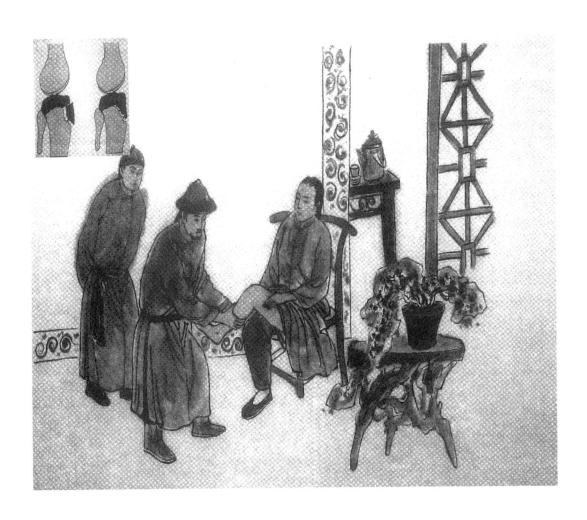

第一章　关节软骨与骨骺损伤概论

关节软骨损伤后自身修复能力有限,长期以来是困扰骨科基础研究与临床治疗的棘手问题。随着高能、高速创伤的不断增多,关节软骨损伤的疾患显著增加。日益突出的关节软骨损伤已成为运动医学、老年学科以及创伤外科等多学科面临的严峻挑战。因此,系统探讨关节软骨损伤及其修复具有十分重要的意义。

骨骺损伤是少年儿童在发育过程中骨骺部的一种特殊性损伤,对此类损伤如不能及时正确地诊断治疗,可能会造成肢体畸形甚至影响正常发育。随着体育事业的发展和竞技体育竞争日益激烈,慢性骨骺损伤的发病率一直处于较高的水平。这不但会影响运动员的正规训练和成绩提高,而且会过早结束运动员的运动生涯。作为医学工作者和教练员,必须对骨骺部结构特点和损伤规律及预后有足够的了解,以确保少年儿童的健康成长和运动训练的科学性。

第一节　关节软骨与骨骺的生理与病因病理

一、软骨的生理

正常关节软骨表面光滑,呈现蓝白色,半透明、光滑而富有光泽。关节软骨自关节面向深部可分为4层:浅表层、中间层(又称为移行层)、深层(又称为放射层)及钙化层。各层均由大量的细胞外基质和散在分布其中的软骨细胞组成,软骨细胞只占1%,软骨基质占99%。软骨基质由胶原纤维、蛋白聚糖和水分构成,其中胶原纤维占15%~20%,蛋白聚糖占2%~10%,水分占70%~75%。蛋白聚糖镶嵌于胶原纤维网状结构中,在关节软骨受挤压时,网状结构中的水分挤出,而在休息时又可从关节滑液中吸收水分,并使软骨细胞获得营养。正常情况下,软骨细胞分泌合成的软骨基质和软骨基质的降解保持平衡,使得关节软骨光滑有弹性,其功能为传导及分布载荷,维持和承受接触应力。

二、骨骺的生理

儿童关节由骨端软骨和骨骺软骨板组成,周围有关节囊和韧带,关节周围韧带比骨骺软骨板坚强,儿童骨骺软骨板软骨包括生发细胞层、增生层、成熟层及肥大细胞层等,各层细胞不断分化、增生、退化、成骨,此过程不断进行,形成骨的生长发育,直至骨骺与干骺端闭合。全身大多数部位干骺端中心的血液供应来自本身的营养动脉,其周围的血供来自外周骨膜的分支;骨骺的血液供应来自关节周围不同部位骨膜的营养分支。受压骨骺的滋养血管有两种进入方式,一为直接进入,即滋养血管在远离骺板处穿透骨骺的边缘进入骨骺;另一为间接进入,比较少见,即滋养血管通过骺板的边缘进入骨骺,此种情况骨骺分离时血管常受损伤,引起骨骺和骺板缺血。全身骨骺中有股骨头骨骺、肱骨内外髁骨骺和桡骨头骨骺等关节内骨骺属于这种血供方式。

三、病因病理

(一)软骨损伤分类

急性或持续性的关节软骨损伤可分为三类:①微损伤,这种损伤仅表现为软骨基质和软骨细胞超微结构的改变,软骨面仍然完整;②软骨面破裂,但未伤及软骨全层;③骨软骨骨折,骨折线或关节软骨面的裂隙延伸至软骨下骨。

无论是哪一种类型的损伤,其病理机制均可概括为以下几个方面。

(二)病理机制

1.关节生物力学性质的改变

正常软骨超载及承受不利的力学环境均可引起关节软骨损伤。人的关节面可以承受约25 MPa的冲击力,超过临界值的单次冲击或多次大幅度但小于临界值的钝性损伤均可导致关节软骨的不可逆性损害。

2.创伤(包括劳损)

创伤是引起关节软骨损伤最常见的原因。创伤后的关节常遗留关节软骨的缺损,缺损区蛋白多糖丢失及胶原纤维网络结构受到破坏,会影响软骨细胞的代谢,使基质合成受阻,加剧这种病理性变化,导致缺损区的范围及深度逐渐扩大,最多深及软骨下骨。Kim等发现关节内骨折后关节软骨细胞在骨折区大量凋亡,说明基质中存在诱导软骨细胞代谢的成分,在基质成分丢失的情况下可诱导软骨细胞凋亡,这一点在创伤性关节炎的发病机制中有着重要的意义。

3.关节制动

大量的实验研究和临床观察表明,出生后,运动机械应力的刺激,使关节软骨的分层逐渐清晰,运动对关节软骨的形成有重要意义。关节长时间固定而缺乏活动,可导致关节软骨变性。这可能是由于软骨压力泵作用丧失,关节周围软组织挛缩,滑膜浸润软骨或与之粘连,使关节面压力增加,阻止了滑液在细胞间质的弥散。软骨营养缺乏性损伤或滑液与纤维蛋白原相互作用,可降低趋化因子和促细胞分裂因子的作用,从而使得软骨细胞退化。曲绵域等在动物实验中证明,缺乏关节运动刺激也可导致软骨损害,关节活动过度可引起软骨变性。国内外许多学者研究结果表明,关节缺乏和缺少运动及过度运动,都可引起关节软骨的病理改变。

运动引起的关节软骨损伤可因一次暴力急性损伤或逐渐劳损引起。开始的病理变化是不一样的。一次急性暴力致伤可引起软骨剥脱、软骨骨折,甚至骨软骨骨折。挤压暴力引起软骨的胶原纤维损伤,软骨细胞坏死,再进而引起软骨的一系列病变。慢性劳损则是软骨经常受到微细损伤积累的病理变化。运动员的关节软骨损伤可发生于各个关节。最易损坏的关节是膝关节(尤其是髌股关节)、踝关节以及肘关节。正常关节软骨组织由软骨细胞和软骨基质组成。软骨细胞分泌基质,基质中的胶原纤维自软骨下骨板向斜上方延伸达软骨表面。各不同方向的胶原纤维组成无数个"网状拱形结构",并于表面形成一切线纤维膜,类似一"薄壳结构"。软骨基质保护软骨细胞并维持关节软骨的正常形态及功能(图4-1-1)。

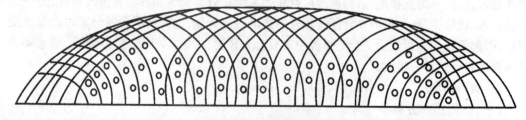

图4-1-1 正常关节软骨胶原纤维模式排列图

胶原纤维的排列形式对软骨承受压力有重要意义。关节面一处受压,通过软骨的弹性变形减轻压力。更重要的是胶原纤维的"网状拱形结构"及"薄壳结构"将压力沿胶原纤维方向传至"四面八方",平均地分散达到骨板。因而减小了局部压强,不致损伤软骨。软骨的受压变形及减压复形,形成"唧筒"作用,使关节液得以吸进和挤出,也是维持关节软骨营养的主要方式(图4-1-2)。

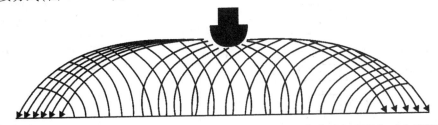

图4-1-2 正常关节软骨受到压力时,力沿胶原纤维方向分散传递到广泛区域,减少局部压强

关节软骨损伤后胶原纤维破坏,则损伤部软骨正常弹性降低,且胶原纤维形成的"网状拱形结构"及表面的"薄壳结构"被破坏。所受压力不再能分散传递,则局部受到超常压力进而损伤软骨下骨质(图4-1-3)。软骨进一步损伤,细胞坏死。软骨正常弹性的改变也影响了软骨的营养作用,加重了软骨的退行性变。胶原纤维的损伤及软骨细胞死亡,失去分泌基质的能力,则基质退行性变加重。这都引起软骨一系列的病理变化。事实上关节软骨损伤后不只是软骨本身病变,病理改变的范围要广泛得多。局部超常压力直接传递至软骨下骨,引起软骨下骨病变;损伤软骨脱落的细胞形成抗原以及骨的病理反应刺激滑膜炎性反应;滑膜的病变及血循环的改变等又引起周围腱及腱止装置(末端)的病理变化(末端病)。

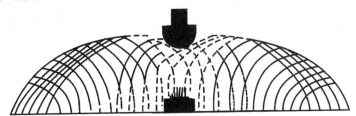

图4-1-3 关节软骨损伤后,由于胶原纤维破坏,压力不能向四周传递,局部压强过大

关节软骨损伤后可引起一系列综合性的病理改变(图4-1-4)。运动性的关节软骨损伤主要发生于年轻人。损伤病变多不一致,同一关节面上一部分可能是严重病变,其他部分可能很轻或正常。另外,一个关节面软骨损伤后,往往相对应的关节面软骨也产生或继发病变。

(三)骨骺损伤的分型

骨骺损伤多由一次性瞬时的直接或间接暴力作用,使骨骺部受到撞击、挤压、拧扭、牵拉而使骨骺、骺板或干骺端产生骨折或骨骺滑脱或骨骺撕脱(牵拉骨骺)骨折。根据骨折部位和形状,一般采用Salter-Harris的分型方法,将骨骺损伤分为5型(图4-1-5)。

(1)Ⅰ型 该型从X线片上看不到骨折线(图4-1-5Ⅰ型),损伤完全通过骨骺和骺板,不波及干骺端(临床上称骨骺滑脱)。这种损伤多由剪切暴力所致,多见于幼婴。

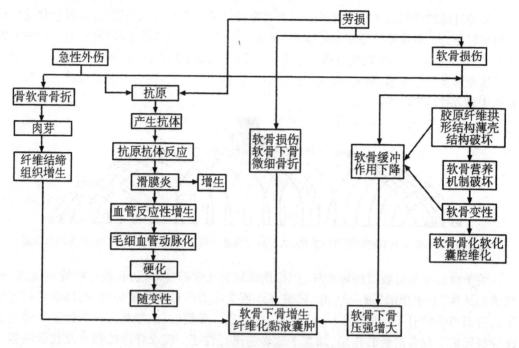

图4-1-4 关节软骨损伤及其病理发展

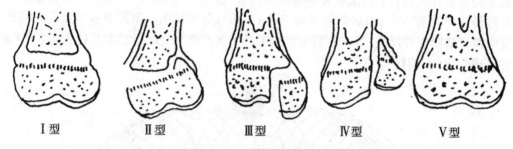

Ⅰ型　　　　Ⅱ型　　　　Ⅲ型　　　　Ⅳ型　　　　Ⅴ型

图4-1-5 骨骺损伤分型

（2）Ⅱ型　这是骨骺损伤中最常见的类型。其特点是骨骺分离加干骺端部分骨折（图4-1-5Ⅱ型），因有三角形干骺端骨折块，使其诊断比Ⅰ型容易。骺板分离部分与Ⅰ型相同。损伤机制由剪切力加上弯矩造成，多见于10岁以上的儿童，这时他们的骺板相对比较薄弱。

（3）Ⅲ型　这类损伤，从关节面经过骨骺，即关节内骨折加骨骺分离（图4-1-5Ⅲ型），这种损伤不常见，由关节内剪切应力引起，通常出现在胫骨远端。

（4）Ⅳ型　损伤涉及关节面，骨骺、全层骺板和部分骺端（图4-1-5Ⅳ型），即关节内骨折加骺板和干骺端骨折。

（5）Ⅴ型　此型损伤多由强大的挤压暴力造成，引起骺板的软骨细胞压缩而严重破坏即压缩性骨折（图4-1-5Ⅴ型）。较少见，但后果非常严重，常导致骨生长畸形。由于损伤没有移位，X线诊断困难，因此凡小儿肢体坠落性损伤或涉及骨骺附近的损伤，而X线拍片无明显异常，但疼痛和肿胀持续一段时间，应考虑有骺板挤压伤的可能。

由于在损伤过程中,往往是撞击、挤压、扭转等几种暴力综合作用的结果,故在临床实践中,上述5种类型损伤,并不单独存在,常为几种类型合并损伤。例如,第Ⅴ型往往合并于其他4种类型之中,在治疗时,对预后应留有充分的余地,不能绝对化。在Salter-Harris的Ⅲ、Ⅳ、Ⅴ型损伤中,均涉及骺板的生发细胞层(即静止细胞层),无论破坏骺的血运或软骨细胞,都可引起软骨细胞不同程度的坏死或蜕变,影响骺板的正常发育。损伤较轻或仅为血供不足,则软骨增殖能力减退,局部生长速度减慢;如损伤较重,则软骨增殖就会停止,骨骺早闭,该骨端不再纵向生长。

第二节　关节软骨与骨骺损伤的诊断

关节软骨与骨骺损伤的诊断比较困难,临床上容易误诊或漏诊,其主要原因是关节软骨与骨骺部位软骨成分在X线上不显影。目前对于关节软骨与骨骺损伤的诊断主要是根据其临床症状、体征,并结合X线片、MRI等辅助检查。其诊断要点如下:

(1)有急、慢性运动损伤或外伤史,并要了解受伤方式与部位及伤者的年龄与受伤骨骺骨化显露的时间。

(2)有关节软骨或骨骺损伤的症状与体征。急性损伤可有局部肿胀、疼痛、压痛、畸形、关节功能障碍等表现;关节软骨的退变会出现关节反复疼痛、肿胀、行走困难、晨僵、交锁、关节活动受限及关节活动摩擦感等表现。

(3)影像学诊断要点　MRI诊断关节软骨损伤分级分为5级:0级,正常关节软骨,软骨弥漫性均匀变薄但表面光滑,仍认为是正常关节软骨;Ⅰ级,软骨分层结构消失,软骨内出现局限性低信号区,软骨表面光滑;Ⅱ级,软骨表面轮廓轻至中度不规则,软骨缺损深度未及全层厚度的50%;Ⅲ级,软骨表面轮廓重度不规则,软骨缺损深达全层厚度的50%以上,但未完全剥脱;Ⅳ级,软骨全层剥脱、缺损,软骨下骨暴露伴或不伴软骨下骨质信号改变。目前,诊断软骨损伤的金标准是关节镜手术,因为MRI对软骨损伤诊断准确率较高,所以MRI是早期诊断关节软骨病损的最有效的无创技术。对儿童要熟悉正常骨骺继发骨化中心出现的时间及愈合时间。有助于辨别是正常骨化中心或是骨折片。X线片中要仔细观察继发骨化中心与干骺端的对位关系以及与关节上下相应骨端的关系,对无干骺端骨折的骨骺损伤,主要根据骨骺的位置来确定损伤;观察干骺端的三角形骨片,X线片中可见三角形骨折者,则可诊断骨骺损伤;对无明显X线征象的患者,特别是高度怀疑骨骺损伤,可行MRI检查,了解软骨的压缩或其他损伤情况。

第三节　关节软骨与骨骺损伤的治疗

关节软骨与骨骺创伤的治疗应根据损伤类型、时间、开放与否以及程度等来决定治疗方案。

一、关节软骨损伤的治疗

(一)非手术治疗

适用于轻度的软骨损伤或作为术后的辅助康复治疗。包括口服非甾体类抗炎药缓解疼痛或营养软骨药物保护软骨、减轻体重、改变活动方式、康复训练、中医药治疗等。其他还有关节腔内注射玻璃酸钠、局部封闭、理疗和支具保护等。总体来说,非手术治疗能够暂时缓解疼痛症状,但不能从根本上恢复软骨的正常结构和功能,因此不能阻止病程的发展。

（二）手术治疗

目前外科治疗软骨损伤的方法有关节镜下关节腔冲洗软骨清理成形、钻孔微骨折、自体或异体骨软骨移植和软骨细胞移植。多种方法均可促进软骨损伤的修复,均存在不足之处。软骨下骨钻孔术和微骨折术是目前临床上常用的方法。这种方法短期疗效肯定,修复组织多为纤维软骨,但其远期疗效较差。软骨膜、骨膜和软骨移植因来源有限使应用受到限制。组织工程化软骨结合了细胞培养、组织材料和生长因子等因素,在实验中取得了较理想的结果,目前受到极大关注,是今后发展的方向,但目前工程化软骨的细胞行为,框架材料的选择,生长因子的有效调控等有待进一步阐明,且处于动物实验阶段,不能应用于临床。这就要求广大医务工作者及科研人员不断努力,探索创新。相信在不久的将来,能克服这一难题,为广大患者解除病痛。

二、儿童骨骺损伤的治疗

（一）非手术治疗

儿童骨骺损伤是发生于儿童的一种特殊类型骨折,骨折移位不大、比较稳定,可采用手法复位、小夹板固定。闭合手法复位要轻柔,切勿粗暴操作。必须要在充分牵引下复位,复位时间宜愈早愈好,时间的拖延会增加复位困难且造成人为损伤。

大量临床实践证明中医中药对于骨骺损伤有其独特的治疗效果。早期以活血消肿类中药外用（外敷或熏洗）,如黄柏、玄胡、木通、血竭、木香、川芎、当归、三七等。中后期以续筋健骨活血类中药外用,如红花、续断、白及、儿茶、羌活、乳香、没药、杜仲、当归、黄芪、赤芍等。如何运用中医中药早期预防和治疗慢性骨骺损伤,防止其病变进一步发展,无疑是一个有待研究和开发的课题,具有广阔的前景。

（二）手术治疗

对于不稳定型损伤,要求恢复骺板对位和关节面平整,可采取切开复位内固定。切开复位时,不应剥离骺端表面软组织,以免损伤骺板周围环,忌用器械插入骺板断面复位,以免造成医源性损伤。内固定宜用体积较小的克氏针,尽可能避免任何形式的穿过骺板的固定。如有可能,应使固定穿过干骺部,这比穿过骨骺板要好。

骨骺损伤的中后期,如出现关节功能障碍、疼痛较重、软骨脱落、关节内骨折、形成关节鼠等,则需手术治疗,如关节鼠摘除、骨桥切除术、骺板牵拉延长术以及对成角畸形者采取截骨矫正术等。

对于慢性骨骺损伤在于早期诊断和及早治疗。如果发展到了中晚期,不仅严重影响正常的训练和比赛以及运动成绩的提高,甚至身体发育都会受影响。在大运动量训练时应严格掌握局部的负荷量,尽量避免挤压、撞击等应力长时间过于集中,最好是支撑与悬吊动作交替进行。注意技术动作的合理性与科学性,改进训练方法,加强保护。训练时可适当使用支持带或弹力绷带包扎或固定关节部,以减轻骨骺部的负担。在早期诊断的基础上,应采取积极治疗与调整局部负荷量相结合的方法,防止其进一步发展或恶化。由于骨骺是处于生长发育阶段,一旦损伤后,只要采取及时有效的措施,都能取得较好的治疗效果。

（程　杰）

第二章 上肢软骨损伤

第一节 肩部的关节软骨与骨骺损伤

一、运动员肱骨头骨骺分离症

运动员肱骨头骨骺分离,是常见于青少年棒球运动员的一种肱骨近端骨骺损伤,又称为小联盟肩(little leaguer's shoulder)。肱骨近端有三个次级骨化中心,6 月龄出现肱骨头次级骨化中心,2～3 岁出现大结节骨骺,5 岁时小结节次级骨化中心开始骨化。在 5 岁左右,大、小结节骨骺开始与肱骨头融合,分别在 7 岁、14 岁时完成融合过程。19 岁时肱骨头骨骺与肱骨干完全融合。少年儿童在肱骨头骨骺尚未封闭前,骨骺板为一抗外来应力的软弱区,易受外伤而致分离。

(一)病因病理

运动创伤中出现肱骨头部骨骺或骺板损伤,多见于棒球少年运动员的投球或接球运动员。其发生系投球时旋转扭力所致,反复的投掷活动,可引起肱骨近端骨骺板的应力性损伤。投球时,肩关节呈过度反弓位或最后"出手位"也可致急性损伤。体操项目也有肱骨头骨骺损伤的报道。

(二)临床表现与诊断

伤后肩部痛肿,外展时疼痛。于腋窝处按压伤部时有压痛。X 线片可显示肱骨头向下滑脱骺板影变宽,干骺端脱钙(如图 4 - 2 - 1)。MRI 也有助于诊断(如图 4 - 2 - 2)。严重病例肱骨头骨骺可完全滑脱。有时有 Salter-Harris Ⅱ型骨骺骨折分离现象,骨折可产生内收、外展移位。

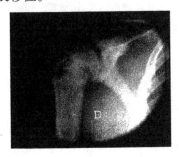

图 4 - 2 - 1　右肱骨头骨骺骺板增宽图

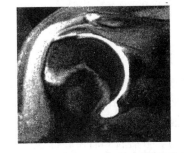

图 4 - 2 - 2　MRI 显示肱骨头骨骺骺板增宽改变

(三)鉴别诊断

此症需与骺远端干骺端附近骨囊肿病理骨折相鉴别。X 线片可助诊断。

(四)治疗

1. 非手术治疗

棒球运动员应力性损伤 X 线片显示骨骺增宽者,需要休息,停止投球等引起损伤的专项训练3月左右。

骨骺分离症轻者不必复位,仅用超关节夹板固定,或者三角巾悬吊3~4周可愈合。

错位较重者,应于臂丛麻醉下行手法整复。以内收型移位为例:患者仰卧,一助手用布带绕过腋下向上提拉肩部,另一助手以双手握前臂,前臂旋后位,沿肱骨纵轴牵引。①矫正远端移位,术者两拇指按住骨折部,将骨折近端向内推,其他四指向外提骨折远端,助手在牵引下外展上臂。②矫正前移位及成角,在维持牵引下,术者立于患者前外侧,两拇指置于骨折远端后侧,其余四指环抱肩前相当于骨折成角部,在牵引下,持握前臂的助手将前臂前屈上举过一顶。此时术者两拇指推骨折远端向前,其他四指由前向后按压移位或成角部,即可矫正向前成角及移位。

复位后用肱骨颈夹板固定,内收型用外展支架固定于肩外展、体前屈位。外展型用托板固定于肘屈曲90°、肩内收位。早期进行练功活动,3周后去除夹板,进行缩颈耸肩、摸肩旋转、单手擎天等肩关节功能锻炼。

(二)手术治疗

闭合复位失败或不能维持复位时,应该采取经皮穿针内固定,或者切开复位和内固定(图4-2-3)。

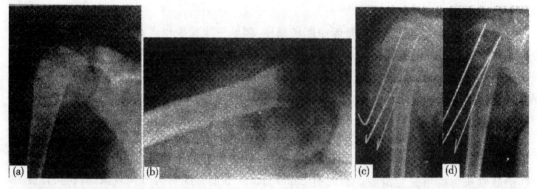

(a)和(b)14岁儿童的肩部正位和腋窝位X线显示肱骨近端Salter-Harris Ⅱ骺板骨折,并有完全移位;(c)闭合复位和经皮穿针固定后的X线片显示骨折已经解剖复位;(d)4周后的X线,骨折已经明显愈合

图4-2-3 闭合复位、经皮穿针的操作方法

二、运动员的盂唇损伤

随着关节镜的应用和生物力学的研究,人们对盂唇损伤的认识日益提高。肩胛盂唇的后部较前部显著,由致密纤维组织和一些弹性纤维组成,在内缘与玻璃软骨相连续,在外缘与关节囊的纤维组织相连续。在肩胛盂和盂唇之间,存在着纤维软骨间区,只有下盂唇没有这种结构。下盂唇和后盂唇都表现为三角形,内缘和外缘都与肩胛盂相连;上肩胛盂唇外缘与肩胛盂相连,内缘却有不同程度的游离;前盂唇的内缘与外缘都与肩胛盂相连,但是却不是三角形,就像关节囊的增厚,却与关节囊性质不同。为了统一起见,临床上常将盂唇分为6个区域,即:上部、前上部、前下部、下部、后下部和后上部盂唇。也有人将肩胛盂按时钟表盘样分为12份,用时间标出盂唇的位置。

肩关节是一个活动十分灵活的关节,其主要稳定结构为肌肉和韧带。环状的盂唇是肩关节的一个静态稳定结构,它在上下方向上和前后方向上使肩胛盂的深度分别增加了9 mm和5 mm,使肩胛盂窝的深度增加了近50%(图4-2-4)。通过加深肩胛盂窝,盂唇起到了以下三方面功能：①增加了肩胛盂软骨的面积，增加了和肱骨头的接触；②为防止肱骨头脱出肩胛盂提供了支持物并起到了应力分散的作用，在肩关节外展90°受力时，这一作用最显著；③为关节囊韧带提供了附着点。

（一）病因病理

盂唇损伤常见于投掷和举重运动员在有越头（overhead）动作运动项目（如排球、羽毛球等）运动员及职业橄榄球运动员中也有盂唇损伤的报道。

运动员盂唇损伤可位于肩盂上部，或下

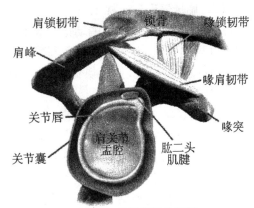

图4-2-4　肩胛盂唇的解剖

部。SLAP（suprior labrum，anterior to posterior）损伤是指肩盂中上部包括肱二头肌腱的盂唇撕裂。Bankart损伤指盂唇前下方在前下盂肱韧带复合体附着处的撕脱损伤，多因肩关节前脱位引起，是肩习惯性前向不稳的基本损伤。

关节镜下损伤分型与半月板分型相似，分为：磨损（fraying）、桶柄样撕裂（bucket handle tear）、裂伤（split nondetached）、退行性变（degenerative）和SLAP损伤。SLAP损伤不单是因为部位不同而进行的分类，因为有肱二头肌腱长头腱的原因，其损伤特点也与其他部位盂唇不同，可分为5型（图4-2-5）：Ⅰ型，盂唇的磨损、变性（图4-2-5a）。Ⅱ型，盂唇与肱二头肌腱一起从肩胛盂上分离（图4-2-5b）。Ⅲ型，上盂唇的提篮样损伤，肱二头肌腱仍位于原位（图4-2-5c）。Ⅳ型，盂唇的提篮样损伤波及到肱二头肌腱（图4-2-5d）。混合型（Ⅴ型），两种或两种以上的损伤类型同时存在，最多见的是Ⅳ型和Ⅱ型的混合存在。

关节盂唇的损伤常常是因为肩关节受到外伤或反复的牵拉，盂唇损伤后常引起关节的不稳、疼痛、脱位或交锁。SLAP损伤是近年提出的新概念，其确切损伤机制还不明了，目前认为有以下几种：①肩外展肘直臂位摔倒着地（图4-2-6），肱骨头向上方半脱位直接撞击和挤压盂唇，此型大部分患者肱骨头上关节软骨面有损伤（Karzel）；②肱二头肌腱投掷运动在减速期，肱二头肌腱的牵拉使盂唇撕脱（Andrews）；③投掷运动员在加速期，上肢离开躯干外展、外旋，肱二头肌腱处于更加垂直、更加向后的角度，这一角度的变化在附着点处产生旋转力，牵拉后上的盂唇向内旋，同时肱二头肌腱也位于盂上结节的内侧，像剥皮一样将盂唇撕起；④反复的创伤和反复的肱二头肌腱牵拉，多见于投掷运动者。

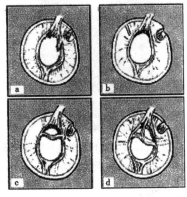

图4-2-5　盂唇SLAP损伤病理分型

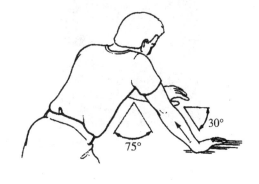

图4-2-6　SLAP损伤动作

(二)临床表现与诊断

疼痛,尤其是肩部过头的动作。卡压,交锁,弹响或摩擦感。偶尔夜间痛,甚至日常活动也痛。肩部不稳感,肩关节活动范围减小,力量变弱。盂唇 Bankart 损伤的特殊检查同肩关节习惯性脱位的检查,如恐惧试验等。盂唇 SLAP 损伤特殊检查方法可采用前滑动试验 O'Brien 试验和曲柄试验。

前滑动试验:病人座位或站立,手叉髋部,拇指朝后。检查者一手置于患肩,食指在肩峰前部触及肱盂关节。另一只手放在病人肘后部,向前向上推,患者与之对抗。如果患者出现肩前疼痛,或术者食指下出现弹响或摩擦感,或者患者复制出过顶活动时的症状,检查即为阳性(图 4-2-7)。

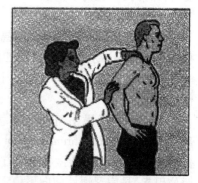

O'Brien 试验:患者伤肩置于 90°前屈,30°～45°水平内收,并极度内旋位。检查者抓住患者腕部并对抗患者的肩部内收前屈运动。患者出现肩部疼痛,或者弹响提示 SLAP 损伤(图 4-2-8)。

图 4-2-7　前滑动试验示意图

曲柄试验(crank test):患者将患肩置于外展 90°,检查者施加轴向压力,并缓慢内外旋转肩部。如果患肩出现疼痛,卡,或者研磨感即为阳性(图 4-2-9)。

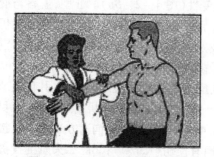

图 4-2-8　O'Brien 试验示意图

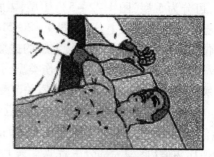

图 4-2-9　曲柄试验示意图

辅助检查如 CT 或 MRI 对盂唇损伤的诊断有帮助(图 4-2-10 至图 4-2-15),最终的确定诊断还需关节镜检查。

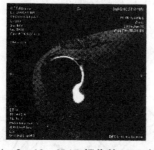

图 4-2-10　SLAP 损伤的 MRI 表现

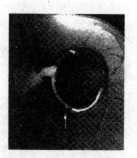

图 4-2-11　1 名 21 岁男性足球运动员
后盂唇撕裂的 MRI 像

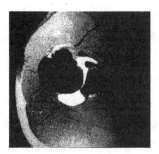

图 4 - 2 - 12 MRI 显示 Bankart 损伤

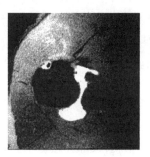

图 4 - 2 - 13 MRI 显示 Bankart 损伤

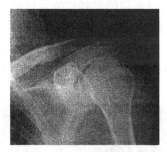

图 4 - 2 - 14 肩关节脱位造成肱骨头后
上部缺损(Hill-Sachs 损伤)

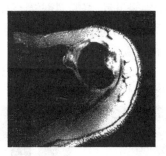

图 4 - 2 - 15 Hill-Sachs 损伤的 MRI 表现

(三)治疗

1. Bankart 损伤

(1)非手术治疗 对初次肩关节脱位造成 Bankart 损伤者,首先用非手术治疗。肩关节脱位行闭合复位、固定2~3周。6月内不参加对抗性体育活动。口服活血化瘀、消肿止痛的中成药(七厘散、三七片等),或者非甾体类消炎镇痛药。然后在指导下进行康复锻炼(针对旋转袖及囊周稳定组织为主)。

一旦肩关节不稳定复发,此时非手术治疗应强调避免一些易引起肩关节脱位的危险活动,同时应加强锻炼稳定肩关节的肌肉。在运动中应用肩关节支具限制肩关节外展和外旋活动幅度。

(2)手术治疗 对于年轻运动员的 Bankart 损伤,经非手术治疗,肩关节仍复发脱位不稳者,应该进行手术治疗。手术的目的是要恢复正常的盂肱关节解剖关系,修复撕裂的关节囊组织及紧缩加强松弛的关节囊。

手术可在肩关节镜下进行,缝合的方法主要有可吸收材料的平头钉(suretac)和缝合锚钉的方法。近来关节囊热疗紧缩技术日益受到重视。也可行开放手术,如肩关节前下方关节囊移位术及"T"形 Bankart 损害修复术。

2. SLAP 损伤

(1)非手术治疗 初期主要侧重减轻炎症,采用适当休息、冰敷,以及非甾体消炎药的应用和物理治疗,也可同时外敷活血化瘀中药如:新伤药等,内服三七伤药片。

疼痛缓解时开始进行康复训练,重点应放在拉紧后关节囊,以使前后关节囊的松弛度保持平衡,同时也应注意加强肩袖以及肩胛骨稳定肌的力量和耐力训练。加强越头运动员的肩关节肌肉功能的训练,如在内旋位前屈上举、俯卧位外旋并水平外展及俯卧撑等动作。本体神经肌肉强化作用训练(PNF)对肩袖和肩胛胸壁肌肉群协同功能发展很有帮助。康复训练后期,使肌肉在收缩前有一快速的牵张,例如,接球后将球扔回的动作,对加强肩袖后部有一定帮助。最近的研究强调对有投掷动作项目,如棒球运动员需要加强肩部离心力量的训练。

(2)手术治疗 修补撕裂的韧带及盂唇(图4-2-16至图4-2-18)。对于磨损和桶柄样撕裂,单纯清理和切除的近期效果很好(88%),但随着随访年限的增加效果逐渐下降。Ⅳ型SLAP损伤,大部分患者未撕裂的肱二头肌腱仍牢固地止于肩胛盂,切除损伤的盂唇及肌腱。对于包含了肱二头肌腱的30%或以上的病例,年老的、肌腱变性的可进行肌腱固定术。对于年轻患者,将撕裂部缝于附着部即可,也有术者将撕裂的肌腱也缝合在一起。

术后处理:吊带固定三周,1周内可在固定中轻轻地活动肘和手;1周后可去掉吊带活动肩关节,但外旋不要超过中立位,后伸不要超过身侧,不要伸直肘关节。4~5周后,保护下进行肱二头肌力练习。3月内不能进行肱二头肌牵拉的活动。半年后可进行对抗训练和比赛。

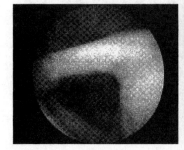 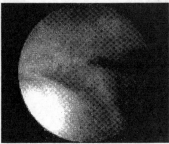 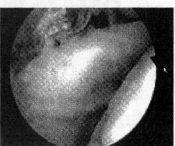

图4-2-16 正常上盂唇　　　图4-2-17 关节镜下显示　　　图4-2-18 关节镜下
　　关节镜像　　　　　　　　上部盂唇撕裂　　　　　　　上盂唇损伤修补

第二节　肘部软骨损伤

一、肘关节应用解剖与生理

肘关节由肱骨、桡骨、尺骨及其关节囊、韧带组成。肘关节包括肱尺、肱桡、尺桡3个关节和6个相应的关节面。关节的活动有伸屈及旋转运动。屈伸范围为140°~150°。肘关节有一个生理外翻角称为提携角,约为15°。肱骨小头有前倾角,为30°~50°。关节的前后韧带组成关节囊部分,上起自鹰嘴窝上缘(后)及冠状窝(前)上缘,下止于尺骨及桡骨的关节软骨缘。肘关节两侧有侧副韧带加强。尺侧副韧带(自肱骨内上髁下至尺骨半月切迹下方分为前后两束)及桡侧副韧带(由肱骨外上髁下起分为前后两束,放射状围绕桡骨小头,附着于环状韧带),防止肘关节过度内收及外展(内、外翻)。环状韧带是包绕桡骨小头颈的韧带组织。前后附着于尺骨的桡骨切迹前后缘。此韧带对维持桡骨小头的稳定性非常重要。肱骨的内上髁为前臂尺侧屈肌(屈肌、屈腕、旋前圆肌等)的起始处。外上髁为前臂伸肌群的附着点。尺骨鹰嘴是肱三头肌的止点。尺骨冠状突前是肱肌的止点。肱肌前尚有肱二头肌通过。

肘关节屈曲90°时,肘后三角呈等腰三角形,伸直时肱骨内外上髁及鹰嘴呈一条直线。

此三角骨性标志有无改变,对鉴别肘关节脱位及骨折非常重要。

肘部诸骨骨骺(次发化骨中心)较多,出现及封合的时间不一,因而常造成误诊。临床医师对此必须熟悉(图4－2－19)。

二、肱骨内上髁骨折与骨骺分离

人的肱骨内上髁骨骺属于牵拉骨骺,一般出现在5～6岁,在18～20岁与肱骨远端干骺端融为一体。在普通人群中,肱骨内上髁骨骺分离和肱骨内上髁骨折占所有肘部骨折的10%左右。在运动员中,由于专项训练的特殊技术要求和相关原因,使肱骨内上髁骨骺分离成为运动员中最常见的急性骨骺分离,对于骨骺已经愈合的运动员还会发生肱骨内上髁骨折,因此肱骨内上髁骨骺分

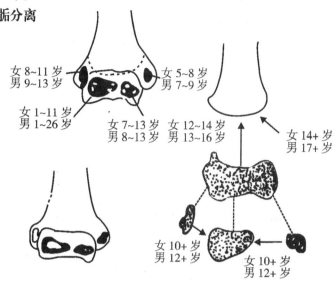

图4－2－19　肱骨远端骨骺出现与闭合的时间

离和肱骨内上髁骨折在运动员中的发生率远远高于普通人群。

(一)病因病理

体操是肱骨内上髁骨骺分离最多发的项目,其次是举重,再其次是舞蹈。受伤平均年龄13.52岁±2.29岁,受伤前的平均专项训练时间为3.21年±1.99年。

1.受伤机制

(1)体操和舞蹈项目的受伤机制　体操运动员在训练和比赛过程中的翻腾、跳跃和从器械上的"下法"最多,摔倒机会多,摔倒时常发生前臂旋前或外展位腕背伸支撑,使肱骨内上髁受到牵拉,导致肱骨内上髁骨骺分离。舞蹈学员也多是以同样机制发生损伤的。

(2)举重项目的受伤机制　举重运动员的损伤机制与上述有所不同,在损伤过程中无前臂支撑动作。在抓举过程中的提铃和发力提拉展身中,肱骨内上髁受旋前圆肌和前臂屈肌主动收缩牵拉;杠铃过顶后上举时,杠铃的重量使前臂发生被动外展,使肱骨内上髁再直接遭受被动牵拉。举重运动员的肱骨内上髁骨骺分离多是这两种牵拉力量共同作用造成的。

2.损伤病理

(1)分离骨骺或骨折块移位　因伤势的轻重和受累的周围组织多少不同,以及合并肘关节脱位与否的不同,伤后分离骨骺或撕脱骨块的移位程度也不同。一般根据分离骨骺或骨块的位置把骨骺分离分为以下4度(图4－2－20):

Ⅰ度:骨折或分离骨骺有移位,但少于2～3 mm。

Ⅱ度:骨折或分离骨骺的移位大于2～3 mm,但没有发生明显的旋转。

Ⅲ度:骨折或分离骨骺的移位既大于2～3 mm,也发生明显的旋转。

Ⅳ度:骨折块或分离骨骺嵌入关节腔内。

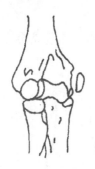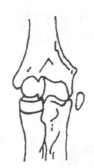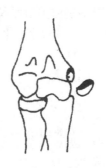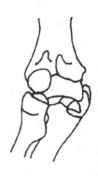

图4-2-20　肱骨内上髁骨折病理类型

（2）肘关节关节囊撕裂。

（3）内侧副韧带断裂。

（4）肌肉损伤　如旋前圆肌部分断裂,桡侧屈腕肌部分断裂。

（5）尺神经损伤。

（二）临床表现与诊断

患者均有外伤史和肘关节疼痛,伤时可听见肘内侧撕裂声,伤后肘关节活动受限。体检时肱骨内上髁均有肿胀、压痛,多有肘屈伸受限。多有肘内侧屈腕抗阻牵拉痛,侧搬时可有内侧开口感。在内上髁可触及异常活动和骨擦音。有些患者因为内上髁移位可有肘三角关系改变,或可见肘内侧皮肤瘀血。一些患者可因损伤刺激出现尺神经支配区的皮肤感觉障碍,甚至"爪形手"。

上述症状和体征结合X线片改变即可诊断。在X线片上可见肱骨内上髁骨骺或骨块的Ⅰ～Ⅳ度分离。注意以下几种情况:①少数患者有肘关节脱位的改变;②对于年龄很小的运动员,肱骨内上髁骨骺的化骨核可能还没有出现,此时要小心不要漏诊;③对于Ⅳ度骨骺分离,分离的骨骺往往已经嵌入关节内,X线片看起来受周围重叠结构的影响较多,注意不要漏诊(图4-2-

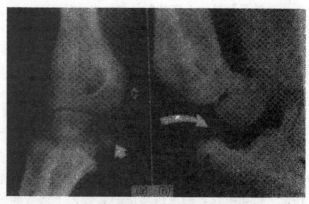

图4-2-21　儿童肱骨内上髁骨折X线表现

21)。如果是年龄很小的患者的分离骨骺嵌入关节,骨骺的化骨核还没有出现,X线片上可能只能看见嵌入骨骺的肘关节尺侧的关节间隙较大。挤压试验(尺侧搬)阳性。

（三）治疗

1. 非手术治疗

对于只有Ⅰ度分离的患者,非手术治疗多可获得良好的疗效。用铁丝托板或石膏托板屈肘90°、前臂旋前、屈腕位固定3周,然后同术后一样进行康复练习。

2. 手术治疗

对于Ⅱ度以上分离,如果进行闭合复位外固定,因前臂屈肌群和旋前圆肌的牵拉,很容易发生再移位。由于体操和举重运动员对肘关节的功能要求比普通人高得多,一些用非手术治疗的运动员,因分离骨骺和骨床之间发生纤维连接,每当训练量稍大或扭伤,肱骨内上髁就疼痛,因此对于运动员Ⅱ度以上的肱骨内上髁骨骺分离,最好选择手术治疗。

(1)手术方法　以正常肱骨内上髁顶点向后0.5 cm为手术切口的中心,做一凹面向掌侧的7 cm长度弧形切口。逐层分离暴露损伤的肱骨内上髁。注意探查关节囊撕裂的范围、有无前臂屈肌的损伤和肘关节内侧副韧带的损伤。还要注意探查有无细小的粉碎骨折片,如果有,立即清除。对有尺神经症状的患者,要暴露尺神经进行探查,如果发现尺神经沟狭窄,要给予松解,如果发现尺神经鞘膜内血肿,要把血肿清除,必要时可以做尺神经前置。然后把分离的骨骺或骨块复位。如果骨块太小无法固定,可将其切除,做前臂屈肌总腱的止点重建。如果骨块足够大,复位后先用巾钳或2根细克氏针预固定,再用直径1.5～1.8 mm克氏针或可吸收螺钉固定(图4-2-22)。术后外固定方式同非手术治疗。

(2)术后康复　术后两周将石膏后托从肘部打断,使患肘有30°的活动范围。术后满3周后主要进行关节屈伸功能练习。术后屈肘功能恢复正常平均需要7周,伸肘功能恢复正常平均需要8周。在术后的肘关节功能康复中,应同样重视屈、伸肘练习。

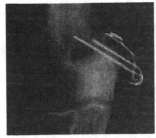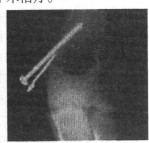

图4-2-22　肱骨内上髁骨折的内固定治疗

三、肱骨小头软骨和骨软骨损伤

肱骨小头软骨和骨软骨损伤主要包括肱骨小头软骨骨折、骨软骨骨折以及干脆性骨软骨炎(剥脱性骨软骨炎)。多见于体操、技巧等以上肢支撑翻腾为主项目的运动员,也多见于棒垒球运动员。

(一)病因病理

1.相关理论

(1)遗传(家族)说。

(2)血循环障碍说　由某些原因引起的局部血管损伤或血管栓塞(血栓、气栓)等切断了骨端营养所致。

(3)外伤说　认为是桡骨小头与肱骨小头相互撞击致伤;或是肘极度外翻时肱骨与桡骨小头顶撞所致;也有认为,是超强度或长时间支撑或支撑旋转,使肱骨小头遭受微细损伤,再引起软骨退变剥脱。

从运动创伤来看,外伤是主要的发病原因。

由于少年时期的关节尚未发育成熟,软骨下骨比软骨脆弱,受到外力时关节软骨易自软骨下骨层分离,因此少年运动员比成人发病率高。

大运动量长时间训练易使上肢疲劳动作失调,不能控制动作要领,关节不稳,肱桡关节活动改变了正常轨迹,力量传导变异,复加多次反复撞击捻错就很易造成损伤。少年运动员基础训练不足,早期专项化,而耐力、力量等身体素质训练不够,上肢力量不足易于疲劳,即增加受伤因素。以上几方面的因素相辅相成增加了肱骨小头骨软骨损伤的概率。

2. 损伤的动作机制

肱骨小头骨软骨损伤是桡骨小头与肱骨小头相撞击的结果。如技巧运动的翻跟斗,运动员往往使前臂处于旋前位置,推手发力时肘半屈支撑,同时伴随旋转则易造成损伤。从解剖上分析,肱桡关节在屈伸过程中桡骨小头由肱骨小头的前面滑向远端下面,滑动中加之旋转摩动,关节面受到两个不同方向的应力,而且推手时由于技术要领不对或肌肉力量不足等原因引起关节不稳,还使肱骨小头受到切线方向的力,捻错力就大,当超过承受量时则易引起损伤。

3. 受伤方式与病理的关系

受伤方式有暴力损伤和逐渐损伤两种情况。

(1)一次暴力急性损伤 肱骨小头桡骨小头突然撞击捻错,可以引起肱骨小头的软骨骨折、骨软骨骨折。损伤初期病理上与任何关节的急性软骨骨折、骨软骨骨折无异。

(2)长期劳损 长期多次肱桡关节的捻错撞击引起肱桡关节软骨软化(软骨病),或"干脆性骨软骨炎"。所谓干脆性骨软骨炎的典型病理改变是肱骨小头上有一个骨软骨缺损——骨床。床内有脱落或部分分离的骨软骨片。在组织学上表现为生活着的软骨层及其下的死骨,而骨床表面常常覆以纤维结缔组织。

一次暴力损伤引起的骨软骨骨折,早期若处理不当,晚期病理变化也与典型的"干脆性骨软骨炎"类同,很难从病理上区别。

无论是软骨骨折片、骨软骨骨折片或干脆性骨软骨炎的骨软骨片,都可以脱离原来的位置形成关节鼠(关节游离体)。

剥脱性骨软骨炎病理进程如图 4 - 2 - 23。

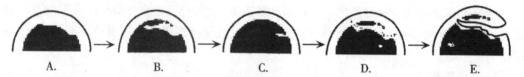

| A. | B. | C. | D. | E. |

A～C 显示局限性软骨下骨扁平稳定性损伤的愈合过程;A 为局限性软骨下骨扁平,覆盖的软骨增厚是剥脱性骨软骨炎的早期表现;主要原因是重复应力对骨骺成熟前的影响;B 为新骨逐渐形成;C 为形成的新骨与其下的骨融合。D 与 E 显示非移位骨软骨损伤的进程;D 为重复应力可使骨碎块不稳定;E 为不稳定骨软骨块未愈合,与其下骨分离

图 4 - 2 - 23 剥脱性骨软骨炎的病理进程

(二)临床表现与诊断

有的有一次性急性损伤史,但多数无伤史,属逐渐劳损所致。主要症状为肘关节伸屈疼痛,伸屈受限,支撑痛,或者交锁。往往以伸直受限支撑痛开始。活动时可以出现响声。关节可有肿胀。症状每于运动后加重。

体征:伸屈受限和局限于肱桡关节隙的滑膜、肱骨小头、桡骨小头的压痛、滑膜增生、肥厚为多见。有时,可触到骨软骨片或关节鼠。桡侧挤压痛有助于诊断(肘稍屈曲被动外翻)。X 线检查时对最后确诊有重要意义,但因病期及损伤部位不同 X 线片上表现也各有不同。X 线片上的典型表现为肱骨关节面有缺损(骨床),骨床内有脱落的骨片。骨片的密度不一,很淡或增高,形状大小也不一致,但也可仅表现为肱骨小头的骨小梁结构破坏,呈囊性变或有硬化环,也有缺损,肱骨小头表面粗糙不平、变形等表现。肘前或后可以看到骨片脱落成关节鼠。单纯软骨骨折的早期,X 线检查往往阴性。损伤的影像学序列改变如图 4－2－24 至图 4－2－27。

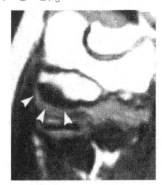

图 4－2－24　MRI (Coronal, T1-weighted, spin-echo image)
早期检查显示肱骨小头的低信号改变

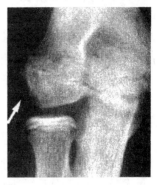

图 4－2－25　6 个月后的 X 线
显示无移位的骨软骨片

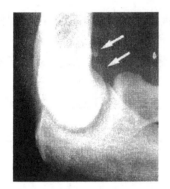

图 4－2－26　4 年后 X 线显示
关节鼠改变

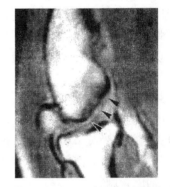

图 4－2－27　4 年后 MRI 显示
肱骨小头骨软骨缺损

(三)鉴别诊断

主要与肘关节创伤性滑膜炎、肱骨小头骨骺无菌性坏死及骨关节结核相鉴别。

(1)肘关节创伤性滑膜炎　以关节肿胀、滑膜肥厚为主,伸屈受限但不严重。局封强的松龙或理疗等效果显著。X 线无异常。

(2)肱骨小头骨骺无菌性坏死(Panner 病)　发病年龄更小,一般在 5～10 岁。为骨骺化骨核缺血性改变。表现为化骨核的变形、截断变及早期关节隙变宽。

(3)骨关节结核　关节肿胀明显,滑膜肥厚,呈梭形肿胀。晚期肌肉萎缩,活动明显受限。有全身结核症状,血沉加速。X 线往往有骨质稀疏、骨质破坏的表现。

(四)治疗

影响疗效的因素很多。病变部位若在相对的负重区,骨软骨骨片脱落或切除后可能解除疼痛、交锁等症状。大多数效果良好。如合并广泛的严重骨软骨骨损伤、长时期伸屈功能障碍、合并骨关节骨质增生变形等因素往往影响效果及恢复时间。一般可按以下情况处理。

(1)及时积极处理急性肱骨小头软骨或骨软骨骨折,软骨片要尽早清除,因为软骨骨折后不能再愈合。骨软骨骨折也应及时手术。较小的骨折片应摘除。摘除后骨床新鲜创面可能由骨髓新生纤维组织化生软骨修复缺损面。如果骨软骨片特大,摘除可能影响关节活动的正常轨迹,可以考虑手术固定,直至愈合。

(2)肱骨小头急性骨软骨骨折或软骨骨折的晚期或干脆性骨软骨炎的处理,可按以下情况区别对待:

①症状不明显、不影响训练者,不必停训治疗。可训练中观察,当有症状时可作理疗等非手术治疗以减轻病变刺激引起的无菌性炎症反应。训练中应合理控制支撑用力的训练量。同时宜加强肘部肌肉力量的训练以稳固关节,防止重复损伤。

②症状明显、疼痛、交锁、伸屈障碍,影响专项训练的患者,要根据具体情况采取治疗措施。

a.初步治疗 症状不太严重,宜减少运动量或停止上肢训练,作理疗、中药治疗。要加强上肢肌肉的静力练习。这可减少重复损伤而有利于保持关节的活动度及肌力,有利于愈合。最多观察1~2月后再决定以后的治疗。

b.石膏或夹板固定法 上述治疗无好转,改用石膏托或小夹板固定2~3月。如骨软骨片愈合,囊性变消失逐渐开始活动。

③经以上治疗不能愈合者,可考虑手术探查,摘除骨软骨片。手术范围越小则恢复越快。骨软骨片过大,仍可将骨床及骨片的相对面清理,再固定使之愈合。

④出现关节鼠经常交锁者,宜摘除关节鼠,术后可以解除交锁很快恢复训练。仅有关节鼠而无症状不必处理。

⑤一般情况下不必处理骨床面。若骨床周围软骨严重软化、不平或关节软骨软化广泛有再剥脱的可能时,可稍加修整。

⑥合并肘关节骨关节病,桡骨头极度肥大增生,伸屈旋转有障碍者,可以同时切除桡骨小头能收到良好效果。鹰嘴、冠状突或鹰嘴窝、冠状窝有骨质增生而且确实有此症状的病例,可同时切除骨刺。

⑦肘伸屈受限有逐渐加重的趋势,应尽早手术,因为长期伸屈障碍,可造成关节活动轨迹的变形。尤其少年运动员骨关节正是发育生长阶段,长时间活动范围受限,必然引起关节活动轨迹的改变,手术后不易完全恢复伸屈范围。

手术后一般宜尽早活动,术后5~6 d可小量主动伸屈活动,逐渐增大范围及活动量。这样恢复时间可能短些,但支撑动作宜延缓。恢复期间可配合理疗、中药外用等。力量练习要着重静力训练。3月后再考虑恢复专项的正常训练。

关节镜下手术为近年首选方法、创伤小、恢复快。剥脱的碎片需要清除,在肱骨小头缺损处,可以钻孔或不钻孔。将碎片固定的效果不佳,远期疗效症状有改善,但肘关节伸直活动仍可能受限。如无骨块固定术,术后2~3 d可行体疗活动,1~2月恢复训练。

(五)预防

肱骨小头软骨损伤从受伤原因上分析还是可以预防的,应从以下几方面着手。

(1)年龄小的少年运动员要相对减少单位时间的上肢支撑扭转动作的密度,合理安排训练,减少局部负担量以克服骨骺愈合前生理解剖上的弱点。

(2)少年运动员训练内容上,早期要注重身体素质的训练加强肘部及前臂肌肉力量的训练,增加关节稳定性。某些专项训练(跳马、跟斗)要适当控制。正确处理技术动作。

(3)肱桡关节处疼痛、肿胀,可能是此伤的早期症状。要密切观察,同时减少运动量,以利恢复。

（4）挑选新运动员时,对严重肘外翻的青少年要慎重招收集训。

四、肘滑车关节骨软骨骨折

肘滑车关节急性损伤发生骨软骨或软骨骨折远较肱骨小头损伤为少。临床上肘关节晚期出现关节鼠而肱骨小头又无干脆性骨软骨炎表现者却非罕见,说明肘滑车关节的骨软骨急性损伤并不一定少见。如能加以注意,早期处理,肯定对肘的功能恢复有所裨益。多见于标枪、体操运动。国外报道在棒球、网球、拳击、举重等也常见。

（一）病因病理

常见损伤机制为肘过伸伤,病变部位在肱骨滑车和尺骨的关节面(图4-2-28),和肱骨小头及桡骨小头的顶撞捻转切线伤完全不同。这种损伤,多同时合并肘关节周围的其他软组织如关节囊及韧带损伤,并有时遮蔽关节内的损伤。

（二）临床表现与诊断

症状颇似肘关节扭伤,伤后关节肿痛,有些韧带压痛。由于关节积液或积血,造成肘伸屈限制。诊断最重要的标志是伤后关节交锁,或伤后肘屈伸时有响音。X线摄像只对骨软骨骨折有意义。

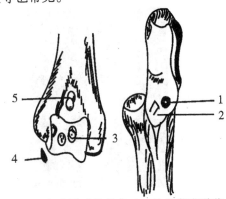

1—尺骨鹰嘴暴露的骨床;2—尺骨鹰嘴脱落的软骨片;3、4、5—示肱骨滑车脱落的软骨片及暴露的骨床

图4-2-28 肘滑车关节骨软骨损伤

（三）治疗

如已确诊,应手术探查,多在关节镜下摘除脱落的关节鼠。如果脱落的软骨片较大,骨床应钻孔以促其修复。

第三节 腕和手部的软骨损伤

一、桡骨远端骨骺分离

桡骨远端骨骺1~3岁出现,17~20岁融合。此部位的骨骺分离最常见。通常发生10岁以后的儿童。骨骺分离实际是一种干骺端骨折。它的骨折线虽接近骨骺板,但并未穿过骨骺板,而是在骨骺板的骺端一侧,很少损坏正在成骨的软骨细胞,在复位后对骨骺的生长影响不大。

（一）病因病理

因为体操运动员在鞍马和高低杠项目中,反复腕部支撑屈伸、扭转活动,可造成桡骨远端骨骺应力性损伤,所以桡骨远端骨骺的应力性损伤又称"体操运动员腕"(Gymnast's wrist)。滑板、滑轮和举重运动项目也可出现桡骨远端骨骺的损伤。

运动员中也可出现一次性急性损伤,如成人的桡骨远端骨折。跌倒时,前臂旋前,腕关节背伸,手掌着地造成此桡骨远端损伤(伸直型)。由于儿童骨骺板为解剖薄弱环节,因此多为骺板部断裂称骨骺分离。急性骨骺分离常常合并下尺桡关节分离,尺骨茎突骨折或腕软骨盘损伤,影响前臂的旋转活动。这种联合损伤对乒乓球、排球等腕部要求较高的运动员会造成较大影响。

桡骨远端骨骺分离的屈曲型损伤少见。

（二）临床表现与诊断

急性损伤可出现腕部显著肿胀，桡骨远端压痛明显。重者腕关节显银叉样畸形，腕关节功能障碍。

应力性损伤多见于 12 ~ 14 岁体操运动员，常有慢性腕关节疼痛，腕背伸疼痛明显，桡骨远端骨骺处压痛。X 线检查可帮助诊断（如图 4 - 2 - 29 和图 4 - 2 - 30）。

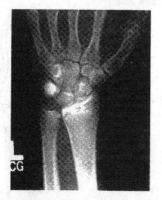 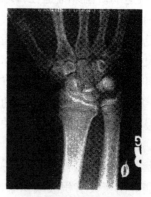

A.X 线示右桡骨远端骨骺部分闭合，右侧尺骨骨骺未闭　　B. 左侧尺桡骨骺都未闭合

图 4 - 2 - 29　14 岁女性体操运动员右腕部慢性疼痛

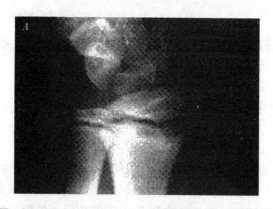 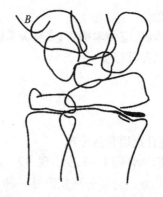

图 4 - 2 - 30　X 线显示一少年女性体操运动员桡骨远端骨骺增宽，囊性变以及干骺端边缘不规则

（三）治疗

1. 非手术治疗

（1）对桡骨远端应力性骨骺损伤，应减少腕部活动的训练量，适当休息。如果出现 X 线改变，骨骺板增宽等，则需要 3 ~ 6 月的治疗康复期。慢性应力损伤可能使桡骨远端骨骺早闭，导致腕部发育畸形，如尺倾角改变。

（2）急性桡骨远端骨骺分离的治疗同桡骨远端骨折，手法复位，桡骨远端夹板固定 3 ~ 4 周。固定期间应进行握拳、肘屈伸等活动。解除固定后，即进行腕部屈伸及前臂旋转等功能锻炼。

（3）可配合中药熏洗及按摩治疗。

2. 手术治疗

经上述治疗无效者可考虑切开复位固定治疗。

二、腕软骨盘损伤及下尺桡关节损伤

下尺桡关节由桡骨远端的尺骨切迹与尺骨小头关节面组成。关节的背、掌侧有下尺桡关节背侧及掌侧韧带连接。此关节的远端有腕三角软骨盘，又称腕三角软骨、腕三角软骨盘或三角纤维软骨盘等。它构成桡腕关节的一部分。软骨盘的额状断面由两个三角形合成，边缘较厚，其基地连于桡骨远端尺骨切迹，尖端止于尺骨茎突基部小凹和副韧带的桡侧。腕的背侧韧带及掌侧韧带有横纤维与软骨盘边缘相连，软骨盘将腕关节及下尺桡关节隔开（图 4 - 2 - 31）。

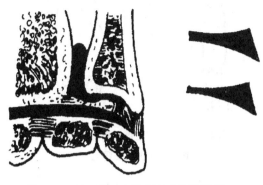

图 4 - 2 - 31　腕三角软骨复合体盘解剖

在前臂旋转时，以尺骨小头为轴心，桡骨围绕尺骨小头旋转，软骨盘牵动尺骨小头，并约束之，使下尺桡关节合槽一致，并抗扭转应力。和背、掌侧尺桡韧带一致，旋前时软骨盘的背侧束紧张，旋后时掌侧束紧张。软骨盘一般是完整的，但也有少数穿孔的变异。

（一）病因病理

此损伤多见于体操、排球、乒乓球、网球、摩托等项目。有急性损伤和劳损致伤两种。

（1）一次急性损伤　腕背伸位受到过大的旋转力或超常旋转范围时可引起下尺桡关节韧带损伤、脱位和腕软骨盘损伤。腕掌屈位受旋转应力也可致伤。有时合并于腕 Colles 骨折。

（2）逐渐劳损致伤　在体操运动员中出现症状的较多。有的集训队发病率可高达 20% ~ 30%。在腕支撑体重，重心偏向尺侧，反复旋转碾磨、牵拉致长期慢性微细损伤，引起软骨盘退行性变以致破裂，或者软骨盘边缘附着处以及腕的背侧、掌侧尺桡韧带在旋转中不断受到牵扯，引起劳损变性或损伤，导致这些病变创伤性炎症，而出现症状。例如做鞍马、单杠转体动作，手腕多处于背伸尺倾支撑下旋转，以致逐渐疼痛，出现症状。摩托车越野训练的运动员，用"长弯把"开车时，腕多需背伸尺倾支撑，也易劳损致伤。

（二）临床表现与诊断

症状主要是下尺桡关节及腕尺侧疼痛，主动或被动前臂旋转痛，腕握力减弱。以下尺桡关节损伤为主者可有关节松弛感，软骨盘损伤的可出现腕尺侧响声，关节交锁等症状。

检查时，急性期可出现下尺桡关节或尺侧肿胀。特异性压痛点在下尺桡关节的背侧及掌侧、尺骨茎突的背面桡侧和掌面桡侧（图 4 - 2 - 32）。往往有前臂旋转痛，腕背伸痛，主动、被动尺侧倾痛，抗阻力旋前痛，抗阻力旋后痛、抗阻力桡侧倾痛，下尺桡关节松弛或前后错动时有响声等症状。有时错位的尺骨小头可压迫尺神经引起麻痹，出现感觉或运动障碍。

X 线检查　明显的下尺桡关节脱位可在侧位片上看到尺骨头向背侧移位。MRI 检查有助于诊断（如图 4 - 2 - 33）。

腕关节碘水造影对腕关节软骨盘损伤的诊断有参考价值。当碘水由腕关节流入下尺桡

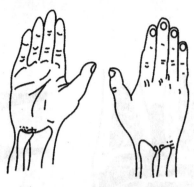

图 4－2－32　腕三角软骨盘及下尺
桡关节损伤的压痛点

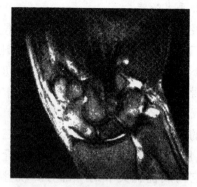

图 4－2－33　MRI 显示腕三角软骨
盘复合体损伤

关节时,可能是软骨盘破裂的征象。有些病人先天软骨盘中央有孔,则很难与破裂鉴别。诊断时应与腕尺侧副韧带损伤鉴别。此伤被动桡侧倾痛,而被动尺侧倾不痛。

(三)治疗

1. 非手术治疗

(1)急性损伤　下尺桡关节损伤时其背侧及掌侧韧带拉伤或断裂处理得当可以愈合。软骨盘损伤时可能是软骨盘本身破裂,或仅限于周围的韧带和边缘附着处损伤。后者及时处理也是可以愈合的。对急性伤应该采用固定 3～4 周的方法,以促使其愈合。当旋前动作致伤时,应认为主要损伤背侧部分,则采用前臂旋后位铁丝托板;反之,用前臂旋前位长臂石膏固定,这样可使受到牵拉损伤的部分放松靠紧,以利愈合,也可以配合外用中药或理疗等。

(2)慢性损伤　一般以非手术治疗为主。运动员腕软骨盘损伤很多是慢性劳损引起的。软骨盘周围附着处、韧带、滑膜等变性、损伤,或者是软骨盘破裂后牵拉周围软组织产生创伤性炎症,采用非手术治疗(局部封闭强的松龙类药物或按摩等)能收到一定效果。消除创伤性炎症,逐渐恢复以致痊愈。少数软骨盘本身损伤明显症状严重者,经过这些治疗后,创伤性炎症减轻或消退,也可使症状缓解,保证训练。

(3)封闭治疗　急性损伤病例早期处理过后,如仍有症状,可以配合强的松龙局封。每次每痛点封闭 0.25 mL 加 2%普鲁卡因或利多卡因 0.25～0.5 mL,每次间隔 5～7 d,可连续 3 次左右。每次局封后,因有局部反应需局部休息约 2 d。在部分病例中几次即可收到明显效果。注射方法:找到尺骨茎突,在其掌侧及背侧根部的边缘和下尺桡关节掌侧、背侧远端处软骨盘边缘的压痛点,针头注入皮下达到软骨盘边缘,每点注射总量 0.5 mL 即可。

(4)按摩或理疗　治疗期间腕部逐渐开始活动,增加运动量。身体其他部位的训练照常进行。按摩手法要点:先揉捏及推按前臂尺侧的伸屈肌 3～5 遍,放松肌肉。再在软骨盘边缘的压痛点反复点、压、刮。每次总时间为 10～15 min。慢性病例及逐渐出现症状的病例,按摩治疗较好,按摩期间局部不必停止训练。可以边训练边治疗,于训练后作按摩。对于疼痛重者应减少引起剧烈疼痛的动作。待症状减轻后逐渐增加运动量。必要时也可配合局封治疗和理疗等非手术治疗,期间应强调在治愈前运动时,需用黏膏支持带缠紧腕部,限制活动范围,以减轻症状和避免再受过大的牵扯,增加损伤延长病程。对摩托车运动员如果因使用"弯把"车辆,应将把改直(稍直以不挤压软骨盘为度),再辅以按摩等多能治愈。

2. 手术治疗

对非手术治疗无效,有明显下尺桡关节脱位、半脱位,或经常交锁等症状明显,严重妨碍训练的病例,应该手术治疗。对下尺桡关节明显脱位或半脱位者,宜作尺骨远端切除。对限于软骨盘损伤而没有下尺桡关节损伤者可作单纯软骨盘切除。如果关节软骨明显损伤不平或剥脱,可以稍加修整。软骨盘要切除完全,避免残留。术后适当固定,有利早期功能恢复。单纯软骨盘损伤可在关节镜下手术切除,创伤小,康复快。

（罗安民　解　勇　步　斌）

第三章　躯干部骨软骨损伤

第一节　脊柱骨软骨损伤

脊柱骨软骨损伤主要发生于青少年的胸、腰椎体骨骺，以椎体缘的破坏或离断改变为其特点，故而又称为椎体骨骺损伤或椎体缘离断症。发病与运动项目和运动年龄较早密切相关，如腰部负荷较大的体操及杂技表演者发生率较高，在一般人群中发病率则较低，仅为0.1%~5%，主要是与腰部柔韧性练习及训练年龄较早有关。

椎体发育在14~15岁时，于椎体上下软骨板的周缘开始出现环形的次发性骨化中心，即环状骨骺，有前纵韧带与纤维环与之相连，25岁与椎体完全融合。

一、病因病理

其损伤与多种因素有关，发病机制不是很清楚，但有几种假说。有学者认为人体在腰后伸时，椎间盘纤维环的前部受牵张，髓核向前移动，前纵韧带紧张，使椎体骨骺受张应力而致骨折。Schmod认为损伤负荷引起椎间盘软骨板破裂，变性的间盘组织嵌入推导致椎体缘的离断。另有学者认为系骨骺软骨受到挤压或牵拉而引起的骨骺缺血性坏死改变，但临床上并无骨坏死的表现，故多不支持此学说。由于本损伤多见于体操、技巧、跳水、杂技、舞蹈演员等，主要与腰部伸展性的柔韧训练过度及训练年龄较早有关，故多数学者认为是综合性因素。腰部较柔软的比僵硬的发病率高，如艺体运动员比体操运动员更为多见，损伤部位也因项目不同而异，如舞蹈演员多在上腰段，体操运动员多在中腰段，杂技演员则以下腰段为主。

二、临床表现与诊断

（1）本病多发生于17~18岁的青少年。

（2）有过度折腰、甩腰、做桥等腰部过伸性训练史。

（3）多有持续性腰痛，也有从未发生过腰痛，或腰痛不典型，但有伸腰痛者应加以重视。骶棘肌压痛或棘突叩痛。如为多个椎体骨软骨损伤者可出现脊柱曲线改变，站立位时可见腰部后突畸形。个别患者因有较严重的椎体缘破坏增殖，在腹部可触诊其骨唇，并有锐利压痛。局部痛点封闭后，伸腰痛依然存在。

（4）X线检查　椎体骨软骨损伤多发生于胸椎下段或腰椎上、中、下段的椎体前上角，其前下角相对较为少见，也可见上、下角损伤同时出现。主要表现为上、下角骨质碎裂增密，或离断，或三角形骨块，或椎体呈杯状缺口，以后椎体成三角形增密如象牙状，相邻的椎间隙稍变窄（图4-3-1）。

三、鉴别诊断

（1）椎体骨折　有明显的损伤史，受伤外力较大，症状体征更为严重。

（2）脊柱结核　有典型的结核病体征，如午后潮热、盗汗、持续性腰痛，腰活动明显受限，早期可见椎间隙变

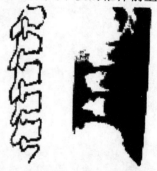

图4-3-1　椎体骨软骨损伤的表现

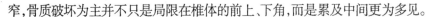

窄,骨质破坏为主并不只是局限在椎体的前上、下角,而是累及中间更为多见。

四、治疗

(一)非手术治疗

(1)减少或停止受伤动作练习　如腰背伸折腰、前后空翻、做桥等动作。

(2)手法治疗及理疗　腰部按摩、针灸、电疗等,以消除疼痛症状。

(3)药物治疗　早期可内服三七粉、制香片等行气活血止痛中成药,中后期可用正骨紫金丹。

(4)功能锻炼　加强胸、肩、髋部背伸肌的柔韧性训练,以缓解腰背部的负荷,增加背腹肌力的训练,防止再损伤或预防此损伤发生。

(5)支具固定　对损伤较重,症状严重影响训练的患者可用腰围等固定,休息,配以按摩、理疗、中药等治疗。待症状消失即可循序渐进进行腰部相应的功能活动。

(二)手术治疗

对非手术治疗无效或损伤严重引起脊柱不稳者可采用椎弓根内固定术或椎体融合术。

第二节　胸骨骨软骨损伤

一、胸骨柄体间软骨损伤

患者大多数为运动员,一般人群也可发生。由于胸骨柄与胸骨体表面覆以一层透明软骨,借纤维软骨相连,部分人纤维软骨可出现腔隙而类似关节,只有 10% 的人可变为骨性愈合,因而是受力较为薄弱处,易发生软骨分离或骨软骨损伤。

(一)病因病理

损伤病因主要见于跆拳道、武术、拳击、散打运动中暴力直接打击而引起胸骨柄与胸骨体的软骨损伤,也可见于摔跤、柔道运动扭转等间接暴力所致。多为软骨损伤、或骨膜炎,严重者可发生柄体分离移位,甚者可并发胸腔脏器损伤。柄体分离移位方向因受伤暴力不同而不同,视旋转方向或挤压部位不同而有异,如直接暴力引起的分离移位多与暴力作用方向一致。另外胸骨体是多节骨化中心,25 岁后完全融合而为一体,如损伤骨骺可影响其胸骨体的正常发育,而出现畸形。临床上这类损伤较为少见,可能与运动员受伤年龄有关。

(二)临床表现与诊断

(1)胸前区有明显的受到撞击、挤压或扭转等受伤史。

(2)胸前区疼痛剧烈,深呼吸、咳嗽或抬头疼痛加重,如为软骨损伤或骨膜炎则疼痛较轻;如分离移位可见局部畸形;如伴有心脏、纵隔损伤,则有相应的胸闷、呼吸困难等症状。

(3)可扪及高凸或凹陷,可感到移位骨端随呼吸而活动,压痛明显,胸廓挤压试验阳性,此点可与胸前软组织挫伤相鉴别。如扪及气管偏移则考虑有纵隔脏器等损伤。

(4)X 线检查　X 片可见柄体分离部位,移位方向与程度。单纯骨软骨损伤或骨膜炎可见骨膜炎性反应的阴影。B 超或 X 片可了解心脏、纵隔、肺脏损伤情况。

(三)治疗

1. 非手术治疗

(1)伴有脏器损伤者　首先处理相应脏器损伤以挽救生命。

(2)无分离移位者　患者保持或"8"字绷带固定于挺胸位,疼痛较重者可服止痛药,加强深呼吸运动,局部可药物离子导入疗法、光疗等。

（3）有分离移位者可用以下方法处理：

①手法复位　患者于极度挺胸位，即取头低脚高，背部垫枕，双上肢上举过头位，术者双手重叠置于前移位骨端，用力向下按压闻及复位声则可，注意不能暴力复位，防止引起或加重胸腔脏器损伤。

②固定方法　用背"8"字绷带固定于挺胸位。

③其他处理　同无分离移位者。

2. 手术治疗

对非手术治疗无效，可考虑手术切开复位，克氏针固定。

二、肋软骨损伤

肋软骨损伤以肋软骨骨折（fracture of costal cartilage）最多见，好发于 2～5 肋骨与肋软骨接合处，也可见于肋软骨与胸骨之间，还可见于肋软骨之间或季肋部。易发生于身体接触较多其对抗性强的运动项目。由于青少年的肋软骨柔软而富有弹性，而成年人的肋软骨则逐倾骨化，因此肋软骨骨折成年人发生率较高。

（一）病因病理

多因在篮球、橄榄球、足球、摔跤、柔道、跆拳道等对抗性强的运动项目中，运动员间的相互冲撞、挤压、打击等直接暴力引起，偶发于扭转暴力，多为闭合性损伤，少有严重合并伤。

（二）临床表现与诊断

（1）有典型的外力冲击或躯干极度扭转等受伤史。

（2）伤后胸肋部持续性疼痛，咳嗽、深呼吸、喷嚏时加重，但均较肋骨骨折轻。如身体向左侧弯出现疼痛较重，向右侧弯疼痛则较轻，则为左侧肋软骨骨折。如双侧均疼痛加重则考虑为双侧骨折，但发生率较低。

（3）局部可扪及微微高凸，明显压痛，骨擦感，胸廓挤压试验阳性，即可排除胸部软组织挫伤。如骨折于季肋部，则可见伤侧较健侧明显凹陷。

（4）X 线检查　因为肋软骨钙化前 X 线片上显示正常，所以主要依靠临床体征进行确诊。亦可用多层螺旋 CT 成像帮助确诊或鉴别肋软骨炎的诊断，但成本较高。

（三）治疗

1. 非手术治疗

（1）复位与固定

①一般用弹力绷带固定即可，其他治疗方法同肋骨骨折。

②严重高凸畸形者可用按压手法使之复位，再用弹力绷带固定。

③有明显移位者，术者一手拇指按压前移骨端向后，另一手持巾钳钳其下陷之骨端向前多可复位，注意要求无菌操作，以防感染。若复位失败畸形不严重一般对功能影响不大，可不予处理。

（2）中药治疗　早期可内服创伤灵、七厘散等活血行气止痛药，外敷 1 号新伤药，疼痛较重者可行封闭治疗。中后期可内服四物汤、正骨紫金丹，外敷活络膏，软坚散等。

（3）理疗　配以热疗、电疗、针灸等疗效更佳。

2. 手术治疗

肋软骨损伤采用非手术治疗效果良好，一般无需手术治疗。

（毕　玲）

第四章　下肢骨软骨损伤

第一节　髋部骨软骨损伤

一、运动员慢性股骨头骨骺滑脱症

运动员慢性股骨头骨骺滑脱症常见于 10～16 岁的儿童。这种滑脱一般都是向下滑脱，棒球投掷手由于姿势不正确，可逐渐发生骨骺向前滑脱。

（一）病因病理

部分患者有较轻的髋扭伤史或挫伤史。多见于发育不全的肥胖儿童，或高瘦儿童。其发生系外伤引起骺板血运障碍所致。

（二）临床表现与诊断

症状多逐渐加重。病初只感髋部容易疲劳，以后逐渐出现疼痛、发僵，甚至跛行。髋最初只轻度内旋限制，以后逐渐发生患肢短缩、活动限制（内旋外展尤甚），最后，出现髋的外展外旋畸形。

早期 X 线检查有两种现象可助确诊：

（1）髋正位像，沿颈的上缘做延线，如果骨骺影在线下即为早期滑脱（图 4－4－1 和图 4－4－2）。

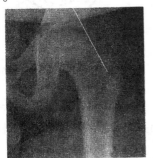

图 4－4－1　沿颈上缘做延线，如果骨骺影在线下即为早期滑脱

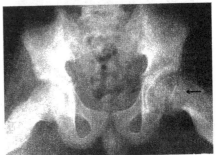

图 4－4－2　X 线显示左侧股骨头骨骺滑脱（箭头所示）

（2）髋正位像，髋臼与颈重叠成三角为正常，消失或变小为骺滑脱，晚期随病情发展，患髋除有内翻、内收及外旋畸形外，股骨颈还有变宽现象。股骨头也因负重不平衡和缺血，发生变形和坏死（图 4－4－3）。

（三）治疗

1.手法整复与固定

滑脱时间 2～3 周内，可在麻醉下采用手法进

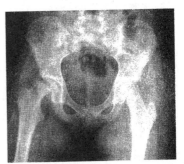

图 4－4－3　右侧股骨头骨骺完全滑脱

行闭合复位或牵引复位。复位时不要使骨骺受到强力作用,以防发生缺血性坏死。牵引可采用皮牵引或骨牵引。整复方法是使肢体伸直,外展,然后内旋。复位后摄 X 线片确定复位情况,如骨位已复位,可维持牵引 4～6 周。同时配合中药治疗,早期可内服创伤灵、七厘散等活血行气止痛药,外敷 1 号新伤药,中后期可内服正骨紫金丹,外贴活络膏等。

2．手术治疗

手法整复失败,可行手术复位加内固定(图 4－4－4)。

术后康复计划:术后 6 周内应使用拐杖。术后 6 周如无明显疼痛可弃拐行走。术后应定期摄 X 线片以观察螺钉固定情况。术后 3～6 月可恢复运动,如无不适,螺钉可不取出。

晚期已有严重变形者可行矫形手术,来恢复正常的对线,但此类手术应该在生长发育停止后进行。

二、坐骨结节骨骺损伤

坐骨结节骨骺损伤以坐骨结节骨骺分离(ischial apophysiolysis)多见,1859 年 Malgaigne 报道首例。1953 年,Milch 命名为坐骨结节骨骺分离。也有人称为"跨栏运动员损伤"(hurdler injury)。

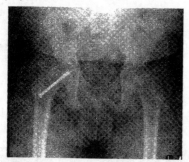

图 4－4－4　股骨头骨骺滑脱的手术治疗

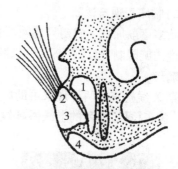

1—半膜肌;2、3—半腱肌及股二头肌;4—内收大肌

图 4－4－5　坐骨结节处的肌肉附着

(一)病因病理

坐骨结节部附着有腘绳肌及内收大肌(图 4－4－5)。其骺线于 20～25 岁闭合。竞走、体操、跨栏运动员易伤引起骨骺分离,系髋屈曲、膝伸展位时,腘绳肌突然收缩将骨骺撕脱所致。芭蕾舞演员则不同,多系内收大肌收缩牵拉造成。

(二)临床表现与诊断

伤时常伴有响音,随即疼痛、运动障碍。跛行、拒坐、坐骨结节压痛,直抬腿时疼痛加重。有时可触及撕脱移位的骨块。X 线片可确诊,MRI 有助于显示软组织损伤程度(如图 4－4－6 和图 4－4－7)。显示分离的不规则骨骺块,晚期可肥大或缺血,干骺端囊变。

(三)治疗

(1)非手术治疗　Watson Jones 及 Watt 认为非手术治疗(休息、用拐不负重走路)可完全恢复功能,不需手术治疗。有报道称体操技巧病例多数可继续训练。

(2)手术治疗　少数学者主张手术将骨块切除和复位内固定(图 4－4－8 和图 4－4－9)。

三、髋关节髋臼盂唇损伤

髋关节盂唇是附着于髋臼上的软骨,像膝关节半月板一样,主要起缓冲外力、减少摩擦和增加髋关节稳定的作用(图 4－4－10)。

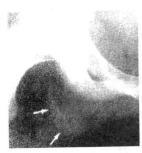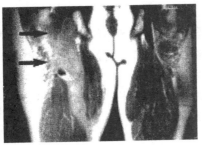

图4-4-6　一年轻足球运动员的急性坐骨结节撕脱，
X线片显示坐骨结节急性撕脱，骨折块向下移位，
MRI显示在撕脱处有血肿形成

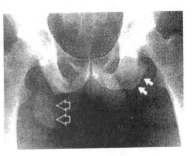

图4-4-7　一学生足球运动员
出现臀部区域疼痛数月，X线片
显示双侧坐骨结节撕脱

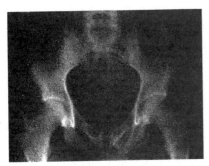

图4-4-8　前后位骨盆X线片，损伤后
两年，显示未愈合的坐骨结节

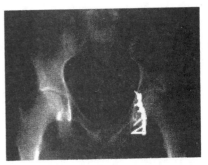

图4-4-9　手术后一年，显示骨性愈合

(一)病因病理

引起髋臼盂唇损伤(labral tear of the hip joint)的病因主要包括：股髋撞击症、负重状态下髋关节扭转、外伤(如交通事故、跌倒或碰撞伤)、反复劳损(如经常打高尔夫球)以及髋关节发育不良和髋关节退行性变等(如图4-4-11)。

患有髋痛的运动员就诊时，必须警惕此症发生的可能。

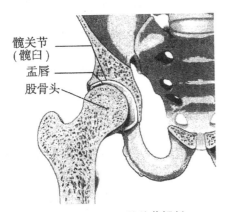

髋关节
(髋臼)
盂唇
股骨头

图4-4-10　髋关节解剖

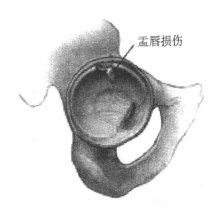

盂唇损伤

图4-4-11　髋关节盂唇损伤

（二）临床表现与诊断

初伤时大腿根部及大腿前部剧痛，以后变为持续性髋部酸痛无力。检查时，当髋被动由过伸、内收并内旋时常有髋部弹响或者出现绞锁，髋关节僵硬或活动受限。

X线片常不能显示异常。髋关节造影可显示伤部有充盈缺损。造影时如果同时注入普鲁卡因如疼痛消失可助鉴别关节外组织的损伤（如弹响髋）。MRI可提高阳性率，但仍有50%的病人漏诊。髋关节镜可明确诊断。

（三）治疗

1. 非手术治疗

如损伤较小，主要以休息为主，同时加用非甾体类抗炎止痛药或活血祛瘀中药内服。也可关节内注射普鲁卡因以消除疼痛，并逐渐进行功能锻炼。

2. 手术治疗

大部分髋臼盂唇损伤均需手术治疗。目前多采用关节镜治疗，可在镜下行清创术或盂唇修补术；如延误治疗会引起髋关节软骨磨损，最终出现退行性改变。

（四）预后

髋关节镜治疗盂唇损伤有效率可达60%~90%。

第二节　膝部骨软骨损伤

一、运动员胫骨结节撕脱骨折

胫骨结节撕脱骨折是一种较少见的运动损伤，通常发生于青春期后期。

（一）病因病理

由于胫骨结节骨骺属于牵拉骨骺，最初几乎完全由纤维软骨构成，而不具有正常生长板的4层结构，因此能承受髌腱传递的巨大牵引力。在青春期，胫骨结节骨骺远端部分的软骨细胞肥大，在肥大区出现骨化，称为解剖薄弱点，在作用力过大时发生骨折。

根据骨折的X线表现，Watson-Jones将胫骨结节骨折分为3型：Ⅰ型，骨折线经过

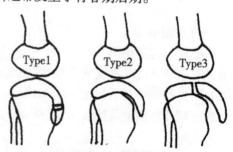

图4-4-12　胫骨结节撕脱损伤的类型

胫骨近端骨骺次级骨化中心；Ⅱ型，骨折线跨越胫骨近端骨骺初级和次级骨化中心，但未累及关节面；Ⅲ型，骨折累及初级和次级骨化中心，并延伸至胫骨平台关节面。其中的Ⅲ型骨折属于Salter-HarrisⅢ型骨骺损伤（图4-4-12）。

其损伤机制如下：

（1）主动伸膝动作　例如起跳、加速跑时，股四头肌剧烈收缩，力量经髌骨、髌腱传递至胫骨结节，引起撕脱骨折。通常属于Ⅰ型和Ⅱ型骨折。

（2）股四头肌主动收缩时，外力使膝关节被动屈曲，暴力作用使胫骨结节发生骨折。如篮球运动员投篮时，来自对方的向下的力量阻止股四头肌的收缩，两种反作用力相互作用导致骨折。

（二）临床表现及诊断

患者多为男性，好发年龄 12～17 岁。均有明确的创伤史，受伤时剧烈疼痛，伤后通常不能主动伸膝，不能以患膝站立。体检可见膝部肿胀，可触及骨折块，压痛（＋）；主动伸膝无力，抗重力直抬腿试验（＋）。X 线检查可发现胫骨结节骨折，髌骨上移。有时可合并髌腱断裂、半月板撕裂、前交叉韧带以及内侧副韧带断裂等。X 线片可显示胫骨结节撕脱情况（图 4－4－13）。

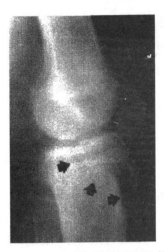

图 4－4－13　一年轻男性运动员，撑竿跳致膝伤，侧位片显示Ⅲ型胫骨结节撕脱骨折，伴随胫骨近端骨骺向关节方向移位

（三）治疗

1. 非手术治疗

无移位的胫骨结节撕脱骨折应非手术治疗。用支具或铁丝托板将患膝于伸直位固定 4 周，效果良好。轻度移位的骨折如果手法复位满意，也可非手术治疗。中药治疗参见总论相关内容。

2. 手术治疗

有明显移位的骨折均应行切开复位内固定术。骨折块较小时，可用交叉克氏针固定；骨折块较大时，用 1～2 枚松质骨螺钉固定，尽量避免损伤骨骺。Ⅲ型骨折因累及到胫骨近端关节面，而且易合并关节内其他结构的损伤，手术可采用切开复位与关节镜探查相结合的方法。这样不仅能准确地观察到胫骨平台关节面是否达到解剖复位，而且能准确地评价并处理关节内的合并损伤，如切除或缝合损伤的半月板，重建交叉韧带，从最大程度上避免继发性骨关节炎。

（四）预后

预后良好。由于本病通常发生于青春期后期，骨骺已接近或已经闭合，故很少影响胫骨近端骨骺和胫骨结节骨骺的生长，通常不会产生下肢不等长或膝反张等后遗症。

二、膝关节半月板损伤

半月板是膝关节间的半月形软骨板，切面呈三角形。每个膝关节都有内、外两个半月板。内侧半月板两端间距较大，呈"C"形，边缘与关节囊及内侧副韧带深层相连；外侧半月板呈"O"形，中后 1/3 处有腘肌腱将半月板和关节囊隔开。外侧半月板与外侧副韧带是分开的。

由于半月板与关节囊相连的边缘部分及外 1/2 及前后附着点有血循环供应外，内侧部分没有血管，其营养来自滑液，因此只有边缘中外部分损伤才有可能愈合。

半月板的功能：①有滚珠的作用，使膝关节易于伸屈旋转等活动；②起减震缓冲作用，保护关节软骨。如在跳起落地时可吸收对膝关节的冲击力量；③由于呈楔形充填关节边缘的间隙，而使膝关节更加严密稳定；④防止股骨过度前滑；⑤防止过度伸屈及旋转；⑥调节关节内压力及分布滑液等。

半月板损伤后，就失去了正常的功能，甚至给关节带来危害。尤其参加剧烈的体育活动时更为明显。

(一)半月板撕裂

这是膝关节最常见的运动创伤之一。多见于足球、篮球、体操等项目。近年来由于国内戏曲舞蹈、武功技巧的发展,故在此类演员中也较多见。

1. 病因病理

欧美一般内侧多于外侧,文献中报道外内之比为 1:2～1:27,而我国外侧多于内侧。日本与我国类似。

关节损伤诱因,许多国内外学者认为半月板撕裂之前,多先有退行性变。但在运动创伤中则不然,这种关系并不明显。

损伤机制:主要是剪切暴力引起的。在伸屈运动中,半月板与胫骨平台关系密切。膝关节伸直时,它又和股骨髁一起活动,使半月板与胫骨平台间摩擦。在膝关节伸屈过程中如果同时又有膝的扭转内外翻动作,则半月板本身就出现不一致的活动,也即矛盾运动,容易造成损伤。

小腿固定,股骨内外旋或内外翻位,再突然伸直或下蹲的动作,在体育训练中非常多见。此时,半月板处于不协调的运动之中。如果半月板受到挤压则更限制了活动范围,则造成撕裂。这是半月板最常见的损伤机制。如篮球运动中,运动员争球、切入投篮时跳起或落地往往同时伴有身体旋转。足球运动中追球疾跑转向或急停转身,都可发生内侧或外侧半月板的损伤。

体操中的筋斗及各种下法落地时,由于重心不稳往往造成膝关节急剧左右闪动,并有屈伸扭转动作。这很易造成内、外半月板损伤。又如举重运动员由下蹲位起立时,为增大力量往往将双膝并拢呈双膝外翻姿势。此时,外侧半月板受到挤压,膝关节又处于由屈到伸的负重运动中且伴有轻度扭转,极易损伤外侧半月板。

膝关节突然猛力过伸及腘肌腱的前后断裂,也可使半月板边缘分离。如足球正脚踢球时"漏脚",由于踢空小腿突然向前使膝关节过伸,挤压半月板前角,可使其损伤(图4-4-14)。

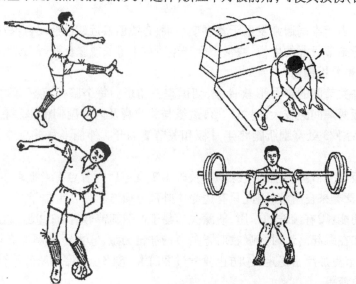

图 4-4-14 导致半月板损伤的动作:踢球时"漏脚";
左腿向右踢球用力过猛,右腿内收内旋;跳箱落地不稳,左小腿内收内旋位;举重"并膝"

在运动创伤中,少数病例并没有明显的受伤史,推测因剧烈反复长期的小创伤或磨损也可造成损伤。

损伤病理:半月板损伤可在前角、体部或后角(图4-4-15)。

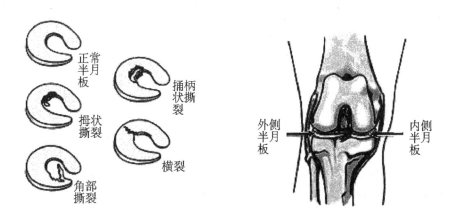

图4-4-15　半月板损伤病理表现

2.临床表现与诊断

对半月板损伤的诊断,主要依据病史及体征。在损伤急性期,虽然有半月板损伤,但常因急性创伤性滑膜炎,疼痛,肿胀,不能详查确诊。因此,除有典型绞锁或半月板明显脱位突出外,多不能确诊。此时,主要应排除其他急性外伤,以免漏诊延误治疗。

病史方面,多数病人有明确的受伤史。

疼痛:一般认为,半月板损伤牵扯滑膜是引起疼痛的原因。在半月板撕裂即刻,往往合并滑膜损伤,或半月板移位牵拉滑膜,产生剧烈疼痛,尤以损伤侧明显。如单纯半月板中部撕裂而未影响滑膜,当时可无明显疼痛。半月板损伤后期,其正常应力受到破坏,运动时对滑膜产生牵扯张力可引起疼痛。有的运动员只在运动量大或强度大时才出现疼痛症状。疼痛的出现恒定在一侧是半月板损伤的特点。

关节积液:受伤早期产生急性创伤性滑膜炎或同时有韧带损伤,可引起关节积血而加重疼痛。抽出积血后可减轻疼痛。慢性期,在运动中因半月板异常活动牵扯滑膜,常出现少量积液,一般是黄色透明的黏稠液体,即所谓"慢性创伤性滑膜炎"。积液多少与运动量及强度有一定的关系。

响声:膝关节活动时在损伤侧可听到清脆的响声,有时伴有该侧疼痛。响声也应恒定在一侧。

膝绞锁:膝突然不能伸屈,即所谓"卡住"。往往出现在慢性期。当走路或做某个动作时突然膝不能伸屈,常伴有酸痛,即是绞锁。这是破裂的半月板突然移位,塞在股骨髁与胫骨平台间引起的。有时病人再伸屈或扭转时可自行"解锁"(往往突然痛响),或经推拿"解锁"。这对固定在一侧的绞锁有意义。同时应注意与关节鼠相鉴别。

体征:所有体征在每个病人身上不一定都存在。诊断时应结合病史主诉综合判断。

检查时出现绞锁应当有很大诊断意义,但是并不常见。

关节积液:浮髌试验及关节积液诱发试验(Archer-Beman征)是检查积液的有效方法

（图4-4-16）。

股四头肌萎缩：出现在慢性期有症状的病例。尤以股四头肌内侧头萎缩明显。

关节隙压痛及突出：对诊断损伤的侧别有决定性价值，有突出而无囊性感，压痛明显则为半月板损伤。突出非常明显而圆滑者并有囊性感应注意是否为半月板囊肿。此外，也应排除半月板周围炎。

摇摆试验：握住小腿，另一手拇指按住损伤侧关节间隙，左右摇摆小腿，可触到半月板松弛进出，或伴有疼痛、响声，是损伤半月板松动的表现（图4-4-17）。

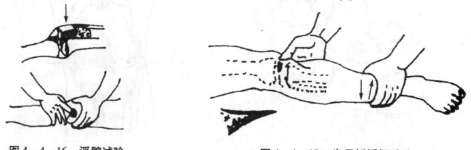

图4-4-16　浮髌试验　　　　　　图4-4-17　半月板摇摆试验

麦氏（McMurray）征：即被动重复伸屈旋转的受伤动作，引起损伤侧痛响者为阳性（图4-4-18）。

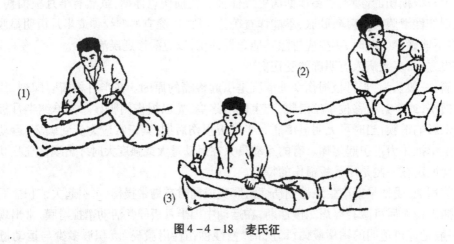

图4-4-18　麦氏征

膝提拉研磨试验（Apley 试验）及鸭步试验皆可为阳性（图4-4-19）。

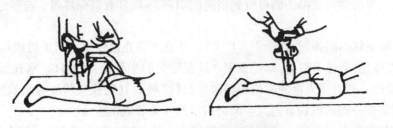

图4-4-19　膝提拉研磨试验

对可疑病例可作关节造影、磁共振及超声波等辅助检查（图4-4-20至图4-4-23）。

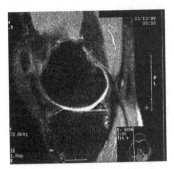

图 4-4-20 MRIT1 加权像显示
内侧半月板后角Ⅲ度损伤

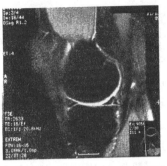

图 4-4-21 MRI T2 加权像显示
内侧半月板后角Ⅲ度损伤

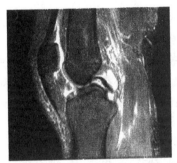

图 4-4-22 MRI 矢状位像显示双后交叉
韧带弓背征,提示半月板桶柄状撕裂

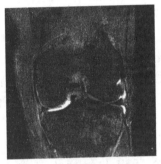

图 4-4-23 冠状位示在股骨内外髁间的
低信号影,提示撕裂的半月板移位到髁间

3.鉴别诊断

(1)运动员半月板损伤时,由于暴力往往合并其他损伤,常合并内侧副韧带断裂,交叉韧带断裂及关节软骨损伤。检查时应予以注意。急诊检查尤应警惕,不要漏诊延误治疗,造成不可挽回的损失。

(2)膝关节的运动创伤很多,某些有和半月板损伤类似的症状或体征,应注意鉴别,防止误诊为半月板损伤。

髌骨软骨病或股骨髁软骨病或软骨急性损伤可出现假绞锁及类似半月板损伤的痛肿症状,要注意区别。

慢性滑膜炎有时有类似半月板损伤的症状。尤其滑膜增生肥厚出现嵌顿症状时,很易混淆。

4.治疗

1)非手术治疗

(1)穿刺抽液 急性期若关节积血明显,应在无菌条件下,用粗针头于髌骨内或外边缘的上方局麻刺入关节腔,抽出积血。

(2)解除绞锁 如有"绞锁",应设法"解锁",以免长期"绞锁"损伤关节软骨。解锁的方法①类似麦氏征的检查方法,病人患肢放松,术者一手捏住膝部,另一手握住踝关节上方,徐徐屈膝,并轻轻内、外旋小腿,疼痛严重者亦可采用冰敷局部后再行绞锁松解;②内外摇摆晃动;③过伸过屈等。如解锁困难,不要勉强,以免损伤软骨。

（3）制动　穿刺抽液及解除绞锁后应加压包扎固定2～3周。其目的有①减少活动,压迫止血,减轻症状;②如半月板为边缘附着处损伤,经固定后有愈合的可能性。固定2～3 d后即可开始超短波等治疗,有利消肿止痛。

（4）推拿治疗　局部有肿胀者,可在肿胀周缘行推、揉、摩等手法,以利瘀肿消散吸收,并可在大腿和膝关节周围以滚、揉手法促进血液循环加速血肿吸收。1～2周后行理筋手法:令患者仰卧,膝下垫枕放松,术者用手掌在膝部周围作大面积抚摸2～3 min;用大力作深度揉捏3 min;用掌根及鱼际部揉膝关节间隙和腘窝部各1 min;弹拨手法于股直肌、髌腱、腘窝部和腘绳肌各20次;两手掌对置膝两侧,由慢渐快地搓2 min。

指针:外侧半月板损伤点揉梁丘、犊鼻、足三里、阳陵泉等穴。内侧半月板损伤点揉血海、阴陵泉、曲泉、膝眼等穴,表面抚摸结束手法。

（5）药物治疗　非甾体类消炎止痛药,如布洛芬、双氯芬酸钠等,并可服用氨基葡萄糖、硫酸软骨素类关节软骨营养药。必要时亦可采用玻璃酸钠关节腔内注射。

内服中药早期宜行气活血、消肿止痛,内服桃红四物汤、续筋活血汤、七厘散;中期宜温经通络祛寒续筋,内服正骨紫金丹、强筋丸等;恢复期温通经络、补益气血、强筋壮骨为治则,根据辨证施治,选用健步虎潜丸、正骨紫金丹、六味地黄丸等;若晚期有滑膜炎、关节积液,则选用健脾利湿,佐以活血化瘀理气之品,以健脾除湿汤化瘀。

外用中药早期宜行气活血、消肿止痛,外敷1号新伤药加减,或用:红花、鸡血藤、黄芪、黄柏、黄芩、牛膝、茯苓、防己、龙骨、牡蛎。关节积液者用:黄芪、白蔹、云苓、生南星、木通,亦可用郑怀贤教授的处方,如半月板1号,半月板2号,半月板3号。

熏洗药:半月板损伤经治疗1～2周肿胀消退后,可配合1号熏洗药熏洗。恢复期可用海桐皮汤熏洗。

（6）功能锻炼　早期做股四头肌静力收缩,以后可采用负重伸膝、弓步桩、马步桩等方法。有条件可采用等动练习器训练。

2）手术治疗

关节镜下半月板成形术（即局部切除）是最经典的关节镜手术,可最大限度保留健康完好的半月板组织,使其继续发挥作用。切除病损部分的半月板,可使手术前的症状迅速改善,手术后可立即下床活动。早期发现的半月板撕裂可在关节镜下进行修补缝合,愈合后可恢复原有功能（图4-4-24）。

陈旧性损伤症状严重,痛肿明显,经常绞锁妨碍训练者,应手术治疗,根据情况在关节镜下行全切除,部分切除。应尽量保留半月板,尽可能修整或缝合,减少生物力学的改变,继发关节软骨损伤。如已发生关节软骨损伤关节病,效果不佳。

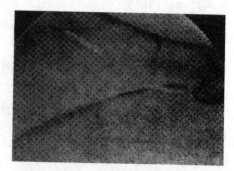

图4-4-24　关节镜下半月板修补

由于陈旧半月板损伤是不能自行愈合的,但可以没有症状或症状轻微,因此要结合运动项目及症状决定治疗方案。没有症状的半月板损伤不必治疗,但应加强周围肌力练习稳定关节。

症状不明显不妨碍训练者,应结合运动项目及性质特点处理:对膝关节要求较高的非周期性运动项目,如三大球类,体操等宜早期手术。否则,易由于破碎半月板的磨损关节运动走行轨迹改变而导致关节软骨继发损伤,或因动作失调引起其他意外损伤。对负担较小的周期性运动项目如跑项,可在严密观察下训练,对训练量及强度予以监督,必要时手术。

如有其他合并症要综合考虑。如合并髌骨软骨病时,手术后短期内可能髌骨软骨病症状加重。对髌骨软骨病症状严重者,可非手术治疗,待症状减轻后再手术。

5.术后康复

参见总论第三章相关内容。

(二)膝盘状软骨损伤

1.病因病理

膝盘状软骨,一般认为是半月板的发育畸形。外侧多于内侧。我国发生率较国外为高。临床上可分为原始型、中间型、婴儿型,也有人分为方形、圆形、逗点形。

盘状软骨较正常半月板大,它不像正常半月板仅在关节间隙的边缘充填空隙,而往往垫在股骨髁和胫骨平台之间,使两骨面部直接接触。严重的盘状畸形,上面呈两个小面有横嵴横过其间。伸屈时股骨髁越过此嵴发生弹响出现酸痛症状。由于软骨盘大,运动中易出现症状,且损伤机会远比正常半月板多(图4-4-25),因此有典型盘状畸形者不宜选择为集训运动员。

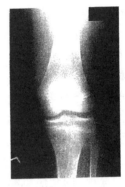

图4-4-25　左膝外侧关节间隙增宽,股骨髁部轮廓改变,提示外侧盘状半月板

2.临床表现与诊断

除具有半月板损伤的特征外,往往有明显的钝响及弹拨现象(伸屈时有突然左右摆动)。麦氏征检查时往往也有钝响。典型者诊断多无困难。盘状软骨损伤更多为水平层裂(图4-4-26)。

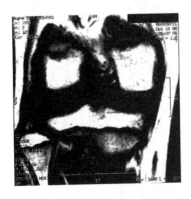
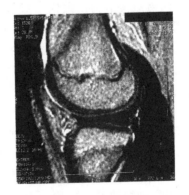

图4-4-26　MRI TI加权像在冠状位和矢状位显示外侧盘状半月板

3.治疗

方法同半月板撕裂。由于盘状软骨是夹在股骨髁与胫骨平台之间,切除后关节关系有所改变,关节韧带相对松弛,关节面有时也有不相适应,因此需要重新塑形及适应。往往恢

复时间较半月板切除要长些。盘状软骨部分切除成型术比较理想,但若为水平裂很少成功。

(三)半月板过度活动

没有破裂的完整半月板由于边缘或前后附着处松弛,使半月板活动范围加大而引起疼痛症状,甚至类似绞锁的卡感。除有压痛外,做摇摆试验可触到半月板移动加大的感觉。麦氏征可为阳性。最后是在手术时打开关节或做关节镜检查,牵拉半月板发现明显松动但又无撕裂而确诊。切除半月板可解除症状。能否紧缩或缝合尚需探讨。

三、运动员单纯股骨滑车部软骨损伤

在膝关节运动损伤中,单纯股骨滑车部的软骨损伤并不少见。其中有的属于急性损伤如软骨骨折;有的属于慢性,如股骨软骨病。由于软骨本身无神经及血管,受伤当时症状不突出,因此给诊断及治疗造成一定困难及混乱,其诊断及治疗原则与骨软骨骨折完全不同。

(一)病因病理

1. 损伤机制

单纯的股骨滑车部软骨损伤的机制文献记载尚少。曲绵域研究发现大部分病例无伤史,系运动中逐渐劳损所致。约一半有扭伤或撞伤史,与近年来研究较多的"股骨髁切线骨软骨骨折"的受伤机制颇类似,因此在研究单纯软骨损害时可资借鉴。归纳起来其损伤机制有以下四种情况:

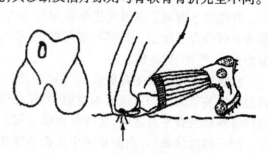

图4-4-27 股骨滑车直接撞击伤

(1)软骨滑车的软骨直接撞伤 文献记载(Helfet,1970年)当膝关节完全屈曲时,髌骨下移股骨滑车暴露,这时,受踢或摔倒跪撞于某些隆起的地方即可产生软骨骨折(图4-4-27)。

(2)间接撞击受伤 是股骨的软骨部被髌骨撞伤。例如突然摔倒跪地、被踢、受撞等。另外,在京剧及舞蹈中的跪舞,跪位扭转动作也很易致伤(图4-4-28)。

(3)膝扭转时髌股关节错动致伤 股骨髁部切线骨软骨骨折的受伤机制文献报道较多。Milgram(1943年,1966年)认为,此伤多发生于关节柔软的病人。这种人当足固定直立,大腿内旋时,股骨外髁即向前移,这时,如果股四头肌突然收缩,则髌骨向外将外髁切断,造成切线骨软骨骨折。而当膝肌肉放松时,大腿如果内旋致髌骨则向外半脱位,这时再用力则髌骨向内滑动也可以切伤外髁。Kennedy(1966年)用尸体标本

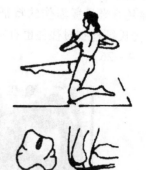

图4-4-28 跪地时股骨
软骨部被髌骨撞伤

做实验,证明当膝屈曲35°时,大腿内外旋45°时,股骨内髁可出现骨软骨骨折。

关于损伤角度,曲绵域等认为,膝屈曲30°左右扭转致伤比较合理,更符合解剖力学与运动员实际情况,因为当膝完全伸直时,侧副韧带及交叉韧带都处于紧张状态,膝关节既不能旋转也不能内收及外展,髌骨很难产生切线力量,除非膝关节有内翻或外翻畸形。而膝屈曲位时则不然,膝既可内收、外展(指小腿),也可以旋转,就更易产生髌骨向内或向外的切线力量,损伤骨或软骨(图4-4-29)。临床检查大部病例于半蹲30°左右有酸痛也是有力

的证明。太田富治夫等(1970年)持同样意见。

（4）髌骨与股骨间的捻转应力致伤　这种应力的产生是髌骨的横向切力与纵向切力同时作用的结果。以膝于外翻位（胫骨外旋外展）发力跑或跳为例，外翻产生髌骨的外向切线应力，而发力也就是股四头肌收缩突然伸膝又产生髌骨向上的活动及应力，结果在股骨上形成轨迹是弧形的捻转力，并随着力量的大小出现股骨软骨的磨损、开窗、剥离、脱落或软骨分离。

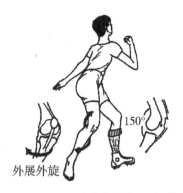

外展外旋

图4-4-29　膝关节屈曲30°扭转
是扭转致伤的主要角度

2.病理

晚期病例中，剥离及缺损的多同时合并软骨骨化。病理为纤维结缔组织及软化的软骨。属软骨分离的，软骨下有黄色积液，表层软骨软化。其损伤部位内外各半，中间少一些。有时有关节鼠。由于手术观察及病理均未见有骨片同时剥离，故不能称为剥脱性骨软骨炎或切线骨软骨骨折。

（二）临床表现与诊断

1.临床症状

（1）疼痛　在逐渐发生疼痛的病例当中，大部是在某次练习或比赛中，发现起跳时有酸软或疼痛，以后出现上下楼痛、半蹲痛或其他症状。属跪撞致伤者，多见当时即有酸痛，以后逐渐加重。以上各种所共有的是晚期大都有半蹲痛及上下楼痛。膝痛大部在屈30°～50°，而且多次检查疼痛角度固定。膝痛角度较大者多同时合并髌骨软骨病变。

（2）膝"打软"或无力　多数病例在膝的疼痛角持重时有"打软腿"现象（即突然发软欲跪），膝无力。

（3）绞锁　有关节鼠时，常常有绞锁。

（4）弹响　股骨开窗式软骨剥离时，伸屈时可有清脆弹响。

2.临床体征

（1）股四头肌萎缩　大部分都有，但无明显特异性。

（2）压髌痛　病人平卧，检查将膝屈曲，相当于半蹲的角度，再向各方按压髌骨，痛者阳性。

（3）股骨滑车压痛　是较有用的检查方法。手法有二：①将膝完全屈曲，检查髌上股骨滑车关节面（图4-4-30）；②将膝伸直再将髌骨外推检查内髁关节面或内推检查外髁关节面（图4-4-31）。

此试验有一定的使用价值，但应注意必须与局部的滑膜血管翳相鉴别。其方法是普鲁卡因封闭，如果封闭后压痛消失多属滑膜病变。有的软骨损害由于无神经支配不一定压痛，因此阴性病例不一定说明软骨无损害。

（4）半蹲试验　方法是令病人单腿下蹲，感觉髌骨下酸痛即属阳性。此试验凡是髌股关节面有病理改变都可出现阳性。应采用各种方法将其他症状一一排除，如假性髌软骨病的压痛（发生在股骨软骨的上缘），属滑膜嵌入，用普鲁卡因封闭后症状大多消失等。

（5）伸膝推髌抗阻试验　原理是当伸膝抗阻检查，髌骨压向股骨产生疼痛时，再用力将髌骨向内侧或外侧推移，解除病灶部挤压。这时，如果疼痛消失或减轻即属阳性，说明髌股

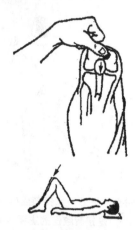

图4-4-30 股骨髁软骨压痛点
的检查法(膝屈曲)

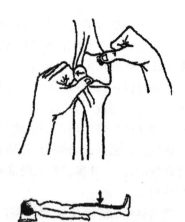

图4-4-31 股骨髁软骨损伤
压痛点检查法(膝伸直)

关节之间有病理异常。

操作时有两种手法:①令病人单足半蹲、产生疼痛,然后再命病人由直立位缓缓下蹲,同时检查者用力将髌骨向某侧推动(图4-4-32);②令病人半坐,患膝屈曲垂于床边,检查者左肘置膝下向上抬膝,足压在患肢踝上作为对抗伸膝的阻力,然后,在抗阻伸膝的过程中,检查者用右手将髌骨内推或外推(图4-4-33)。这种检查在髌骨无压痛又找不到其他压痛时很有价值。

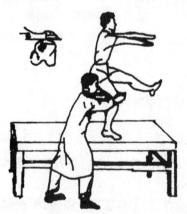

图4-4-32 推髌半蹲试验

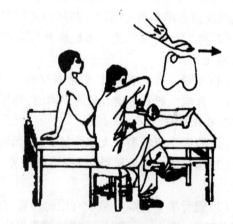

图4-4-33 推髌伸膝抗阻(坐位)

(6)髌股关节间摩擦音或弹响:发现时有助于诊断,但阳性率较低。

(7)X线诊断 应常规摄取膝的正侧位片及髌轴位片,股骨弧线上有不规则影可助诊断。总体来看,常规膝造影及X线片对此病的诊断价值不大。膝造影后再照髌股关节侧轴像可能有些帮助。磁共振(MRI)检查可显示局部缺损或软骨下骨脱钙,关节镜检查可明确诊断,并同时进行治疗(图4-4-34)。

(三)治疗

(1)非手术疗法 可采用痛点半蹲位静蹲,理疗、药物等治疗(见髌骨软骨病)。

(2)手术疗法 手术方法应根据软骨本身不能修复,其修复只能靠有髓腔来的新生组

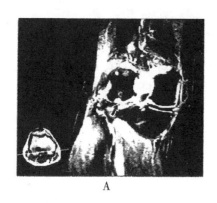

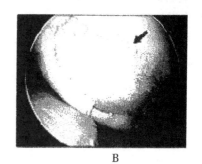

图4-4-34　MRI A 显示在股骨外髁处全尽关节软骨缺损(箭头)B 同一损伤的关节镜下所示软骨缺损

织化生的原则进行,行软骨下骨钻孔术,手术可在关节镜下进行,术后2周后开始膝部负重的伸屈活动。通过摩擦,使新生的肉芽结缔组织化生成关节软骨,此过程约需6月才能完成。

近年有用自体骨软骨移植治疗较小的软骨损伤,以及用自体健康软骨细胞体外培养,然后再移植回缺损区(图4-4-35)。

(四)预防

股骨滑车部的直接撞击伤,或被髌骨间接撞击致伤者,最好的预防方法是带毛毡护膝,使撞击力受到适当的缓冲。

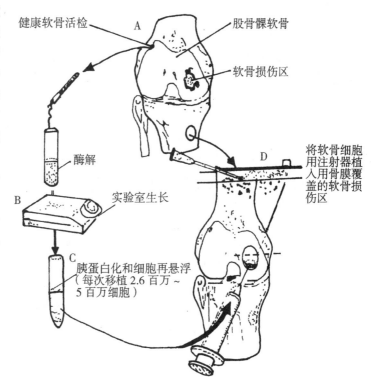

图4-4-35　自体软骨细胞培养治疗股骨髁部软骨损伤

髌股关节间扭转或捻错致伤者,较有效的预防方法是加强股四头肌,及腘绳肌的力量练习,以保护膝关节的稳定,使髌骨按正常轨迹活动。

四、膝关节骨软骨骨折

在膝关节运动损伤中,"骨软骨骨折"是一种较严重的损伤。近年来已被广泛注意。根据作用力方向的不同,它有时是凹陷骨软骨骨折,而更多的是骨软骨切线骨折。由于这种骨折可以单独发生,也可以为髌骨脱位或半脱位的并发症,有时又与膝的关节韧带或半月板损伤并发,因此临床上易被漏诊或误诊。晚期病例尤易混淆为"干脆性骨软骨炎"。

（一）病因病理

某些作者认为,此伤好发于青春期,因为这时关节软骨的"潮线"模糊,与骨连接较紧,一旦受伤两者多同时剥离。如 Rosenberg 报道的 15 例平均年龄只有 16.5 岁,对此说是有力的支持。也有的作者报道的病例平均年龄较大,如伊势龟的 8 例平均 23 岁,森的 3 例平均 27 岁。曲绵域认为,软骨的组织学特点仅是易伤因素之一。在青春期关节较松弛也是易伤的一个因素,但更重要的是个体参加剧烈活动的程度。

按太田富治夫 38 例文献的分析,20 例属于运动外伤,此伤的发生机制有三:

（1）股骨滑车缘直接受撞击　例如膝全屈跪倒可发生股骨滑车缘骨软骨骨折。

（2）髌前受撞使髌股间造成切力致伤　许多作者观察到髌骨半脱位是造成此伤的重要原因。如 Milgram(1943年,1966 年)认为,当膝直位站立,大腿突然内旋使髌骨向外脱位,可产生股骨外髁伤,如果完全脱位,当股四头肌用力收缩髌骨复位时,髌骨内下象限即受切线应力的作用产生骨软骨骨折(图 4 - 4 - 36)。Coleman(1948 年)也有同样报道。Hughston(1968 年)在 74 个髌骨半脱位的膝关节中,有 6 个膝照片有骨软骨骨折。

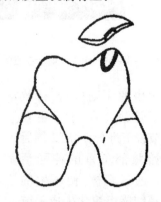

图 4 - 4 - 36　髌骨向外侧脱位
是骨软骨切线骨折的部位

（3）另外,也有些作者认为,膝半屈位站立再扭转(膝外翻或内翻)是造成此伤的最要机制(如太田富治夫、Rosenberg 等),并指出膝内翻伤股骨内髁、外翻伤外髁的关节面。

问题争论的焦点,主要是膝在伸直位受伤,还是在屈曲位受伤的;而对切线应力造成损伤似无异议。要进一步弄清其受伤规律,有必要将有关解剖加以阐述。

（1）股骨软骨面的分区特点　曲绵域认为可以将其分为 3 个区,即滑车区、脂肪垫区及半月板滑动区。一般滑车区呈菱形外侧高内侧低,髌骨在膝屈曲时由外向内滑动,伸直时由内向外上滑动。脂肪垫区软骨较薄,当膝伸直时与脂肪垫相吻合。半月板滑动区与半月板相吻合。一般滑车的外上嵴较内侧高,如较低常常是发生髌骨向外脱位和半脱位的因素之一,而脱位又是造成骨软骨骨折的原因。髌骨的形成根据 X 线照相可分为三型,Ⅰ 型最普通,其他两型较少见,文献曾有报道,Ⅲ 型易发生髌骨脱位,自然也易发生髌骨或股骨的骨软骨骨折。

（2）髌骨的位置、运动与损伤的关系　当股四头肌用力收缩膝于伸直位时,髌骨的位置高低不等。约 60% 的人髌骨的内下缘相当于股骨内髁的上缘,髌骨外侧中部相当于外髁的上缘。在膝伸直位(或在 0° ~30°时),如果膝外翻髌骨向外半脱位时,即可伤及滑车的外上部;如果髌骨全脱位再复位时则伤及髌骨的内下限。

当膝屈曲 30° ~50°时,髌骨与滑车基本吻合,显然,如果发生膝内翻或外翻髌骨向侧方错动撞击时,则伤滑车面。如果错动过多"跳槽"即可伤脂肪垫区的股骨关节面。

当膝屈至 90° ~120°时,只有髌骨嵴与滑车下部与尾部相吻合。如果受顶撞,则滑车尾部可发生骨软骨骨折。如果发生错动(撞击或内外翻),则除滑车可损伤外,股骨的半月板滑动区也可受伤,但不能超越该区的中线。

（3）髌股关节的功能及应力　髌股关节除通过髌骨增加力矩,使股四头肌用力收缩时增加30%的伸膝力量外,还有一较重要的功能就是当膝半蹲位时保护膝关节的稳定,防止异常的膝内翻或外翻。例如屈曲位半蹲,小腿外旋并外展时,胫骨结节向外移约半个髌骨,再加上胫骨外展,则髌腱必然向外倾斜,与股四头肌作用力的方向构成角度,其合力迫使髌骨外移,形成切线应力。如该力适当则起了保护膝稳定的作用。如过大则可造成髌骨的脱位或半脱位,或进一步造成软骨或骨软骨骨折。从以上分析不难看出骨软骨骨折的发生部位除髌骨与股骨的滑车区外,脂肪垫区与半月板区也可发生,它以受伤时膝的屈曲角度的大小而不同,而分区各部的形状与大小又与髌骨的分型有关。所有这些诊断及检查都必须仔细考虑,并作为判断的依据。

（二）临床表现与诊断

有明显的受伤史（膝的直接撞击或扭伤）；功能障碍及随之而来的关节内出血,血中有大小不等的脂肪滴漂浮（由骨髓出血而致）。X线片有时可以见到线状骨折片,有时需断层摄片才能诊断。有时各种方位的摄片都摄不出来,需要借助MRI明确诊断（图4-4-37、图4-4-38）。关节内有脂肪油滴积血常常是引起注意的重要征象,必须与以下损伤相鉴别:

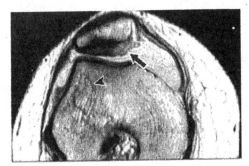

图4-4-37　MRI显示髌骨内侧面全层软骨损伤（箭头）,股骨外髁骨髓水肿（小箭头）

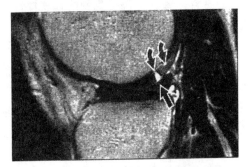

图4-4-38　MRIT2像显示股骨髁软骨瓣撕裂,出现高信号液体积聚

（1）膝关节扭伤损伤了脂肪垫或关节囊,关节可以积血,有时可见很细小的油珠。这类伤疼痛多不剧烈,出血少,功能障碍程度也低。

（2）胫骨平台骨折影像学检查可确诊。

据文献报道,多数研究认为,关节积血中出现脂肪滴是诊断这种骨软骨损伤的重要指征,但也有报道血中无脂肪滴也可以是骨软骨损伤。Rosenberg曾记载凹陷粉碎性星芒状骨软骨骨折和未移位的骨软骨骨折,积血中都无脂肪滴。

在鉴别诊断时还必须与半月板损伤和软骨骨折相鉴别。前者可与骨软骨骨折一样都是膝扭转受伤,有响声及绞锁,但检查关节积血时多无脂肪滴可助诊断。后者只有软骨损害也无积血脂肪滴。

至于晚期最易误诊的是干脆性骨软骨炎。如果不问病史单从影像检查和组织病理上看,它和本伤完全相同。这也是目前许多作者相互争论的问题,甚至认为两者根本上是一种病。曲绵域等认为两者是不同的。干脆性骨软骨炎多无急性外伤史,或急性症状,而骨软骨骨折则有急性损伤史并有一系列的骨折症状。

（三）治疗

确诊后应早期手术治疗。Rosenberg等认为,早期切除骨片效果很好。也有作者认为可用骨针固定,如 Smillie 等。也有人以兔实验观察到骨软骨骨折,凡骨折后不稳定的最后都呈不愈合。曲绵域等认为,早期病例已确诊即应手术,骨软骨骨折部位在非持重面(或死区)者可将骨片切除。何处确为死区,文献尚无确切记载。按照文献效果的分析,脂肪垫区、股骨的半月板区的外缘及内缘、滑车嵴可能为死区。损伤在此区者切除骨片多可迅速恢复功能。损伤如果在持重区(或活区),如骨片较大应复位固定(钉或钢丝),如骨软骨片小或已粉碎应取出,待其自然愈合化生成新的关节面。晚期病例已形成游离体,不愈合或错位愈合,影响关节功能者应行手术摘除或切除。髌骨的内下限骨软骨骨折早期或晚期切除效果都很好。

第三节　足踝部骨软骨损伤

一、距骨骨软骨损伤(距骨剥脱性骨软骨炎及切线骨软骨骨折)

(一)病因病理

距骨骨软骨损伤包括距骨的骨软骨骨折和剥脱性骨软骨炎。前者是由于创伤引起的切线骨软骨骨折,后者则是由于先存在软骨下骨的缺血性坏死,然后逐渐出现骨软骨片的分离。至于导致软骨下骨缺血坏死的原因,说法不一,包括一次创伤,反复微创伤,脂肪栓塞导致的血供障碍,异位骨化,内分泌因素等。多数作者认为创伤是主要因素。Berndt 和 Harty 认为距骨的骨软骨损伤是由于踝内翻损伤引起的。通过尸体研究他们发现当踝关节背伸内翻,同时距骨外旋时,距骨上关节面外缘与腓骨关节面撞击,导致损伤。当踝关节跖屈内翻时,距骨较狭窄的后部进入关节踝穴,距骨上关节面内缘与胫骨关节面撞击,导致损伤。

(二)临床表现与诊断

距骨的骨软骨损伤约占全部距骨骨折的 1%,成年人多见,男性多于女性,多数病人有踝扭伤病史,伤后踝关节疼痛,肿胀迁延不愈,经常伴有僵硬,无力,不稳甚至绞锁。检查时,踝关节伸屈时疼痛,肿胀,活动度减小,踝关节跖屈时,距骨上关节面内外缘经常有压痛。

尽管 Van Buecken 等人发现在踝扭伤的病人中,合并距骨骨软骨损伤者占 2% ~6%,但由于医生不够重视,且早期 X 线检查往往无异常发现,这种损伤经常被忽略。如果踝扭伤后症状迁延不愈,应重复进行 X 线检查。随着 CT 及 MRI 的出现,诊断的准确性明显提高(图 4-4-39 和图 4-4-40)。特别是通过 MRI 可准确显示关节软骨,软骨下骨,纤维软骨,关节液和肉芽组织,通过 MRI 可以准确判断损伤的范围及程度,为治疗提供重要依据。

(三)治疗

1.非手术治疗

一般认为,如果损伤面积较小(直径小于 1 cm),内侧损伤骨块无移位或儿童患者,可采用非手术治疗。

(1)制动　方法主要有两种,一种为限制活动,佩戴支具;另一种则采用石膏固定 3 周至 4 月。

(2)中药治疗　外敷当归、黄芪、鸡血藤、紫河车、牛膝、白芨、儿茶、土鳖、骨碎补。内服劳损丸,每次 6 g,每日 2~3 次。用一号熏洗药,熏洗足踝部。

(3)按摩治疗　在足踝部与小腿作表面抚摸、揉、揉捏、搓等手法,再各个方向活动踝关节。然后作指针,掐跟内、解溪、商丘、足三里等穴。

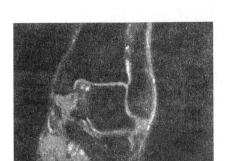

图4-4-39 冠状位MRI显示距骨内
侧骨软骨损伤

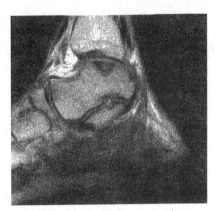

图4-4-40 矢状位MRI显示距骨
关节面骨软骨损伤

（4）物理治疗 选用超短波透热或10%当归液直流电导入疗法。

2.手术治疗

4~6月后如果损伤未愈合甚至加重,则应采取手术治疗。从近年来的文献看,越来越多的医生倾向于采用手术治疗。

手术治疗有多种方式,包括骨块切除,骨床清理,钻孔,骨块内固定,松质骨植入以及近年来兴起的自体骨软骨移植等。20世纪80年代中期以前,采用切开手术,损伤较大。处理内侧缘后部的损伤,有的作者甚至将内踝截断。Guhl于1982年首次报告了关节镜下治疗这种损伤,近年来,由于关节镜技术的提高和镜下器械的发展,镜下手术已被广泛采用。关于治疗效果,文献报告不一致,目前尚不能肯定哪种方法效果最佳。从文献看,综合应用骨块切除,骨床清理及钻孔效果较好,非手术治疗及单纯性骨块切除效果不佳。

近年来,关节软骨损伤的治疗得到广泛的关注,已有作者报告应用自体骨软骨移植治疗距骨骨软骨损伤,取得了满意的结果。当然,目前有关这些新技术的临床报道例数尚少,观察时间亦较短,还需要进一步研究和观察。

（四）预防

（1）加强小腿与足部肌肉锻炼,增强踝关节稳定性。

（2）足球运动员比赛与训练时,应戴护踝,保护踝关节。

（3）踝关节急性损伤应彻底治疗,以免反复损伤。

二、运动员舟距关节骨软骨损伤

多见于跑跳、足球及划船运动员。

（一）损伤机制

跑跳过多引起足跖底部的肌腱韧带松弛,足弓随动作塌陷,致使舟距关节下部被牵拉分开,上部不断挤压与撞击是导致此病的主要机制。其结果由于舟距关节槽不断异常错动及舟骨距骨相互挤压与撞击,引起关节软骨退行性变。关节的滑膜也发生绒毛样肥厚。如果形成滑膜皱襞嵌入关节隙,即产生踏跳痛或足内外痛。局部直接摩擦也可引起,如足球的直接撞击,运动鞋的直接压迫与跪坐于足跟划船或开摩托艇等。

（二）临床表现与诊断

（1）多见于踏跳或赛跑时疼痛。

(2)足背相当于舟距关节部突出如小结,常有锐利的压痛。有局限性,不随肌腱移动。有时,于足底的深部相当于关节隙部压痛。

(3)关节隙部滑膜皱襞嵌压痛:检查者用手使脚外展,另一手的拇指由舟距关节隙的内侧按压关节隙(使滑膜嵌入关节隙),再将前脚内收,常常出现锐利压痛。

(4)足尖用力蹬地时疼痛。

(5)X线片晚期可见舟距关节的背侧有骨唇样变出现。

(三)治疗

(1)非手术治疗　早期尚无明显骨质变化时,减少跑跳或局部直接刺激物,或于骨唇部用橡皮海绵做圈保护,或将跖底贴以黏膏支持带、平角鞋垫保护脚弓,再辅以热疗多可治愈。局部或关节滑膜有明显的滑膜炎症时,强的松龙与2%普鲁卡因局部或关节内封闭注射效果很好。

(2)非手术治疗　经手术治疗无效,可采用手术治疗。

三、跟骨骨软骨损伤

这是一种常见的运动损伤属末端病的滑车型,腱止点的对应部跟骨面有一玻璃关节软骨面,与滑囊一起构成一生理关节。

(一)损伤机制

此伤多发生于体操、篮球、舞蹈及京剧武功等项目。主要由于踝过伸位起跳过多所致,如体操的砸蹀子小翻等。跟腱断裂手术后,由于缝合部周围的粘连,运动时使肌腱的末端受到的牵拉力加大,加上失去肌肉弹力的缓冲,所以也常常继发此症。

(二)临床表现与诊断

(1)疼痛及肿胀　一般只于踏跳时痛。早期,准备活动之后即不痛,劳累后又加重。

(2)压痛　在腱止点部有的痛如针刺。

(3)踝背伸20°角时用力蹬地痛。

(4)X线表现　早期多正常,或有腱围组织肥厚阴影。晚期可见腱止点骨化及跟骨腱覆盖部软骨变性,跟骨侧骨膜反应性增生。

(三)治疗

(1)非手术治疗　早期应暂时停止跑跳动作的训练,将鞋跟稍垫高使局部适当休息。同时可辅以理疗或用强的松龙及普鲁卡因封闭。已变为慢性,则只能通过按摩(局部顶挤手法为主),使用黏膏支持带(将踝的背伸角限制于10°),控制踝背伸位踏跳量等,通过恰当的训练安排使之逐渐适应并治愈。

(2)手术治疗　对晚期的顽固病例及非手术治疗失败者可采用手术治疗。

四、跖骨头骨软骨损伤

(一)损伤机制

本病发生原因多与外伤、劳损、职业特点或局部结构特点有关。跖趾关节长期屈曲活动易发生此病。有第1跖骨短小,而第2跖骨特别长的先天畸形,及跖横弓平坦者,因第2跖骨负重较大也易发生损伤。其病理变化与其他部位的骨骺缺血性无菌坏死相同。初期病变为轻度头下骨质疏松,囊性变,随后疏松区逐渐扩大,关节面塌陷,晚期跖骨头变形,或塌陷区骨脱落形成关节鼠,发生此病。

（二）临床表现与诊断

1.可有明确的受伤史或慢性劳损史

2.症状及体征

（1）急性期　跖趾关节剧痛,局部肿胀,活动时明显;查体见局部皮温较高,关节隙压痛。

（2）慢性期　疼痛缓解,跖趾关节轻度肿胀畸形,功能受限,查体见关节肿胀,局部压痛,活动受限。

（3）影像学检查　可见跖骨头变宽,不规则,关节隙变宽,跖骨干变粗,关节内游离体,跖趾关节畸形。

（三）治疗

1.非手术治疗

（1）急性期需要制动休息,慢性期应根据其足部异常受力情况,使用矫形垫、支持带。以减少局部应力刺激。

（2）手法　急性期局部不宜按摩,但可在关节上下进行指针点穴以通络止痛,并对疲劳痉挛的肌肉进行手法理筋。慢性期可在关节上下擦舒活酒,做理筋、揉捏、牵拉等手法,配合指针。

（3）针灸　第2跖骨头软骨损伤可选行间、太冲、陷谷、三阴交、阳陵泉等穴,以通经络、行气血、消肿止痛。

（4）中药治疗　急性期外敷新伤药,内服桃红四物汤加川牛膝等;慢性期用祛风散寒湿药、软坚散结药熏洗,选服正骨紫金丸、祛风活络、抗骨质增生片。

（5）理疗　可用超短波、微波或直流电离子透入治疗。

2.手术治疗

对非手术治疗无效、影响训练者,可考虑手术治疗。

（罗安民）

附方索引

一　画

一号接骨丸(《伤科诊疗》)

【组成】秦归60 g　白芍60 g　茯苓60 g　莲米60 g　血竭30 g　川红花30 g　儿茶30 g　丁香30 g　广木香30 g　熟大黄30 g　丹皮15 g　甘草6 g　自然铜30 g　土鳖虫30 g

【功效与适应证】生血,活血,健脾,续骨,促进骨痂生长。用于一切骨折和骨质疏松脱钙。

【用法】共研细末,做蜜丸或水丸。每丸约6 g,每次服一丸,每日2~3次。

一号熏洗药(《运动创伤学》)

【组成】川红花60 g　赤芍60 g　血通60 g　合欢皮40 g　松节40 g　香附40 g　威灵仙40 g　三七根20 g　生川乌15 g　生南星15 g

【功效与适应证】活血散瘀,解痉止痛。用于陈旧性损伤局部冷痛,酸痛,肌肉萎缩,骨折,脱位后关节功能受限。

【用法】以上各药切片,混合均匀,分装成袋,每袋重125 g。水煎,外用熏洗患处。每日熏洗2~3次。

一号新伤药(《运动创伤学》)

【组成】黄柏30 g　延胡索12 g　白芷9 g　羌活9 g　独活9 g　木香9 g　血竭3 g　血通12 g

【功效与适应证】退热,消肿,止痛。外用于新伤局部肿胀,疼痛,微烧。

【用法】上药研为细末,混合均匀。用冷开水和少许蜂蜜调匀,根据损伤面积大小,摊于油纸或纱布上,贴敷伤部。

一号旧伤药(《伤科诊疗》)

【组成】续断15 g　土鳖虫15 g　儿茶9 g　檀香6 g　木香9 g　羌活9 g　独活9 g　血通9 g　松节9 g　乳香6 g　紫荆皮9 g　官桂6 g

【功效与适应证】舒筋,止痛,逐寒。治各关节伤后经常酸痛,不能着力负重。

【用法】同一号新伤药

二　画

七厘散(《良方集腋》)

【组成】血竭30 g　麝香0.4 g　冰片0.4 g　乳香5 g　没药5 g　红花5 g　朱砂4 g　儿茶7.5 g

【功效与适应证】活血散瘀,止血定痛。用于跌打损伤,瘀滞作痛,或筋伤骨折,创伤出血等。

【用法】共研极细末,每服0.2 g,日服1~2次,米酒调服。外用适量,以酒调敷伤处。

二号接骨丸(《伤科诊疗》)

【组成】当归30 g　首乌30 g　鸡血藤30 g　合欢皮30 g　土鳖虫15 g　广木香15 g　骨碎补15 g　白芨15 g

【功效与适应证】活血行气,补骨,续筋。用于新旧韧带伤和关节脱位,骨折久不长骨痂,脱钙等。

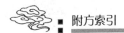

【用法】炼蜜为丸,每丸约 6 g,每次 1 丸,日服 2～3 次。

二号接骨药(《伤科诊疗》)

【组成】续断 30 g 元胡 15 g 骨碎补 30 g 秦艽 15 g 独活 15 g 木香 15 g 黄柏 30 g 白芷 15 g 血通 18 g 自然铜 15 g

【功效与适应证】通气活血,解肌肉痉挛,续骨。凡骨折后 3～4 周肿痛减退,皮下瘀血散尽时即可用此药。

【用法】同一号新伤药。

二号熏洗药(《运动创伤学》)

【组成】通桂 45 g 吴茱萸 45 g 甘松 45 g 独活 45 g 土茯苓 45 g 威灵仙 45 g 陈皮 30 g 血通 30 g 川芎 30 g 藁本 30 g 骨碎补 30 g 钻地风 30 g 苍术 15 g 细辛 15 g

【功效与适应证】行气,通经络,散寒,暖筋骨。用于筋骨冷痛,腿脚麻木,胀痛,风湿性关节痛。

【用法】同一号熏洗药。

二号旧伤药(《伤科诊疗》)

【组成】黄芪 9 g 杜仲 9 g 海藻 9 g 续断 12 g 土鳖虫 12 g 红花 9 g 羌活 9 g 合欢皮 6 g 草薢 9 g 儿茶 6 g 牛膝 6 g 松节 6 g 紫荆皮 6 g 关桂 9 g

【功效与适应证】散寒湿,通经络,续筋强筋。用于关节韧带伤后怕冷,酸痛,发硬,乏力。

【用法】同一号新伤药。

二陈汤(《太平惠民和剂局方》)

【组成】半夏 150 g 陈皮 150 g 茯苓 90 g 炙甘草 45 g 生姜 7 片 乌梅 1 个

【功效与适应证】燥湿化痰,理气和中,适用于痰浊内阻,中脘不适或痰窜经络,气滞痹阻等。

【用法】研为粗末,每服 12 g,水煎服。

八珍汤(《正体类要》)

【组成】党参 10 g 白术 10 g 茯苓 10 g 炙甘草 5 g 川芎 6 g 当归 10 g 熟地 10 g 白芍 10 g 生姜 3 片 大枣 2 枚

【功效与适应证】补益气血,治气血俱虚者。

【用法】清水煎服,每日 1 剂。

八正散(《太平惠民和剂局方》)

【组成】车前子 木通 瞿麦 萹蓄 滑石 栀子仁 大黄 炙甘草(用量见《汤头歌诀白话解》一书)

【功效与适应证】清热泻火,利水通淋。治少腹急满,尿频、尿急、尿痛、淋漓不畅或癃闭。

【用法】上药各等分,共研细末,用灯芯汤送服,每服 6～10 g,每日服 4 次,也可酌量水煎服,每日 1～3 次。

人参紫金丹(《伤科汇纂》)

【组成】人参 9 g 丁香 30 g 五加皮 60 g 甘草 24 g 茯苓 6 g 当归 30 g 血竭 30 g 骨碎补 30 g 五味子 30 g 没药 60 g

【功效与适应证】补气益血,疏通筋脉。治跌仆闪挫而气虚者。

【用法】共为细末,炼蜜为丸,每服6 g,早晚淡黄花酒化服。

十灰散(《十药神书》)

【组成】大蓟 小蓟 荷叶 侧柏叶 茅根 大黄 山栀 茜草根 棕榈皮 牡丹皮 以上各药等量

【功效与适应证】凉血止血。治呕血、吐血、咯血、创面渗血。

【用法】各烧炭存性,研极细末保存待用。每服10~15 g,用鲜藕汁或鲜萝卜汁调服。

三　画

三号熏洗药(《运动创伤学》)

【组成】生南星45 g　白薇45 g　赤芍45 g　川红花30 g　川芎30 g　王不留行30 g　木鳖子30 g　泽兰30 g　川木香30 g　海桐皮30 g　土茯苓30 g　鸡血藤30 g　三棱30 g　莪术30 g　生川乌20 g　生草乌20 g　木瓜20 g　穿山甲15 g

【功效与适应证】活血通经,软坚散瘀积,解痉挛。治陈旧性损伤,局部肿胀发硬,关节功能受限,骨化性肌炎等,骨折、脱位、软组织损伤的后遗症。

【用法】同一号熏洗药。

三七散(《运动创伤学》)

【组成】四制香附30 g　三七3 g　甘草3 g

【功效与适应证】去瘀行气,通经活血,止痛。治肌肉韧带伤,以肋间肌和腰肌效果甚佳。胸肋伤,可与七厘散交替服,效果更好。

【用法】每次3 g,每日2~3次,开水或酒服。

三号熏洗方剂(《实用伤科中药与方剂》)

【组成】海藻20 g　昆布20 g　穿山甲20 g　黄芪22 g　当归尾22 g　赤芍14 g　川乌14 g　草乌14 g

【功效与适应证】祛瘀,化瘀,散结,软坚。用于关节韧带损伤后,局部发硬,活动时关节疼痛,功能障碍。

【用法】水煎,熏洗患部。二日一剂,每日2~3次。

三七伤药片(《实用骨伤科诊治手册》经验方)

【组成】参三七 雪上一支蒿 红花 扦扦活等

【功效与适应证】活血祛瘀,定痛,止血。用于各种急性扭伤、挫伤、关节痛、神经痛及软组织跌打损伤。

【用法】每日3~4片,每日3次。

大承气汤(《伤寒论》)

【组成】大黄12 g　炙厚朴15 g　枳实12 g　芒硝9 g

【功效与适应证】阳明腑实证。症见热盛便秘,腹部胀满,疼痛拒按,烦躁谵语,舌苔焦黄起刺,脉沉实有力;或热结旁流,下利清水臭秽;或热厥、痉病、发狂之属于里热实证者。

【用法】水煎服,大黄后下,芒硝溶服。

大补阴丸(《丹溪心法》)

【组成】黄柏120 g　知母120 g　熟地黄180 g　龟板180 g

【功效与适应证】养阴清热。适用于流痰所致肝肾阴虚者。

【用法】为末,猪脊髓蒸熟,炼蜜为丸,每服6~9 g,早晚各一次。

小柴胡汤(《伤寒论》)

【组成】柴胡9 g　半夏9 g　人参3 g(或党参9 g)　甘草6 g　黄芩9 g　大枣3枚　生姜9 g

【功效与适应证】祛邪扶正,涤热降逆。治寒热往来,胸胁胀满,心烦喜呕,口苦咽干,苔白脉弦等少阳证。

【用法】水煎,去渣再煎,分3次温服。

大成汤(《仙授理伤续断秘方》)

【组成】大黄20 g　芒硝10 g(冲服)　当归10 g　木通10 g　枳壳20 g　厚朴10 g　苏木10 g　川红花10 g　陈皮10 g　甘草10 g

【功效与适应证】攻下逐瘀。治跌打损伤后瘀血内蓄,昏睡、二便秘结者,或腰椎损伤后伴发肠麻痹腹胀者。

【用法】水煎服。药后得下即停。

小蓟饮子(《济生方》)

【组成】小蓟10 g　生地黄25 g　滑石15 g　蒲黄(炒)6 g　通草6 g　淡竹叶10 g　藕节12 g　当归10 g　栀子10 g　甘草6 g

【功效与适应证】凉血止血,利水通淋。治泌尿系统损伤,瘀热结于下焦血淋者。

【用法】水煎服。

四　画

双龙接骨丸(《伤科诊疗》)

【组成】脆蛇30 g　广土鳖虫45 g　当归头60 g　血竭30 g　白地龙15 g　续断30 g　自然铜30 g　苏木30 g　茯苓30 g　熟大黄30 g　广香30 g　朱砂15 g　龙骨15 g　白芍30 g　牛膝30 g　乳香30 g　没药30 g

【功效与适应证】生血,活血,通经络,安神镇痛,增强体质。用于新旧骨折,骨痂不易形成,废用性脱钙。对半月板损伤也有一定效果。

【用法】炼蜜为丸,每丸6 g,或做水丸,朱砂穿衣。

风湿酒(《伤科诊疗》)

【组成】红毛五加皮15 g　陕茵陈15 g　杜仲15 g　续断15 g　香橼15 g　独活9 g　羌活9 g　广木香9 g　虎骨9 g　木瓜9 g　甘草9 g　白花蛇9 g　牛膝12 g　天麻12 g　当归12 g　防风12 g　海桐皮12 g　生地6 g

【功效与适应证】祛经络之风,强壮筋骨。治慢性风湿关节痛,腿酸痛,全身胀痛。

【用法】用1750 g白酒浸2周。每日1～2次,每次最多30 mL。亦可外擦,用以治疗风湿疾病。

双柏散(《中医骨伤科讲义》)

【组成】侧柏叶2份　黄柏1份　大黄2份　薄荷1份　泽兰1份

【功效与适应证】活血解毒,消肿止痛。治跌打损伤早期,疮疡初起,局部红肿热痛,或局部包块形成而无溃疡者。

【用法】同一号新伤药。

六味地黄(丸)汤(《小儿药证直诀》)

【组成】熟地黄25 g　淮山药12 g　茯苓10 g　泽泻10 g　山茱萸12 g　牡丹皮10 g

【功效与适应证】滋水降火。治肾水不足,腰膝酸痛,头晕目眩,咽干耳鸣,潮热盗汗,骨折后期迟缓愈合等。

【用法】水煎服,日1剂。或将药研末,炼蜜丸,每服10 g,日3次。

五灵二香丸(《中医治疗骨伤科经验》)

【组成】五灵脂120 g　乳香30 g　麝香0.3 g　没药30 g　制川乌45 g　薄荷3 g

【功效与适应证】镇痛,通经络。用于坐骨神经痛,肋间神经痛,椎间盘突出症,风湿关节痛。

【用法】炼蜜为丸,每丸3 g。每日服2~3次,每次1~3丸。

云南白药(成药)

【组成】(略)

【功效与适应证】活血止血,祛瘀定痛。治损伤瘀滞肿痛,创伤肿痛,骨疾病疼痛等。

【用法】内服每次0.5 g,每隔4 h服1次。外伤创面出血,可直接撒在出血处,然后包扎,亦可调敷患处。

乌药顺气散(《伤科汇纂》)

【组成】乌药6 g　橘红6 g　麻黄3 g　白芷3 g　桔梗3 g　枳壳(炒)3 g　僵蚕(炒)1.5 g　炮姜1.5 g　炙甘草1.5 g

【功效与适应证】疏风理气通络,治跌打损伤兼风之症,遍身顽麻,骨节疼痛,步履艰难,语言謇涩,口眼㖞斜,喉中气急有痰者。

【用法】加姜、葱,水煎服。

木香顺气汤(《卫生宝鉴》)

【组成】木香1 g　厚朴1 g　陈皮1 g　姜屑1 g　苍术1.5 g　当归1 g　益智仁1 g　白茯苓(去皮)1 g　泽泻1 g　柴胡1 g　青皮1 g　半夏1 g　升麻1 g　草蔻1 g

【功效与适应证】理气止痛。治气滞疼痛。

【用法】水煎服

五　画

正骨紫金丹(《医宗金鉴》)

【组成】丁香1份　木香1份　血竭1份　儿茶1份　熟大黄1份　红花1份　牡丹皮0.5份　甘草0.3份

【功效与适应证】活血祛瘀,行气止痛。治跌扑堕坠、闪挫扭伤之疼痛,以及瘀血凝聚等症。

【用法】共研细末炼蜜为丸。每服10 g,黄酒送服。

正骨丸(见正骨紫金丹)

四物汤(《太平惠民和剂局方》)

【组成】川芎6 g　当归10 g　白芍12 g　熟地黄12 g

【功效与适应证】养血补血。治伤患后期血虚之证。

【用法】水煎服,日1剂。

右归丸(《景岳全书》)

【组成】熟地黄4份　淮山药2份　山萸肉2份　枸杞子2份　菟丝子2份　杜仲2份　鹿角胶2份　当归1份半　附子1份　肉桂1份　蜜糖适量

【功效与适应证】补益肾阳。治伤患后期肝肾不足,精血虚损而致的神疲心悸、肢冷萎软。

【用法】共为细末,炼蜜为丸。每服10 g,每日1~2次。

六　画

创伤宁(经验方)

【组成】三七　竹根七等

【功效与适应证】活血祛瘀,通经止痛。用于各种急慢性扭伤、挫伤、关节痛、神经痛及软组织跌打损伤等。

【用法】日服3次,每次3片。

壮筋养血汤(《伤科补要》)

【组成】当归9 g　川芎6 g　白芷9 g　续断12 g　红花6 g　生地12 g　牡丹皮9 g　杜仲6 g

【功效与适应证】活血壮筋。用于软组织损伤。

【用法】水煎服。

导赤散(《小儿药证直诀》)

【组成】生地　木通　生甘草梢各等份　竹叶少许

【功效与适应证】清热利水,凉血养阴。治疗骨折后心经热盛,面赤,渴欲冷饮,小便赤涩,茎痛等。

【用法】水煎服。

当归补血汤(《内外伤辨惑论》)

【组成】黄芪15~30 g　当归3~6 g

【功效与适应证】补气生血。主治跌打损伤,金疮,杖疮与久伤后气血损伤,肌热,渴饮,面赤目红,昼夜不息,或劳倦内伤,以及大出血后,脉大而虚,重按全无者。

【用法】水煎服。

血府逐瘀汤(《医林改错》)

【组成】当归10 g　生地黄10 g　桃仁12 g　红花10 g　枳壳6 g　赤芍6 g　柴胡3 g　甘草3 g　桔梗4.5 g　川芎4.5 g　牛膝10 g

【功效与适应证】活血逐瘀,通络止痛。治瘀血内阻,血行不畅,经脉闭塞之疼痛。

【用法】水煎服。

七　画

抗骨质增生丸(《运动创伤学》)

【组成】熟地45 g　鹿含草30 g　肉苁蓉30 g　鸡血藤30 g　骨碎补30 g　狗脊25 g　独活15 g　海桐皮15 g　焦神曲15 g　焦麦芽15 g　焦山楂15 g

【功效与适应证】生血活血,补肝肾,祛风湿。用于老年退变性骨质增生,创伤性关节炎,肾虚腰痛。

【用法】炼蜜为丸,每丸重6 g,每次一丸,每日2-3次。

457

劳损丸(《运动创伤学》)

【组成】当归60 g　黄芪50 g　鸡血藤100 g　白芨50 g　血竭20 g　儿茶30 g　羌活20 g　独活20 g　紫河车30 g　象皮15 g　胶珠30 g　桑螵蛸30 g　土鳖30 g　续断30 g　骨碎补30 g

【功效与适应证】补气血,强筋骨。用于各种劳损,陈旧性损伤。

【用法】炼蜜为丸,每丸重6 g。每次1丸,每日三次,淡盐水或黄酒送下。

补肾活血汤(《伤科大成》)

【组成】熟地10 g　杜仲3 g　枸杞子3 g　破故纸10 g　菟丝子10 g　归尾3 g　山萸肉3 g　淡苁蓉3 g　独活3 g　红花2 g

【功效与适应证】补肾壮筋,活血止痛。用于损伤后期,肝肾虚弱,各种筋骨酸痛无力等证,尤以腰部伤患更宜。

【用法】水煎服,每日一剂。

苏合香丸(《太平惠民合剂局方》)

【组成】白术2份　青木香2份　乌犀屑2份　香附子(炒去毛)2份　朱砂(水飞)2份　诃子(煨去皮)2份　白檀香2份　安息香(制为末用无灰酒一升熬膏)2份　沉香2份　麝香2份　荜茇2份　龙脑(研)1份　乳香1份　苏合香油1份　白蜜适量

【功效与适应证】温宣通窍。主治脑震荡昏迷。

【用法】炼蜜为丸,每丸3 g,每次服1丸,温开水送服,小儿酌减。

苇茎汤(《千金方》)

【组成】苇茎30 g　薏苡仁30 g　冬瓜仁24 g　桃仁9 g

【功效与适应证】清肺化痰,逐瘀排脓。治肺痈,或伤后咳吐腥臭黄痰脓血,胸中隐隐作痛,咳时尤甚。

【用法】水煎服。

沙参麦冬汤(《温病条辨》)

【组成】沙参9 g　麦冬9 g　玉竹6 g　甘草3 g　桑叶4.5 g　白扁豆4.5 g　天花粉4.5 g

【功效与适应证】清养肺阴,生津润燥。治燥伤肺胃,津液亏损。

【用法】水煎服。

八　画

和营止痛汤(《伤科补要》)

【组成】赤芍9 g　当归尾9 g　川芎6 g　苏木6 g　陈皮6 g　桃仁6 g　续断12 g　乌药9 g　乳香6 g　没药6 g　木通6 g　甘草6 g

【功效与适应证】活血止痛,祛瘀生新。用于损伤后期,积瘀肿痛。

【用法】水煎服。

虎骨木瓜酒(《伤科诊疗》)

【组成】虎骨30 g　川芎30 g　当归30 g　续断30 g　玉竹60 g　五加皮30 g　天麻30 g　川红花30 g　牛膝30 g　香橼30 g　白茄根30 g　秦艽15 g　桑寄生120 g　松节60 g　双秦生60 g　佛手45 g　防风15 g　细辛15 g　木瓜90 g　白酒7 500 g　冰糖1 000 g

【功效与适应证】祛风湿,镇痛,强壮筋骨,活血。用于风湿关节痛,四肢麻木,半身不遂,脚腿痉挛。

【用法】每日服1~2次,根据酒量大小酌情增减。

软坚水(《运动创伤学》)

【组成】山豆根60 g　海藻60 g　白蔹60 g　川芎30 g　鸡血藤30 g　川红花30 g　莪术30 g　生南星30 g　生川乌30 g　生草乌30 g　生半夏30 g　赤芍30 g　木瓜15 g　一支蒿15 g　穿山甲15 g

【功效与适应证】活血散瘀，软坚散结，止痛。用于陈旧性损伤患部肿硬，关节功能障碍，骨化性肌炎等。

【用法】上药研成粗粉，分装入纱布袋中，每药50 g加45%酒精500 mL坛中浸泡，每周翻动1次，1月后即可使用。棉花或纱布浸湿药水后，外敷患处。

虎潜丸(《丹溪心法》)

【组成】炙虎骨2份　干姜1份　陈皮4份　白芍4份　锁阳2份半　熟地4份　龟板(酒炙)8份　黄柏16份　知母(炒)2份

【功效与适应证】滋阴降火，强壮筋骨。治损伤后肝肾不足，筋骨痿软，腿足瘦削，步履乏力等。

【用法】共研为末，用酒或米糊制丸如豆大小。每服10 g，每日1~2次，空腹淡盐汤送服。

金匮肾气丸(《金匮要略》)

【组成】熟地黄25 g　淮山药12 g　山萸肉12 g　泽泻10 g　茯苓10 g　丹皮10 g　肉桂3 g　熟附子10 g

【功效与适应证】温补肾阳。治伤病后肾阳亏损者。

【用法】水煎服。或制成丸剂，淡盐汤送服。

参苏饮(《太平惠民合剂局方》)

【组成】人参22.5 g　苏叶22.5 g　葛根22.5 g　法半夏22.5 g　茯苓22.5 g　陈皮15 g　甘草15 g　桔梗15 g　枳壳(麸炒)15 g　木香15 g　前胡22.5 g

【功效与适应证】益气解表，祛痰止咳。主治外感风寒，内有痰饮，恶寒发热，头痛闭塞，咳嗽痰多，胸膈满闷，苔白脉浮等证。

【用法】共为末，每用12 g，加生姜7片大枣1枚，水煎服。

九　画

复元活血汤(《医学发明》)

【组成】柴胡15 g　天花粉10 g　当归尾10 g　红花5 g　穿山甲10 g　酒浸大黄30 g　酒浸桃仁12 g

【功效与适应证】活血祛瘀，消肿止痛。治跌打损伤，血积胁下，或肿痛剧烈的体实患者。

【用法】水煎，分2次服，如服完第一次后泻下大便，得利痛减，则应停服。如6 h之后仍无泻下者，则服下第二次，以利为度。

复元通气散(《伤科汇纂》)

【组成】木香　炒茴香　青皮　炙山甲　陈皮　白芷　甘草　漏芦　贝母各等份

【功效与适应证】行气止痛。治跌打损伤作痛，或恼怒气滞，血凝作痛者。

【用法】共为末，每服3~6 g，温酒调下。

独参汤(《景岳全书》)

【组成】人参10~20 g

【功效与适应证】补气、摄血、固脱。治失血后气血虚衰，虚烦作渴，气随血脱之危症。

【用法】水炖服。

活络膏(《运动创伤学》)

【组成】麝香 1.5 g　玉桂 156 g　丁香 156 g　红花 156 g　檀香 156 g　排草 156 g　白芷 36 g　羌活 36 g　独活 36 g　没药 36 g　川芎 36 g　木香 186 g　山奈 36 g　当归 16 g　续断 195 g　血竭 42 g

【功效与适应证】活血散瘀,逐风,散寒,止痛。主治损伤后期肌肉关节疼痛,风湿关节痛。

【用法】以上各药研为细末,混合均匀。桐油 500 g,菜油 50 g,红丹 250 g,放入铁锅内熬成膏,代膏降温到 50 ℃~60 ℃时,加入混匀的药粉 60 g,搅拌均匀,然后摊于膏药布上,每张活络膏重 20~25 g。用时将活络膏烤化后揉匀,待膏药不烫伤皮肤时,贴于伤部。

活络丸(《运动创伤学》)

【组成】当归 60 g　天麻 60 g　制首乌 60 g　防风 60 g　独活 60 g　川牛膝 60 g　煅牡蛎 60 g　石斛 60 g　川芎 100 g　千年健 100 g　续断 80 g　泽泻 80 g　桑寄生 80 g　松节 80 g　狗脊(去毛)40 g　厚朴 40 g　银花 60 g　钻地风 40 g　桂枝 40 g　甘草 40 g

【功效与适应证】祛风活络,养血舒筋,止痛。全身关节痛,头晕恶风寒,四肢胀麻。

【用法】以上药物经筛选除去泥沙、杂质,切片烘干共为细末,混合均匀,打水丸,如胡椒大小。烘干。每次 3 g,每日 2~3 次。

活血止痛汤(《伤科大成》)

【组成】当归 12 g　川芎 6 g　乳香 6 g　苏木 5 g　红花 5 g　没药 6 g　地鳖虫 3 g　三七 3 g　赤芍 9 g　陈皮 5 g　落得打 6 g　紫荆藤 9 g

【功效与适应证】活血止痛。治跌打损伤肿痛。

【用法】水煎服。目前临床上常去紫荆藤。

活血祛瘀汤(《中医伤科学讲义》经验方)

【组成】当归 15 g　红花 6 g　地鳖虫 9 g　狗脊 9 g　骨碎补 15 g　没药 6 g　乳香 6 g　三七 3 g　路路通 6 g　桃仁 9 g

【功效与适应证】活血化瘀,通络消肿,续筋接骨。用于骨折及软组织损伤的初期。

【用法】水煎服。

活血舒筋汤(《中医伤科学讲义》)

【组成】归尾　赤芍　姜黄　伸筋草　松节　海桐皮　落得打　路路通　羌独活　防风　续断　甘草上肢加川芎、桂枝;下肢加牛膝、木香;痛甚加乳香、没药。

【功效与适应证】活血祛瘀,舒筋活络。主治伤筋,关节肿痛,活动功能障碍者。

【用法】水煎服。

顺气活血汤(《伤科大成》)

【组成】苏梗　厚朴　枳壳　砂仁　归尾　红花　木香　赤芍　桃仁　苏木　香附

【功效与适应证】行气活血,祛瘀止痛。主治胸腹挫伤、气滞胀满作痛。

【用法】按病情定剂量,水煎,可加入少量米酒和服。

十　画

逐瘀护心散(汤)(《内伤证治》)

【组成】朱砂　琥珀　乳香(去油)　没药(去油)　三七各5份　麝香1份

【功效与适应证】活血逐瘀,泻火熄风。治疗或防止瘀血攻心,昏迷不省人事者。

【用法】共为末,每服3 g,黄酒冲服,日3次。

桃红四物汤(《医宗金鉴》)

【组成】当归12 g　白芍(炒)10 g　生地黄15 g　川芎8 g　桃仁(打碎)6 g　红花8 g

【功效与适应证】活血祛瘀,主治伤后瘀血作痛。

【用法】水煎服。

逍遥散(《太平惠民合剂局方》)

【组成】甘草15 g　当归30 g　茯苓30 g　芍药30 g　白术30 g　柴胡30 g

【功效与适应证】疏肝解郁,健脾益血。用于损伤后肝气郁结,横逆犯胃,胸胁胀痛,头痛目眩,口燥咽干,神疲食少,或寒热往来等证。

【用法】共研细末,每服6~9 g,生姜、薄荷少许,煎汤冲服,每日3次。

健步虎潜丸(《伤科补要》)

【组成】龟胶2份　鹿角胶2份　虎胫骨2份　何首乌2份　川牛膝2份　杜仲2份　锁阳2份　当归2份　熟地2份　威灵仙2份　黄柏1份　人参1份　羌活1份　白芍1份　白术1份　大川附1份半　蜜糖适量

【功效与适应证】补气血,壮筋骨。治跌打损伤,血虚气弱,筋骨痿软无力,步履艰难。

【用法】共为细末,炼蜜为丸如绿豆大。每服10 g,空腹淡盐水送下,每日2~3次。

健肾丸(《伤科诊疗》)

【组成】山萸肉120 g　淮山药120 g　芡实60 g　丹皮60 g　云苓60 g　莲须30 g　龙骨(生研水飞乳细)15 g　鱼鳔(用蛤粉炒)120 g　熟地黄180 g

【功效与适应证】滋阴潜阳,固肾。滑精,梦遗。跌打损伤患者属于肾虚滑精,盗汗者,可以选用。

【用法】共研为末,作蜜丸剂,每丸6 g。每次1丸,日服2~3次。

海桐皮汤(《医宗金鉴》)

【组成】海桐皮6 g　透骨草6 g　乳香6 g　没药6 g　当归(酒洗)4.5 g　川椒9 g　川芎3 g　红花3 g　威灵仙2.4 g　白芷2.4 g　甘草2.4 g　防风2.4 g

【功效与适应证】活血散瘀,通络止痛。主治一切跌打损伤,筋翻骨错,疼痛不止。

【用法】共为细末,装白布袋内,扎口煎汤,熏洗患处。亦可内服。

续骨活血汤(《中医伤科学讲义》经验方)

【组成】当归尾12 g　赤芍10 g　白芍10 g　生地黄15 g　红花6 g　地鳖虫6 g　骨碎补12 g　煅自然铜10 g　续断12 g　落得打10 g　乳香6 g　没药6 g

【功效与适应证】祛瘀止血,活血续骨。治骨折及软组织损伤。

【用法】水煎服。

十一画

银翘散(《温病条辨》)

【组成】连翘9 g　银花9 g　苦桔梗6 g　薄荷6 g　竹叶4 g　生甘草5 g　荆芥穗5 g　淡豆豉5 g

牛蒡子9 g

【功效与适应证】辛凉透表,清热解毒。用于发热无汗,或有汗不畅,微恶风寒,头痛口渴,咳嗽咽痛,舌尖红,苔薄白或薄黄,脉浮数。

【用法】共研细末,每服9 g,鲜苇根汤煎,香气大出,即取服,勿过煮。也可作汤剂,水煎服。

理气止痛汤(《中医伤科学讲义》)

【组成】丹参9 g 广木香3 g 青皮6 g 制乳香5 g 枳壳6 g 制香附9 g 川楝子9 g 元胡5 g 柴胡6 g 路路通6 g 没药5 g

【功效与适应证】活血和营,理气止痛。用于气分受伤郁滞作痛诸证。

【用法】水煎服,日1剂。孕妇禁服,脾胃虚弱者慎用或与健胃药同用。

清气化痰丸(《医方考》)

【组成】瓜蒌仁30 g 陈皮30 g 黄芩30 g 杏仁30 g 枳实30 g 茯苓30 g 胆南星45 g 半夏45 g

【功效与适应证】清热化痰,下气止咳。治咳嗽痰黄,黏稠难咯,胸膈痞满,甚则气急呕恶,舌红,苔黄腻,脉滑数。

【用法】炼蜜为丸,每次6~9 g,开水送下。亦可水煎服,用量按原方比例酌减。

益气养营汤(《伤科汇纂》)

【组成】人参3 g 黄芪3 g 川芎3 g 当归3 g 熟地3 g 白芍3 g 香附3 g 贝母3 g 陈皮3 g 白术3 g 甘草1.5 g 桔梗1.5 g

【功效与适应证】养血补气。治伤后气血两虚者。

【用法】生姜为引,水煎服。

十二画

舒活酒(《中医治疗骨伤科经验》)

【组成】樟脑(先用酒精溶解)45 g 三七0.3 g 麝香0.3 g 生地(量不限,夏多冬少,约60 g,先用酒泡好,药性透,颜色鲜艳) 冰片18 g 薄荷脑24 g等组成。白酒2500 g

【功效与适应证】舒筋活血、祛瘀止痛。用于骨折、脱位后肌肉肌腱挫伤,肌肉疲劳及肌腱萎缩等,可透深部。

【用法】将上药共泡于酒内,再加生地酒即成。外用不可内服。

跌打补伤散(《实用伤科中药与方剂》)

【组成】当归60 g 黄芪60 g 土鳖虫60 g 儿茶30 g 乳香(去油)30 g 没药(去油)30 g 续断40 g 骨碎补30 g 象皮30 g 接骨木20 g 合欢皮30 g 紫河车30 g 白芨30 g 脆蛇30 g

【功效与适应证】生血活血,强筋壮骨。用于陈旧性损伤,慢性劳损,骨折迟缓愈合。

【用法】共研细末混合均匀,用温开水调匀,外敷伤部。

舒筋活血汤(《伤科补要》)

【组成】羌活6 g 防风9 g 荆芥6 g 独活9 g 当归12 g 续断12 g 青皮5 g 牛膝9 g 五加皮9 g 杜仲9 g 红花6 g 枳壳6 g

【功效与适应证】舒筋活络。治软组织损伤及骨折脱位后期筋肉痉挛疼痛者。

【用法】水煎服。

强筋丸(《伤科诊疗》)

【组成】四制香附 120 g　乳香 15 g　没药 15 g　牛膝 30 g　续断 30 g　甘草 15 g　远志 15 g

【功效与适应证】通经络,强筋。用于关节、韧带、肌肉陈旧损伤。

【用法】每炼蜜为丸,每丸 6 g,每日 2 ~ 3 次,每次 1 丸,用温开水或酒服。

十三画

新伤药(见一号新伤药)

新伤药水(《运动创伤学》)

【组成】黄芩 50 g　生大黄 40 g　血通 40 g　三棱 25 g　莪术 25 g　黄柏 20 g　白芷 20 g　羌活 20 g
独活 20 g　川芎 20 g　川红花 20 g　延胡索 10 g

【功效与适应证】散瘀,消肿,退热,止痛。用于各种闭合性骨折、脱位和软组织损伤初期有肿痛瘀血者。

【用法】上药粉碎成粗粉,分装若干纱布袋内,放入坛中,每药 50 g,加 45% 的酒精 500 mL 浸泡。每周翻动药袋 1 次,浸泡 1 月左右,即可使用。棉花或纱布浸湿药水后,外敷患处。

十四画以上

黎洞丸(《医宗金鉴》)

【组成】牛黄 1 份　冰片 1 份　麝香 1 份　阿魏 5 份　雄黄 6 份　大黄 10 份　儿茶 10 份　血竭 10 份
乳香 10 份　没药 10 份　田七 10 份　天竺黄 10 份　藤黄 10 份(隔汤煮十数次,去浮沫,用山羊血拌晒,如无山羊血,以子羊血代之)。

【功效与适应证】祛瘀生新。治跌打损伤,瘀阻气滞,剧烈疼痛或瘀血内攻等证。

【用法】共研细末,将藤黄化开为丸如芡实大,焙干,稍加白蜜,外用蜡皮封固。每次 1 丸,开水或酒送服。

参考文献

[1]王亦璁.骨与关节损伤[M].3版.北京:人民卫生出版社,2001.

[2]曲绵域,于长隆.实用运动医学[M].4版.北京:北京大学医学出版社,2003.

[3]郑怀贤,冉德洲.实用伤科中药与方剂[M].成都:四川科学技术出版社,1985.

[4]张世明.中西医结合运动创伤学[M].北京:北京大学医学出版社,2008.

[5]丁继华,汤邦杰.中医骨伤科基础[M].北京:人民卫生出版社,1990.

[6]胥少汀等.实用骨科学[M].2版.北京:人民军医出版社,1999.

[7]黄耀华.骨关节创伤X线诊断图谱[M].北京:人民卫生出版社,2002.

[8]杜天信等.正骨规范[M].北京:人民卫生出版社,2008.

[9]骆益民,蒋犁.临床查体手册[M].江苏:江苏科学技术出版社,2004.

[10]孙永强,罗小鹏.骨关节损伤治疗学[M].北京:人民军医出版社,2007.

[11]方志伟,滕胜.英汉汉英骨科学词汇[M].北京:北京大学医学出版社,2005.

[12]沈阳医学院.人体解剖图谱[M].上海:上海科学技术出版社,1979.

[13]王予彬,王人卫.运动创伤学[M].北京:人民军医出版社,2006.

[14]刘东风,吴振华.骨与关节影像鉴别诊断指南[M].北京:人民军医出版社,2005.

[15]袁浩,于光华.骨伤科手术学[M].2版.北京:人民卫生出版社,1999.

[16]张益英.骨与关节X线图解:正常、正常变异与损伤[M].北京:北京大学医学出版社,2007.

[17]陶天遵.新编临床骨科学[M].北京:北京科学技术出版社,2002.

[18]张彦等.骨伤科影像读片解析——颈腰椎疾病[M].北京:人民卫生出版社,2004.

[19]冉德洲.郑怀贤医著集粹[M].成都:四川大学出版社,1997.

[20]罗云坚等.中医临床治疗特色与优势指南[M].北京:人民卫生出版社,2007.

[21]傅长根等.X线读片指南[M].南京:江苏科学技术出版社,2006.

[22]袁邠.中国手法治疗骨折彩色图谱[M].2版.北京:北京科学技术出版社,2002.

[23]中华医学会.临床诊疗指南·创伤学分册[M].北京:人民卫生出版社,2007.

[24]王煜.中医骨伤学[M].成都:成都体育学院教材委员会审定,1995.

[25]王和鸣.骨科学[M].北京:北京科学技术出版社,2007.

[26]韦贵康,施杞.实用中医骨伤科学[M].上海:上海科学技术出版社,2006.

[27]邱贵兴.现代临床医学外科进展·骨科分册[M].北京:科学技术文献出版社,2006.

[28]石印玉.中西医结合骨伤科学[M].北京:中国中医药出版社,2007.

[29]山东中医学院骨科教研组,山东中医学院附属医院骨科.临床正骨学[M].济南:山东科学技术出版社,1979.

[30]赵文海.中医伤科学[M].上海:上海科学技术出版社,2006.

[31]胡声宇.运动解剖学[M].北京:人民体育出版社,2000.

[32]张安桢.中医骨伤学[M].上海:上海科学技术出版社,1997.

[33]过邦辅,等.骨折与关节损伤[M].上海:上海科学技术出版社,1984.

[34]丁健平,李石玲.骨与关节损伤影像诊断图谱[M].北京:人民卫生出版社,2006.

[35]杨克勤.骨科手册[M].上海:上海科学技术出版社,1981.

[36]胥少汀,葛宝丰,徐印坎.实用骨科学[M].2版.北京:人民军医出版社,1999.

[37]毛宾尧,林圣洲.临床骨科手册[M].2版.北京:人民卫生出版社,2000.

[38]陈耀福.中医骨伤科学[M].四川:成都体育学院教材委员会审定,1988.

[39]胡广.骨与关节运动损伤[M].北京:人民军医出版社,2007.

[40]谭远超.骨伤整复术[M].北京:人民卫生出版社,2008.

[41]彭太平.中医骨伤科学[M].2版.湖南:湖南科学技术出版社,2007.

[42]孙材江,彭力平.现代中西医结合·实用骨伤科手册[M].长沙:湖南科学技术出版社,1998.

[43]张小勇,潘世扬,刘平.临床检验速查手册[M].南京:江苏科学技术出版社,2005.

[44]庞保军,吴铁军.临床化验结果一本通[M].北京:人民军医出版社,2006.

[45]胡建平总主编,李薇,谢文悦主编.化验单解读速查[M].北京:人民军医出版社,2008.

[46]Oh J K, Oh C W, Jeon I H, et al. Percutaneous plate stabilization of proximal tibial fractures[J]. J Trauma, 2005,59:431 – 437.

[47]Liu H T, Wang I C, Yu C M, et al. Closed femoral nailing in lateral decubitus position without a fracture table: a preliminary report of fifteen patients[J]. Chang Gung Med J, 2005, 28: 629 – 635.

[48]Barrey C, Jund J, Perrin G, et al. Spionpelvic alignment of patients with degenerative spondylolisthesis [J]. Neurousurgery, 2007, 61: 981 – 986.

[49]Ruf M Koch H, Melcher R P, et al. Anatomic reduction and monosegmental fusion in high-grade developmental spondylolisthesis[J]. Spine, 2006,31:269 – 274.

[50]Bottlang M, Eren O K, Lacatusu E, et al. A mobile-bearing knee prosthesis can reduce strain at the proximal tibia[J]. Clin Orthop Relat Res,2006,(447):105 – 111.

[51]Kessler O, Lacatusu E, Eren O K. Proximal tibial strain distribution after mobile and fixed bearing total knee arthoplasty[J]. J Bone Joint Surg(Br),2006,88(suppl 1):109.

[52]Specchiulli F,Gabrieli R,Borsetti D, et al. Midterm results of mobile-bearing knee Replacements. J Orthop Traumatol, 2007, 8:123 – 127.

[53]Schepers T, Schipper I B, Vogels L M. Percutaneous treatment of displace intra-articular calcaneal fractures[J]. J Orthop Sci, 2007, 12:22 – 27.

[54]McGarvey W C,Burris M W, Clanton T O, et al. Calcaneal fractures:indirect reduction and external fixation[J]. Foot Ankle Int, 2006,27:494 – 499.

[55]Malizos K N, Bargiotas K, Papatheodorou L, et al. The below-the-ankle circular frame: a new technique for the treatment of displaced calcaneal fractures[J]. J Foot Ankle Surg, 2006,45:295 – 299.

[56]Carlson D A. Posterior bicondylar tibial plateau fractures[J]. J Orthop Trauma, 2005,19:73 – 78.

[57]Porrata H, Porrata A, Sosner J. New carpal ligament traction device for the treatment of carpal tunnel syndrome unresponsive to conservative therapy[J]. J Hand Ther, 2007,20:20 – 27;quiz 28.

[58]David L, Skaggs M D, Julia M, et al. Operative treatment of supracondylar fracture of the humens in children[J]. J Bone Joint Surg(Am), 2001, 83:736.

[59]Jinlin M D. Treatment of humeral fracture with humeral locked nail and comparison with plate fixation [J]. J of trau, 1998, 44(5):859 – 863.

[60]Roye J R, Bini S A, Info sino A, et al. Late surgical treatment of lateral condyle fractures in children [J]. J Pedia Orthop, 1991,11:195 – 198.

[61]Vasilios A, Papavasiliou M D. Fracture-separation of the medial epicondylar epiphysisi of the elbow joint[J]. Clin Orthop, 1982,7:172.

[62]Hope P G, Williamson D M, Coates C J, et al. Biodegradable pin fixation of elbow fracture in children [J]. Bone Joint Surg(Sr), 1991,73(6):965 – 968.

[63]Brinker, Mark R. M D. O'Connor, Daniel P. PhD. Ilizarov Compression Over a Nail for Aseptic Femo-

ral Nonunions That Have Failed Exchange Nailing: A Report of Five Cases[J]. Journal of Orthopaedic Trauma, 2003, 17(10):668 – 676.

[64]Juha I Jaakkola, Douglas W Lundy, Thomas Moore, et al. Supracondylar femur fracture fixation: Mechanical comparison of the 95 condylar side plate and screw versus 95 angled blade plate[J]. Acta Orthopeaedica Scandinavica,2002, 73(1):72 – 76.

[65]Hsuan-Ti Huang, Peng-Ju Huang. Indirect reduction and bridge plating of supracondylar fractures of the femur[J]. Injury, 2003,34(2):135 – 140.

[66]Simfonian T, Greg J Thompson, Will Emley, et al. Angulated screw placement in the lateral condylar buttress plate for supra-condylar femoral fractures[J]. Injury, 1998,29(29):101 – 104.

[67]Berg E E. Open reduction internal fixation of displaced transversepatella fracturas[J]. J Orthop Trauoma, 1997, 11: 574 – 576.

[68]Keating J F, O Brien B J, Blachut P A, et al. Locking intramedullary nailing with and without reaming for open fractures of the tibial shaft:a prospective randomized study[J]. J Bone Joint Surg(Am),1997,78:334 – 341.

[69]Wood P L, Deakin S. Total ankle replacement:the results in 200 ankles[J]. J Bone Joint Surg(Br), 2003, 85: 334 – 341.

[70]Lim Leung J P E. Complication of intraartieular caleaneal fracture[J]. Clin Orthop, 2001, 391: 7 – 16.

[71]Armagan O E, Shereff M J. Injuries to the toes and metatarsals[J]. Orthop Clin North Am, 2001, 32: 1 – 10.

[72]Denis F. The three colum spine and its significance in the classification of acute thorocolumbar spine injuries[J]. Spine, 1983, 8:817

[73]Lambiris E. Zouboulis P, Tyllianakis M, et al. Anterior surgery for unstablelower cervical spineinjuries [J]. ClinOrthop, 2003 (411):61 – 69.

[74]Schildauer T A, Josten C h, Muhr G. Trangular osteosynthesis of vertically unstable sacrum fractures; a new concept allowing early weitillg-bearing[J]. J Orthop Trauma, 1998, 12:307 – 314.

[75]Griffin D R, Starr A J, Reinert C M, et al. Vertically unstable Pelvic fractures fixed with Percutaneous ilisosacral screws:dose posterior injury Pattren Predict fixation failure[J]. J Orthop Trauma, 2003, 17(6): 399 – 405.

[76]Sherry E, Egan M, warnke P H, et al. Minimal invasive surgery for hip replacement[J]. ANZ J Surg, 2003, 73:157 – 161.

[77]Steven J D. Foot and ankle disorders in children[M]. New York: Churchill livingstone, 1992. 539 – 575.

[78]吴林生,金嫣莉. 运动创伤的诊断和中医治疗[M]. 北京:人民卫生出版社,2000.

[79]曲绵域,于长隆. 实用运动医学[M]. 北京:北京大学医学出版社,2003.

[80]胡广. 骨与关节运动损伤[M]. 北京:人民军医出版社,2007.

[81]P. A. F. H. 伦斯特伦. 运动损伤预防与治疗临床实践[M]. 王安利,译审. 北京:人民体育出版社,2006.

[82]郭世绂. 临床骨科解剖解剖学[M]. 天津:天津科学技术出版社,1988.